急救护理学

主编 ◎ 李亚敏　周宏珍

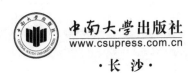
中南大学出版社
www.csupress.com.cn
·长沙·

编委会

主　编

李亚敏(中南大学湘雅二医院)　　　周宏珍(南方医科大学南方医院)

副主编

周望梅(南方医科大学南方医院)　　　李　青(湖南医药学院)

周艳云(永州职业技术学院)　　　尹心红(南华大学)

编　委(按姓氏拼音排序)

陈　媛(中南大学湘雅二医院)　　　陈珊珊(中南大学湘雅二医院)

邓　桢(中南大学湘雅二医院)　　　段丽娜(湖南中医药大学第二附属医院)

李　君(中南大学湘雅医院)　　　李　梅(南方医科大学南方医院)

刘　薇(湖南医药学院)　　　刘　瑶(南方医科大学南方医院)

彭　娟(中南大学湘雅二医院)　　　沈　洋(中南大学湘雅二医院)

田馨怡(湖南省人民医院/湖南师范大学附属第一医院)

肖　涛(中南大学湘雅三医院)　　　肖咏蓓(中南大学湘雅二医院)

谢红燕(南方医科大学南方医院)　　　张晓梅(南方医科大学南方医院)

赵倩倩(中南大学湘雅二医院)　　　赵志荣(南方医科大学南方医院)

周　娟(中南大学湘雅医院)

百校千课共享联盟组织结构

理事会

理 事 长：严继昌　全国高校现代远程教育协作组秘书处　秘书长

副理事长：侯建军　全国高校现代远程教育协作组秘书处　常务副秘书长

副理事长：陶正苏　上海交通大学继续教育学院　院长

副理事长：马国刚　中国石油大学(华东)教育发展中心　党委书记

副理事长：张　震　北京网梯科技发展有限公司　总裁

专家委员会

主　任：陈　庚　全国高校现代远程教育协作组秘书处　副秘书长

副主任：吴湘华　中南大学出版社　社长

副主任：李　弘　中国工信出版传媒集团　出版科研部主任

副主任：武丽志　华南师范大学网络教育学院　副院长

副主任：陈　健　北京网梯科技发展有限公司　副总裁

秘书处

秘 书 长：武丽志　华南师范大学网络教育学院　副院长

副秘书长：王佳静　北京网梯科技发展有限公司高校产品线　总监

百校千课共享联盟护理学专业融媒体教材丛书编委会

主　　　任：唐四元　中南大学护理学院　院长

常务副主任：吴湘华　中南大学出版社　社长

副　主　任：章雅青　上海交通大学护理学院　院长

副　主　任：刘　理　南方医科大学继续教育学院　院长

副　主　任：李惠玲　苏州大学护理学院　院长

丛书序一

20世纪早期，熊彼特提出著名的"创造性毁灭"理论：一旦现有的技术受到竞争对手更新、效率更高的技术产品的猛烈冲击，创新就会毁灭现有的生产技术，改变传统的工作、生活和学习方式。今天，网络技术的影响波及全球，各种教育资源通过网络可以跨越时间、空间距离的限制，使学校教育成为超出校园向更广泛的地区辐射的开放式教育。而融媒体教材，正在以一种新型的出版形式影响着教育和教学。

随着社会的进步，人民大众对享有高质量的卫生保健需求日益增加，特别是目前国内外对高层次护理人才的需求增加，要求学校护理教育更快、更多地培育出高质量的护理人才。为加强高校优质课程资源共享，实现优势互补，共建共享高质量融媒体课程，推动我国护理专业教育质量的提升，针对远程教育的教学特点，我们组织全国三十余所高等院校有丰富教学经验的专家编写了这套"百校千课联盟护理专业融媒体教材"。

融媒体教材建设的实质就是将纸质图书与多媒体资源进行链接，使资源的获取变得更加容易，使读者能高效、深度地获取知识。在本套教材中，我们以纸质教材为载体和服务入口，综合利用数字化技术，将纸质教材与数字服务相融合。学生可以随时随地利用电脑和手机等多个终端进行学习。纸质教材的权威、视频的直观以及其中设计的互动内容，可以让学习更生动有效。

另外，本套教材在编写中根据《国家中长期教育改革和发展规划纲要(2010—2020年)》《全国护理事业发展规划(2016—2020年)》提出的"坚持以岗位需求为导向""大力培养临床实用型人才""注重护理实践能力的提高""增强人文关怀意识"的要求，注重理论与实践相结合、人文社科学与护理学相结合，培养学生的实践能力、独立分析问题和解决问题的评判性思维能力。各章前后分别列有"阅读音频""学习目标""预习案例""本章小结""学习检测"，便于学生掌握重点，巩固所学知识。能切实满足培养从事临床护理、社区护理、护理教育、护理科研及护理管理等人才的需求。

由于书中涉及内容广泛，加之编者水平有限，不当之处在所难免，恳请专家、学者和广大师生批评指正，以便再版时修订完善。

2020 年 6 月

丛书序二

　　教材是学生学习一门功课最基本，也是最权威的学习资源。过去如此，"互联网+"时代的今天也不例外。国家教材委员会认为"课程教材是学校教育工作的核心内容，集中体现了教育思想和理念、人才培养的目标和内容"。习近平总书记在 2016 年全国高校思想政治工作会议上明确提出"教材建设是育人育才的重要依托"，在 2018 年全国教育大会上更是明确地指出"要把立德树人融入思想道德教育、文化知识教育、社会实践教育各环节，贯穿基础教育、职业教育、高等教育各领域，学科体系、教学体系、教材体系、管理体系要围绕这个目标来设计"。足见教材在回答教育"培养什么人""如何培养人""为谁培养人"这一根本问题中的重要根本价值。

　　教材之于高等教育(无论是全日制高等教育，还是非全日制高等教育，即高等学历继续教育)同样意义重大。2016 年 10 月 15 日，教育部陈宝生部长在武汉高等学校工作座谈会上首次提出高等教育要实现"四个回归"，分别是"回归常识""回归本分""回归初心""回归梦想"。当谈到"回归常识"时，他首先阐述的内涵就是"教育的常识就是读书"。当然，这里的"书"不仅仅是教材，还包括其他类型的"书"，甚至"社会书""国情书""基层书"，但首选是"教材"！这是毫无疑问的。

　　在高等学历继续教育领域，特别是师生多处于分离状态的远程高等教育领域，教材肩负着更加重要的使命——它不仅要呈现教的内容，而且要承担部分教师教的职能，也就是让学习者通过阅读教材产生"对话"，就仿佛学习者在与教师(编者)进行双向交流。这在远程教育领域叫做"有指导的教学会谈"。过去，由于教材受到表现形式的束缚，要实现这类"对话"，只能通过编写指导性文字的方式来实现。伴随以互联网为主的现代信息技术的发展，传统印刷教材可以通过二维码、配套学习卡等方式，与网络上的在线学习平台、微信小程序、多媒体资源、在线学习服务等建立链接。这不仅打破了传统图书内容封闭、无法更新的不足，还使学习者能通过教材获得相应的资源，服务更加便捷，获取知识更加高效、个性化，且更有深度。我们称这样的教材为"融媒体教材"。

显然，融媒体教材的编写不是一件简单的事情，编者既需要掌握扎实的学科专业知识，做到深入浅出；又需要丰富的媒体技术运用能力，尤其是要掌握在线学习资源的设计能力。融媒体教材已经不是简单的图文著述，而是变成了一个相对完整的教学资源系统的开发。除了传统教材所需要的文字、图表等内容外，还需要作者配套相应的授课微视频、测试题、学习活动(如投票、讨论等)、拓展学习资料等。根据课程特点，还可以有动画、音频、VR(AR、MR)等更加富有表现力的资源。因此，高质量的开发融媒体教材，需要专业化的团队合作。

2018年，为贯彻落实党的十九大提出的"办好继续教育"要求，推动我国远程与继续教育事业健康、可持续发展，由全国高校现代远程教育协作组发起，在全国范围力邀了一大批志同道合的高水平大学、出版社，与北京网梯(技术支持)共同组建了"百校千课共享联盟"。很荣幸，我任联盟理事长。我们成立这个联盟的初心就是以开发融媒体教材为突破口，加强高校优质课程资源的共建共享，避免低水平重复建设，打破高校、出版社、企业的合作壁垒，实现优势互补，共建共享高质量课程，推动我国在线教育质量的提升。可喜的是，联盟得到了会员单位，以及各方面的大力支持，迅速发展壮大，已经有不少学科专业组建了专业编委会，成立了教材研发团队，启动了相关教材编写、资源制作工作，将传统图书与网络资源相融合的新型立体化融媒体教材相继面世。这套丛书有如下特点。

一是立德树人，育人为本。丛书注重知识、技能与价值观的综合，将学科知识与人文知识、人文精神有效融合，坚持以文化人、以文育人。丛书编写注重增进文化自信，在具体内容的取舍上，既瞄准世界前沿，又紧密结合国情，坚持古为今用，推陈出新。

二是语言活泼，对话风格。丛书改变传统教科书刻板、艰涩的语言风格，倡导使用轻松活泼的语言，以对话的方式，深入浅出地将要教给学生的知识点、技能点呈现出来，帮助图书使用者更好地学习。

三是既有内容，也有活动。丛书绝不是知识点的简单罗列，而是将要教的内容与教学的活动在技术的支持下有机组合，以实现印刷教材与网络资源、学习平台的有效结合，实现学习者"学–练–测–评"一体化。

四是版面活泼，模块设计。丛书版面设计活泼，在适应读者阅读习惯基础上，注重提升读者的阅读舒适度和使用教材的便捷度(如可以方便地做笔记、扫码等)。此外，模块化的栏目设计让读者更容易区分不同内容的价值，有利于提升阅读。

五是链接资源，开放灵活。丛书通过二维码、学习卡等方式，实现了传统教材与在线学习课程、微信学习小程序的无缝链接。通过扫描教材内页的资源码，学习者能够轻松地访问配套学习资源。

丛书是多方面共同努力的结果和集体智慧的结晶。每一本融媒体教材的诞生，都有着至少4支队伍的共同贡献。第一支队伍是由主编带领的学科专业编写团队，这支团队往往由国内同领域多个大学的老师组成，共同编写、共同审校；第二支队伍是协助完成图书配套视频、动画、测试等资源建设的多媒体资源开发团队和北京网梯科技发展有限公司的平台、小程序研发团队，他们是立体化资源的建设者和技术研发者；第三支队伍是负责教材设计和图文资源审校的出版社工作团队，他们从出版的专业角度，为丛书的每一个细节进行把关；第四支队伍是"百校千课联盟"的所有成员单位及专家委员会，他们参与了需求研判、丛书设计、标准拟定、制作开发、推广应用等全过程。在此，一并表示衷心的感谢！

是以为序。

严继昌

2018 年 12 月于清华园

前　言

为适应新时代高等继续教育的发展需要，促进护理人才培养，推动护理学专业教材建设，中南大学出版社牵头启动百校千课共享联盟融媒体护理专业系列教材编写，力求编写符合在职人员继续教育特点的高质量教材。

教材采用融媒体教材形式，以纸质教材为载体和服务入口，综合利用数字化技能，将纸质教材与数字服务相融合。教材具有支持移动学习、学习与测试、评价、导学相结合的特点。

急救护理学是护理学重要的组成部分，是一门以研究各类急危重症患者的抢救、监测、护理为主要内容的临床护理学科。作为一门综合性和实践性学科，急救护理学的教学特别注重急救技能的训练与操作，同时注意学生急救意识与应变能力的培养。

编写该教材的目的是为了提高学生的急救护理技能，为开展临床护理工作提供技能基础。本书共分为十七个章节，内容涵盖：急诊医学与护理、急诊医疗护理服务体系、急诊分诊管理、气道与呼吸系统管理、心血管系统管理、消化系统管理、泌尿系统管理、神经系统管理、严重创伤管理、休克管理、内分泌系统管理、环境及理化因素损伤管理、特殊人群管理、气道及呼吸系统管理相关操作、心血管系统管理相关操作、胃肠消化系统管理相关操作、严重创伤管理相关操作。本书紧紧围绕急危重症的病情评估方法、急救原则及护理措施、常用的急救技术(如心肺复苏术和创伤急救等)，重点介绍了国内外急救护理的最新理论和技术进展。教材强调学生对急救相关知识和操作的深入理解，突出培养学生的动手能力和应用能力，有利于辨证施护。教材同时注重人文关怀和医德教育，力求达到专业学习与临床应用的零距离。

在编写中，我们为图书配套了多种二维码资源，含PPT课件、操作视频、习题测试及知识拓展等内容，方便学生利用碎片化时间进行学习和互动。希望通过对本书的学习，能够帮助读者明确急救护理学的概念、范畴、救治原则，熟悉临床常见急危重疾病如心搏骤停、创伤、急性中毒、休克等的病因、诱因、发病机制，掌握常见疾病的病情评估方法、急救原则及护理措施，掌握常用的急救技术，增强急救意识，提高急救应变能力。

本教材是全体编委共同努力的结果，是大家多年教学与临床经验的总结。为保证教材质量，教材编写中实行互审、交叉审、副主编二审、主编三审制，各位编委为此付出了辛勤细致的劳动，在此特别感谢！

本书的编写得到了中南大学出版社及十余所高等院校等单位领导和专家的大力支持与指导，我们也借鉴了相关文献、教材的优秀内容，在此，一并致以诚挚的感谢！

本教材的编写，限于编者水平，若有疏漏错误之处，敬祈指正。

主　编

2023 年 2 月

目 录

第一章

急诊医学与护理学

急诊医学与护理学PPT

学习目标

识记：
急诊医学与护理学的发展历程。
理解：
1. 急诊医学的概念。
2. 急诊护士的特点与具备的素质。
运用：
急诊医学与护理学的研究范畴、急诊护理的特点。

第一节　急诊医学与护理学范畴

一、急诊医学的发展

长期以来，我国各级医院都设置有急诊科（emergency department，ED），包括乡镇医院都设有急诊室（emergency room，ER）。这个部门隶属于门诊部管理，主要是为了解决部分急、危、重症患者的诊治以及在门诊部下班时间及时处理急症患者。在20世纪80年代以前，急诊科基本没有固定编制的医生，在此工作的医生由各个专科派出，只有护士是固定编制。

20世纪80年代我国实行的"对外开放、对内搞活"的政策使社会经济结构发生了根本性的变化，人民群众的物质生活水平不断提高，对医疗卫生保健的需求日益增加。人均寿命的延长、独生子女的关注、社会流动人口的激增，促使人们经常到医院看病，同时也对院前急救和医院急诊科的医疗服务质量提出了更高的要求。

另一方面，我国临床医学在最近二三十年分科越来越细，各个专科诊治的病种都局限在某一领域，其结果是专科医生在某些病种的临床经验和技能方面造诣较深，但知识面较窄，处理综合性的危急重病时常感力不从心，这也导致了急诊科的工作难以满足患者的需求。

上述两方面的原因使急诊科的地位越来越受到关注，1983年原卫生部颁布了《关于建立医院急诊科（室）的试行方案》，促使许多城市的综合性大医院开始考虑将急诊科作为一个独立的临床科室。1986年，第一次全国急诊医学学术会议在上海举行，同一年申请成立"中华医学会急诊医学分会"获批，1987年在杭州召开了急诊医学学会成立大会。此后，很多大中城市相继成立地方性急诊医学会。

在过去的20年里，我国急诊医学得到了长足的发展。1986年起每2年召开一次的全国急诊医学学术会议的学术水平稳步提高。2006年5月在大连市举行的第11次全国急诊医学学术会议中，参加会议者逾500人，收到论文近1000篇，内容涵盖急诊医学的各个方面。迄今国内已创办了《中华急诊医学》《中国危重病急救医学》《中国急救医学》《内科急危重症杂志》《岭南急诊医学》《内科急危重症》《中国急救复苏与灾害医学》《世界急危重病医学》等专业杂志。许多医科大学成立了急诊医学教研室，个别大学还成立了急诊医学系，急诊医学成为临床医学本科生的必修课或选修课，其中一些医学教研室被国务院学位办授予了研究生学位点，可以招收急诊医学博士和医学硕士研究生。

二、急诊护理学的发展

急救护理学是一门跨学科、跨专业的新兴护理学科，是急救医学的重要组成部分，是专门研究各类急性病、急性创伤、慢性病急性发作及急危重症抢救护理的专业性学科。现代急救护理学的起源，可以追溯到19世纪南丁格尔的年代。但急救护理作为一门专业只有近20年的历史。

1854—1856年，英国、俄国、土耳其在克里米亚交战时，南丁格尔带领8名护士前往前线医院救护，使得前线英国士兵的死亡率从42%以上下降到2%，这充分说明了急救护理工作在抢救危重伤（病）员中的重要作用。

20世纪50年代初期，北欧发生了脊髓灰质炎大流行，许多呼吸肌麻痹的患者，辅以"铁肺"治疗，配合相应的特殊护理技术，效果良好。20世纪60年代，电子仪器设备的发展，使得急诊护理技术进入了有抢救设备的新阶段。心电示波、电除颤器、人工呼吸机、血液透析机的应用，使得急诊护理学的理论和实践也得到了相应发展。至20世纪60年代后期，现代监护仪器设备的集中使用，促进了ICU的建立。20世纪70年代中期，在国际红十字会参与下，在德国召开了医疗会议，提出了急救事业国际化，制定国际互助和标准化的方针，要求急救车装备必要的仪器，国际间统一了紧急呼救电话号码，并约定定期交流急救经验等。

我国历年来重视急救事业和急救知识的普及教育。20世纪50年代，我国医院各病房就普遍将重危患者集中在重危病房，该病房靠近护士办公室，便于护士密切观察病情及护理。20世纪70年代成立了心脏监护病房，随后相继成立了各专科或综合监护病房。1980年10月原卫生部颁布《城市医院急诊科建设方案》，北京和重庆正式成立急救中心，各医院先后成立急诊科。中华护理学会及护理教育中心举办多次急救护理学习班，为开展急救护理工作及急救教育培训人才。

三、急诊医学与护理学的范畴

急诊医学与护理学的研究内容包括院前急救、危重病急救、创伤急救、急性中毒、灾害急救、急诊医疗服务体系、急诊急救教育、科研和人才培训等。

(一)院前急救

院前急救是指危、急、重症患者进入医院前的医疗救护。院前急救是急诊医疗体系的第一步，也是重要的组成部分。主要任务是以最快的速度到达患者发病的地点，对伤病员进行有效的初步急救，维持他们的生命。具体措施为基础生命支持(basic life support，BLS)和基础创伤生命支持(basic traumatic life support，BTLS)。院前急救应有现代化的管理制度：包括具备急救基础技能的高素质急救人员、良好的通讯、先进的运输工具、现场急救及转送医院的流程。院前急救工作应与院内急救相结合，院前急救是院内急救的前提和基础。安全有效地把患者从院前转到院内，为患者争取最佳的抢救时机。

为了实现非医务人员和专业医务人员的救护结合，应大力开展急救知识的普及工作，使在现场的第一目击者能首先对患者进行必要的初步急救。现场救护的原则包括：①立即使患者脱离险区；②先救命再救伤；③争分夺秒，就地取材；④保留离断的肢体或器官；⑤加强途中监护并详细记录；⑥遵循就近运送的原则，安全运送。

(二)复苏学

心肺复苏是急诊医学的重要组成部分，起步于20世纪50年代，胸外心脏按压、人工呼吸、电复律是心肺复苏的三大要素。从20世纪80年代起脑复苏被推到复苏学前沿，因为脑复苏是决定预后的关键。心肺复苏的幸存者中，约有20%的患者出现不同程度的持久性脑损害，轻者记忆力丧失、痴呆、木僵，重者出现脑水肿、脑死亡。因此最近的观点认为，应从复苏开始就不失时机地加强脑复苏，使脑复苏贯穿整个复苏的全过程，进而使心肺复苏均获成功。心肺脑复苏术的实施者可能为医务人员，也可能为非医务人员，比如，第一目击者。

(三)危重病急救

危重病医学是急诊医学的重要组成部分。针对急诊科室经常面临危急重患者抢救工作的特点，急诊医学专业的医护人员都应该接受重病医学的专业培训，危重症的主要病种包括心跳呼吸骤停、休克、急性中毒、急性呼吸窘迫综合征、急性呼吸衰竭、急性冠脉综合征、急性左心衰竭、严重心律失常、高血压急症及危象、弥散性血管内凝血等。急诊科的医护人员在备有先进监护设备和急救设备的抢救室、手术室、急诊监护室，接受院外和院内的危重病患者并对其进行脏器功能监测和支持，使患者度过急性脏器功能衰竭期，减少病死率和并发症。

(四)创伤急救

创伤外科是近年来我国许多医院急诊科重点发展的部分，创伤学在急诊医学中有着特殊的地位。严重创伤，尤其是多发性创伤和复发伤，以及灾害事件中的群体伤员，应力争在现场和急诊科及早地得到有效处理。

(五) 中毒急救

随着社会的发展，世界上各种毒性危害不断发生，对人类的健康造成重大威胁。目前，世界上记录在案的化学物质已达 1000 万种，使用不当将危害人类健康。中毒可分为急性中毒和慢性中毒两类。急诊医学主要研究和诊治急性中毒，尤其是群体中毒，急性中毒发病急骤，病情变化迅速，研究和建立急性中毒救治应急预案十分必要。

急性中毒的救援措施：①切断毒源；②迅速有效地消除威胁生命的毒效应；③尽快明确毒物接触史；④快速准确地对中毒患者作出病情评估；⑤尽早足量使用特效解毒剂；⑥严密注意病情变化，及时进行有效的对症处理；⑦尽早实施脏器功能支持，降低死亡率与致残率。

(六) 灾害救援

灾害医学的研究内容包括自然灾难(如地震、洪水、台风、雪崩、泥石流、虫害等)和人为灾害(如交通事故、化学中毒、放射性污染、环境剧变、流行病和武装冲突等)所造成的后果和救治方法。突发性的人员伤亡是许多灾害的共同特征，必须在灾前做好应对灾害发生的准备，一旦灾难发生，应立即组织人员赶赴现场。首先做好下列工作：①寻找并救护伤

START简明检伤分类法

(病)员；②检伤分类，根据不同的伤情进行不同的处理；③现场急救；④运输和疏散伤(病)员。

(七) 急诊医疗服务体系

急诊医疗服务体系(emergency medical service systerm，EMSS)包括：完善的通讯指挥系统；现场救护；高水平的医院急诊服务；强化治疗。整个急诊医疗体系由四个部门组成，各部门之间既职责明确，又密切配合协作。急诊医疗服务体系的设立，是医学领域中一次重大的变革，即将有效的医疗措施以最快的速度送到危急重伤、患者身边，进行现场初步急救，然后安全护送到就近医院急诊科做进一步处理，部分危重患者需立即手术，送入监护病房或专科病房。

(八) 急诊急救医学及护理教育、科研、人才培训

急救人员的技术业务培训工作，是发展我国急救事业的一个重要方面。首先，要组织现有人员学习急救医学，有条件的城市和地区应有计划地组织急救医学讲座、急救技术培训等急救专业学术活动，应着重抓应急能力及急救技术培训，提高急救人员的专业技术水平。其次，为了适应急救医学发展的水平和社会的需要，必须加强急救教学工作，以整体观念来学习急、危重患者的急救诊治与护理。再次，应积极开展急救医学及护理科学研究与课题设计，积极与国内外同行进行学术交流。

第二节　急诊护理特点与护士素质

一、急诊护理特点

(一)时间性

生命急救具有很强的时间性，急诊患者的病情特点为急、危、重，分秒必争。因此，要求急救护理人员在急救过程中要做到反应迅速，思维敏捷，有条不紊，判断正确。救治及时是抢救成功的关键，急诊护理应充分体现"时间就是生命"。

(二)复杂性

急诊护理对象是人，鉴于急诊患者的健康基础不同、年龄跨度大、病史叙述不详、疾病种类复杂、病情变化快、就诊人数多和随机性强等特点，增加了急诊护理工作的复杂性。尤其是发生意外灾害时，要承担大批伤病员的抢救护理工作。因此，在救护工作中，必须做到忙而不乱、紧张有序，使抢救过程畅通无阻。

(三)社会性

急救技术水平的高低和抢救服务质量的优劣有很强的社会性，是最能体现急救体系救死扶伤特色的窗口。公众对医院要求高，社会影响力大，因此，这就要求急救护理队伍应高效、高速、高度负责和高质量地为急诊患者服务。

(四)多学科性

因为各类各级医院性质不同，医疗设备、专业分工、技术力量、人员素质、管理水平、抢救条件等也有所不同，所以各医院急诊科的救治水平高低和护理质量优劣受到了诸多因素的影响。

(五)涉法性

在医院急诊科经常出现涉及法律的医疗问题，如打架斗殴、交通事故、自杀、他杀、意外中毒等，均应及时报告当地公安部门，特别是对于非正常死亡者，更应如此。

课程思政

人类护理事业的创始人南丁格尔说："作为护士就应有一颗同情心和一双愿意工作的手。"护士在护理工作中应以人为本，尊重患者、关爱患者，强化对患者进行系统评估，为患者提供优质的个体化整体护理。

二、急诊护士的素质要求

急救工作急诊多、抢救多、工作强度大、责任强；急救病种复杂多变，麻醉与手术潜在并发症多，风险大；急救病症的突发性和病情演变的急、危、重等特点，使患者承受着巨大的痛苦和精神压力，必须分秒必争，作出紧急、正确的处理。因此，对于急救护理人员的综合素质，也提出了更高的要求。

（一）救死扶伤的责任心

护理工作者需要动态、定量地严密观察病情，快速准确地协助医生作出诊断、有效的治疗和护理。而先进的监测仪、治疗设备只能帮助我们观察和解决过去无法得到的信息和难以解决的问题，不可能代替医护人员对病情的密切观察和处理。因此，护理人员应以患者为中心，一切为了患者的利益，认真负责地对待每一位患者。

（二）扎实的基础理论知识与急救技能

由于急诊护理学涉及各个专业，如儿科、外科、妇科、麻醉科的基础和临床医疗急护理知识，要求急诊护理人员不但要具备心肺复苏、创伤急救、各脏器系统病理情况下的功能监测和支持管理的扎实知识，还必须对全身各系统常见病的治疗原则和护理操作技能有较全面的掌握和了解，能熟练掌握危急重症患者的急救程序及心电监护仪、呼吸机、除颤仪、输液泵的使用与心脏复苏技术、气管插管、心电图描记等技能的操作。急诊护士的专业素质是其知识、技能和道德水平的综合体现。

（三）敏锐的观察能力和快捷的应急能力

急诊护理的特点是应急性较强，不能计划和预测何时有多少患者和多少种疾病的患者来就诊，患者需要哪些紧急护理或一般护理措施，如何分配有限的急诊资源等。因此，要求护士有高水平的专业技能，思维敏捷，有迅速应变的能力，对病情观察有预见性，能迅速作出判断和积极处理。

（四）健康的身体素质

危急重症患者的病情危重、变化快、抢救工作紧张，随时会出现大批的患者，使工作负荷骤然加大。良好的身体素质使急诊护士出色完成繁忙、紧张的急诊和急救护理工作的首要前提。

（五）良好的沟通能力

急诊工作的性质要求护士必须具备良好的人际沟通能力，包括护患沟通、医护沟通和护际沟通能力，以有效地应对和缓解与工作有关的各种压力。

（六）科学的护理管理能力

急诊护理中管理能力非常重要，是否能够排除抢救护理的各种障碍，协调好各方面的关系直接关系到抢救工作能否顺利进行。护士是将各种救护措施实施到患者身上的执行者，在急救情况下应分清主次、保证用药准确及时，标记清楚有序；要保证抢救仪器始终处于良好的备用状态，辅助抢救人员正确地使用各种仪器，积极配合各种急救操作；物品定位，随取随用；迅速、准确地对外联系。

（七）临床与基础理论相结合

急诊护理学是一门多学科、跨专业的学科，涉及范围非常广，与多种基础医学知识和临床多个专科关系尤其密切。要学会将各相关理论基础和临床知识进行垂直和水平的整合，并重视临床实践，这样才能进一步地巩固以往所学到的知识。

（八）掌握急诊护理学新信息

急诊护理学发展迅速，急诊护士的知识结构也需要不断更新，扩大自己的知识范围。了解、学习和掌握急诊护理学领域的新进展，可正确指导护士的急诊护理工作，更好地理解和配合医疗急救。

（九）不断总结经验，研究创新

急诊护士要能够在急诊工作中体验成功与失败，感受因各种原因使伤病员没有得到及时抢救进而导致死亡或致残等严重后果对人的震撼，能在长期的护理实践中自觉地学习，不断总结经验和教训、研究与创新、养成对急诊工作的特殊敏感性，培养良好的急诊护理意识。

本章小结

急诊医学是以现代医学科学的发展为基础，以临床医学的救治措施为手段，在机体整体的角度上研究和从事急性病症的及时、快速、有效救治及其科学管理体系的综合性临床学科。急诊医学与急诊护理学的研究范畴，包括院前急救、危急重症监护、创伤急救、急性中毒、灾害急救、急诊医疗服务体系、急诊急救教育、科研和人才培训等。

急诊护理学具有时间性、复杂性、社会性、多学科性以及涉法性的特点，它要求急诊护士要具有救死扶伤的责任心、扎实的基础理论知识与急救技能、敏锐的观察能力和快捷的应急能力、健康的身体、良好的沟通等能力和素质。

习题测验

第二章
急救医疗护理服务体系

学习目标

识记：
急救医疗护理服务体系的概念、组成。
理解：
急救医疗护理服务体系的管理。
运用：
掌握急诊危重症患者的转运护理要点，并予以运用。

急救医疗服务体系（EMSS）是集院前急救、院内急诊科诊治、重症监护病房救治和各专科的"生命绿色通道"为一体的、完整的、现代化的医疗急救网络。它既适合于平时的急诊医疗工作，又适合战争或突发的事故急救。

EMSS 的目的是用最短的时间把最有效的医疗服务提供给急危重症伤病员。一个有效的急诊医疗服务系统应包括完善的通讯指挥系统、现场救护、高水平的医院急诊服务和强化治疗。该系统的各个组成部分既有各自的工作职责和任务，又相互密切联系，从而形成一个有严密组织和统一指挥机构的急救网络。

EMSS 的任务包含以下几个方面：①实施院前急救；②对群体突发性事故进行医疗救援的领导；③医疗服务的社会化及大范围医疗救护的预测；④对专业人员进行高级急救培训并开展相关的科研工作。

第一节　急救医疗服务体系的组成

城市医疗救护网络是在城市各级卫生行政部门和所在单位直接统一领导下实施急救的专业组织。医疗救护网络承担现场急救、途中救护以及包括医院急诊科抢救的全过程的工作。城市应逐步建立健全急救站、医院急诊科(室)，并与街道社区卫生服务中心、卫生院等基层卫生组织相结合，组成医疗急救网络。

一、医疗急救网络

(一)急救中心(站)

(1)急救中心(站)是在市卫生行政部门直接领导下，统一指挥全市日常急救工作；急救分站在中心急救站的领导下，担负一定范围内的抢救任务。

(2)医疗急救是指急救中心负责组织对各科急、危、重症患者及意外灾害事故受伤人员进行现场和转运途中的抢救治疗。

国外急救医疗服务体系的发展

(3)在基层卫生组织和群众中宣传、普及急救知识，有条件的急救站可承担一定的科研、教学任务。

(4)接受上级领导指派的临时救护任务。

(二)医院急诊科

(1)承担急救站转送和来诊的急、危、重症患者的诊治、抢救和留院观察工作。

(2)有些城市的医院急诊科同时承担急救中心(站)的任务。

(三)街道社区卫生服务中心卫生院、红十字卫生站等组织

(1)在急救专业机构的指导下，学习和掌握现场救护的基本知识及技术操作。

(2)负责所在地段各单位的战伤救护、防火、防毒等知识的宣传教育工作。

(3)一旦出现急、危、重症患者或意外灾害事故，在急救专业人员到达前，及时、正确地组织群众开展自救、互救工作。

二、急救医疗服务体系的装备

急救运输工具、通讯设备将急救网络各网点的急救医疗资源联络成网。通讯、运输和医疗技术构成了院前急救3大要素。急救网络的装备分为硬装备和软装备2类，硬装备指通信、车辆、医疗设备；软装备指急救人员的素质。

1.通信设备　通信设备可分为有线、无线设备。

(1)有线设备：进线，是指我国的专用急救电话号码，原卫生部和邮电部在1986年联合发文规定，中国院前急救机构统一使用急诊呼救电话号码为"120"，急救中心与下属急救分站设立专线或网络等。作为特殊项目服务的有线电话容易记，容易打，只要不超负荷，急救信息的传递总是畅通无阻的。出线一般指本单位救护分站、有关医院和部

门的直接联系，不受市内电话局线路的影响，信息传递迅速、准确。

(2)无线设备：由于无线对无线是直接拨号选呼的，便于组网，急救信息的传递十分灵活方便。因此，特别适用于严重自然灾害(如洪涝、台风、地震等)中大批伤员的紧急救护，缺点是通信距离短，容易受地形、周围环境的影响。

2.运输工具　我国的急救运输工具主要是救护车。按 1995 年原卫生部制定的急救中心标准，即急救中心至少有 20 辆救护车，至少设 3 个急救分站，每 5 万~10 万人配备一辆救护车，实行统一调度、就近派车、就近送医院的原则。

目前我国大城市的救护车一般分成监护型、普通型和运输型 3 类。其中，监护型急救设备齐全，急救药品种类多，相当于流动的 ICU，主要用于危重患者的现场急救和医疗监护；普通型急救设备比较简陋，急救药品较少，主要用于一般急症患者的对症处理和安全转送；运输型只是用于伤病情已稳定或康复患者的转院、出院等。

3.急救医疗设备　除急救运输工具外，医院急诊科的设备包括除颤复苏设备、心电图机、心电监护仪、洗胃机、吸引器、呼吸机、供氧装置、输液泵、急诊检验设备、床旁 X 光机及 CT 机、超声诊断设备等。

4.急救人员　目前，我国急救中心的医务人员主要来源于医学院校毕业生直接派人或各个医院派驻，学历为大专及以上。医务人员上岗前均接受过不同程度的急救培训和随车救护实习，要求在接到呼救讯号后于 5 分钟内出发，到达现场后了解患者的生命体征等病情变化，施行紧急心肺复苏和其他基本急救技术，及时通过通信设备向本地急救中心或医院报告情况以获得指示，进行必要的处理后护送患者到相应的医院进行抢救治疗。

第二节　急救医疗服务体系的管理

(一)急救医疗服务的组织体系

(1)扩大社会急救队伍和急救站，使伤病员能得到及时有效的院前救治。

(2)科学地管理急诊科工作，组织急救技术培训。

(3)对于突发性的重大事故，及时组织抢救。

(4)战地救护，包括通气、外伤止血、包扎、固定、转运等。

(二)急诊医疗服务体系的主要参与人员

(1)第一目击者：是指能参与实施初步急救、能正确进行呼救的人员。

(2)急救医护人员：一般情况下，救护车上应配备 2 名合格的急救人员，随救护车参与现场和转送途中的救护工作。

(3)医院急诊科的医护人员：伤病员送到医院，由急诊科医务人员进行确定性治疗。

(三)建立急救医疗服务通信网络并优化

急救医疗服务通信联系，可以说是急救医疗服务体系的灵魂。救护站、救护车与医院急诊科应配备无线通信，有条件的城市应逐步建立救护车派遣中心和急救呼叫专线电话。通信网络的建立与优化，有利于急救工作的顺利开展，其作用是显而易见的。

(四)改善院前急救的运输工具

急救运输工具是急救单位执行紧急救护任务不可缺少的设备，可以使急救做到行动迅速，抢救及时，提高应急能力。一旦呼救，急救人员立刻到现场，经过妥善救治，待患（伤）者病情稳定后，及时安全地转送到医院，以减少死亡率和伤残率。

救护站要建立必要的通信设施，要配备一定数量的车况良好、具有必要的救护装备的救护车，必须改变救护车仅仅当作运送工具的状况。另外，虽然目前的运输工具是以救护车为主，但在沿海地区、边远地区、牧区及有条件的城市，应因地制宜，根据急救需要发展急救直升机或快艇。在紧急情况下，有关部门应向具有以上快速运输工具的单位或部队提出呼救援助。各级卫生行政部门，要制定急救运输工具的使用管理制度，保证其正常良好地运转。

(五)现场急救人员的组成和物资供应

现场急救人员由城市急救医疗单位，二级、三级综合医院的各级医务人员和红十字初级卫生人员3部分组成。调集的医务人员，要具备较丰富的临床经验和较强的应急能力，急救操作熟练，基本功过硬，要具有独立作战能力。应急的急救人员要求相对固定。急诊医疗的器械、仪器设备和药品以及救护车、通信设施和相应的物资，由卫生行政部门提出统一要求，实行规范化管理；而各级医疗单位应根据统一要求，装备齐全、完善、实用，平时准备就绪，放置固定地点，指定专人定期检查更换，一旦接到命令可携带至现场抢救，做到有备无患，随时处于临战状态。

(六)救护人员的培训

急诊医疗服务体系的医疗质量高低受到多方面因素的影响，如医护人员的业务技术水平等。特别是院前急救，目前是我国医疗急救的薄弱之处，严重影响危重病及创伤救治的效果。因此，加强对救护人员进行急救技术的培训是当务之急。一是要加强救护人员对创伤初期急救的训练，通过培训掌握经口气管内插管、食管内插管、异物钳的应用、静脉内给药、胸腔穿刺术、心脏骤停的复苏、非同步心脏复律等急救技术；二是要加强管理急诊科医生对进一步创伤急救的培训。

(七)社会急救

政府和各级各类医疗卫生机构应广泛宣传培训，普及急救技术，如徒手心肺复苏、骨折固定、止血、包扎、搬运等，当意外灾害发生时，在专业人员尚未到达现场时能自救和互救。同时，如果广大群众在各种场所遇到需急救的情况时，有义务向就近医疗机构或急救部门呼救；社会各部门、各单位接到呼救信息，必须从人力、物力、财力和技术方面给予全力援助。

(八)加强城市急诊科的建设，提高急诊科的应急能力

城市医院急诊科应有独立的"小区"，要有专门的医护人员编制，要有一定规模的装备，还要有对内对外的通讯联系设备。加强急诊科（室）的业务管理，应从以下几方面入手：

（1）提高急诊科医务人员的急救意识和群体素质。通过有计划、有组织的业务目标训练，组织考核，使训练计划落到实处。

（2）建立和健全急诊科、抢救室的各项规章制度。

（3）推行急诊工作标准化管理，提高急诊科的应急能力。为了随时救治严重创伤患者，医院还应组织了创伤急救小组，并每日将该小组值班人员的名单公布于急诊科，遇到严重创伤的患者来院，该小组成员应迅速到位并对患者实施急救。

第三节　急诊危重症患者的转运

　　危重患者转运是急诊急救工作的重要组成部分，可分为院外转运和院内转运，院内转运应采用标准化分级转运方案。急诊突出一个"急"字，护士必须不时地对病情作出快速、准确的估计，迅速对患者的整体情况作出初步判断，及时处理致命的病因和症状，抢救患者的生命，并将患者迅速安全地转运，使其得到及时有效的治疗。

急诊危重症患者院内转运共识

一、转运前准备

（一）人员准备

　　每种运输工具最少需配备医生、护士、司机各一名，三者分工明确，各司其职，团结协作，配合默契。负责转运的护士应有较强的责任心、准确的判断力，并具有独立工作和应急处理问题的能力。急诊工作性质充满着风险和不稳定性，急诊护士的职业形象则必须有良好的心理素质支撑，以良好的职业形象来稳定患者的情绪，赢得信任。医务人员熟练的业务技能是抢救成功的关键，护士快速、敏捷的应急能力和熟练的抢救技能是确保抢救成功的基础。

（二）物资准备

　　常规准备便携式呼吸机、心电图机、电除颤仪洗胃机、吸痰器、静脉切开包、气管切开包、清创缝合包、开胸包、胸穿包、腰穿包、导尿包、接生包，还应配备多功能心电监护仪、喉镜、输液泵、氧气筒、急救药品箱、无菌纱布、绷带、各种型号的注射器、输液器静脉留置针、输液用液体、输血器、各种型号的夹板。还要根据患者的病情准备相应的抢救和治疗仪器设备和药品。按照院前急救常用技术的操作要求，根据物品的不同作用，将仪器设备与其应用时需要的物品相对应。根据救护车的结构，在有限的空间内规范物品的分类放置，定位定数，标识清楚，使急救人员在争分夺秒的抢救中得心应手，也便于每班人员进行交接，从而保证每种物品的性能良好、有效使用，体现急诊工作的无缝化管理。空运时所备物品的数量应以飞行时间加1小时为依据进行估算，尽量将物品准备充分，以免因飞行时间延长而贻误治疗。

（三）转运工具准备

　　救护车作为一个与抢救室、治疗室、观察室等同的护理单元，救护车上的物品应进行规范化管理，与急救技术操作流程相匹配操作过程中急救人员在最适宜的范围内活动，缩短操作时间，从根本上简化操作流程，节约操作者的体力，使得医务人员有更多的时间观察、治疗、护理患者，从而提高抢救成功率。在车内醒目的位置悬挂常见疾病创伤抢救操作流程图，做好车辆的维修保养，必要时使用救护直升机。

(四)通讯联络设备

现在的"120"急救系统大多采用先进的全球定位系统对救护车辆能进行实时跟踪定位，监控车辆运行路线，指挥车辆行进，避免走弯路、远路，急救人员全部配备移动电话，便于与患者和指挥中心的联系。

二、转运途径

(一)经陆路

危重患者大多使用救护车转运。救护车转运要求在运输途中行驶要平稳，以便于在行进途中进行抢救操作和减少震动引起患者痛苦。车辆运行过程中，患者取平卧位，昏迷者头偏向一侧，保持呼吸道的通畅，头在前，以减少汽车运行对患者脑部血流的影响，身体以安全带固定，减少转运途中的震动，转运需经过专业训练的医护人员陪送，并充分利用各种设备对患者实施生命支持与监护，保持不间断的抢救护理。

(二)经空运

空中转运对于救治远距离成批患者来说具有优势，可以缩短转运的时间，为抢救成功创造良好条件。将患者安置在机舱中部的过道上，将患者和担架、输液瓶及其他物品固定在可靠位置，以免发生人员和物品的移位而导致意外或增加不必要的忙乱。注意保持各种管道的通畅，因为飞机的干扰波无法进行心电监护，应密切观察病情变化，以便于病情交接和治疗的连续。

三、转运护理

(一)转运前预处理

1.基础的生命支持系统　到达现场后，迅速判断伤情，并给予简单的处理，同时检查患者的生命体征和受伤部位，并和指挥中心取得联系。重点检查伤员的头部、脊柱、胸部有无外伤，及时采取相应的急救措施，先急救后运送，根据患者的病情决定转运患者的方式。心跳呼吸骤停者应给予心肺复苏(CPR)，若非目击患者出现心跳呼吸骤停，应先施行 2 分钟的 CPR 后再除颤，除颤后立即施行 CPR 2 分钟，检查心电或脉搏，呼吸微弱者给予紧急气管插管，不适宜气管插管(严重面部、口腔损伤)者给予环甲膜穿刺选择合适配套接口行支持治疗。呼吸停止的患者辅以呼吸机控制呼吸，张力性气胸患者给予静脉留置针穿刺放气。离断肢体以无菌布包裹，放入带冰块的恒温箱内煤气中毒患者打开门窗将患者转移到空气流通的地方，有机磷农药皮肤中毒的患者更换衣物，口服药物中毒的患者给予催吐，有伤口出血的给予包扎止血，骨折肢体夹板固定，失血性休克给予扩容输血，高血压患者给予降压药，心肌梗死患者解痉止痛，颈椎骨折患者给予颈托固定，有脊椎骨折时平躺在脊柱固定板上，取过伸仰卧位，慎防继发性损伤。危重患者常规使用留置针建立静脉通道，以备急救用药。

2.转运前的法律问题　在目前的医疗纠纷中，绝大部分纠纷不属于医疗过失，而是部分民众对医疗风险不识、不承担的反映。所以，护士在积极执行常规操作的同时，应突出急诊服务重点，加强沟通协调，建立相互信任的关系，形成抵御风险的护患共同体。

充分尊重患者的知情权，及时向患者或家属通报病情，取得配合，做好转运过程中的风险评估，将可能发生的危险和并发症向患者和家属讲明，交代病情时，应客观、实事求是，避免因交流不当造成侵权。转运时应详细告知转运行为可能产生的后果，并在病历上记载患者转运时的情况及相应的告知内容，请患者或家属签字。对于拒绝来院的患者在途中有危险或到现场时患者已死亡的情况，要做好院前急救知情同意书的填写，并让家属或患者签字认可，留下凭证。

3. 搬运方法　搬运颈椎损伤的患者时，头颈两侧应放置沙袋、枕、衣物等进行固定，限制颈椎各方面的活动，然后用三角巾等将前额连同担架固定，再将全身用三角巾等与担架固定。搬运者三人并排单腿跪在患者身体一侧，同时分别把手臂伸入肩背部、腹臀部、双下肢的下面，然后同时起立，使患者的身体保持水平位置，三人同时迈步，并将伤员放在硬板担架上，发生或怀疑颈椎损伤者应再有一人负责牵引固定头颈部，不得使头颈部前屈后伸，左右摇摆或旋转。四人动作必须一致，同时托起患者再同时放在硬板担架上，起立、行走、放下等，搬运过程要有一名医务人员指挥号令统一动作。搬运左心衰竭的患者时动作应轻柔，防止大幅度的摇晃和颤动，将担架车调成椅状，使患者取端坐位或半坐位，双下肢下垂扣紧安全带，锁定担架平车与救护车定位把手，防止颠簸加重病情。

(二)转运途中护理

1. 密切观察病情变化　车辆行驶过程中，应保持平稳，医务人员应守候在患者身边，密切观察生命体征、意识、瞳孔、面色、末梢循环、尿量的变化，因为无法听诊，危重患者常规行心电监护。

2. 呼吸道的管理　患者取平卧位，昏迷患者头偏向一侧，及时清除口鼻咽部分泌物及呕吐物，发绀或呼吸困难者给予氧气吸入，使用呼吸机时行车途中注意保护好呼吸机管道，避免脱落。空运气管插管患者时插管的气囊充气改用充水，以避免气体膨胀后压迫气管，气管插管患者转运前和转运途中要及时吸净气管内分泌物，并定时检查人工气道的固定，在使用呼吸囊辅助通气或吸痰时，最好有一人用手托扶住气管导管。

3. 静脉通道的管理　对危重患者常规建立静脉通道，为保证足量快速扩容，在静脉通道的选择上，由于上肢距离心脏较近液体能尽快进入有效循环，因此上肢优于下肢，为了不使输入液体从断肢损伤处外渗，健侧肢体优于患侧。补液采用静脉留置针，不但可以防止搬运过程中输液渗漏，还便于抢救过程中随时静脉推注药物。保持输液管道的密闭性，液体全部采用袋装液体，便于悬挂。

4. 后续抢救护理措施　保证各种急救治疗护理的连续性。转运途中大部分执行口头医嘱，护士除"三查七对"外，特别强调"三清一复核"（听清、问清、看清、与医生复核），保证途中忙而不乱和治疗的安全，根据医嘱随时调整药物的剂量和输液速度。用药后详细记录用药的时间和剂量，并保留好药品的安瓿以备查对。

5. 抢救过程中做好病情记录　为保证护理记录及时准确，在不影响治疗的前提下，护理人员要利用操作的间歇进行记录。

6. 患者和家属的心理护理　急诊危重患者发病急，病情变化快，对患者来说是负性事件，必定引起心理应激，应引导患者积极应对，使其尽快适应角色的转变。因此，应及时了解患者心理状态，做好思想工作，以高度的同情心和责任心进行安慰鼓励，使其配合治疗。家属承受着患者疾病带来的经济生活及心理压力，因此护士在接待患者的同时应对家属表示关注、安慰，通过人性化服务，加强家属对医护人员的理解，提高抢救成功率，避免不必要的纠纷。

7. 健康教育　对于清醒的患者或昏迷患者的家属，在抢救护理的间隙可视情况进行急救知识的宣传教育，消除造成意外伤害的危险因素，宣传普及自救、互救知识，提高抢救成功率。

（三）患者交接

提前与相关医院和科室联系，认真交代患者病情，确保所到科室了解患者病情并预测可能发生的意外，以便做好准备，避免因工作不协调延长患者等待的时间而加重病情。车辆到达医院后，护送患者至相关科室，完善各项护理记录，将各种护理记录单交给对方科室，交接清楚后双方护士签字。在同一患者变更救治人员时均须核实资料并签全名，避免交接患者时因为其病情突变互相推诿责任，强化医院全程服务的意识，明确划分各阶段医务人员的责任。

（四）做好各项善后工作

及时检查补充药品和耗材，消毒擦拭抢救仪器设备，保养车辆，使各种物品均处于完备状态，随时准备再次出车。

本章小结

急救医疗服务体系（EMSS）是集院前急救、院内急诊科诊治、重症监护病房救治和各专科的"生命绿色通道"为一体的、完整的、现代化的医疗急救网络。

急救医疗服务体系的管理在于明确急救医疗服务的组织体系、任务和参与人员、建立急救医疗服务通信网络优化、改善院前急救的运输工具、现场急救的组成和物资供应、救护人员的培训以及社会急救的宣传普及和加强城市急诊急救体系建设。

急诊危急重症患者的转运应制定适合患者自身特点的转运方案，对于被转运的危重症患者应充分评估其病情，制定转运方案，准备用物，并在转运过程中动态评估，以充分保证患者转运安全。

习题测验

主观题测验

第三章

急诊分诊管理

急诊分诊管理PPT

学习目标

识记：
急诊分诊的概念和急诊分诊的必要性。
理解：
1. 急诊分诊处设置要求与作用。
2. 急诊分诊的流程。
运用：
按照急诊分诊标准进行分诊。

急诊科是医院救治急危重症患者的重要场所，是生命的绿色通道。急诊患者具有发病急、病情重、变化快的特点，患者随时可能出现病情变化，为了将有限的急救资源更好地用于急危重症患者的抢救，避免出现"急诊不急"的现象，急诊预检分诊制度的有效实施是解决这一问题的有效措施。

第一节　急诊分诊概述

随着国家分级诊疗制度的推进，基层首诊、双向转诊、急慢分治、上下联动的分级诊疗模式逐步形成，不同层级医院的急诊就诊量也在逐年增长。急诊预检分诊是急诊患者救治过程中的首要环节。为提高临床分诊质量和效率，对来院急诊就诊的患者根据患者的主要症状及体征判断患者病情的轻重缓急及其隶属专科，并快速、有重点地收集资料，并将资料进行分析、判断，对可能有生命危险的患者立即进行施救。急诊预检分诊是比较重要且复杂的过程，关系到急诊服务的质量、急诊患者的救治速度及患者和家属对医院服务的满意程度。

一、急诊预检分诊的概念、目的及意义

(一)急诊预检分诊的概念

急诊预检分诊指对急诊患者进行快速评估、根据其急危重程度进行优先顺序的分级与分流，以确定治疗或进一步处理的优先次序的过程。其核心是保证患者在恰当的时间和地点得到恰当的处理。为了使急诊工作有序进行，充分且合理地分配急诊医疗资源和医疗空间，一个高效的急诊分诊系统显得尤为重要。从临床狭义的角度看，急诊分诊是急诊护士根据患者的主诉和主要症状与体征，对疾病的轻重缓急及隶属专科进行初步判断，安排就诊顺序与分配专科就诊的一项技术。从广义上说，急诊预检分诊是在综合各种因素的基础之上，最大限度地合理利用医疗资源，使最大数量的患者获得及时有效救治的决策过程。

(二)急诊预检分诊的目的

对病情较严重的患者进行优先救治，同时通过分诊疏导管理使用有限的急诊空间，使诊疗空间得到充分利用，使诊疗通道畅行无阻，合理地分配急诊科医疗资源，改善患者的救治效果，为科研工作提供数据资料。

(三)急诊预检分诊的意义

急诊科是急危重症相对集中、病种繁杂、患者起病急且病情变化快、抢救任务重的科室。急诊预检分诊工作的好坏直接影响到急诊工作的医疗、护理质量，对整个急诊工作的开展有重大的意义。合理应用急诊的人力资源、空间资源，为患者提供最有效的服务。急诊预检分诊工作的失误会带来频繁的科室会诊和不必要的忙乱，甚至延误诊断和抢救，造成严重后果。

二、急诊预检分诊处的设置

(一)急诊预检分诊处的设置要求

预检分诊处的设置要求，为保障患者获得便利的急救服务，保证急诊科救治连续通畅，并能与院前急救有效衔接，预检分诊处的地理位置、物品设备与人员设置对做好预检分诊工作来说非常重要。

1. 地理位置　预检分诊处需设在明显的位置，一般设在急诊入口处，有可直达救护车的通道，方便接收或转运就诊者。具有明显的标志，使患者一进入急诊科就能看到预检分诊处，急诊分诊护士也能够在第一时间清楚地看到每一位前来就诊的急诊患者，根据患者需要主动提供服务。

2. 物品设置　一般配备以下物品：①基本评估用物：如体温计、血压计(多功能监护仪)、听诊器、体重计、手电筒、压舌板等。②办公用品：如计算机、电话、病例和记录表格。③患者转运工具：如轮椅、平车。④简单伤口处理用品：如无菌辅料包、包扎用品、固定骨折用品等。⑤其他：配备一次性手套、口罩、洗手液及纸杯、手纸、呕吐袋等便民物品。必要时亦可备用快速血糖检测仪、心电图机、快速心肌标志物等 POCT 检测仪等。

（二）急诊分诊人员岗位设置及准入标准

急诊分诊护士负责接诊和分诊急诊就诊患者，其分诊技术水平直接影响患者的救治效果，因此，急诊分诊护士要有明确的岗位要求和严格的准入标准。急诊分诊护士不仅要有基本的急救护理专业知识，还要掌握多专科疾病的医疗护理知识，同时具备较强的分析和评估病情的能力，按病情的轻重缓急、先后次序，将患者以最快的速度分配到正确的诊疗区域，以保证其获得及时、适当的诊疗与照顾。

1. 人员岗位设置

分诊人员应安排具有急诊分诊资质的护士担当，并且24小时轮班，随时在岗接待来诊患者。急诊患者日就诊量大于300例，推荐医院急诊科配置2名及以上具有分诊资质的专职护士；急诊患者日就诊量在300例以下，应至少设置1名具有分诊资质的专职护士。具体岗位设置人数需依据所在地区及医院具体情况而定。

2. 急诊分诊人员准入标准

①工作年限。急诊分诊护士要由5年以上急诊工作经验、具有丰富临床知识的护理人员担任。②职称。应具备较高的职业技术职称，建议由主管护师或高年资护师担任。③能级。依据各大医院护士能级分类标准，建议安排高能级护士担任，如N3及以上护士。④专科技能。通过急诊专科技能培训；轮转过急诊抢救室或重症监护病房，且多次参与抢救工作；熟练掌握各种临床技能及急救知识（如心电图仪、各种监护仪使用、监护图形识别等），并能灵活应用于临床工作。推荐急诊专科护士优先担任。⑤核心能力。急诊是一门综合性学科，分诊护士需要具备全面的专业知识与技能、较强的沟通与协调能力、良好的心理素质与应变能力、敏锐的观察能力与临床判断能力等。

（三）预检分诊处设置的作用

规范、完善的急诊预检分诊处设置能够最大限度地发挥预检分诊的作用，主要体现在如下几个方面。

1. 患者信息登记 登记的内容包括患者的基本信息，如姓名、年龄、住址、联系电话、医疗保险情况等；以及患者医疗信息，包括到达急诊的时间、生命体征、意识状态等。

2. 安排就诊顺序 分诊可帮助护士在日益拥挤的急诊科快速识别需要立即救治的患者。简而言之，急诊分诊就是分辨"重病"和"轻病"的就诊患者，优先使那些病情严重的患者能够得到最及时的治疗，保证患者的安全，提高工作效率。当资源严重短缺时，如灾害急救，分诊（现场检伤分类）的原则是根据国际标准，使用黑、红、黄、绿统一标记，快速地进行检伤分类，决定是否给予优先救治和转运，以救治更多的伤员。

3. 紧急处置 这里的"处置"指的是两种情况：一种是指急诊分诊护士对患者初步评估后，发现病情危重、危及生命而采取的必要的初步急救措施；二是指患者病情暂无生命危险但对随后的治疗有帮助作用的简单处置，如外伤出血部位给予无菌纱布覆盖，压迫止血等。急诊分诊护士亦可根据所在医疗机构的规定或者分诊预案启动实验室、X线以及心电图检查，缩短患者急诊等待时间。

4. 建立公共关系 急诊分诊护士通过快速、准确、有效的分诊，使危重患者的医疗需求得到关注，并通过健康教育或适时的安慰，与急诊科其他人员有效沟通，迅速与患者建立和谐的护患关系，增加患者满意度。

5. 统计资料收集和分析　应用计算机预检分诊系统对患者的信息进行录入、保存，通过对信息的整理、统计和分析，为急诊科管理、科研和教学提供基础数据和决策依据。

■ 第二节　常用急诊分诊系统

随着社会的发展，人民生活水平的提高及就医需求的增长，急诊科拥挤现象越来越严重，急诊患者由于病情急、危、重，对医疗服务的时限性和有效性要求更加迫切。在20世纪50年代后期和60年代早期，美国先将分诊理念引入急诊医学界，主要是用以区分须立即救治和可以等待的患者并保持急诊科良好的就诊秩序。20世纪80年代起急诊分诊成为医院质量认证必须具备的服务项目，时至今日，包括美国、加拿大、英国、法国在内的世界各地急诊医疗机构已普遍实行急诊分诊。国外发达国家预检分诊标准化建设已经相对成熟，尽管各标准内容有一定的差异（表3-1），但综合来看，均按照病情危重程度进行分类。国内就预检分级标准结合我国国情，对急诊患者预检分诊系统进行试验、探索，以确保急诊患者按照标准化原则进行分级就诊，保证危重患者的优先救治，最大限度利用有限的急诊医疗资源，保障患者安全，让患者得到最及时的救治。

表 3-1　国际分诊系统

分诊系统	国家	分诊级别	响应时间
急诊严重度指数 (emergency severity index, ESI)	美国	5 级	—
加拿大急诊预检标尺 (Canadian triage and acuity scale, CTAS)	加拿大	5 级	0 min/15 min/30 min/ 60 min/120 min
曼彻斯特预检标尺 (Manchester triage scale, MTS)苏格兰	英国	5 级	0 min/10 min/60 min/ 120 min/240 min
澳大利亚预检标尺 (Australasian triage scale, ATS)新西兰	澳大利亚	5 级	0 min/10 min/30 min/ 60 min/120 min
法国分诊指南（French emergency nurses classification in hospital scale, FRENCH)	法国	5 级	0 min/20 min/60 min/ 120 min/240 min
新加坡敏度标尺 (Patient Acuity Category, PCA)	新加坡	4 级	0 min/60 min/120 min/ ≥3~4 h

（一）美国急诊严重度指数

急诊严重度指数（emergency severity index, ESI)是20世纪90年代末由急诊医师和护士在美国发展起来的，ESI 具有良好的信效度。ESI 规定：患者的分级由基础疾病的严重程度和预期的资源需求共同决定。患者来诊后,分诊护士主要从 A、B、C、D 4 个步骤进行分诊(图3-1)。ESI 流程如下：A.患者是否会死亡？如果是,则患者为 1 级。B.患者是否高危情况或者是否意识混乱或是否严重的疼痛？如果是,则患者为 2 级。C.估计该患者需要占用的急诊医疗资源的个数,若分诊护士估计该患者不需要使用急诊医疗资源则将患者分为 5 级,需要 1 种急诊医疗资源则分为 4 级,需要 2 种及以上急诊医疗资源则进入 D 步骤——评估生命体征。对于需要 2 种及以上急诊医疗资源的患者,分诊护士需要进一步对其生命体征进行评估,若患者生命体征平稳则将其分为 3 级,患者生命体征不平稳则将其分为 2 级。

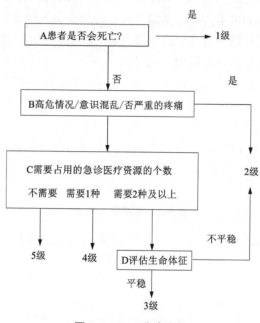

图 3-1　ESI 分诊流程

(二)加拿大急诊预检标尺

加拿大急诊预检标尺(Canadian triage and acuity scale, CTAS)是在 20 世纪 90 年代加拿大急救医学委员会组织编写的一种用于院前、急诊患者"分类"的一种方法。CTAS 主要依据患者的主诉和症状将患者分级,这些主诉和症状包括：既往高危病史、临床症状、体征、生命体征。病情分级为 5 级,分别是：1 级为复苏类患者；2 级非常紧急患者；3 级为紧急患者；4 级为亚紧急患者；5 级为非紧急患者。其中,1 级患者需要立即处理,2、3、4、5 级患者可等候时间分别是小于 15 分钟、30 分钟、60 分钟和 120 分钟。

(三)英国曼彻斯特预检标尺

自 1997 年以来,英国以及欧洲很多医院的急诊科护士使用英国的曼彻斯特预检标尺(Manchester triage scale, MTS)来分诊,MTS 是由 52 个流程图组成的,每一个流程图均有 6 个鉴别点,分别是：意识水平、体温、是否威胁患者生命、是否活动性出血、疼痛程度、发病剧烈程度。MTS 也是一个五级分诊系统,分别是：1 级为复苏类患者，立即给予救治；2 级为危急患者；3 级为紧急患者；4 级为亚紧急患者；5 级为非急诊患者。其中，2、3、4、5 级患者可等候时间分别是小于 10 分钟、60 分钟、120 分钟和 240 分钟。

(四) 澳大利亚预检标尺

澳大利亚预检标尺澳大利亚预检标尺（Australasian triage scale，ATS）也被称为国际分诊量表。1993 年由澳大利亚急诊医学院制定，1994 年始在澳大利亚急诊科全面使用。ATS 也是一个五级分级工具，1 级为复苏类患者；2 级为危急患者；3 级为紧急患者；4 级为亚紧急患者；5 级为非急诊患者。其中，1 级患者需要立即处理，2、3、4、5 级患者可等候时间分别是小于 10 分钟、30 分钟、60 分钟和 120 分钟。

(五) 法国分诊指南

对患者进行分诊，让危重患者得到紧急救治是公认的法国急诊概念。法国分诊指南是 20 世纪 90 年代在巴黎圣路易斯医院形成的，是一个可靠且精确的分诊系统。分诊指南将患者病情分为 5 级，1 级患者病情危急，需立即进行诊治，级别越高，病情越轻。2、3、4、5 级患者可等候时间分别是小于 20 分钟、60 分钟、120 分钟和 240 分钟。2006 年，法国分诊指南修订成了第二版法国分诊指南，现在绝大多数法国医院均在使用第二版法国分诊指南。

(六) 新加坡敏度标尺

目前新加坡医院的急诊科均采用敏度等级系统帮助确定来诊患者的就诊优先秩序，在国际通用的五级（Ⅴ级）分类法的基础上将Ⅲ级、Ⅳ级合并，采取四级预检敏度标尺（Patient Acuity Category，PCA）分类法（表 3-2）进行分级预检，确保预检工作的有效性和实用性，减少患者等待时间，从而进一步减轻急诊科过度拥挤的现象。

表 3-2　四级预检敏度标尺分类法

级别	种类	病情	等待时间
PCA1	复苏情况	患者虚弱或即将发生危险	医生立即诊治
PCA2	紧急情况	患者重病，需要急诊，但短时间不会发生危险	60 min
PCA3	一般	急性常见病或急性少见病，但病情稳定的患者	10 min
PCA4	不急	非急诊，慢性，并不伴有疼痛的患者	3~4 h 或更长时间

二、国内急诊分诊系统

(一) 香港急诊分诊指南

香港医院管理局在 ATS 的基础上制定了符合当地特色的"香港医院管理局急诊分诊指南"。该指南详细阐述了分诊评估方法、急诊常见疾病和症状的级别、不同级别的安全候诊时间等内容。该指南也是一个五级分诊工具。①1 级：病情危重患者，立即处理；②2 级：有潜在生命危险患者，安全候诊时间为小于 15 分钟；③3 级，有潜在的脏器功能障碍患者，安全候诊时间为小于 30 分钟；④4 级：急性病患者，生命体征平稳，可等候较长时间而病情不会恶化，无规定候诊时间；⑤5 级：轻症患者，生体征稳定，可以等待而不会出现危险。

（二）台湾急诊预检标尺

台湾目前使用的是 2006 年在加拿大的急诊预检标尺基础上修订形成的台湾急诊预检标尺。台湾急诊预检标尺也是主要依据患者的主诉和症状将患者分为五级，患者主诉分为创伤和非创伤两大类，一共包括 14 类共 163 个主诉。台湾急诊预检标尺表被证明是一个可靠的分类系统，用台湾急诊预检标尺分诊的患者准确地获得了所需的治疗。

（三）中国其他地区分诊系统

1. 根据原卫生部《急诊分级分区管理试行标准》的要求，依据急诊患者病情的严重程度及急诊患者占用急诊医疗资源多少进行急诊分诊。

急诊预检分诊分级标准

（1）急诊患者病情的严重程度：决定患者就诊及处置的优先次序。急诊患者占用急诊医疗资源多少：根据患者病情充分考虑安置患者需要哪些急诊医疗资源，使患者在合适的时间去合适的区域获得恰当的诊疗。

（2）分级原则：根据病情危重程度判别及患者需要急诊资源的情况，将急诊科从功能结构上分为"三区"，将患者的病情分为"四级"，简称"三区四级"分类。

（3）分级标准：疾病分级

①1 级：濒危患者。病情可能随时危及患者生命，需立即采取挽救生命的干预措施，临床上出现下列情况要考虑为濒危患者：气管插管患者、无呼吸/无脉搏患者、急性意识障碍患者、以及其他需要采取挽救生命干预措施患者。

②2 级：危重患者。患者来诊时呼吸循环状况尚稳定，病情有可能在短时间内进展至 1 级，或可能导致严重致残者，应尽快安排接诊，并给予患者相应的处置及治疗。主要包括：急性意识模糊/定向力障碍、复合伤、心绞痛等其他疾病。

③3 级：急症患者目前明确没有在短时间内危及生命或严重致残的征象，患者病情进展为严重疾病和出现严重并发症的可能性很低，也无严重影响患者舒适性的不适，但需要急诊处理缓解患者症状。在留观和候诊过程中出现生命体征异常者，病情分级应考虑上调一级。

④4 级：非急症患者。

患者目前没有急性发病症状，无或很少不适主诉，且临床判断需要很少急诊医疗资源（≤1 个）的患者。如需要急诊医疗资源≥2 个，病情分级上调 1 级，定为 3 级。

（4）急诊分区：从空间布局上将急诊诊治区域分为三大区域：红区、黄区和绿区

①红区：急诊抢救室、监护室，用于收治 1 级濒危患者、2 级危重患者，原则上患者滞留时间不超过 48 小时。

②黄区：急诊留观室，用于收治 3 级急诊患者，原则上患者滞留时间不超过 72 小时。

③绿区：普通诊室、输液室，4 级非急诊患者治疗区域。

2. 其他分诊系统

我国传统分诊模式是经验分诊，即分诊护士判断患者是否需要抢救，若不需要抢救则将患者分至相应的科室按顺序就诊。经验分诊使危重患者得到了及时的救治。但是也存在一定的问题，一是分诊结果的可靠性依赖于分诊护士；二是病情较重的患者和病情相对较轻的患者混合排队就诊，可能导致患者在候诊期间病情突然恶化或猝死的情况发生。自 2006 年以来，部分医院如协和医院的孙红和浙江省的金静芬开始尝试建立符合自身情况的分诊系统。另外，生命体征评估法、"SOAP（即主诉-观察-评估-计划）" 分诊法，早期预警评分等工具均被用于分诊。

第三节　急诊分诊流程

预习案例

> 患者，王某，男性，65 岁，因"2 小时前无明显诱因突然出现胸痛，伴有大汗淋漓，全身湿冷"，救护车送入急诊科，测生命体征：T 36℃，HR 100 次/分，BP 90/60 mmHg，R 20 次/分，神志清楚，心电图示 ST 段弓背向上抬高。
>
> **思考**
>
> 上述案例根据急诊预检分级标准应分为哪一区哪一级？响应时间为多久？

急诊预检分诊应制定并严格执行分诊程序及分诊原则，具有科学的分诊思维，在限定时间内快速分析、综合判断、迅速接诊、并正确分流急诊患者，确保急诊就诊流程的顺畅和患者安全。急诊预检分诊流程应本着患者就诊的安全性及人性化进行设计，首先要根据患者病情充分评估、准确确定级别，并做到与患者/家属有效沟通、与医生/护士无缝衔接，动态评估，保证患者及时就诊（图 3-2）。急诊就诊的各个环节应紧密衔接、安全管理，以使急诊预检分诊做到程序化、科学化、有章可循，因此，急诊预检分诊要设置科学、量化的质量评价指标，定期进行总结评价，实现急诊预检分诊质量持续改进的效果。

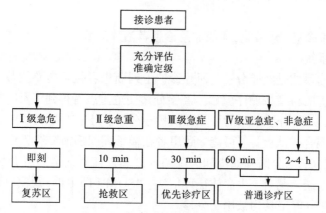

图3-2　急诊预检四级分诊流程图

一、急诊预检分诊程序

急诊分诊程序包括：充分评估、准确定级、有效沟通、妥善接诊、动态评估。

（一）充分评估

充分评估是急诊预检分诊的基础。护士接诊患者后需要进行全面评估，评估时间应控制在2~5分钟，并要平衡评估的快速性与准确性。Ⅰ级、Ⅱ级的患者应该立即转至适合评估和治疗的区域，一般评估和治疗同时进行。分诊人员评估要做到：①重点询问和评估，包括气道、呼吸、循环、意识等方面。②迅速掌握主要症状、主诉、生命体征等指标。③分诊思路从重症到轻症，将致命性疾病放在首位。分诊评估的内容包括患者基本资料、来院方式、客观指标、主诉、症状、体征、目前主要的问题（临床表现）、相关病史、检验结果、初始分诊级别（必要时填写再次分诊的时间和原因）、评估和诊疗区域、候诊时间、可能采取的抢救或治疗措施等；分诊评估不是为了诊断，但如果时间允许，初步的筛查和即时检验可在分诊时进行。

（二）准确定级

准确定级是急诊预检分诊的核心。分诊评估的目的主要是为了将急诊诸多的患者予以准确分级，按照"危重患者优先就诊"的原则管理患者。急诊患者分诊级别的准确性关系着急诊医疗护理的服务质量和患者的安全，因此，分诊分级的准确性依赖于分级标准制定的敏感性、高效性和科学性，以及分诊人员的素质和水平。①客观评估指标依据患者生命体征、即时检验与检查等参数进行分级，包括心率、呼吸、血压、氧合、心电图、血糖、心肌酶等。②人工评级指标将患者的症状和体征按疾病严重程度进行划分。级别的确定是在患者主要症状体征基础上，以气道（Airway）、呼吸（Breath）、循环（Circulation）、意识（Disability）为主进行评估定级。③分级颜色急诊预检分诊分级可以借助电子信息系统进行分诊管理和评估，可借助代表性颜色来识别分诊级别，起到警示作用。Ⅰ级予以红色标识、Ⅱ级予以橙色标识、Ⅲ级予以黄色标识、Ⅳ级予以绿色标识。

（三）有效沟通

有效沟通是急诊预检分诊的保障。急诊预检分诊的科学管理是为了保证患者的就诊安全，有效沟通应贯穿始终，保障整个流程的顺畅。沟通的有效性主要体现在两方面，一方面是与患者或家属的沟通，具体包括：①"以人为本"的理念和"以患者为中心"的服务思想应始终贯穿于患者整个就诊过程中，对待患者要耐心、细心、态度和蔼；②了解病情要全面且重点，沟通中引导并发现患者的主要及紧急的临床问题；③患者具有"知情权"，要交代清楚患者的危重程度与就诊级别、就诊区域与候诊时间、已经采取的或即将采取的医疗照护措施等。另一方面是与医务相关人员的沟通，具体包括：①与各区域接诊的医生或护士进行患者信息的完整交接，尤其是患者病情危重程度、急需采取的诊疗措施、特殊事宜的注意事项等；②与院内各部门的沟通，如医务处、病案室化验室、警务处等；③与院外机构的沟通，如120、999、派出所、卫生行政部门等。

（四）妥善接诊

妥善接诊是急诊预检分诊的目标。由于患者的临床转归可能会因延迟接诊而改变，因此，理想情况下患者应在推荐的最大响应时限内被妥善接诊。各级患者的最大等候时间代表医疗服务提供的标准，此标准依据具体情况而定，但应做到合理就诊和最大限度地降低医疗风险的发生。

（五）动态评估

动态评估是急诊预检分诊的关键。预检分诊人员要对每个级别的患者进行预检评估，确保患者在响应时限内得到安全救治；并且要设置再评估时间，等候时间一旦超过响应时限，则应立即启动再次评估，重新确认就诊级别；如患者在候诊过程中出现病情变化，或获得了影响患者紧急程度的新信息，需重新分诊并及时调整就诊级别，任何随后的分级情况及再分级原因均需记录。

课程思政

党的十九大报告明确提出"实施健康中国战略"，以回应新时代中国人民对身体健康、医疗服务等方面的高质量需求。习总书记指出，要将全民健康融入国家政策，全民共建共享。医疗机构作为践行健康中国战略的主力，要切实立足医疗实践，提供高质量和多层次的医疗服务。除了在院护理，更延伸至社区护理、院后延续护理，护士以电话随访、上门随访、微信群及互联网等多种形式开展，是推进医疗事业发展和健康中国战略的主力军。

二、急诊预检分诊原则

急诊预检分诊不仅要对众多急诊患者进行分流，同时还要依据患者急危重程度进行分级。急诊预检分诊要以分诊原则为主导，并贯穿于整个预检分诊过程中，以便让分诊人员在短时间内实现快速、准确、安全、高效的分诊。

三、急诊预检分诊流程

(一)急诊接诊

一般急诊的分诊,急诊分诊护士扮演的角色是向导。分诊护士对到达急诊科的患者要热情接待。当听到就诊车报警声,分诊护士应立即与辅助人员或医生主动在医院急诊科门口等待。急诊患者来到急诊科后,护士应立即查看患者的病情,安排坐在候诊椅上或躺在平车上,快速对其进行分析评估与判断,危重患者先安排在抢救室进行抢救,其他患者可根据所属科室安排进入相关专业科室等候诊治。在等候诊疗过程中,分诊护士还可以根据病情需要给予生命体征的测量,选送血、尿、粪等常规检查,以便为医生提供诊疗依据,并可缩短诊疗时间。同时,分诊护士要将急诊信息填写齐全,包括就诊日期、时间(精确到分钟)、姓名、性别、年龄、家庭住址/联系电话、初诊/复诊、初步判断等,如果患者发热则要记录体温以及去向(留观、入院、转院、急诊手术、死亡)。

(二)急诊分诊

急诊分诊时,应首先考虑就诊者是否有即时危及生命的情况?可能的直接原因是什么?按照先"救命后治病"的程序,即"生命第一"来进行分诊。患者到达急诊科后,分诊护士通过"一询问、二查看、三分诊"对患者的病情及所属专科进行初步的判断,为患者挂号并指导其到各专科接受诊治。具体步骤如下:

问诊模式

1. 问诊 通过问诊,得到患者的主观资料,即主诉及相关的伴随症状、了解现病史以及与现病史有关的既往史、用药史、过敏史等,使资料收集尽可能真实、全面、准确。

2. 观察与体察 分诊护士要运用眼、耳、鼻、手等感官来收集患者的客观资料,即主要的体征。用眼快速观察下列几方面内容,如患者的外表、一般状况、意识、精神状态、面色及体位等改变所代表的意义;用耳听患者身体不同部位发出的声音如咳嗽、肠鸣音等变化代表的意义;用鼻闻患者呼出的特殊气味,从异常的气味中得到重要的线索;用手触摸患者的脉搏了解节律及频率、腹部体征(有无压痛、反跳痛及腹肌紧张等);还可借助体温表、血压计、听诊器、手电筒等进行护理体查。

3. 分诊分流 对到达急诊科的危重患者采用绿色通道的方式进行救治,实施"先抢救后挂号,先抢救后付费"的制度。分诊护士根据所收集的资料进行分析判断,区分患者的疾病严重程度及所属科室,指导患者就诊。

常用的分诊技巧有 Carry Weed 的 SOAP 公式:

①S(subjective,主诉):患者或家属提供的最主要的资料。

②O(objective,观察):分诊护士看到的实际情况。

③A(assess,估计):综合上述情况对患者病情进行分析。

④P(plan,计划):组织抢救程序和进行专科分诊。

4. 分诊记录 不同的医疗单位可能有不同的记录要求和格式,如应用计算机记录病历或书写纸质病历。但分诊记录的基本要求是清晰而简单。基本记录内容包括:患者到达急诊的日期与时间、患者年龄与性别、户口所在地、主诉、症状、生命体征、病情严重程度分级、过敏史、分诊科室、入院方式，急诊分诊护士签名等。

（三）急诊分诊制度

（1）急诊分诊护士必须由熟悉业务、沟通协调能力强、临床经验丰富、服务态度好的护士担任，分诊护士每年必须参与相关知识培训及考核。

（2）分诊护士必须坚守工作岗位，不擅自离岗，如有事离开时必须由护士长安排能胜任的护士代替。

（3）分诊护士应主动热情接待每一位前来就诊的患者。扼要了解患者病情，重点检查体征，根据患者主诉和生命体征，按轻、重、缓、急依次办理分科分区就诊手续，并做好分诊登记及分区去向登记。

（4）遇有危、急、重伤患者时，应立即通知有关科室值班医生作紧急处理，并根据情况将患者纳入急救绿色通道，实施"先救治后付费"的制度。

（5）如有分诊错误，应按首诊负责制处理，即首诊医生先看再转诊或会诊，分诊护士做好转科、会诊工作。

（6）遇有严重工伤事故、交通事故及其他突发事件、大批伤患者来院就诊时，分诊护士应立即通知科室领导及医务部，以便组织抢救。对涉及刑事、民事纠纷的伤患者除向医务科汇报外，还应当向有关保卫部门报告。

（7）对于由他人送来的"三无"患者，先予分诊处理，同时详细登记护送者资料和发现患者的地点，做好保护工作。

（8）执行急诊有关的咨询和联络事宜，收集、归类、处理有关信息资料，协助临时发生的问题及纠纷的解决。

（9）对传染病患者、疑似传染病患者应当引导至相对隔离的分诊点进行初诊。

四、预检分诊级别

本标准按病情危急程度分为四级，每位患者的分诊级别不是固定不变的，分诊人员需要密切观察患者的病情变化，尽早发现影响临床结局的指标，并有权限及时调整患者的分诊级别和相应的诊疗流程。

（1）Ⅰ级为急危患者，需要立即得到救治。急危患者是指正在或即将发生生命威胁或病情恶化，需要立即进行积极干预的患者。

（2）Ⅱ级为急重患者，往往需要评估与救治同时进行。急重患者是指病情危重或迅速恶化，如不能进行即刻治疗则危及生命或造成严重的器官功能衰竭，或短时间内进行治疗可对预后产生重大影响的患者。

（3）Ⅲ级为急症患者，需要在短时间内得到救治。急症患者存在潜在的生命威胁，如短时间内不进行干预，病情可能进展至威胁生命或产生十分不利的结局。

（4）Ⅳ级为亚急症或非急症患者。亚急症患者存在潜在的严重性，此级别患者到达急诊一段时间内如未给予治疗，患者的病情可能会恶化或出现不利的结局，或症状加重及持续时间延长；非急症患者具有慢性或非常轻微的症状，即便等待较长时间再进行治疗也不会对结局产生大的影响。

本章小结

　　急诊分诊作为急诊工作的第一关，直接影响急诊工作的医疗、护理质量，对整个急诊科的运作和发展起着重要的作用。工作量、人员配备以及分诊业务水平等都对分诊有直接影响，应尽量将各因素调节到最有利于分诊工作的进行。

　　急诊科是医院危急重症患者集中的部门，是医院的窗口，而急诊分诊护士是急诊就诊环境与诊疗过程中的主要管理者，因此，急诊分诊护士应具备相应的基本素质，掌握分诊流程流程和分诊制度。

　　医院急诊科区域的设置应以病情需求为中心，分诊分级与病情分区相结合，充分考虑将患者分配到最适合其评估和治疗的区域。

习题测验

第四章
气道与呼吸系统管理

气道与呼吸系统管理PPT

学习目标

识记：

常见急性疾病的病因及相关诊断检查。

理解：

气道及呼吸系统常见急性疾病的概念。

运用：

能够掌握气道及呼吸系统常见急性疾病的护理诊断要点和护理措施，并运用到患者护理过程中。

第一节　窒息

预习案例

1. 患者，男性，22岁，与同学在食堂就餐期间，谈笑中突然不能说话、不能呼吸、颜面青紫、一手呈"V"型紧贴于喉部。

2. 患者，男性，61岁，确诊肺结核20年余，咳嗽伴咯血3天入院。确诊肺结核以来未规律服药，入院以来患者持续咯血，每日量约90 mL，为鲜红色。今日在查房时患者诉咽喉痒感、口内发咸、胸闷心悸、心情烦躁。10分钟后，患者突然持续咯出大量鲜红色血液。

思考

1. 案例1中，如果你作为患者朋友，你会如何进行急救？

2. 案例2中，如果你作为责任护士，你会如何紧急处理？该患者后续有哪些护理要点？

一、概述

(一)定义

窒息(asphyxia)是指人体呼吸过程中气体进入肺脏受限或吸入气体缺氧导致的呼吸停止或衰竭的病理状态。

(二)病因与机制

窒息的发病机制都是呼吸过程由于某种原因受阻或异常而导致肺部气体交换障碍,所产生的全身各器官组织缺氧、二氧化碳潴留,进而引起的组织细胞代谢障碍功能紊乱和形态结构损伤的病理状态,因窒息而导致的死亡称为窒息死。引起窒息的原因可分为以下几类:

1. 机械性窒息 因机械作用引起呼吸障碍,如缢、绞、扼颈项部,异物阻塞呼吸孔道,压迫胸腹部,以及患急性喉头水肿或食物吸入气管等造成的窒息。

2. 中毒性窒息 毒素作用于机体阻断内呼吸或引起呼吸肌瘫痪,也可直接作用于呼吸中枢引起中枢性呼吸停止,如一氧化碳中毒、氰化物中毒、沙林毒气等。

3. 病理性窒息 由各种疾病所导致的缺氧、二氧化碳蓄积,如呼吸道疾病、心血管疾病、血液病、尿毒症、伤风、狂犬病等。

4. 创伤性窒息 当胸部与上腹部受到暴力挤压时,患者声门紧闭,胸内压骤然剧增,右心房血液经无静脉瓣的上腔静脉系统逆流,造成末梢静脉及毛细血管过度充盈扩张并破裂出血。

5. 触电性窒息 触电或雷击,使呼吸肌强直、胸廓不能作节律性扩大或缩小,或电流使呼吸中枢麻痹。

6. 空气缺氧引起的窒息 陷入人为、天然或灾害所致的缺氧环境,如洪水、泥石流、塌方、地震掩埋等。

二、气道异物梗阻

(一)概述

1. 定义

自口或鼻开始至生门及声门以下呼吸径路上的异物存留,称之为气道异物(airway foreign body)。气道异物进入呼吸道导致气道受阻或气道肌痉挛,可表现为呛咳、呼吸困难等,严重时导致窒息甚至死亡的急症,称为气道异物梗阻(foreign body airway obstruction,FBAO)。一般临床上"气道异物梗阻"是指位于声门下、气管和支气管异物引起的气道梗阻。婴幼儿(3岁以下)为气道异物梗阻好发人群。婴幼儿好发因素为:①会厌软骨及喉反射功能不全;②进食时哭笑或玩耍;③好奇心强;④家长危险品监管不力等。老年人也因吞咽功能的退化、佩戴义齿而常引起误吸。

2. 分类

临床中常根据气道异物的特点进行分类:

(1)解剖位置:①鼻腔异物;②声门上异物;③声门下及气管异物;④支气管异物。

(2)异物来源:①内源性;②外源性;③医源性。

（3）梗阻程度：①不完全梗阻；②完全梗阻。

（4）化学性质：①有机物；②无机物。

（二）临床评估和判断

1.病史

异物吸入史是最重要的诊断依据，详细的病史采集、结合典型症状、查体、血气分析检查及 X 线检查，诊断多明确。但对于异物吸入史不明确者，并伴有或不伴有感染症状，应注意与支气管肺炎、哮喘、过敏反应等疾病相鉴别。

2.临床表现

气道异物梗阻因异物大小、梗阻部位、滞留时间、梗阻程度等临床表现各异，部分患者可无症状，其典型临床表现及体征可分为四期：

（1）异物进入期：异物经过声门进入气管时，引起剧烈的呛咳和憋气，有时异物可被咳出。如若异物嵌顿于声门，可发生重度呼吸困难甚至窒息死亡。异物进入气管或支气管内，除有轻微咳嗽或憋气外，症状可暂时缓解。

（2）安静期：进入气管的异物，有时可随呼吸气流上下活动，引起阵发性咳嗽，异物随气流撞击声门时可于咳嗽或呼气末期听诊闻及撞击声。异物停留小支气管内，可无症状或有轻微咳嗽及喘鸣。

（3）刺激与炎症期：异物因其理化性质可引起气管支气管黏膜产生炎症反应，若合并细菌感染可引起发热、咳嗽、咳痰等症状。

（4）并发症期：异物导致的通气障碍和组织缺氧，可引起肺循环阻力增加，加重心脏负担而并发心力衰竭。也可引发肺不张、肺气肿、气胸、呼吸衰竭等。

3.实验室检查

（1）影像学检查：金属类不透光异物可通过肺部 X 线摄照片明确诊断及梗阻部位。但对于植物类及其他不透光异物，X 线、肺部 CT 等影像学检查仅为辅助性参考依据，不能证实是否存在，只有通过支气管镜检查可明确诊断。

（2）支气管镜检查：为气管、支气管异物梗阻确诊的金标准。支气管镜检查即可明确诊断或排除支气管异物，又是异物取出的有效治疗手段。

（三）急救与护理措施

1.救治原则

气道异物梗阻可危及患者生命安全，应及时诊断，尽早行异物取出术，保证呼吸道通畅。对于完全气道梗阻的患者，应做好气管插管、气管切开以及环甲膜穿刺的准备，必要时行开胸术。

（1）海姆立克急救法：海姆立克急救法（Heimlich Maneuver），又名"海氏急救法"。是美国医师亨利·海姆利克（Henry·Heimlich）1974 年发明的一套利用肺部残留气体，形成气流冲出异物的急救方法。原理即通过在短期内多次迅速地向上腹部施压，使膈肌上抬，迫使胸腔压力增加，从而将堵在气道内的异物排出。该方法适用于明确气道异物梗阻且有反应的患者早期的紧急救助和自我急救。按照不同的施救对象可

亨利·海姆立克简介

分为:①立位腹部冲击法。适用于清醒的、1岁以上儿童及成人。②胸部冲击法。适用于孕妇或者明显腹部肥胖者,位置在胸骨中线下半部分,避开剑突和肋骨下缘。③双指胸部冲击(胸部正中,乳头连线下缘)与掌跟背部拍击相结合。适用于1岁以下儿童。对于昏迷、无反应的气道异物梗阻患者,不再推荐跪式腹部冲击法,而应置于平卧后进行心肺复苏。

(2)直接喉镜异物取出术:适用于气管内活动的异物。成人可采用黏膜表面麻醉,婴幼儿无须在全麻下或其他麻醉方式进行。用直接喉镜挑起会厌软骨,暴露声门,将鳄口式喉异物钳钳口闭合,横径与声门裂平行,置于声门上,待吸气声门开放时,伸入声门下区,扭转钳口90°,使钳口上下张开,待呼气或咳嗽时,异物随气流上冲的瞬间,夹住异物取出。

(3)纤维支气管镜或电子支气管镜异物取出术:直接喉镜下不能取出的气管异物及绝大多数支气管异物需经支气管镜取出异物,最好在全身麻醉下进行。对于体积较小、落于远端支气管的异物,可使用纤维支气管镜或电子支气管镜下钳取。

(4)开胸异物取出术:对于体积较大并嵌顿的气管异物,在支气管镜下难于取出,必要时需行开胸术取出。

2.护理措施

(1)术前护理

1)心理护理:评估患者和家属心理状态,讲解气道异物梗阻相关疾病知识,解释治疗方式和过程,取得患者和家属的配合。

2)观察一般情况:①保持呼吸道顺畅,必要时建立人工气道,给予呼吸支持或机械通气。②保证静脉通路顺畅。③监测生命体征变化。④备好急救用物:气管切开包、吸引器、呼吸机、呼吸气囊等。

(2)术后护理

了解术中异物取出情况。严密观察呼吸情况,监测血氧饱和度和动脉血气情况,如再度发生明显呼吸困难则应警惕喉头水肿发生。遵医嘱使用药物,注意观察有无用药不良反应和感染症状。全麻手术结束6小时后可进流质或半流质饮食,避免过热。麻醉未醒的患者,注意将头偏向一侧,保持呼吸道的顺畅。

(3)预防

①避免给3岁以下儿童喂食花生、瓜子、果冻等食物。

②家长应做好危险品管理,避免儿童接触放入口、鼻内的物品或玩具部件。

③口含食物或进食时,避免嬉戏、喊叫或哭闹。

④教育儿童不要口含食物或玩具玩耍,成年人避免口含异物工作。

三、大咯血

(一)概述

咯血(hemoptysis)是指喉及喉以下呼吸道及肺组织的血管破裂导致的出血并经咳嗽动作从口腔排出,若一次咯血量大于300 mL或每天咯血量大于500 mL,称为大量咯血。我国引起咯血的前三位病因为肺结核、支气管扩张症和支气管肺癌。一旦出现经口腔排血，应注意鉴别口腔、鼻腔、上消化道出血还是咯血。口腔、鼻腔出血可通过口腔检查和鼻咽镜检查发现出血点并确诊。而对于上消化道出血造成的呕血，可根据病史、体征及其他检查方法进行鉴别(表4-1)。

肺血管解剖与咯血的关系

表4-1　咯血与呕血的鉴别

	咯 血	呕 血
病因	肺结核、支气管扩张、肺癌、肺炎、肺脓肿等	消化性溃疡、肝硬化、急性胃黏膜病变、胃癌等
出血前症状	喉部痒感、胸闷、咳嗽等	上腹部不适、恶心、呕吐等
出血方式	咯出	呕出，可呈喷射状
血的颜色	鲜红	暗红色、棕色，有时为鲜红色
血中混合物	痰、泡沫	食物残渣、胃液
酸碱反应	碱性	酸性
黑便	无，咽下血液量多时可有	有，可为柏油样便，呕血停止后仍可持续数日
出血后痰的性状	常有血痰数日，暗红色	无痰

(二)临床评估与判断

1.病因

咯血多见于呼吸系统和心血管系统疾病。

(1)支气管疾病：只要由于疾病因素导致支气管黏膜或毛细血管通透性增加，或黏膜下血管破裂出血导致。常见疾病有支气管扩张、支气管肺癌、慢性支气管炎等。

(2)肺部疾病：常见于肺结核、肺炎、肺脓肿等，少见于肺淤血、肺栓塞、肺寄生虫病等。肺炎引起的咯血，多见于肺炎球菌肺炎、肺泡炎、金黄色葡萄球菌肺炎、肺炎杆菌肺炎、军团菌肺炎。肺结核在我国是引起咯血的首要原因，其中浸润型、空洞型肺结核和干酪样肺炎多见。当结核病变造成毛细血管通透性改变，血液渗出，可表现为痰中带血；病变累及小血管，造成中等量咯血；若结核病变造成小动脉分支破裂或继发形成的动静脉瘘破裂，则造成大咯血。

大咯血诊疗规范

(3)心血管疾病：心血管疾病引起的咯血多因肺淤血造成肺泡壁或支气管内膜毛细血管破裂和支气管黏膜下层支气管静脉曲张破裂出血所致。

(4)其他：血液病、某些急性传染病、风湿性疾病或气管、支气管子宫内膜异位症等也可引起咯血。

2.临床表现

(1)症状：咯血者常有口渴、胸闷加剧、喉痒、咳嗽、胸内灼热感等先兆症状。窒息是咯血致死的主要原因，患者临床可表现为：咯血突然减少或停止、表情紧张或惊恐、大汗淋漓、两手乱动，继而出现发绀、呼吸音减弱、全身抽搐，甚至心跳呼吸骤停而死亡。

(2)年龄：青壮年咯血常见于肺结核、支气管扩张、二尖瓣狭窄等。40 岁以上长期吸烟史者，应注意支气管肺癌可能性。儿童慢性咳嗽伴咯血与低色素贫血，注意特发性铁血黄素沉着症可能。

(3)咯血量：一般认为每日咯血量在 100 mL 以内为少量，100~500 mL，为中等量，500 mL 以上或者一次咯血大于 300 mL 为大量。

(4)颜色和性状：肺结核、支气管扩张和出血性疾病所致咯血，为鲜红色；铁锈色血痰见于肺炎球菌肺炎；砖红色胶冻样痰见于肺炎克雷伯菌肺炎；二尖瓣狭窄咯血多为暗红色；左心衰竭咯血为粉红色泡沫痰。

3.实验室检查

(1)生化检查。

初始评估应包括完整的血、尿、大便常规、血型、凝血功能、肝肾功能等实验室检查。

这些检查可提示大咯血的病因，如凝血功能异常、自身免疫性肺-肾综合征等。另外，应根据可能病因进行相应的实验室检查。

(2)影像学检查。

影像学检查是大咯血诊断的基础，胸部 X 线检查是一项重要的初始评估工具，但其假阴性率高达 20% ~ 40%。胸部 CT 扫描是咯血最重要的影像学检查方法，其敏感性高于胸片。增强扫描可发现肺栓塞、动静脉畸形或动脉瘤。CT 增强显影有不同的时相，不同的目的应选用不同的时相。此外，CT 还有助于判断出血来源于哪一侧肺。但是 CT 检查对于大咯血患者存在一定局限性，一是需要时间，二是在操作时患者需要保持仰卧位，易发生窒息。

因此，急性大咯血病情危及患者生命时不宜进行急诊胸部 CT 扫描。

(3)支气管镜检查。

对大咯血病因诊断不清，或经内科保守治疗止血效果不佳者，目前多主张在咯血期间及早施行支气管镜检查。

(三)急救与护理措施

1.救治原则

预防咯血窒息应视为大咯血治疗的首要措施，大咯血时首先保证气道通畅，改善氧合状态，稳定血流动力学状态。咯血少量时应安抚患者，缓解其紧张情绪，嘱其患侧卧位休息。出现窒息时采取头低足高 45°的俯卧位，用手取出患者口中血块，轻拍健侧背部促进气管内血块排出。若采取以上措施无效时，应迅速进行气管插管，必要时行气管切开。

(1)药物治疗

①垂体后叶素：为治疗大咯血的首选药物，一般静脉注射 3~5 分钟起效，维持 20~30 分钟。用法：垂体后叶素 5~10 U 加 5% 葡萄糖注射液 20~40 mL，稀释后缓慢静脉注射，约 15 分钟注射完毕，继之以 10~20 U 加生理盐水或 5% 葡萄糖注射液 500 mL 稀释

后静脉滴注 0.1 U/（kg·h），出血停止后在继续使用 2~3 天以巩固疗效。

②促凝血药：为常用的止血药物。抗纤维蛋白溶解药物，如氨基己酸（4~6 g 加生理盐水 100 mL，15~30 分钟内静脉滴注完毕，维持量 1 g/h）或氨甲苯酸（100~200 mg 加入生理盐水或 5% 葡萄糖注射液 40 mL 内静脉注射，2 次/天）；增加毛细血管抵抗力和血小板功能类药物，如酚磺乙胺（250~500 mg，肌内注射或静脉滴注，2 次/天），还可以给予血凝酶 1~2 KU 静脉注射，5~10 分钟起效，可维持 24 小时。

③其他：抗菌药、黏液溶解剂、支气管舒张剂、吸入糖皮质激素等可作为辅助用药。

（2）介入治疗或外科手术治疗

①支气管动脉栓塞术。经支气管动脉造影向病变血管内注入可吸收的明胶海绵行栓塞治疗。

②经气管镜止血。可经气管镜确定出血部位后，用浸有稀释肾上腺素的海绵压迫或填塞与出血部位止血，或在局部应用凝血酶控制出血。

③手术。反复大咯血上述方法无效、对侧肺无活动性病变且肺功能储备尚佳无禁忌证者，可在明确出血部位情况下考虑肺切除术。

2. 护理措施

（1）休息与卧位：小量咯血者以静卧休息为主，大量咯血患者应绝对卧床休息，尽量避免搬动患者。取患侧卧位，可减少患侧胸部的活动度，即防止病灶向健侧扩散，同时有利于健侧肺的通气功能。

（2）饮食护理：大量咯血者应禁食，小量咯血者宜进少量温、凉流质饮食，避免过冷或过热食物诱发或加重咯血。多饮水，多食富含膳食纤维食物，保持大便畅通，避免排便困难引起腹压增高引起咯血。

（3）做好基础护理和心理护理：咯血后及时擦净血迹，更换被血液浸湿的床单被套及衣物。为患者漱口，保持口腔清洁，避免因口腔异物或异味诱发的咯血。注意患者和家属的情绪变化，稳定其情绪。对于过度紧张和剧烈咳嗽的患者，可建议医生给予药物处理。

（4）保持呼吸道通畅：咳痰无力者可协助指导排痰，或使用一次性使用吸痰管经鼻腔、口腔吸痰，吸痰前后给予高流量吸氧。对于发生大咯血的患者，应取患侧卧位，头偏向一侧，及时负压抽吸，嘱患者不要屏气，避免形成血块导致窒息。并随时做好气管插管和气管切开的准备和配合工作。

（5）用药护理：①垂体后叶素可收缩小动脉，减少肺血流量，从而减轻咯血。但也可引起子宫、肠道平滑肌收缩和冠状动脉收缩，故冠心病、高血压和孕妇忌用，或考虑与硝酸甘油合用。静脉滴注应控制速度，注意观察患者血压和心率变化，以免因速度过快引起恶心、心悸、面色苍白等不良情况。②年老体弱、肺功能不全者在应用镇静药和镇咳药后，应注意观察患者呼吸和咳嗽反射情况，避免因药物引起的呼吸和咳嗽反射受抑而发生意外。

（6）术后护理：术后平卧，穿刺部位按压 30 分钟，沙袋压迫止血 6~8 小时，穿刺侧肢体制动 8 小时，绝对卧床 24 小时后可行轻度肢体运动。术后 6 小时可进食高热量、低脂肪、高维生素、高蛋白易消化饮食。嘱患者多饮水促进造影剂排出。

（7）注意观察穿刺部位出血情况，查看局部有无渗血、血肿、足背动脉搏动情况和肢体远端皮肤温度、颜色等，必要时进行松解减压。

（8）使用抗凝类药物要监测凝血功能，注意皮肤有无皮肤、黏膜、消化道出血，有无发热、皮疹、恶心、腹泻等药物不良反应。

（9）预防下肢静脉血栓形成：早期进行药物治疗和物理治疗，在无禁忌证的情况下鼓励患者早期进行床上肢体活动或床旁活动。

（10）再咯血的观察：栓塞剂选用不当、栓塞不彻底、病变部位血管再通等都可致栓塞手术失败而再发咯血。术后注意观察患者咳嗽咳痰情况，以及痰液的量和性状改变，避免剧烈咳嗽、用力排便等。关注患者主诉，大咯血前兆患者可出现咽喉发痒、口中怪味、有异物或梗塞感、剧烈咳嗽、胸闷、烦躁不安等症状。

第二节　慢性阻塞性肺疾病急性发作

预习案例

患者李某，男性，65岁。主诉间断咳嗽咳痰10余年，气短2年，加重1周。患者于10余年前无明显诱因出现咳嗽咳痰，多为白痰，无痰中带血，无气短心悸等不适。自行应用抗炎药物（具体不详）治疗后可改善，未予重视。2年前出现活动后气短，休息后可缓解。于当地医院给予对症治疗后（具体不详）症状改善。1周前受凉后上述症状再次加重，咳黄痰，量多，不易咳出，无痰中带血。轻微活动后即感气短。于医院给予头孢类抗生素、平喘及利尿药物（具体不详）治疗后症状无明显缓解，为求进一步诊治遂来我院。查体：T 36.3℃，P 100次/分，R 28次/分，BP 120/75 mmHg。神清，精神差，口唇紫绀，颈静脉充盈。浅表淋巴结未触及肿大。桶状胸，两肺叩诊过清音，呼吸音低，双肺底可闻及细湿啰音，偶可闻及干鸣音。心律齐，P2>A2，各瓣膜听诊区未闻及杂音。腹部查体未见异常。双下肢轻度指凹性水肿，杵状指。既往体健。有吸烟史40年，约10支/日，未戒烟。血常规：WBC $9.8×10^9$/L，N 81.2%，RBC $6.0×10^{12}$/L，HGB 160 g/L，PLT$299×10^9$/L。电解质：Na 131.6 mmol/L，K 3.3 mmol/L，CL 76.3 mmol/L。血气分析 pH 7.47，PO_2 58 mmHg，PCO_2 42 mmHg。

思考

1. 患者目前的主要诊断是什么？
2. 对该患者的处理原则有哪些？

慢性阻塞性肺疾病（ chronic obstructive pulmonary disease，COPD）简称慢阻肺，是一种常见的以持续性呼吸道症状和气流受限为特征的可以预防和治疗的疾病，呼吸道症状和气流受限是由有毒颗粒或气体导致的气道和（或）肺泡异常引起的。COPD 主要累及肺脏，也可以引起肺外的不良效应。COPD 是呼吸系统疾病中的常见病和多发病，患病率和病死率均居高不下。由于肺功能进行性减退，严重影响患者的劳动力和生活质量，造成了巨大的社会和经济负担，根据世界银行/世界卫生组织发表的研究报告指出，预计到 2020 年 COPD 将占世界疾病经济负担的第五位。COPD 急性加重是导致 COPD 患者反复住院以及致残、致死的主要原因。

一、概述

慢性阻塞性肺疾病急性加重（ acute exacerbation of COPD，AECOPD）是一种急性起病的过程，其特征是 COPD 患者呼吸系统症状急性加重超出日常的变异，并且需要改变药物治疗。

二、病因与机制

（一）病因

1. 感染因素　呼吸道感染、气管支气管感染最为常见。其中50%由下呼吸道细菌感染引起。常见的病原体有流感嗜血杆菌、肺炎链球菌、卡他莫拉菌和铜绿假单胞菌。呼吸道病毒感染也是 COPD 发病的重要原因，病毒感染恢复较慢，鼻病毒是最常见的病毒病原体，流感病毒、副流感病毒，呼吸道合胞病毒等也会随着季节变化诱发 COPD 发作。

2. 理化因素

（1）空气污染：大气中的刺激性气体如二氧化氮、二氧化硫、氯气等可损伤气道黏膜上皮，使纤毛运动减弱，黏液分泌增加，为细菌感染增加条件。

（2）职业粉尘和化学物质：接触烟雾、工业废气、变应原、粉尘及室内空气污染等，浓度过高或时间过长时，均可促进 COPD 的发生。

（3）气候环境因素：寒冷和环境温度巨变，可刺激腺体增加分泌黏液，纤毛运动减弱，病毒和细菌易于入侵、繁殖。

3. 其他因素　免疫功能紊乱、气道高反应性、年龄增大等机体因素均与 COPD 的发生与发展有关。老年人肾上腺皮质功能减退，细胞免疫功能下降，溶菌酶活性下降，容易造成呼吸道的反复感染。约 1/3 的 COPD 患者病因尚不明确。

（二）发病机制

1. 炎症　COPD 的特征性改变是气道、肺实质及肺血管的慢性炎症，中性粒细胞、巨细胞、T 淋巴细胞（尤其是 $CD8^+$ 细胞）、炎症细胞均参与发病过程。部分患者可能会有嗜酸性粒细胞数增加，尤其在急性加重期。炎性细胞能够释放多种细胞因子和炎性介质，最主要的有白三烯-4、IL8 和 TNF-a。

2. 蛋白酶—抗蛋白酶失衡　蛋白水解酶对组织有损伤和破坏作用；抗蛋白酶对弹性蛋白等多种蛋白酶具有抑制作用，其中 a-抗胰蛋白酶（a1-AT）是活性最强的一种。蛋白增多或抗蛋白酶不足均可引起组织结构破坏，导致肺气肿。吸入有害气体、有害物质可导致蛋白产生增多或活性增强，而抗蛋白酶产生减少或灭活加快。

3. 氧化应激 氧化物主要是超氧阴离子、过氧化氢、羟根次氯酸和一氧化氮等，可直接作用并破坏许多生化大分子，导致细胞功能障碍或死亡；氧化应激还可破坏细胞外基质、引起蛋白酶—抗蛋白酶失衡及促进炎症反应。

4. 其他 如自主神经功能失调、气温变化、营养不良等都有可能参与 COPD 的发生和发展过程。

上述炎症、蛋白酶—抗蛋白酶失衡、氧化应激、自主神经功能失调、气温变化、营养不良等机制共同作用，产生两种重要病变：①小气道病变：包括小气道炎症、小气道纤维组织形成和小气道管腔黏液栓等，导致小气道阻力明显升高。②肺气肿病变：使肺泡对小气道的正常牵拉力降低，小气道容易塌陷，肺气肿还使肺泡弹性回缩力减少。小气道病变与肺气肿病变两者共同作用，导致 COPD 特征性的持续气流受限。

三、临床评估与判断

(一)病情评估

1. 诱因和症状 呼吸道感染、气管支气管感染、空气污染等都可成为 AECOPD 发病的诱因。患者短期内咳嗽、咳痰、气短、喘息和胸闷加重，痰量增多，呈脓性或黏液性痰，可伴发热等症状，并可出现全身不适、失眠、嗜睡、日常活动受限、疲乏、抑郁和精神紊乱等症状。

2. 体征 视诊有桶状胸、呼吸变浅、频率增快，严重者可有缩唇呼吸等。触诊语颤减弱。叩诊呈过清音，心浊音界缩小，肺下界和肝浊音界下降。听诊两肺呼吸音减弱、呼气延长，部分患者可闻及湿啰音和/或干性啰音。

(二)辅助检查

1. 肺功能检查 它是判断持续气流受限的主要客观指标，使用支气管扩张剂后 $FEV_1/FVC\%<70\%$ 可确定为持续气流受限。肺总量(TLC)、功能残气量(FRC)和残气量(RV)增高，肺活量(VC)减低，表明肺过度充气。$FEV<IL$ 可提示 COPD 严重发作。

2. 动脉血气分析 早期无异常，对确定有无低氧血症、高碳酸血症、酸碱平衡失调以及判断呼吸衰竭的类型有重要价值。

3. 胸部 X 线检查和心电图 胸部 X 线有助于与其他类似肺疾病鉴别诊断及确定肺部并发症。心电图对心律失常、心肌缺血及右心室肥厚的诊断有帮助。

4. 胸部 CT 检查 在诊断 AECOPD 患者发生肺栓塞时有重要作用。

5. 其他实验室检查 对于合并感染时，外周血白细胞增多，中性粒细胞核左移。AECOPD 有脓性痰者，应给予抗生素治疗，抗生素治疗前应进行痰培养及细菌药物敏感试验。并根据痰培养及细菌药物敏感试验结果进行调整。

(三)肺功能评估

可使用"慢性阻塞性肺疾病防治全球倡议(GOLD"分级：COPD 患者吸入支气管扩张剂后 $FEV/FVC\%<70\%$；再依据 FEV 下降程度进行气流受限的严重程度分级)。

四、常用护理诊断

1. 气体交换受损。
2. 清理呼吸道无效。
3. 焦虑。

五、急救与护理措施

(一)紧急处理

1. **控制性氧疗氧疗**　目的在于改善低氧血症,氧疗目标为血氧浓度达88%~92%,给予低流量吸氧,呼吸困难或伴有低氧血症患者可用鼻导管或文丘里面罩持续低流量吸氧,应避免吸入氧浓度过高而引起CO_2潴留及(或)呼吸性酸中毒,氧疗30分钟后复查血气分析。

2. **卧床休息**　中度以上患者应卧床休息,极重度患者宜取身体前倾位,使辅助呼吸肌参与呼吸。

3. **气道管理**　咳嗽、痰多、呼吸困难是COPD患者急性发作时的主要症状,往往是气道黏膜炎症和平滑肌痉挛的表现。通过合适的气道湿化、胸部物理治疗加强气道黏液纤毛系统功能,以促进痰液引流,雾化吸入支气管扩张剂以扩张气道,解除痉挛,缓解呼吸困难。

(1)气道温湿化。

COPD患者既往肺功能差、小气道结构有一定破坏,气道黏液-纤毛系统排除分泌物不畅,再加上患者多为老年,营养状态差、自主咳嗽能力弱,因此气道分泌物容易潴留,一旦发生感染,将进一步增加排痰负担形成恶性循环,难以迅速有效地控制感染。做好气道温湿化,是保障黏液纤毛系统恢复正常功能的基础,对建立人工气道的患者,推荐应用主动加温湿化器,而不宜采用人工鼻,因为:①人工鼻温湿化效果不及主动加温湿化器;②患者气道分泌物多,痰液容易阻塞人工鼻增大阻力;③人工鼻有一定阻力和无效腔,对这类呼吸肌力较弱的患者而言增大了通气负荷,不利于撤机。更不宜采用气道内滴入/泵入盐水的方法湿化。

NPPV时保留了上气道功能,但也不能忽略气道温湿化。因为NPPV气流速往往较大,并且患者往往存在张口呼吸,依靠自然气道对吸入气温湿化难以满足需求。而COPD患者应用NPPV的最大难点就在于痰液引流,痰液黏稠不易排出时将严重影响NPPV疗效,甚至可能导致NPPV失败。因此,NPPV时需要应用加温湿化器,以面罩处气体温度达到30~32℃为目标,兼顾患者的舒适度。患者尽量经鼻呼吸,间断多次饮水。

(2)痰液引流。

由咳嗽机制可知,患者建立了人工气道,气道始终处于开放状态,咳嗽时就难以形成较大的肺内压。当接受正压通气时,由于呼吸机管道内始终存在一定的正压,肺内压与气道开口处形成的压差进一步减小,从而难以产生呼吸相高速气流卷带气道内痰液,造成痰液排出不畅。COPD患者呼吸肌肌力下降,自身在咳嗽时产生的肺内压本来就有限，应用正压通气后就更易出现痰液潴留，特别是建立人工气道后，对其自身痰液引流的影响更加明显，严重时可发生肺不张等，故需要正确及时地吸痰，必要时可在气管镜下吸痰；同时，应尽可能地保留自主呼吸及咳嗽能力，可采取间断断开呼吸机鼓励患者自行咳嗽的办法，以利于深部痰液引流。NPPV 时为减少正压通气对肺与气道开口压差的影响，促进有效咳嗽，强调间断应用 NPPV，鼓励患者咳嗽。

对于未建立人工气道的 COPD 患者而言，在咳嗽和用力呼气时，胸膜腔内压的急剧增高容易造成小气道的受压和呼出气流的阻断，反而不利于痰液的有效排出。因此，在这些患的呼吸和有效的咳嗽动作都以避免造成过高的胸膜腔内压为要点。指导及鼓励患者作深慢地缩唇呼吸可缓解其呼吸困难，对抗小气道的过早关闭；咳嗽时，指导患者改变其连续不断用力咳嗽的习惯，而采用在呼气至低肺容量时"哈"出短阵气流的方式来维持小气道开放而排出痰液。若患者难以学会此动作，可采用一种叫做"PEP"的装置，主要机制是在呼气时对抗一个固定出口的阻力器从而在气道内形成一定的呼气正压，类似的，还有可在呼气相振动气流的烟斗状"Flutter"以及无须严格体位的"Acapella"。

（3）胸部物理治疗。

在做好气道湿化的基础上，另一项改善患者黏液纤毛系统功能的措施是胸部物理治疗。最新荟萃分析提示，胸部物理治疗可促进 COPD 患者咳嗽、增加排痰量，但不能改善患者的肺功能，并且在预防 VAP 方面亦无确切疗效。但也有研究表明，在接受外科大手术的高危 COPD 患者如高龄、糖尿病、既往大量吸烟等，术前和术后及早地开展胸部物理治疗可有效预防肺部并发症的发生。

（4）雾化吸入。

1.装置选择　AECOPD 患者肺功能下降明显，难以产生足够的吸气流速和深吸气量，因此不宜应用干粉吸入器；另外，COPD 患者往往年纪较大，手脑配合能力下降，也不宜直接应用 MDI，特别是在急性发作时，否则会因其手动揿压 MDI 与吸气动作不协调造成药物不能有效吸入。应用喷射雾化器时，很多患者常常用力呼吸，吸入一段时间后可出现呼吸肌疲劳现象。因此，AECOPD 患者雾化吸入的首选装置是 MDI 和储雾联合应用，尤其适合于机械通气时。次要选择是喷射雾化器，但不宜用口含嘴，推荐应用面罩，以减轻患者的心理负担，避免用力呼吸造成呼吸肌疲劳，要求患者张口吸气以避免经鼻吸入时鼻腔对气溶胶的阻拦；对缺氧不明显的 COPD 患者应避免应用压缩氧气驱动，因为驱动雾化器的氧流量般为 6 L/min，这就可能形成了高浓度氧气吸入而抑制了低氧对其呼吸中枢的刺激。

2.药物　急性发作期推荐应用短效 β 肾上腺素能受体激动剂，如沙丁胺醇，松弛气道平滑肌的作用强，通常在数分钟内起效，应注意不宜过量应用，否则可引起骨骼肌震颤、低血钾、心律失常等不良反应。若气道痉挛缓解不明显，联合应用 M 胆碱能受体抑制剂，青光眼、前列腺肥大患者慎用。COPD 全球防治指南推荐：COPD 急性加重期应用激素吸入可减轻气道炎症，改善肺功能。患者经口吸入激素，易发生声嘶、念珠菌感染等口咽部不良反应，应注意嘱其吸入后立即用清水含漱口咽部。

（二）药物治疗

1.支气管扩张剂　短效的受体激动剂，是治疗 AECOPD 的首选药物，如沙丁胺醇气雾剂，每次 100~200 g(1~2 喷)定量吸入，作用时间维持 4~5 小时，每 24 小时不超过 8~12 喷。长效的 β_2 受体激动剂，作用时间维持 10~12 小时，常用药物沙美特罗、福莫特罗每日吸入 2 次。严重喘息症状者可通过小型雾化器给予较大剂量雾化吸入治疗以缓解症状。

2.糖皮质激素　对需要住院治疗的 AECOPD 患者可全身应用，口服泼尼松龙 30~40 mg/d 或静脉给予甲泼尼龙 40~80 mg/d，连续 5~7 天。或雾化吸入布地奈德，但应与长效支气管扩张剂联合使用，常用吸入型糖皮质激素加长效 β_2 受体激动剂的联合制剂为氟替卡松/沙美特罗吸入干粉剂、布地奈德莫特罗吸入干粉剂。

3.控制感染　当患者呼吸困难加重，咳嗽伴咳痰量增加，甚至出现浓痰时，应根据病情严重程度及相应的细菌分层情况，结合当地常见致病菌类型及耐药流行趋势和药物敏感情况选择抗生素。

4.祛痰药　酌情选用祛痰药，如溴己新或盐酸氨溴索。

5.其他　指导患者正确进行雾化吸入，并密切观察患者用药的疗效及不良反应。

（三）机械通气和护理

1.无创通气　到目前为止，COPD 是 NPPV 应用研究最多、疗效最确切的病种，NPPV 已成为 AECOPD 的常规治疗手段，特别是对于出现轻中度呼吸性酸中毒(7.25<pH<7.35)及明显呼吸困难(辅助呼吸肌参与、呼吸频率>25 次/分)的 AECOPD 患者，尽早应用 NPPV 可有效避免气管插管、缩短住院时间。有条件的话，对于病情较轻(动脉血 pH>7.35，$PaCO_2$>45 mmHg)的 AECOPD 患者也宜早期应用 NPPV。但对于出现严重呼吸性酸中毒(pH<7.25)的 AECOPD 患者，应在严密观察的前提下短时间(1~2 小时)试用 NPPV，疗效不佳则立即转换为有创通气。对于伴有严重意识障碍的 AECOPD 患者则不宜行 NPPV。对 AECOPD 患者应用 NPPV 时，应注意观察患者的意识、咳痰能力、血流动力学状态和主观及客观配合能力。

使用 NPPV 时患者的"依从性"直接影响通气效果，因此，应指导患者正确使用和配合 NPPV 治疗。并应用人工皮肤抗压贴、额垫、轮换使用不同类型的呼吸机罩(鼻罩、口鼻罩、鼻枕面罩)、减轻鼻腔出血的药物，加温加湿器、鼻腔润滑剂等措施预防皮肤红斑和压疮、鼻部疼痛和充血，鼻窦或耳部受压，漏气造成的眼睛刺激和幽闭恐惧症等并发症。

2.有创通气　对于 AECOPD 患者，早期 NPPV 的干预明显减少了 IPPV 的使用，但对于有 NPPV 禁忌或使用 NPPV 失败的严重呼吸衰竭患者，一旦出现严重的呼吸形式、意识、血流动力学等改变，应及早插管改用 IPPV。AECOPD 患者行 IPPV 时，人工气道宜首选经口气管插管。气管切开主要用于需要长期机械通气患者，合并存在头部外伤、上呼吸道狭窄或阻塞的患者，或解剖无效腔占潮气量比例较大的患者，如单侧肺或一侧肺严重毁损。对于需长期机械通气的患者而言，虽然早期气管切开能降低机械通气时间及住在 ICU 的时间，但气管切开后可能发生气管狭窄，再次实施气管插管或气管切开皆非常难，而 COPD 患者往往因反复呼吸衰竭而需要多次接受机械通气，因此应严格掌握气管切开的指征,原则上应尽量避免气管切开。

使用 IPPV 时,密切观察患者通气效果、意识状态、皮肤黏膜和腹部情况等,定时检查呼吸机各项通气参数是否与医嘱要求设定的参数一致、各项报警参数的设置是否恰当,报警器是否处于开启状态,报警时,及时分析报警原因并进行及时有效的处理。

3.有创—无创序贯机械通气 是指患者行有创机械通气后,在未达到拔管—撤机标准之前即撤离有创通气,继之以无创机械通气,然后逐渐脱机。从而可以减少有创通气的并发症,降低 AECOPD 患者的住院日及死亡率。

AECOPD 患者行有创正压通气的适应证:

(1)危及生命的低氧血症(PaO_2 小于 50 mmHg 或 $PaO_2/FiO_2<200$ mmHg)。

(2)$PaCO_2$ 进行性升高伴严重的酸中毒(pH≤7.20)。

(3)严重的神志障碍(如昏睡、昏迷或谵妄)。

(4)严重的呼吸窘迫症状(如呼吸频率>40 次/分、矛盾呼吸等)或呼吸抑制(如呼吸频率<8 次/分)。

(5)血流动力学不稳定。

(6)气道分泌物多且引流障碍,气道保护功能丧失。

(7)NPPV 治疗失败的严重呼吸衰竭患者。

(四)其他治疗

俯卧位辅助通气、神经肌肉阻断药、氦—氧混合气体、体外膜肺氧合(ECMO)和体外二氧化碳排除装置(extracorporeal carbon dioxide rmoval,ECO_2R)又称 mini-ECMo 等在 AECOPD 均有辅助治疗的作用,但目前很多研究只侧重对患者短期疗效的观察,缺乏长期的评估,且大部分措施存在不良反应。因此,暂时没有任何一种治疗手段被推荐常规使用。

(五)心理护理

患者多因长期患病、病情危急、易形成焦虑和抑郁的心理状态。护士应帮助患者消除导致焦虑的因素。并针对患者及家属对疾病的认知和态度,指导患者呼吸肌功能锻炼,合理用药减轻症状,增强战胜疾病的信心。教会患者缓解焦虑的方法,如听音乐、下棋、做游戏等以分散注意力减轻抑郁情结。

(六)并发症的急救与护理

1.呼吸衰竭 是 AECOPD 主要并发症之一。AECOPD 引起的肺通气和或换气功能严重障碍,使静息状态下不能够维持足够的气体交换,导致低氧血症伴或不伴高碳酸血症,当患者出现发绀、严重的呼吸困难、心动过速、嗜睡、昏迷、动脉氧分压(PaO_2)<60 mmHg,伴或不伴 $PaCO_2>50$ mmHg 时,应采取机械通气等紧急措施。

2.右心衰竭 严重的 AECOPD 可合并右心衰,右心室心肌收缩力急性下降或右心室的前后负荷突然加重,引起右心排血量急剧减低,如患者出现强迫坐位、发绀、烦躁、颈静脉怒张、恶心、双下肢水肿、上腹部胀满、嗜睡等症状时,立即采取紧急措施。

课程思政

老年人是最容易被疾病困扰的人群，护理人员通过细致、详尽的健康评估能及时识别及发现老年人的健康问题，提高老年人的生活质量，减轻疾病对老年人个人、家庭、社会的影响，是实现健康老龄化的重要措施之一。护理人员运用自己的专业知识，秉承自己的职业素养，弘扬尊老、敬老、爱老、助老美德。

第三节　急性重症哮喘

预习案例

患者，男性，30 岁，体重 65 kg。自幼反复咳喘，因"受凉后喘息加重 3 天"入院。患者自幼常因上呼吸道感染或接触刺激性气体反复诱发喘息，吸入沙丁胺醇可缓解，平时不规律口服泼尼松。近 2 年来需要吸入的沙丁胺醇剂量明显增加，并且因喘息发作多次急诊就医。3 天前受凉，发热 38℃，继而咳喘、咳白色泡沫痰，喘息逐渐加重，1 天前入当地医院急诊科治疗，但病情持续加重，遂转入某三甲医院 ICU。入 ICU 时体格检查：体温 37.7℃，脉搏 126 次/分，呼吸 35 次/分，血压 130/80 mmHg。半卧位，烦躁，呼气用力，语句断续，无发绀。桶状胸，肋间隙饱满，吸气可见三凹征，听诊两肺呼吸音低，闻及广泛哮鸣音；腹部查体未见异常。

辅助检查：血红蛋白 15.2 g/L，白细胞 $9.3×10^9$/L，中性粒细胞 0.71。动脉血气分析：pH 7.32，$PaCO_2$ 46 mmHg，PaO_2 58 mmHg（吸室内空气）。

思考

1. 该患者的主要诊断是什么？

2. 该患者可以使用无创通气吗？

一、概述

支气管哮喘(bronchial asthma)简称哮喘，是由多种细胞和细胞组分参与的气道慢性炎症性疾病，这种慢性炎症导致气道高反应性和广泛多变的可逆性气流受限，并引起反复发作的喘息、气急、胸闷或咳嗽等症状，常在夜间和清晨发作和加重，多数患者可自行缓解或治疗后缓解。

哮喘是全球性疾病,截至 2014 年,全球约有 3 亿哮喘患者。各国和地区患病率存在差异,我国为 0.5%~5%,且呈逐年上升趋势。儿童患病率高于青壮年,老年人群患病率有增高趋势,成人男女患病相近。一般认为发达国家患病率高于发展中国家,城市高于农村,约 40% 的人有家族史。哮喘的死亡率为(1.6~36.7)/10 万,我国已成为全球哮喘病死率最高的国家之一。

急性重症哮喘(acute severe asthma)通常是指哮喘急性发作并且病情严重,需要在 ICU 接受监护和治疗的患者,是最具挑战性的重症呼吸疾病之一。其呼吸力学特点是由于气道阻力增加和呼气气流受限,导致内源性呼气末正压(PEEPi)增高和动态性肺过度充气(dynamic pulmonary hyperinflation,DPH),使呼吸做功增加,进而引发呼吸衰竭,严重者可因 DPH 导致血流动力学异常。重症哮喘急性发作是导致哮喘患者死亡的主要原因,及时给予机械通气治疗,合理选择通气方式,正确设置通气参数,优化治疗策略将有助于减少并发症,改善患者的预后。

二、病因与机制

(一)病因

急性重症哮喘的发作是多种因素综合作用所致,发病机制也较为复杂。

1. 急性重症哮喘形成的诱因

①呼吸道感染:包括病毒、细菌、肺炎支原体和衣原体;②抗原或刺激性物质持续存在或突然大量暴露;③长期应用糖皮质激素过早减量或停用;④长期单用短效 β_2 受体激动剂使 β_2 受体功能下调,加重气道炎症和高敏状态;⑤中度哮喘发作未得到及时有效处理;⑥精神过度紧张;⑦缺氧和二氧化碳潴留所致酸中毒加重支气管痉挛;⑧阿司匹林或其他非甾体类抗炎药物的使用;⑨栓子阻塞小气道并发气胸、纵隔气肿、肺不张等。

2. 致命危险因素

①哮喘发作不稳定;②看急诊 3 次以上;③入院治疗 2 次以上;④过去一年中有住 ICU 或气管插管史;⑤伴有心脏病、HIV 阳性或精神病。

(二)机制

哮喘的发病机制尚未完全阐明,目前可概括为气道免疫—炎症机制、神经调节机制及其相互作用(图 4-1)。

1. 气道免疫—炎症机制

(1)气道炎症形成:由多种炎症细胞、炎症介质和细胞因子共同参与的相互作用的结果。体液免疫和细胞免疫均参与发病过程。

(2)气道高反应性(airway hyperresponsiveness,AHR):是指气道对各种刺激因子如变应原、理化因素、药物、运动等出现过强或过早的收缩反应,引起气道狭窄和气道阻力增加,从而引发咳嗽、胸闷、呼吸困难和喘息等症状。AHR 是哮喘的基本特征,可直接反映哮喘发作的严重程度。

(3)气道重构:重要的病理特征,与气道炎症持续存在和气道上皮反复损伤、修复有关。表现为气道上皮细胞黏液化生、平滑肌肥大增生、上皮下胶原沉积和纤维化、血管增生等。气道重构使哮喘患者对吸入激素的敏感性降低，导致不可逆气流受限以及持续存在的 AHR。

2. 神经调节机制

支气管受复杂的自主神经支配，包括肾上腺素能神经、胆碱能神经及非肾上腺素能非胆碱能（NANC）神经系统。哮喘与 β 肾上腺素受体功能低下、胆碱能神经张力增加有关，NANC 释放舒张支气管平滑肌的神经介质、收缩支气管平滑肌的神经介质，两者失衡，则可引起支气管平滑肌收缩。此外，神经源性炎症也能通过局部轴突反射释放感觉神经肽而诱发哮喘。

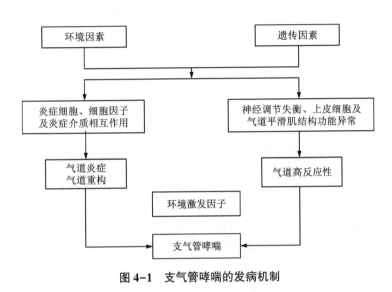

图 4-1 支气管哮喘的发病机制

三、临床评估与判断

(一) 病情评估

1. 症状

主要症状为发作性的呼气性呼吸困难，伴哮鸣音。气急、喘息、胸闷、咳嗽等症状突然发生或症状加重，伴呼气流量降低，哮鸣音的响亮程度常提示哮喘的严重程度，但危重时哮鸣音、双侧呼吸音却消失。哮喘急性发作时其轻重程度不一，可在数分钟内危及生命。

2 体征

典型体征是发作时胸部呈过度充气征象：肋间隙增宽饱满，呼吸运动减弱，叩诊呈过清音，双肺可闻及广泛的哮鸣音，呼气音延长。非常严重的哮喘发作时，哮鸣音反而减弱甚至消失，表现为"沉默肺"，提示病情危重（表 4-2）。

表 4-2　哮喘急性发作期根据临床特点可分为 4 级

病情程度	临床表现	血气分析	血氧饱和度	支气管舒张剂
轻度	对日常生活影响不大，可平卧，说话连续成句，步行、上楼时有气短，呼吸频率轻度增加，呼吸末期散在哮鸣音。脉率＜100 次/分，可有焦虑	PaO_2 正常 $PaCO_2$＜45 mmHg	＞95%	能被控制
中度	日常生活受限，稍事活动便有喘息，喜坐位，讲话常有中断，呼吸频率增加，哮鸣音响亮而弥漫。脉率 100～120 次/分，有焦虑和烦躁	PaO_2 60～80 mmHg $PaCO_2$≤45 mmHg	91%～95%	部分缓解
重度	日常生活受限，喘息持续发作，只能单字讲话，端坐呼吸，大汗淋漓，呼吸频率＞30/分，哮鸣音响亮而弥漫。脉率＞120 次/分，常有焦虑和烦躁	PaO_2＜60 mmHg $PaCO_2$＞45 mmHg	≤90%	无效
危重	患者不能讲话出现嗜睡、意识模糊，呼吸时，哮鸣音明显减弱或消失，脉率＞120 次/分或变慢和不规则	PaO_2＜60 mmHg $PaCO_2$＞45 mmHg	＜90%	无效

(二)辅助检查

1. 床旁肺功能测定

肺功能检查有利于确定诊断，判断气道可逆性变化及程度，是重要的检查，主要观察 FEV_1 和峰值呼气流速(peak expiratory flow rate，PEFR)，PEFR 其准确性取决于用力呼气前呼气的深度和用力呼气的速度，一般连续测量 3 次，以最佳一次为准。在初步使用解痉挛剂后如测定值低于预计值的 50%，成人＜100 L/min 或反应持续时间＜2 小时，昼夜变异率＞30%，应视为严重哮喘发作。

2. 实验室检查

(1)血液检查：如患者使用糖皮质激素或合并肺部感染白细胞计数可升高，新发急性哮喘患者血嗜酸性粒细胞可增高。用 β_2 受体激动剂治疗可导致低钾血症。

(2)血茶碱测定：有助于监测患者对服药的依从性，排除易被忽视的茶碱中毒。

(3)脉氧饱和度监测：所有急性哮喘患者均需脉搏氧饱和度监测以除外低氧血症，轻度急性哮喘患者的低氧血症很容易经氧疗改善。在使用 β_2 受体激动剂治疗时由于 V/Q 比失调加重，PaO_2 可下降 4～10 mmHg，所以治疗时需监测脉搏氧饱和度。

3.动脉血气分析

重度哮喘发作可有 PaO_2 降低。由于过度通气可使 $PaCO_2$ 下降，pH 上升，表现为呼吸性碱中毒。若病情恶化，气道阻塞严重时，可出现缺氧和 CO_2 潴留，$PaCO_2$ 升高，表现为呼吸性酸中毒，若缺氧明显，可合并代谢性酸中毒，大约有 1/10 的患者因使用激素、$β_2$ 受体激动剂、呼吸性碱中毒及进食减少等因素而有不同程度的低钾血症，从而增加了心律失常发生的危险性，应尽早发现并纠正。

4.胸部影像学检查

胸部 X 线检查可见双肺透亮度增高，呈过度充气状态如肋间隙增宽，膈肌下降。合并感染时可见肺纹理增加和炎性浸润阴影，部分患者 CT 检查可见支气管壁增厚、黏液阻塞。

5.心电图

哮喘急性发作有时很难与急性左心衰相鉴别，并发心律失常是导致哮喘症状不易缓解的原因之一。

四、常见护理问题

1.气体交换受损。

2.清理呼吸道无效。

3.知识缺乏。

五、治疗措施

(一)处理原则

急性重症哮喘发作的患者因持续喘息、呼吸困难、焦虑不安，病情危重且变化快，一般需要转 ICU 治疗。其治疗原则为控制急性发作、消除病因、巩固治疗、改善肺功能、防止复发、提高患者生活质量。

患者入住 ICU 后，初步处理原则如下：

(1)评估病情严重程度，分析急性加重原因。

(2)吸入支气管扩张药，给予糖皮质激素。

(3)维持液体、电解质和酸碱平衡。

(4)评估无创辅助通气及气管插管的必要性。

(5)监测并发症与药物不良反应。

(6)充分与患者及其家属沟通。

(二)紧急处理与护理措施

1.给予鼻导管或面罩吸氧　及时纠正缺氧，如若已经出现二氧化碳潴留，应予以持续低流量吸氧(1~2L/分)。持续心电血氧饱和度监测和建立静脉通道。

2.环境与体位　有明确致敏原应尽快脱离，协助患者取舒适体位，为端坐呼吸的患者提供床旁支撑以减少体力消耗。

3.保持呼吸道通畅　翻身、拍背，机械排痰，协助患者清除呼吸道分泌物及异物，必要时建立人工气道以保证气道通畅。

(三)药物治疗

1. 短效 β_2 受体激动剂

这是控制哮喘急性发作的首选药物。该类药物支气管解痉作用强、起效快(数分钟),但维持时间较短(4~6小时),常用的药物有沙丁胺醇(salbutamol,舒喘灵)和特布他林(terbutalin,博利康尼)。可反复给药,第一个小时每20分钟给药一个剂量(沙丁胺醇100~200ug,特布他林250~500ug)。在初始治疗时连续雾化给药,随后根据需要间断给药(沙丁胺2.5 mg/0.5 mL,特布他林5 mg/2 mL,每4小时1次)。

观察用药不良反应:①长期应用可引起 β_2 受体功能下降和气道反应性增高,出现耐药性。②指导患者正确使用雾化吸入器,以保证药物的疗效。③静滴沙丁胺醇时应注意控制滴速(2~4ug/min)。用药过程观察有无心悸、骨骼肌震颤、低血钾等不良反应。

2. 抗胆碱能药物

主要用于哮喘急性发作的治疗,多与 β_2 受体激动剂联合应用,有协同作用,尤其适用于夜间哮喘及多痰的患者。异丙托溴铵与 β_2 受体激动剂联合应用,可最大程度缓解支气管痉挛和减少过量使用单一药物的副作用以及哮喘患者的住院率。第1小时雾化吸入异丙托溴铵0.5 mg·2 mL,沙丁胺醇2.5 mg·0.5 mL,每20分钟1次。

3. 全身糖皮质激素的应用

全身糖皮质激素的应用可加速急性哮喘的改善速度。氢化可的松琥珀酸钠、泼尼松、泼尼松龙和甲泼尼龙为推荐的全身使用的糖皮质激素。地塞米松因作用时间长,对丘脑、垂体、肾上腺轴抑制作用较大,一般不作推荐,但在缺乏上述药品时,可考虑使用。口服糖皮质激素和静脉给药疗效相当。对于多数无激素依赖患者推荐泼尼松或泼尼松龙0.5~1 mg(kg·d),疗程一般为5~7天。对正在使用或最近刚刚停用口服糖皮质激素者可通过静脉给药。氢化可的松琥珀酸钠(按游离型氢化可的松计算)10 mg/(kg·d),或甲泼尼龙(40~80 mg),分次给予,或地塞米松0.1~0.2 mg/(kg·d)。少数患者病情控制后可序贯口服疗程一般5~7天。有激素依赖倾向者应延长给药时间、哮喘症状后改为口服给药,并逐渐减少激素用量。

糖皮质激素吸入药物治疗,全身性不良反应少,少数患者可出现口腔念珠菌感染、声音嘶哑或呼吸道不适,指导患者喷药后必须立即用清水充分漱口以减轻局部反应和胃肠吸收。口服用药宜在饭后服用,以减少对胃肠道黏膜的刺激。气雾吸入糖皮质激素可减少其口服量,当用吸入剂替代口服剂时,通常需同时使用2周后再逐步减少口服量,指导患者不得自行减量或停药。

4. 茶碱

尽管目前在临床治疗重症哮喘时仍在使用茶碱,但短效茶碱治疗哮喘发作或恶化还存在争议,因为它在舒张支气管方面,与足量使用速效 β_2 受体激动剂比较无任何优势,但是它可能改善呼吸驱动力。对于近期未使用过茶碱类药物的患者,可首先使用负荷量氨茶碱(4~6 mg/kg)缓慢静脉推注,注射时间应>20分钟,然后给予维持量05~0.8 mg/(kg·h)。多索茶碱不良反应少,对氨茶碱有不良反应者可选用,静脉注射(0.2g/12 h)或静脉滴注(0.3g/d)。

　　茶碱类药物静注时浓度不宜过高，速度不宜过快，注射时间宜在 10 min 以上，以防中毒症状发生。其不良反应有恶心、呕吐等胃肠道症状、心律失常、血压下降和兴奋呼吸中枢作用，严重者可致抽搐甚至死亡。用药时监测血药浓度可减少不良反应的发生。发热、妊娠、小儿或老年有心、肝、肾功能障碍及甲状腺功能亢进者不良反应增加。用西咪替丁(甲氰米胍)、喹诺酮类、大环内酯类药物等可影响茶碱代谢而使其排泄减慢，增加茶碱的毒性作用，应加强观察，并酌情调整剂。茶碱缓(控)释片有控释材料，不能嚼服，必须整片吞服。

　　除上述治疗措施外，还应积极控制感染，维持水、电解质、酸碱平衡，纠正酸碱失衡，充足的液体补充可防止气道黏液过于黏稠，有利于痰液排出。

　　选择合适的雾化装置：目前用于雾化吸入治疗的装置主要包括定量雾化吸入器(MDI)、小剂量雾化器和干粉吸入器。MDI 具有成本低、使用方便和药物沉积率高等优点，常作为雾化吸入治疗装置的首选。

　　应给患者或家属演示雾化吸入器具的使用方法，指导患者反复练习，直到完全掌握，使用过程中密切观察患者用药的疗效及不良反应。

(四)机械通气

1.无创正压通气

　　鉴于无创正压通气(NPPV)可以改善患者血气和肺功能，并发症少，对于尚未达到插管上机标准而又无 NPPV 禁忌证的重症患者，早期应用 NPPV 改善患者的病理生理状况，避免气管插管可能有积极的作用。但其通气效果不如有创通气，监测功能也不完善，亦可能会延误气管插管时机。因此，识别哪类患者能从 NPPV 中获益很重要。

　　问题 1：哪些急性哮喘患者可以试用无创通气治疗?

　　(1)呼吸辅助肌参与呼吸。

　　(2)进行性疲劳。

　　(3)神志清楚，顺从性良好。

　　(4)血氧饱和度>90%。

　　(5)痰量不多。

　　(6)没有呕吐。

　　(7)血流动力学稳定，无明显心肌缺血征象。

　　问题 2：无创通气时应注意哪些事项?

　　(1)无创通气对患者实际通气的控制性较差，不能准确监测通气量，有可能导致患者通气量不足，也可能导致过度通气使 PEEPi 进一步升高。

　　(2)胃肠胀气、误吸的发生率高。

　　(3)在无创通气时需要更加严密的监护，一旦提示无创通气失败，应立即进行气管插管。

2.急性哮喘加重患者气管插管指征

　　(1)绝对适应证：①心跳和呼吸停止；②心跳或呼吸明显变慢、变弱或濒临停止；③意识障碍；④进行性衰竭；⑤静默胸。

（2）相对适应证：①伴发严重缺血性心脏病；②伴发急性心功能不全；③经过充分的药物治疗仍存在严重的呼吸性酸中毒；④pH<7.2，$PaCO_2$ 增加>5 mmHg/h，或 $PaCO_2$ >55~70 mmHg，或 PaO_2<60 mmHg。

3. 急性重症哮喘患者机械通气初始参数

急性重症哮喘患者机械通气初始参数见表4-3。

表4-3　急性重症哮喘患者机械通气初始参数

项目	参数
呼吸频率	10~15/min
潮气量	8~10 mL/kg
分钟通气量	8~10 L/min
PEEP	0 cmH_2O
吸气流量	≥100 L/min
I：E	≥1：2~4
吸氧浓度	1.00(短时使用)
模式	容量通气模式

（五）并发症的急救与护理

1. 呼吸衰竭

哮喘急性发作所引起的肺通气和/或换气功能严重障碍，以致患者不能维持足够的气体交换，导致低氧血症和/或高碳酸血症，当患者出现发绀、严重的呼吸困难、心动过速、嗜睡、昏迷、PaO_2<60 mmHg，伴或不伴 PCO_2>50 mmHg 时，应采取机械通气等紧急措施。

2. 张力性气胸

由于急性重度哮喘可引起细支气管的不完全阻塞，形成肺大疱破裂，胸膜腔内压骤增，导致张力性气胸的发生。当患者出现一侧针刺样或刀割样胸痛，继之出现胸闷、呼吸困难、不能平卧或取被迫健侧卧位、烦躁不安、挣扎坐起、表情紧张、发冷汗、脉速、心律失常、意识丧失等症状应立即进行胸腔闭式引流等紧急抢救措施。

3. 黏液痰阻塞气道

哮喘急性发作引起气道内分物积聚增多，形成黏液性痰痂或痰栓，因过度喘息不易咳出导致黏液痰栓阻塞气道。当患者出现呼气性呼吸困难、呼气频率增快、端坐呼吸、发绀等症状，应根据患者病情给予胸部叩击或机械吸痰，症状无缓解或进行性加重者，应建立人工气道采取机械通气，加强气道管理，强化气道湿化，及时吸痰，必要时行支气管肺泡灌洗。

第四节　急性肺栓塞

预习案例

　　患者，女性，35岁，乘坐飞机从纽约飞往北京，下机取行李时，突发喘息，伴心悸，随即倒地，出现意识丧失，马上被航站楼工作人员紧急送往医院。既往有高血压病、糖尿病病史。体格检查：体温正常，脉搏105次/分，呼吸24次/分，血压170/96 mmHg。心肺听诊无明显异常。辅助检查：血气分析示肺泡动脉氧分压差55.0 mmHg（↑）；D-二聚体1.8 mg/L（↑）；血浆纤维蛋白降解产物（FDP）25 mg/L（↑）；N端B型钠尿肽原3345 pg/mL（↑）；B超结果提示：左小腿肌间静脉血栓形成，右下肢深静脉血栓形成。

　　思考

　　1.患者的可能的诊断是什么？

　　2.在患者急救过程中的护理要点是什么？平时该采取什么措施进行预防？

一、概述

　　肺栓塞（pulmonary embolism，PE）是以各种栓子阻塞肺动脉或其分支而导致的一组病或临床综合征的总称。包括肺血栓栓塞症、脂肪栓塞综合征、羊水栓塞、空气栓塞等。肺血栓栓塞症（pulmonary thromboembolism，PTE）是来自静脉系统或右心的血栓阻塞肺动脉或其分支所导致的以肺循环和呼吸功能障碍为主要临床表现和病理生理特征的疾病，是肺栓塞的常见类型。

　　引起PTE的血栓主要来源于深静脉血栓（deep venous thrombosis，DVT）。PTE与DVT是一种疾病过程在不同部位、不同阶段的表现，两者合称为静脉血栓栓塞症（venous thromboembolism，VTE）。

静脉血栓栓塞症常见危险因素

　　急性PTE是指血栓阻塞肺动脉或其分支而导致严重的肺循环和呼吸功能障碍，临床上多以休克、血流动力学改变、心功能不全或心肌损伤为主要病理特征的疾病。

（一）病因和机制

1.病因

任何可以导致静脉血液淤滞、静脉系统内皮损伤和血液高凝状态的因素，即Virchow

三要素，都会使 DVT 和 PTE 的发生危险性增高，一般分为遗传性危险因素和获得性危险。

（1）遗传性危险因素：常引起反复发生的动、静脉血栓形成和栓塞。包括 V 因子突变、蛋白 C 缺乏、蛋白 S 缺乏和抗凝血酶缺乏等。

（2）获得性危险因素：获得性危险因素是指后天获得的易发生 DVT 和 PTE 的多种病理和病理生理改变。如创伤和(或)骨折、脑卒中、心力衰竭、急性心肌梗死、恶性肿瘤、外科手术、植入人工假体、中心静脉插管、妊娠及产褥期、口服避孕药、因各种原因的制动/长期卧床、长途航空或乘车旅行和高龄等。

上述危险因素既可以单独存在，也可以同时存在、协同作用。年龄是独立的危险因素，随着年龄的增长，DVT 和 PTE 的发病率逐渐增高，年龄大于 40 岁者较年轻者风险增高，其风险大约每 10 年增加 1 倍。

PTE流行病学

2. 机制

引起 PTE 的栓子可以来源于下腔静脉径路、上腔静脉径路或右心腔，其中大部分来源于下肢深静脉，特别是从腘静脉上端到髂静脉段的下肢近端深静脉(占 50%~90%)。外周深静脉血栓形成后，一旦血栓脱落，即可随静脉血流移行至肺动脉内，形成 PTE。急性 PTE 发生后，由于血栓机械性堵塞肺动脉及由此引发的神经、体液因素的作用，可以导致一系列呼吸和循环功能的改变。

（1）血流动力学改变：①肺动脉压升高：肺血管阻塞后，机械阻塞及由此诱发的血管收缩可使肺血管阻力增加、肺动脉压升高。②右心功能不全：由于肺动脉压升高导致右心室后负荷增加所致。③低血压休克：由于右心功能不全、右心室压力升高使室间隔左移，导致左心室充盈减少、心排血量下降所致。④右心室心肌缺血：是 PE 急性期的重要病理生理改变，由于主动脉内低血压和右心室压力升高，使冠状动脉灌注压降低，导致心肌尤其是右心室心肌处于低灌注状态，同时右心室后负荷增加使右心室耗氧量增加，两者相互作用导致心肌损害，进一步可形成恶性循环，最终导致死亡。

（2）气体交换障碍：急性 PTE 发生后可导致呼吸功能不全，出现低氧血症、代偿性过度通气(低碳酸血症)或相对性肺泡低通气。主要是由于血流动力学改变所致，包括：①心排血量降低导致混合静脉血氧饱和度下降；②栓塞部位血流减少和非栓塞区血流增加导致通气/血流比例失调；③右心房压升高超过左心房压，使功能性闭合的卵圆孔重新开放，导致心内右向左分流；④栓塞部位肺泡表面活性物质分泌减少，肺泡萎陷，呼吸面积减小；同时肺顺应性下降使肺体积缩小，导致肺不张；⑤由于各种炎症介质和血管活性物质释放引起毛细血管通透性增高，间质和肺泡内液体增多或出血，累及胸膜可出现胸腔积液。

（3）肺梗死：肺动脉发生栓塞后，若其支配区的肺组织因血流受阻或中断而发生坏死，称为肺梗死(pulmonary infarction，PI)。由于肺组织接受肺动脉、支气管动脉和肺泡内气体弥散三重氧供，故肺栓塞时只有约 15% 的患者出现肺梗死。一般只在患有基础心肺疾病或病情严重影响到肺组织的多重氧供时，才会发生 PI。

（4）慢性血栓栓塞性肺动脉高压(chronic thromboembolic pulmonary hypertension，

CTEPH)：急性 PTE 后血栓未完全溶解，出现血栓机化，致使肺血管管腔狭窄甚至闭塞，肺动脉压力持续升高，继而出现右心室肥厚甚至右心衰竭。

PTE 患者的病情严重程度取决于上述机制的综合作用，栓子的大小和数量、栓塞次数及间隔时间、是否同时存在其他心肺疾病等对发病过程和预后有重要影响。

二、临床评估与判断

（一）病情评估

1. 症状

PTE 的症状多样，缺乏特异性，从无症状、隐匿，到血流动力学不稳定，严重者发生猝死。

（1）不明原因的呼吸困难：多于栓塞后即刻出现，尤在活动后明显，为 PTE 最常见的症状。

（2）胸痛：包括胸膜炎性胸痛或心绞痛样胸痛。

（3）晕厥：可为 PTE 的唯一或首发症状。

（4）烦躁不安、惊恐甚至濒死感：由严重呼吸困难和剧烈胸痛所致。

（5）咯血：常为小量咯血，大咯血少见。急性 PTE 时，咯血主要反映局部肺泡的血性渗出，并不意味病情严重。当呼吸困难、胸痛和咯血同时出现时称为"肺梗死三联征"。

（6）咳嗽：早期为干咳或伴有少量白痰。

2. 体征

（1）呼吸系统体征：以呼吸急促最常见。另有发绀，肺部哮鸣音和（或）细湿罗音。

（2）循环系统体征：心率加快，严重时可出现血压下降甚至休克；颈静脉充盈或异常搏动；肺动脉瓣区第二心音亢进或分裂，三尖瓣区收缩期杂音。

（3）发热：多为低热，少数患者体温可达 38℃ 以上。

3. 深静脉血栓的表现：如肺栓塞继发于下肢深静脉血栓形成，可伴有患肢肿胀、周径增粗、疼痛或压痛、皮肤色素沉着和行走后患肢易疲劳或肿胀加重。

（2）辅助检查

1. 实验室检查

（1）血浆 D-二聚体（D-dimer）测定可作为 PTE 的初步筛选指标，急性 PTE 时 D-dimer 升高，但对 PTE 无诊断价值。对血栓形成具有很高的敏感性。急性 PTE 时 D-二聚体升高，若其含量正常，则对 PTE 有重要的排除诊断价值，若含量<500ug/L，可基本排除急性 PTE。但因特异性差，对 PTE 无诊断价值。

（2）动脉血气分析　常表现为低氧血症、低碳酸血症、肺泡-动脉血氧分压差 $[P_{(A-a)}O_2]$ 增大。

2. 心电图与超声心动图

大多数 PTE 患者呈非特异性的心电图异常。最常见的改变为窦性心动过速。当有肺动脉及右心压力升高时，可出现 $V_1 \sim V_2$ 或 V_4 的 T 波倒置和 ST 段异常、$S_1Q_{III}T_{III}$ 征（即 I 导联出现明显的 S 波，III 导联出现 Q/q 波及 T 波倒置）、完全或不完全性右束支传导阻滞、肺型 P 波、电轴右偏及顺钟向转位等。超声心动图表现为右心室和(或)右心房扩大、室间隔左移和运动异常、近端肺动脉扩张、三尖瓣反流和下腔静脉扩张等。

3.影像学检查

(1)X 线胸片:可显示①肺动脉栓塞征:可见区域性肺纹理变细、稀疏或消失,肺野透亮度增加。②肺动脉高压征与右心扩大征:表现为右肺动脉干增宽或伴截断征,肺动脉段膨隆,右心室扩大。③肺组织继发改变:可见肺野局部片状阴影,尖端指向肺门的楔形阴影,肺不张或膨胀不全,肺不张侧横膈抬高,偶见少至中量胸腔积液。

(2)CT 肺动脉造影(CT pulmonary angiography,CTPA):这是 PTE 的一线确诊手段,能够准确发现段以上肺动脉内的血栓。①直接征象:肺动脉内的低密度充盈缺损,部分或完全包围在不透光的血流之间(轨道征),或者呈完全充盈缺损,远端血管不显影。②间接征象:肺野楔形密度增高影,条带状高密度区或盘状肺不张,中心肺动脉扩张及远端血管分支减少或消失。

(3)放射性核素肺通气/血流灌注(V/Q)显像:这是 PTE 的重要诊断方法。典型征象是呈肺段分布的肺血流灌注缺损,并与通气显像不匹配。V/Q 显像对于远端肺栓塞诊断价值更高,且可用于肾功能不全和碘造影剂过敏患者。

(4)磁共振成像和磁共振肺动脉造影(magnetic resonance imaging/pulmonsiry angiography,MRI/MRPA):可确诊 PTE,但对肺段以下水平的 PTE 诊断价值有限。可用于肾功能严重受损、对碘造影剂过敏或妊娠患者。

(5)肺动脉造影(pulmonary angiography):是 PTE 诊断的"金标准"。其敏感性约为 98%,特异性为 95%~98%。肺动脉造影是一种有创性检查,发生致命性或严重并发症的可能性分别为 0.1% 和 1.5%,应严格掌握适应证。

右心功能不全的诊断标准

(三)急性 PTE 临床分型

(1)高危(大面积)PTE:临床上以休克和低血压为主要表现,即体循环动脉收缩压<90 mmHg,或较基础值下降幅度≥40 mmHg,持续 15 分钟以上。必须除外新发生的心律失常、低血容量或感染中毒症所致的血压下降。

(2)中危(次大面积)PTE:血流动力学稳定,但存在右心功能不全和/或心肌损伤。

(3)低危(非大面积)PTE:血流动力学稳定,无右心功能不全和心肌损伤。

(四)诊断要点

PTE 的诊断一般按疑诊、确诊、求因 3 个步骤进行。

疑诊是当患者存在 DVT 危险因素并出现不明原因的呼吸困难、胸痛、晕厥、休克,或伴有单侧或双侧不对称性下肢肿胀、疼痛等,应进行相应的 D-dimer、动脉血气分析、心电图和超声心动图、X 胸片检查。对于上述检查提示 PTE 者,应安排 PTE 的确诊检查,包括螺旋 CT、放射性核素肺通气/血流灌注(V_A/Q)显像、MRI/MRPA 和肺动脉造影 4 项,其中 1 项阳性即可明确诊断。同时应寻找 PTE 的成因和危险因素(求因),进行下肢深静脉检查以明确有无 DVT,并寻找发生 DVT 和 PTE 的诱发因素。

三、急救与护理措施

急性 PTE 的处理原则是早期诊断、早期干预，根据病情的危险度分型选择合适的治疗方案。

(一)一般处理与呼吸循环支持治疗

1. **给氧**　患者有呼吸困难时，应立即根据缺氧严重程度选择适当的给氧方式和吸入氧浓度进行给氧治疗，以提高肺泡氧分压($P_A O_2$)。对于轻中度呼吸困难的患者可采用鼻导管或面罩给氧，对于严重呼吸困难的患者可能需要机械通气。

2. **及早建立静脉通路，维持循环功能**　①如患者出现右心功能不全的症状，需按医嘱给予正性肌力药物，限制水钠摄入，并按肺源性心脏病进行护理。对于出现右心功能不全并血压下降者，可应用多巴酚丁胺和多巴胺及去甲肾上腺素等。②当患者心排血量减少出现低血压甚至休克时，应按医嘱给予静脉输液和升压药物，记录液体出入量，当患者同时伴有右心功能不全时尤应注意液体出入量的调整，平衡低血压需输液和心功能不全需限制液体之间的矛盾。

3. **监测生命体征及重要脏器的功能状态**　对高度怀疑或确诊 PTE 的患者，需住重症监护病房，对患者进行严密监测。①呼吸状态：当出现呼吸浅促、动脉血氧饱和度降低、心率加快等表现，提示呼吸功能受损、机体缺氧。②意识状态：监测患者有无烦躁不安、嗜睡、意识模糊、定向力障碍等脑缺氧的表现。③循环状态：需监测患者有无颈静脉充盈、肝大、肝颈静脉回流征阳性、下肢水肿及静脉压升高等右心功能不全的表现。当较大的肺动脉栓塞后，可使左心室充盈压降低、心排血量减少，因此需严密监测血压和心率的改变。④心电活动：肺动脉栓塞时可导致心电图的改变，当监测到心电图的动态改变时，有利于肺栓塞的诊断。溶栓治疗后如出现胸前导联 T 波倒置加深可能是溶栓成功、右室负荷减轻和急性右心扩张好转的表现。另外，严重缺氧的患者可导致心动过速和心律失常，需严密监测患者的心电改变。

4. **休息**　绝对卧床休息，抬高床头或取半卧位。保持大便通畅，避免用力，以免增加深静脉血栓脱落的危险。必要时可适当使用镇静、止痛、镇咳等治疗。

5. **心理护理**　①估焦虑程度：针对患者焦虑程度采取适当的措施。②增加患者的安全感：当患者突然出现严重的呼吸困难和胸痛时，医护人员需保持冷静，避免引起紧张慌乱的气氛而加重患者的恐惧心理。护士应尽量陪伴患者，告诉患者目前的病情变化，让患者确信目前的治疗能够帮助缓解症状，用患者能够理解的词句和方式解释各种设备、治疗措施和护理操作，并采用非言语性沟通技巧，如抚摸、握住患者的手等可增加患者的安全感，减轻其恐惧。当病情剧变时，亲人的陪伴可有效地降低患者的焦虑和恐惧心理，因此，在不影响抢救的前提下，可允许家属陪伴患者。③鼓励患者充分表达自己的情感：应用适当的沟通技巧促使患者表达自己的担忧和疑虑。

(二)抗凝治疗

抗凝治疗能够预防复发和新血栓形成，但不能直接溶解已存在的血栓，为机体发挥自身的纤溶机制溶解血栓创造条件。

1. **抗凝常用药物**　包括肝素和华法林，当临床疑诊 PTE 时，即可开始使用肝素进行抗凝治疗。

①肝素：包括普通肝素和低分子肝素。普通肝素首剂负荷量 80IU/kg 或 3000～5000IU 静脉注射，继以 18IU/（kg·h）持续静滴，应用时根据活化部分凝血活酶时间（APTT）调整剂量，使注射后 6～8 小时内的 APTT 达到并维持于正常值的 1.5～2.5 倍。肝素在使用期间需监测血小板，以防出现肝素诱导的血小板减少症（heparin-induced thrombocytopenia，HIT）。低分子肝素根据体重给药，每天 1～2 次皮下注射，不需监测 APTT 和调整剂量。

②磺达肝癸钠：是一种小分子的合成戊糖，通过与抗凝血酶特异性结合抑制 Xa 因子而发挥抗凝作用，无 HIT 作用。

③华法林：在肝素/磺达肝癸钠开始应用后的第 1 天加用华法林口服，初始剂量为 3.0～5.0 mg。由于华法林需要数天才能发挥全部作用，因此需与肝素至少重叠使用 5 天，当国际标准化比率（INR）达到 2.0～3.0，或凝血酶原时间（PT）延长至正常值的 1.5～2.5 倍并持续 24 小时，方可停用肝素，单独口服华法林治疗，并根据 INR 或 PT 调节华法林的剂量。口服华法林的疗程至少为 3 个月。对于栓子来源不明的首发病例，至少治疗 6 个月；对复发性 VTE 或危险因素长期存在者，应延长抗凝治疗时间至 12 个月或以上，甚至终生抗凝。妊娠期禁用华法林，改用肝素治疗。产后和哺乳期妇女可以服用华法林。

④新型抗凝药物：如阿加曲班、达比加群酯、利伐沙班和阿哌沙班。

2. 抗凝用药护理

①肝素：在开始治疗后的最初 24 小时内每 4～6 小时监测 APTT，达到稳定治疗水平后，改为每天监测 APTT。肝素治疗的不良反应包括出血和 HIT。HIT 的发生率较低，但一旦发生，常比较严重，因此在治疗的第 1 周应每 1～2 天、第 2 周起每 3～4 天监测血小板计数，若出现血小板迅速或持续降低达 30% 以上，或血小板计数 $<100×10^9$/L，应报告医生停用肝素。

②华法林：华法林的疗效主要通过监测 INR 是否达到并保持在治疗范围进行评价，因此，在治疗期间需定期监测 INR。在 INR 未达到治疗水平时需每天监测，达到治疗水平时每周监测 2～3 次，共监测 2 周，以后延长到每周监测 1 次或更长。华法林的主要不良反应是出血，观察见"溶栓用药护理"。发生出血时用维生素 K 拮抗。应用华法林治疗的前几周还可能引起血管性紫癜，导致皮肤坏死，需注意观察。

（三）溶栓治疗

1. 适应证　溶栓治疗可迅速溶解部分或全部血栓，恢复肺组织灌注，降低 PTE 患者的病死率和复发率，主要适用于大面积 PTE 患者。对于次大面积 PTE，若无禁忌证可考虑溶栓；而对于血压和右心室运动功能均正常的患者，则不宜溶栓。溶栓的时间窗一般为 14 天以内，但若近期有新发 PTE 征象可适当延长。溶栓应尽可能在 PTE 确诊的前提下慎重进行，但对有明确溶栓指征的患者宜尽早开始溶栓。

2. 禁忌证　溶栓治疗的主要并发症是出血。最严重的是颅内出血，发生率约 1%～2%，发生者近半数死亡。因此，用药前应充分评估出血的危险性，溶栓治疗的绝对禁忌证：有活动性内出血和近期自发性颅内出血。相对禁忌证包括：2 周内的大手术、分娩、器官活检或不能压迫止血部位的血管穿刺、胃肠道出血、严重创伤、神经外科或眼科手术、心肺复苏史；血小板计数减少；缺血性脑卒中、难于控制的重度高血压、妊娠；细菌性心内膜炎；严重肝、肾功能不全；糖尿病出血性视网膜病变等。对于致命性大面积PTE，上述绝对禁忌证亦应视为相对禁忌证。

3. 溶栓常用药物　尿激酶、链激酶和重组组织型纤溶酶原激活剂。溶栓方案与剂量：①尿激酶(urokinase, UK)：2 小时溶栓方案：20 000U/kg 持续静滴 2 小时；或负荷量 4400U/kg，静注 10 分钟，随后以 2200U/(kg·h)持续静滴 12 小时。②链激酶(SK)：负荷量 250 000U，静注 30 分钟，随后以 100 000U/h 持续静滴 24 小时。链激酶具有抗原性，故用药前需肌注苯海拉明或地塞米松，以防止过敏反应，且 6 个月内不宜再次使用。③重组组织型纤溶酶原激活剂(recombinant tissue type plasminogen activator, rt-PA)：50 mg 持续静滴 2 小时。

4. 溶栓用药护理　按医嘱给予溶栓药，应注意对临床及相关实验室检查情况进行动态观察，评价溶栓疗效。溶栓治疗的主要并发症是出血，最常见的出血部位为血管穿刺处，严重的出血包括腹膜后出血和颅内出血，后者发生率为 1%~2%，一旦发生，预后差，约半数患者死亡。因此对溶栓治疗患者应采取以下措施：

①密切观察出血征象：如皮肤青紫、血管穿刺处出血过多、血尿、腹部或背部疼痛、严重头疼、神志改变等。

②严密监测血压，当血压过高时及时报告医生进行适当处理。

③给药前宜留置外周静脉套管针，以方便溶栓过程中取血监测，避免反复穿刺血管。静脉穿刺部位压迫止血需加大力量并延长压迫时间。

④使用尿激酶和链激酶溶栓治疗后，应每 2~4 小时测一次 APTT，当 APTT 降至正常值的 2 倍(≤60 秒)时即应启动规范的抗凝治疗。rt-PA 在使用结束后即可使用肝素治疗。

(四)肺动脉导管碎解和抽吸血栓

适用于肺动脉主干或主要分支的高危 PTE 且有溶栓和抗凝治疗禁忌的患者；经溶栓治疗及内科治疗无效的患者；在溶栓起效前很可能发生了致命性休克的患者。

(五)肺动脉血栓摘除术

风险大，病死率高，需要较高的技术条件，仅适用于经积极的内科治疗或导管介入治疗无效的紧急情况，如致命性肺动脉主干或主要分支堵塞的高危 PTE，有溶栓禁忌证，或在溶栓起效前(在数小时内)很可能会发生致死性休克。

(六)放置腔静脉滤器

对于急性 PTE 合并抗凝禁忌的患者，为防止下肢深静脉大块血栓再次脱落阻塞肺动脉，经审慎评估后可考虑放置下腔静脉滤器。对于上肢 DVT 病例，还可应用上腔静脉滤器。置入滤器后如无禁忌证(出血风险去除)，建议常规抗凝治疗，定期复查有无滤器上血栓形成。

第五节　急性呼吸窘迫综合征

预习案例

> 患者,女性,50岁,因便血2月收住普外科。肠镜检查提示直肠癌,拟行手术。完善相关术前检查,于6月1日全麻下行直肠癌根治术,手术顺利。术后第九日出现腹胀,进行性加重,肠鸣音亢进,闻及气过水声。腹部平片提示:肠腔内大量气液平面,提示肠梗阻。6月12日全麻下再次行开腹手术,行剖腹探查+小肠侧侧吻合术+空肠造瘘术,术中经喉罩下麻醉机控制通气。在术后拔除喉罩患者氧合不能维持,最低75%左右,经面罩5 L/min吸氧可回升至90%。查体闻及双下肺湿啰音,口唇紫绀。床旁胸片检查:双下肺片状渗出。查血气分析(未吸氧状态):pH 7.33(↓),二氧化碳分压(PaCO₂)53.8 mmHg(↑),氧分压(PaO₂)53.7 mmHg(↓),氧饱和度(SaO₂)90.5%(↓)。
>
> 思考
>
> (1)该患者可能出现了什么护理问题?
> (2)依据什么进行判断?

一、概述

急性呼吸窘迫综合征(acute respiratory distress syndrome,ARDS)是指各种肺内和肺外致病因素所导致的急性弥漫性肺损伤和进行性发展的急性呼吸衰竭。临床表现为呼吸窘迫及难治性低氧血症,肺部影像学表现为双肺弥漫渗出性改变。

为了强调ARDS为一动态发病过程,以便早期干预、提高临床疗效,以及对不同发展阶段的患者按严重程度进行分级,1994年ARDS美欧联席会议(AECC)同时提出了急性肺损伤(acute lung injury,ALI)和ARDS的概念。ALI和ARDS为同一疾病过程的两个阶段,ALI代表早期和病情相对较轻的阶段,而ARDS代表后期病情较严重的阶段,55%的ALI会在3天内进展为ARDS。鉴于用不同名称区分严重程度给临床和研究带来困惑,2012年5月发表在JAMA上的ARDS柏林定义取消了ALI命名,将本病统一称为ARDS,并将ARDS分为轻、中、重度进行诊断,原ALI基本相当于现在的轻症ARDS。

(一)、病因与机制

1.病因

ARDS的病因或危险因素很多,可分为肺内因素(直接因素)和肺外因素(间接因素)。

(1)肺内因素:①化学因素,如胃内容物吸入支气管、毒气、药物过量、烟尘及长时间吸入纯氧等;②物理因素,如肺挫伤、淹溺;③生物因素,如各种病原体引起的重症肺炎。在我国 ARDS 最主要的危险因素是重症肺炎。

(2)肺外因素:主要包括严重的胸部创伤、药物或麻醉品中毒、各类休克、大量输血、败血症、急性重症胰腺炎等。

2. 机制

ARDS 的发病机制仍不十分清楚。虽然有些致病因素可以对肺泡膜造成直接损伤,但 ARDS 的本质是多种炎症细胞及其释放的炎症介质和细胞因子间接介导的肺炎症反应,是系统性炎症反应综合征(systemic inflammatory response syndrome, SIRS)的肺部表现。SIRS 是一种机体失控的自我持续放大和自我破坏的炎症瀑布反应,在启动 SIRS 的同时,机体启动一系列内源性抗炎介质和抗炎性内分泌激素进行抗炎反应,称为代偿性抗炎症反应综合征(compensatory anti-inflammatory response syndrome, CARS)。如果 SIRS 和 CARS 在发展过程失去平衡,就会导致多 MODS, ARDS 是发生 MODS 时最早受累也是最常出现的脏器功能障碍表现。

在 ARDS 的发展中,炎症细胞和炎症介质起着至关重要的作用。巨噬细胞、中性粒细胞、血管内皮细胞和血小板可以产生多种炎症介质和细胞因子,最主要的是肿瘤坏死因子-α(TNF-α)和白细胞介素-1(interleukin-1, IL-1),进而导致大量中性粒细胞在肺泡内聚集、激活,并通过"呼吸爆发"释放自由基、蛋白酶和炎症介质,导致肺毛细血管内皮细胞和肺泡上皮细胞损伤,血管通透性增高和微血栓形成,大量富含蛋白质和纤维蛋白的液体渗出到肺间质和肺泡,形成透明膜,进一步导致肺间质纤维化。

肺泡大量积水又可使肺泡表面物质减少,出现小气道陷闭和肺泡萎陷,使功能残气量和有效参与气体交换的肺泡数量减少,因而称 ARDS 肺为"婴儿肺(baby lung)"或"小肺(small lung)",导致弥散和通气功能障碍、通气/血流比例失调和肺顺应性下降。另外,由于病变不均,重力依赖区(dependent regions),如仰卧时靠近背部的肺区出现严重肺水肿和肺不张,通气功能极差;而非重力依赖区(non-dependent regions),如仰卧时靠近前胸壁的肺区的肺泡通气功能基本正常,从而进一步加重肺内分流,造成严重的低氧血症和呼吸窘迫。

二、临床评估与判断

(一)病情评估

1. 症状 ARDS 大多数于原发病起病后 72 小时内发生,几乎不超过 7 天。除原发病相应症状外,最早出现的症状是呼吸增快,并出现进行性加重的呼吸困难、发绀,常伴有烦躁、焦虑、出汗等症状。呼吸困难的特点为呼吸深快、费力,患者感到胸廓紧束,严重憋气,即呼吸窘迫,不能用通常的吸氧疗法改善症状,也不能用其他原发心肺疾病(气胸、肺气肿、肺不张、肺炎、心力衰竭等)解释。

2. 体征 早期体征可无异常,或仅在双肺闻及少量细湿音;后期多可闻及水泡音,可有管状呼吸音。

(二)辅助检查

1. 胸部 X 线检查 早期可无异常,或呈轻度间质改变,表现为边缘模糊的肺纹理增多，继之出现斑片状以致融合成大片状的磨玻璃或实变浸润影。其演变过程符合肺水肿的特点，快速多变；后期可出现肺间质纤维化的改变。

2.动脉血气分析　典型的改变为 PaO_2 降低，pH 升高。根据动脉血气分析和吸入氧浓度可计算肺氧合功能指标，如肺泡-动脉氧分压差 $[P(A-a)O_2]$ 肺内分流（QS/QT）呼吸指数 $[P(A-a)O2/PaO_2]$ 氧合指数（PaO_2/FiO_2）等指标，对建立诊断、严重性分级和疗效评价等均有重要意义。PaO_2/FiO_2 正常值为 400～500 mmHg，≤300 mmHg 是诊断 ARDS 的必要条件。

ARDS肺部影像学表现

最新的 ARDS 柏林定义对监测 PaO_2/FiO_2 时患者的呼吸支持形式进行了限制，规定在监测动脉血气分析时患者应用的呼气末正压（PEEP）/持续气道内正压（CPAP）不低于 5 cmH_2O。

3.血流动力学监测　仅用于与左心衰竭鉴别有困难时。正常的肺毛细血管楔压（pulmonary capillary wedge pressure，PAWP），一般<12 mmHg，若>18 mmHg 则支持左心衰竭的诊断。如果呼吸衰竭的临床表现不能完全用左心衰竭解释时，应考虑 ARDS 诊断。

4.床旁呼吸功能监测　ARDS 时血管外肺水增加、肺顺应性降低、出现明显的肺内右向左分流，但无呼吸气流受限。上述改变，ARDS 疾病严重性评价和疗效判断有一定意义。

（三）诊断要点

根据 ARDS 柏林定义，符合下列 4 项条件者可诊断为 ARDS。

ARDS柏林定义

1.有明确的 ARDS 致病因素且在 1 周内出现的急性或进展性呼吸困难。

2.胸部 X 线平片/胸部 CT 显示两肺浸润阴影，不能完全用胸腔积液、肺叶/全肺不张和结节影解释。

3.呼吸衰竭不能完全用心力衰竭和液体负荷过重解释。如果临床没有危险因素，需要用客观检查（如超声心动图）来评价心源性肺水肿。

4.低氧血症，氧合指数<300 mmHg。用于计算氧合指数的 PaO2 需在机械通气参数呼气末正压（positive end-expiratory pressure，PEEP）/持续气道内正压（CPAP）不低于 5 cmH_2O 的条件下测定；所在地海拔超过 1000m 时，需对 PaO_2/FiO_2 进行校正，校正 PaO_2/FiO_2 =实际（PaO_2/FiO_2）×（所在地大气压值/760）。根据氧合指数，可确定 ARDS 的严重程度。

①轻度：200 mmHg<PaO_2/FiO_2≤300 mmHg。

②中度：100 mmHg<PaO_2/FiO_2≤200 mmHg。

③重度：PaO_2/FiO_2≤100 mmHg。

三、急救与护理措施

ARDS 的治疗原则同一般的急性呼吸衰竭，主要治疗措施包括：积极治疗原发病、氧疗、机械通气和调节液体平衡等。

（一）紧急处理

紧急处理的具体措施见本章"第六节　急性呼吸衰竭"。

(二)治疗原发病

治疗原发病是治疗 ARDS 首要原则和基础。感染是导致 ARDS 最常见原因，也是首位高危因素，而 ARDS 患者又易并发感染，因此，除非有明确的其他导致 ARDS 的原因存在，对所有患者都应怀疑感染的可能，给予有效的抗感染、抗休克治疗。

(三)纠正缺氧

多数患者需要机械通气，轻度患者给予面罩吸氧，一般需高浓度(>50%)给氧，使 PaO_2>60 mmHg 或 SaO2>90%，但多数患者需要使用机械通气。

(四)机械通气

尽管 ARDS 机械通气的指征尚无统一标准，多数学者认为一旦诊断为 ARDS，应尽早进行机械通气，以提供充分的通气和氧合，支持器官功能。轻度 ARDS 可试用无创正压通气(NIPPV)，无效或病情加重时应尽快行气管插管进行有创机械通气。但由于 ARDS 病变的不均匀性和"小肺"特点，常规机械通气的潮气量可以使顺应性较好的处于非重力依赖区肺泡过度充气而造成肺泡破坏，加重肺损伤；而萎陷的肺泡在通气过程中仍维持于萎陷状态，使局部扩张肺泡与萎陷肺泡之间产生剪切力，进一步加重肺损伤，因此，目前 ARDS 机械通气主要采用肺保护性通气(lung-protective ventilation)，主要措施如下。

1. **PEEP 的调节**　适当水平的 PEEP 可以使萎陷的小气道和肺泡重新开放，防止肺泡随呼吸周期反复开闭，减轻肺泡水肿，改善肺泡弥散功能和通气/血流比例，减少分流，从而改善氧合功能和肺顺应性。但 PEEP 可增加胸腔正压，使回心血量减少，因此使用时应注意：①患者血容量不足时，应先补充足够的血容量，但要注意避免过量而加重肺水肿；②从低水平开始，先用 5 cmH$_2$O，而后逐渐增加到 10~18 cmH$_2$O，以维持 PaO_2>60 mmHg，FiO_2<60%。

2. **小潮气量**　为防止肺泡过度充气，应采用小潮气量通气。当潮气量为 6~8 mL/kg 时，应将吸气压控制在 30~35 cmH$_2$O 以下，以防止肺泡过度充气。为保证小潮气量，可允许一定程度的 CO_2 潴留和呼吸性酸中毒(pH7.25~7.30)，合并代谢性酸中毒时需适当补碱。

俯卧位辅助通气的研究进展

迄今为止，对 ARDS 患者机械通气时如何选择通气模式尚无统一标准。压力控制通气可以保证气道吸气压不超过预设水平，避免呼吸机相关性肺损伤，因而较容量控制通气更常用。其他可选的通气模式包括双相气道正压通气、压力释放通气等高频振荡通气。HFOV 可改善 ARDS 患者的肺功能，但不能提高存活率。对于中重度 ARDS，可使用俯卧位通气、肺复张法(recruitment maneuver)等进一步改善氧合。对于经过严格选择的重度 ARDS，以体外膜式氧合(ECMO)进行肺替代治疗有望改善存活率。

(五)液体管理

为减轻肺水肿，应合理控制液体入量，以较低的循环容量来维持有效循环，保持双肺相对"干"的状态。在血压稳定的前提下液体出入量宜控制在轻度负平衡，可使用利尿药促进水肿的消退。在 ARDS 早期，除非有低蛋白血症，否则不宜输注胶体液。对于创伤出血量多者，最好输入新鲜血，用库存 1 周以上血时，应加用微过滤器，以免发生微栓塞而加重 ARDS。

(六)营养支持与监护

ARDS 时机体处于高代谢状态,应补充足够的营养。全静脉营养有可能引起感染和血栓形成等并发症,加之 ARDS 时机体处于高代谢状态,因此,宜尽早开始胃肠营养,不仅能避免静脉营养的不足,而且能保护胃肠黏膜,防止肠道菌群异位。ARDS 患者应入住 ICU,动态监测呼吸、循环、水电解质、酸碱平衡及其他重要脏器的功能,以便调整治疗和护理方案。

课程思政

在中国传统文化教育中的阴阳五行哲学思想、儒家伦理道德观念、中医营养摄生学说,还有文化艺术成就、饮食审美风尚、民族性格特征诸多因素的影响下,创造出彪炳史册的中国烹饪技艺,形成博大精深的中国饮食文化。

从外延看,中国饮食文化可以从时代与技法、地域与经济、民族与宗教、食品与食具、消费与层次、民俗与功能等多种角度进行分类,展示出不同的文化品味,体现出不同的使用价值,异彩纷呈。

(七)其他治疗

体外膜肺氧合(extracorporeal membrane oxygenation,ECMO)、高频振荡通气模式、糖皮质激素、表面活性物质替代治疗和吸入一氧化氮等在 ARDS 中的治疗价值尚不确定。

第六节　急性呼吸衰竭

预习案例

张某,男,40 岁,既往体健,吃鱼时被鱼刺卡喉,当时咽喉有刺痛感,未予重视。5 小时后患者出现胸闷气促,呼吸困难,咽喉肿胀,T 36.5℃,P 105/分,R 30 次/分,BP 149/59 mmHg;查血气分析:pH7.30(↓),二氧化碳分压(PaCO$_2$)78 mmHg(↑),氧分压(PaO$_2$)57 mmHg(↓),氧饱和度(SO$_2$)85%(↓)。

思考

(1)该患者的血气分析结果提示他出现了什么类型的呼吸衰竭?

(2)对于该类型的呼吸衰竭,患者在吸氧时需要注意什么?

一、概述

呼吸衰竭(respiratory failure)是指各种原因引起的肺通气和/或换气功能严重障碍,使静息状态下亦不能维持足够的气体交换,导致低氧血症伴或不伴有高碳酸血症,进而引起一系列病理生理改变和相应临床表现的综合征。其临床表现缺乏特异性,明确诊断有赖于动脉血气分析,即在海平面、静息状态、呼吸空气条件下,$PaO_2<60$ mmHg,伴或不伴 $PaCO_2>50$ mmHg,可诊断为呼吸衰竭。

急性呼吸衰竭(acute respiratory failure)指原有呼吸功能正常,由于各种原因引起突发的肺通气和(或)换气功能严重障碍,以致不能进行有效的气体交换,导致缺氧伴(或不伴)二氧化碳潴留,从而引起一系列生理功能和代谢紊乱的临床综合征。

(一)病因

完整的呼吸过程由相互衔接且同时进行是外呼吸、气体运输和内呼吸组成。参与外呼吸(即肺通气和肺换气)任何一个环节的严重病变都可导致呼吸衰竭。

1.急性 I 型呼吸衰竭　仅有缺氧,无 CO_2 潴留。动脉血气分析特点 $PaO_2<60$ mmHg,$PaCO_2$ 降低或正常。主要由各种急性换气功能障碍的疾病所致。

(1)急性重症肺炎:可由细菌、病毒、真菌等因素引起,也可因误吸而引起。

(2)肺水肿。

①心源性肺水肿:各种严重心脏病、心力衰竭所引起。

② 非心源性肺水肿:最为常见的是急性呼吸呼吸窘迫综合征,其他尚有复张性肺水,急性高原病等。此类疾病常可引起严重的低氧血症。

(3)肺血管疾患:肺栓塞是引起急性呼吸衰竭的常见病因。

(4)胸壁和胸膜疾患:大量胸腔积液、自发性气胸、胸壁外伤、胸部手术笋伤等,可影响胸腔运动和肺脏扩张,导致通气量减少和(或)吸入气体分布不均,损害通气和(或)换气功能。临床上常见为 I 型呼吸衰竭,但严重者也可为 II 型呼吸衰竭。

2.急性 II 型呼吸衰竭　既有缺氧,又有 CO_2 潴留,血气分析特点为 $PaO_2<60$ mmHg,$PaCO_2>50$ mmHg。由导致急性通气功能障碍的疾病所致。

(1)气道阻塞:呼吸道感染、呼吸道烧伤、异物、喉头水肿引起上呼吸道急性阻塞是引起急性 II 型呼吸衰竭的常见病因。

(2)神经肌肉疾患:由于呼吸中枢调控受损或呼吸肌功能减退造成肺泡通气不足,引起 I 型呼吸衰竭。脑血管意外、颅脑外伤、脑炎、氧化碳中毒、安眠药中毒致使呼吸中枢受抑制,重症肌无力、有机磷中毒、多发性肌炎、低钾血症、周期性瘫痪等致呼吸肌受累。

I 型呼吸衰竭晚期严重阶段可出现 II 型呼吸衰竭,而 II 型呼吸衰竭经治疗好转后,可经 I 型呼吸衰竭阶段后最终治愈。

(二)机制

各种病因通过肺通气不足、弥散障碍、通气/血流比例失调、肺内动-静脉解剖分流增加、氧耗量增加五个主要机制,使通气和/或换气过程发生障碍,引起低氧血症和高碳酸血症,导致呼吸衰竭,临床上往往是多种机制并存。

二、临床评估与判断

(一)临床表现

主要是低氧血症所致的呼吸困难和多脏器功能障碍。

1. 呼吸困难　呼吸困难是呼吸衰竭最早出现的症状。多数患者有明显的呼吸困难,可表现为频率、节律和幅度的改变。较早表现为呼吸频率增快,病情加重时出现呼吸困难,辅助呼吸肌活动加强,如三凹征。中枢性疾病或中枢神经抑制性药物所致的呼吸衰竭,表现为呼吸节律改变,如潮式呼吸、比奥呼吸等。

2. 发绀　发绀是缺氧的典型表现,当动脉血氧饱和度低于90%时,可在口唇、指甲等处出现发绀。另应注意,因发绀的程度与还原型血红蛋白含量相关,所以红细胞增多者发绀更明显,贫血者则不明显或不出现发绀。因严重休克等引起末梢循环障碍的患者,即使动脉血氧分压尚正常,也可出现发绀,称作外周性发绀;而真正由于动脉血氧饱和度降低引起的发绀,称作中央性发绀。发绀还受皮肤色素及心功能的影响。

3. 精神神经症状　急性缺氧可出现精神错乱、躁狂、昏迷、抽搐等症状。如合并急性 CO_2 潴留,可出现嗜睡、淡漠、扑翼样震颤,甚至呼吸骤停。

4. 循环系统表现　多数患者有心动过速;严重低氧血症和酸中毒可导致心肌损害,亦可引起周围循环衰竭、血压下降、心律失常、心搏停止。

5. 消化和泌尿系统　表现严重呼吸衰竭对肝、肾功能都有影响,部分病例可出现丙氨酸氨基转移酶与血浆尿素氮升高,个别病例尿中可出现蛋白、红细胞和管型。因胃肠道黏膜屏障功能受损,导致胃肠道黏膜充血水肿、糜烂渗血或发生应激性溃疡,引起上消化道出血。

(二)辅助检查

1. 动脉血气分析　对判断呼吸衰竭和酸碱失衡的严重程度和指导治疗具有重要意义。pH 可反映机体的代偿情况,有助于鉴别急性或慢性呼吸衰竭。当 $PaCO_2$ 升高、pH<7.35,称为失代偿性呼吸性酸中毒。

2. 肺功能检测　能够判断通气功能障碍的性质(阻塞性、限制性或混合性)及是否合并换气功能障碍,并对通气和换气功能障碍的严重程度进行判断。

3. 影像学检查　X 线胸片、胸部 CT 和放射性核素肺通气/灌注扫描、肺血管造影及超声检查可协助分析急性呼吸衰竭的原因。

4. 纤维支气管镜检查　对明确气道疾病和获取病理学证据具有重要意义。

(三)诊断要点

除导致呼吸衰竭的病因或诱因、低氧血症及 CO_2 潴留所致的临床表现外,呼吸衰竭的诊断主要依靠血气分析。而结合肺功能、胸部影像学和纤维支气管镜等检查对于明确呼吸衰竭的原因至关重要。

三、急救与护理措施

呼吸衰竭的处理原则是保持呼吸道通畅,迅速纠正缺氧、改善通气、积极治疗原发病、消除诱因、加强一般支持治疗和对其他重要脏器功能的监测与支持、预防和治疗并发症。

（一）紧急处理

1. 保持呼吸道通畅　对任何类型的呼吸衰竭，保持呼吸道通畅是最基本、最重要的治疗措施。气道不畅使呼吸阻力增加，呼吸功耗增多，会加重呼吸肌疲劳；气道阻塞致分泌物排出困难将加重感染，同时也可能发生肺不张，使气体交换面积减少；气道如发生急性完全阻塞，会发生窒息，短时间内致患者死亡。因此，保持气道通畅是纠正缺氧和 CO_2 潴留的最重要措施。

（1）清除呼吸道分泌物及异物。

（2）昏迷患者采用仰头提颏法打开气道并将口打开。

（3）缓解支气管痉挛：用支气管舒张药如 β2 肾上腺素受体激动药、糖皮质激素等缓解支气管痉挛。急性呼吸衰竭患者需静脉给药。

（4）建立人工气道：如上述方法不能有效地保持气道通畅，可采用简易人工气道或气管内导管（气管插管和气管切开）建立人工气道，简易人工气道主要有口咽通气道、鼻咽通气道和喉罩，是气管内导管的临时替代方式，在病情危重不具备插管条件时应用，待病情允许后再行气管插管或气管切开。气管内导管是重建呼吸通道最可靠的方法。

2. 氧疗

（1）吸氧浓度：患者的基础疾病、呼吸衰竭类型和缺氧的严重程度选择适当的给氧方法。Ⅰ型呼吸衰竭和 ARDS 患者应吸入较高浓度（$FiO_2>35\%$）的氧气，使 PaO_2 迅速提高到 60 mmHg 或 $SaO_2>90\%$。Ⅱ型呼吸衰竭的患者一般在 $PaO_2<60$ mmHg 时才开始氧疗，应给予低浓度（$FiO_2<35\%$）持续给氧，使 PaO_2 控制在 60 mmHg 或 SaO_2 在 90% 或略高，以防因缺氧

氧疗知识拓展

完全纠正，使外周化学感受器失去低氧血症的刺激而导致呼吸抑制，从而降低呼吸频率和呼吸幅度，加重缺氧和 CO_2 潴留。氧疗时应向患者及家属说明氧疗的意义和选择氧疗模式的原理，叮嘱患者及家属不要擅自停止吸氧和调节氧流量。

（2）吸氧装置

①鼻导管或鼻塞：主要优点为简单、方便，不影响患者咳痰、进食；缺点为氧浓度不恒定，易受患者呼吸的影响。高流量时对局部鼻黏膜有刺激，氧流量不能大于入氧浓度与氧流量的关系：吸入氧浓度（%）= 21+4×氧流量（L/min）。

②面罩：主要包括简单面罩、带储气囊无重复呼吸面罩和文丘里 E（Venturi）面罩主要优点为吸氧浓度相对稳定，可按需调节，且对鼻黏膜刺激小；缺点为在一定程度上影响患者咳痰进食。

（3）经鼻主流量氧疗（high flownasal cannula，HFNC）：近年来出现的一种新型的呼吸支持技术。

如通过普通面罩或无重复呼吸面罩进行高浓度氧疗后，不能有效地改善患者的低氧血症，应做好气管插管和机械通气的准备，配合医生进行气管插管和机械通气，机械通

气的操作和护理详见第十四章气及呼吸系统管理相关操作。

3. **严密病情监测** 呼吸衰竭和 ARDS 患者均需收住 ICU 进行严密监护，监测内容包括：①呼吸状况：呼吸频率、节律和深度，使用辅助呼吸肌呼吸的情况，呼吸困难的程度。②缺氧及 CO_2 潴留情况：观察有无发绀、球结膜水肿、肺部有无异常呼吸音及啰音。③循环状况：监测心率、心律及血压，必要时进行血流动力学监测。④意识状况及神经精神状态：观察有无肺性脑病的表现，如有异常应及时通知医生。昏迷者应评估瞳孔、肌张力、腱反射及病理反射。⑤液体平衡状态：观察和记录每小时尿量和液体出入量，有肺水肿的患者需适当保持负平衡。⑥实验室检查结果：监测动脉血气分析和生化检查结果，了解电解质和酸碱平衡情况。

4. **用药护理** 按医嘱及时准确给药，并观察疗效和不良反应。患者使用呼吸兴奋药时应保持呼吸道通畅，适当提高吸入氧浓度，静脉滴注时速度不宜过快，注意观察呼吸频率、节律、神志变化以及动脉血气的变化，以便调节剂量。如出现恶心、呕吐、烦躁、面色潮红、皮肤瘙痒等现象，需减慢滴速。若经 4~12 小时未见疗效，或出现肌肉抽搐等严重不良反应时，应及时通知医生。

5. **保持舒适体位** 患者取舒适且有利于改善呼吸状态的体位，取半坐卧位或端坐位，可趴伏在床桌上，以增加辅助呼吸肌的效能，促进肺膨胀，有利于呼吸。ARDS 在必要时采取俯卧位辅助通气，以改善氧合状态。

6. **心理支持** 呼吸衰竭和 ARDS 患者因呼吸困难、预感病情危重、可能危及生命等，常会产生紧张、焦虑情绪。应多了解和关心患者的心理状况，特别是对建立人工气道和使用机械通气的患者，应经常巡视，让患者说出或写出引起或加剧焦虑的因素，指导患者应用放松、分散注意力和引导性想象技术，以缓解紧张和焦虑情绪。同时做好患者家属的心理支持。

7. **配合抢救**：备齐有关抢救用品，发现病情恶化时需及时配合抢救，赢得抢救时机，提高抢救成功率。

(二) 机械通气与体外膜式氧合

当机体出现严重的通气和(或)换气功能障碍时，以人工辅助通气装置(有创或无创呼吸机)来改善通气和(或)换气功能，即为机械通气。呼吸衰竭时应用机械通气的主要目的包括：增加肺泡通气量，降低 $PaCO_2$；改善肺的气体交换效能；减少呼吸功耗，使呼肌得以休息。

气管插管的指征因病而异。当急性呼吸衰竭患者昏迷逐渐加深，呼吸不规则或出现暂停，呼吸道分泌物增多，咳嗽和吞咽反射明显减弱甚至消失时，应行气管插管使用机械通气。机械通气过程中应根据血气分析和临床资料调整呼吸机参数。机械通气的主要并发症包括通气过度，造成呼吸性碱中毒；通气不足，加重原有的呼吸性酸中毒和低氧血症；血压下降，心输出量下降、脉搏增快等循环功能障碍；气道压力过高或潮气量过大导致气压伤如气胸、纵隔气肿或间质性气肿；人工气道长期存在可并发呼吸机相关(ventilator associated pneumonia)，近年来，无创正压通气(non-invasive positive pressure ventilation NIPPV)于急性呼吸衰竭的治疗取得了良好效果。经鼻/面罩行无创正压通气，无须建立有创人工气道，简便易行，与机械通气相关的严重并发症发生率低。但患者应具备以下基本条件：①清醒能够合作；②血流动力学稳定；③不需要气管插管保护（即患者无误吸、严重消化道出血、气道分泌物过多且排痰不利等情况）；④无影响使用鼻/面罩的面部创伤；⑤能够耐受鼻/面罩。

体外膜式氧合（ECMO）是体外生命支持技术中的一种，通过将患者静脉血引出体外后经氧合器进行充分的气体交换，然后再输入患者体内。ECMO是严重呼吸衰竭的终极呼吸支持方式，主要目的是部分或全部替代心肺功能，让其充分休息，减少呼吸机相关性肺损伤的发生，为原发病的治疗争取更多的时间。详见第十五章心血管系统管理相关操作。

（三）病因治疗

在解决呼吸衰竭本身造成的危害的同时，有效地去除病因治疗是纠正呼吸衰竭的根本所在。

病因及对症治疗针对呼吸衰竭的抢救措施只是对症处理，避免患者死于严重的缺氧和二氧化碳潴留，赢得治疗时间，呼吸衰竭的最终纠正还依靠病因的解除。所以在治疗呼吸衰竭的同时，要分析病情，寻找病因，积极处理原发病，如解除呼吸道梗阻、控制感染、纠正心衰等。呼吸衰竭导致的消化道出血、肝肾功能障碍、酸碱失衡、电解质紊乱等，也要给予对症处理。

（四）一般支持疗法

包括纠正酸碱平衡失调和电解质紊乱、加强液体管理、维持血细胞比容、保证充足的营养及能量供给等。如果呼吸性酸中毒的发生发展过程缓慢，机体常以增加碱储备来代偿，当呼吸性酸中毒纠正后，原已增加的碱储备会使pH升高，对机体造成严重危害，因此，在纠正呼吸性酸中毒的同时需给予盐酸精氨酸和氯化钾，以防止代谢性碱中毒的发生。

（五）重要脏器功能的监测与支持

急性呼吸衰竭患者往往会累及其他重要脏器，此应及时将重症患者转入ICU加强对重要脏器功能的监测与支持，预防和治疗肺动脉高压、肺源性心脏病、肺性脑病、肾功能不全、消化道功能障碍等。特别注意预防多器官功能障碍综合征。

参考文献

［1］王辰，王建安.内科学［M］.北京：人民卫生出版社，2015.

［2］葛均波，徐永健，王辰.内科学［M］.北京：人民卫生出版社，2018.

［3］尤黎明，吴瑛.内科护理学［M］.北京：人民卫生出版社，2017.

［4］周秀华.急危重症护理学［M］.北京：人民卫生出版社，2011.

本章小结

AECOPD 主要表现为咳嗽咳痰、气短、喘息和胸闷症状加重。气体交换受损和清理呼吸道无效是 AECOPD 患者常见的护理诊断。氧疗是 AECOPD 患者的基础治疗，无创通气是机械通气治疗 AECOPD 的首选方式。一旦出现严重的呼吸形式、意识、血流动力学等改变，应及早插管改用 IPPV。

急性重症哮喘限以发作性的呼气性呼吸困难，伴呼气流量降低为主要特征。急性重症哮喘发作的患者因病情危重且变化快，一般需要转 ICU 治疗。其治疗原则为控制急性发作、消除病因、巩固治疗、改善肺功能、防止复发、提高患者生活质量。紧急处理时有明确过敏原者应尽快脱离，保持呼吸道通畅，纠正缺氧。短效 β_2 受体激动剂是控制哮喘急性发作的首选药物，可联合应用抗胆碱能药物、茶碱类药物，效果更佳。发生呼吸衰竭时，应及早气管插管，行机械通气。

本章还介绍了肺栓塞、ARDS、急性呼吸衰竭的病因与发病机制、病情评估、诊断要点、急救与护理措施等，在处理时要密切监测并维持生命体征的稳定、氧疗、机械通气、治疗原发病以及保持体液平衡。

习题测验

主观题测验

第五章

心血管系统管理

心血管系统管理PPT

学习目标

识记：
1. 急性冠脉综合征的临床表现及诊断依据。
2. 主动脉夹层的概念及临床分型。
3. 急性心力衰竭和常见心律失常的定义、类型。
4. 心跳呼吸骤停的概念。

理解：
1. 急性冠脉综合征的护理要点。
2. 主动脉夹层的治疗与急救要点。
3. 急性心力衰竭和常见心律失常的治疗要点。
4. 心跳呼吸骤停的急救要点。

运用：
能够掌握急性 ST 段抬高型心肌梗死、主动脉夹层、急性心力衰竭、常见心律失常、心跳呼吸骤停的治疗与护理要点，并予以运用。

第一节　急性冠脉综合征

预习案例

　　患者，女性，56 岁，因"胸闷、胸痛 2 小时"入院。患者 2 小时前于家中拖地后出现心前区压榨性疼痛，持续不缓解，并向左上臂和下颌放射，伴胸闷，呼吸困难，出冷汗。既往有"高血压、心绞痛病史"。查体：T 36.8℃，P 102 次/分，R 28 次/分，BP 138/98 mmHg，SpO_2 93%，神志清楚，左右胸壁对称，呼吸音对称，未闻及病理性杂音，腹部体检(−)，双侧血压基本一致。

　　思考

　　1. 上述案例患者可能存在什么诊断？护士应协助医生完成哪些关键的辅助检查？

　　2. 急诊护士应该立即采取哪些护理措施？

　　急性冠脉综合征(acute coronary syndromes，ACS)是指冠状动脉内不稳定的粥样硬化斑块破裂或糜烂继发新鲜血栓形成所导致冠状动脉不完全或完全性阻塞的心脏急性缺血性综合征，涵盖了 ST 段抬高型心肌梗死(ST−segment elevation myocardial infarction，STEMI)、非 ST 段抬高型急性心肌梗死(non ST−segment elevation myocardial infarction，NSTEMI)和不稳定性心绞痛(unstable angina，UA)，NSTEMI 与 UA 合称非 ST 段抬高型急性冠脉综合征(NSTE−ACS)。其中，斑块破溃若形成微栓子或不完全血栓，可诱发 UA 或 NSTEMI；若形成完全性血栓，则可诱发 STEMI。这些综合征均可导致心跳呼吸骤停，甚至死亡，因此，早期识别和快速反应至关重要。

一、流行病学特点

　　急性冠脉综合征的好发人群以男性居多，年龄超过 55 岁、肥胖、久坐都是发病的因素，但也需要注意，ACS 的"非典型"表现，更常发生于老年患者、糖尿病患者和女性患者。发患者群常伴有冠状动脉疾病家族史、糖尿病、高胆固醇血症、高血压和吸烟史。

二、临床特点

1.起病

ACS 多在 10 分钟内胸痛发展到高峰。

2.典型的部位

胸骨后或心前区，可放射至左肩部及手臂内侧、背部或腹部，也可向左颈部及面颊部放射而容易误诊为牙痛。放射至肩部或劳累时发生的疼痛会显著增加 ACS 的相对风险。

3.常见症状及性质

主要是胸部疼痛伴不同程度的胸部不适感，典型心绞痛呈现为压榨性疼痛(常超过

10~20分钟)伴窒息感、沉闷感，常伴有恶心、呕吐、大汗和呼吸困难等。而非典型性心绞痛表现为胀痛或胀满感等类消化道症状的非特异性不适，值得关注的是不典型疼痛部位及无痛性心肌梗死(特别是女性、老年、糖尿病及高血压患者)。

4. 辅助检查

(1)心电图改变：对疑似 STEMI 的胸痛患者，应该在首次医疗接触(first medical contact，FMC)后10分钟内记录12导联心电图，当出现下壁和(或)正后壁心肌梗死时需加做 V_{3R}~V_{5R} 和 V_7~V_9 导联。

①同基线心电图比较，至少2个相邻导联 ST 段压低≥0.1 mV 或者 T 波改变，并呈动态变化。

②原心电图 T 波倒置在症状发作时"伪正常化"也具有诊断意义。

③变异型心绞痛可表现一过性的 ST 段抬高。

④aVR 导联 ST 段抬高超过 0.1 mV，提示左主干或三支血管病变。

⑤初始心电图正常，不能除外 NSTE-ACS，如胸痛持续不缓解时，需每间隔 5~10 min 复查1次心电图。

(2)超声心动图：缓解期可无明显表现，心绞痛发作时可出现节段性室壁运动异常，伴一过性心室收缩、舒张功能障碍等表现。超声心动图负荷试验是诊断冠心病的方法之一，特异性高于心电图负荷试验，可以识别心肌缺血的范围和程度。

(3)实验室检查：心肌损伤标志物是鉴别和诊断患者 ACS 的重要检测手段。肌钙蛋白(cTn)的两种亚型 cTnl 或 cTnT 是首选的标志物。如不能检测 cTn 时，也可以通过检测肌酸激酶同工酶(CK-MB)作为代替，且 CK-MB 对判断心肌坏死的临床特异性较高，对于在 AMI 早期 cTn 升高期间，判断心血管发生再梗死有诊断意义。需注意的是，临床实践中不能因等待患者的心肌损伤标志物结果而延误早期治疗。

5. ACS 的危险分层对于 ACS 患者的预后判断和治疗方案的选择具有重要的意义。

(1)STEMI 的高危特征较多，早期进行风险评估，可采用 TIMI 危险评分，如表5-1。

表5-1　TIMI 危险评分

ST 抬高型	分值	非 ST 断抬高型
年龄≥75 岁	3	年龄大于等于65 岁
年龄为65~74 岁	2	存在至少3个冠状动脉性心脏病的危险因素
糖尿病、高血压或心绞痛	1	既往冠状动脉狭窄大于等于50%
收缩压小于 100 mmHg	3	入院心电图检查有 ST 段偏移
心率大于 100 次/分	2	在先前24小时内至少有2次心绞痛发作
Killip 分级为Ⅱ~Ⅳ级	2	血清心脏生物标志物升高
体重小于 67 kg	1	先前7日内使用过阿司匹林
前壁 ST 段抬高或者左束支阻滞	1	
再灌注治疗前的时间大于 4 h	1	

注：危险评分=总分值，针对 NSTEMI 的分值，存在时计1分，不存在时计0分，分值越高风险越高。

（2）UA 及 NSTEMI 的危险分层涉及因素较多，详见表 5-2。

表 5-2 UA 及 NSTEMI 的危险分层

特征	高危（至少存在下列 1 个特征）	中危（没有高危特征，但必须有下列 1 项）	低危（没有高危或中危特征，但存在下列 1 项）
病史	过去 48 h 内反复发作心肌缺血	既往患过心肌梗死、外周或脑血管病或 CABG，既往使用阿司匹林	无
胸痛特征	静息痛持续>20 min	静息胸痛时间>20 min，通过休息或舌下含服硝酸甘油可缓解 有中度或高度可疑 ACS 所致夜间心绞痛 过去 2 周内新发或加重的 ACS Ⅲ~Ⅳ级心绞痛，但不伴>20 min 的静息心绞痛	2 周前至 2 个月内新发心绞痛，时间<20 min 心绞痛诱发阈值下降 心绞痛发作频率增加，程度加重或持续时间延长
临床特征	缺血诱发的肺水肿 新出现或加重的二尖瓣反流 第三心音、新发肺部啰音或原有啰音加重 低血压，心动过缓，心动过速	年龄 70 岁以上 年龄 75 岁以上	
心电图	静息心绞痛伴一过性 ST 段变化>0.05 mV，aVR 导联 ST 段抬高>0.1 mV 新出现的束支传导阻滞 持续室性心动过速	T 波改变， 病理性 Q 波 多个导联（下壁、前壁或侧壁）静息状态下持续 ST 段压低<0.1 mV	正常或没有动态变化
心脏标记物	显著升高	心脏标记物轻度升高	正常

注：ACS：急性冠脉综合征，CABG：冠状动脉旁路移植术。

三、临床治疗要点

急性冠脉综合征的治疗原则是快速识别致命性的胸痛，积极救治。

1. 院前急救

（1）首先识别并确认缺血性的胸痛，根据首次医疗接触 FMC 时间要求，首份 12 导联心电图要求 10 分钟完成，可疑下壁或正后壁心肌缺血或心肌梗死加做 18 导联心电图，如出现 ST 段抬高，将患者送往能行心血管再灌注治疗的医院，并及时做好院前与院内的衔接沟通。

急性冠脉综合征患者接诊流程

（2）转送途中监测生命体征，当 SaO_2<92% 或 S_PO_2<94%，给予氧疗。

（3）如发生心跳呼吸骤停，立即行心肺复苏（CPR）及电除颤。

（4）对症治疗：舌下含服或喷雾硝酸甘油，必要时给予吗啡止痛。

（5）建立静脉通路，常规选择左侧肢体进行静脉留置针穿刺术，以备 PCI 手术需要。

（6）考虑溶栓治疗应该及时排除禁忌证。

2. 院内急救

（1）快速分诊：根据 ACS 危险分层评估结果，迅速将患者分为 STEMI、高危 NSTE-ACS 及中危 NSTE-ACS，进行有效识别并分诊，采取不同的救治措施，一旦明确诊断 ACS，第一时间启动绿色通道急救流程，联合心内科、介入科、CCU、心电图科、检验科、经管科等多个科室，建立一种规范化的急救护理路径，最大程度缩短绿色通道急救时间，在此期间，协助医生和患者不断地进行沟通交流，满足了患者对疾病的知情权。

（2）一般治疗。

①休息：急性期绝对卧床休息，病室保持相对安静；

②5 分钟内需完成：心电图、血压、呼吸及血氧饱和度监护、吸氧 4~6L/分、12 导联甚至 18 导联心电图检查，迅速建立两条静脉通路；

③10 分钟内完成：采血，使用床旁即时检验 POCT（Point of care testing）分析仪进行床旁心肌标志物检查，血标本送检，15~30 分钟后追踪检验结果，如无床旁 POCT 分析仪，则 60 分钟内跟踪血液检查结果。

④对症处理，缓解缺血性胸部不适，预防及治疗 ACS 的致命性并发症，如：室颤、无脉性室速、心源性休克及急性心力衰竭等。

（3）心肌再灌注：早期再灌注治疗：心肌再灌注是积极的治疗方法，时机是在发病 12 小时内，最佳的治疗时机是发病后的 4~6 小时内，早期快速进行心肌再灌注，能使濒临坏死的心肌得到存活的机会，缩小坏死的面积，减少梗死后心肌重塑的时间，使患者的预后得到改善，是降低死亡率的重要环节。

再灌注治疗的策略选择

①溶栓治疗是 ACS 的主要治疗方法：溶栓治疗快速、简便，尤其对发病 3 小时以内的 STEMI 患者，其溶栓即刻疗效与直接 PCI 相似，急性心肌梗死在发病 6 小时内为溶栓治疗的黄金时间，力争在患者入院 0.5 小时或发病最初 1 小时黄金时间内尽早开始为其

急诊溶栓治疗,溶栓前应全面评估适应证和禁忌证(详见本章第一节中的"急性 ST 段抬高型心肌梗死")。

②经皮冠状动脉介入治疗(PCI):实施 PCI 之前应充分评估具备实施介入治疗的条件,并快速启动急性心肌梗死急救绿色通道,在明确诊断之后,在进行一般常规治疗的同时,要做好 PCI 的术前准备,快速将患者送入导管室(详见本章第一节中的"急性 ST 段抬高型心肌梗死")。

四、护理要点

1.早期急救干预

分诊护士接诊疑似胸痛患者时,应快速重点询问相关临床症状,包括:疼痛的部位、疼痛的程度、有无放射到其他部位,有无伴随的症状,如:恶心、呕吐、出冷汗等,尽量在 5 分钟内描记患者的 12 导联心电图,并在最短时间内完成生命体征的监测,密切观察患者是否出现休克、心衰、心律失常等临床表现,同时,安置患者卧床休息,在排除疾病影响的因素下,应安抚患者情绪。一旦确诊 ACS,应立即启动生命绿色通道急救流程,联合心内科、介入室、CCU、检验科、经管科等,确保绿色通道的畅通无阻,最大限度地减少从进入抢救室到术前准备所需的时间。

2.急诊室即刻救护

(1)身心休息:接诊护士应协助患者取舒适体位,绝对卧床休息,减少心肌耗氧量,同时做好家属宣教,严禁随意搬动患者,如出现心跳呼吸骤停等紧急情况应就地抢救,就地 CPR,待病情平稳后方可移动,争取最短时间送入介入室。

(2)生命体征监测:严密监测心电图、呼吸、血压、血氧饱和度的变化,应注意导联电极位置应该避开除颤区域及心电图胸导联的位置。

(3)氧疗:出现 $SaO_2 < 90\%$ 或 $SpO_2 < 94\%$,或存在左心室功能衰竭时予以氧疗,并按中国 ACS 指南采用高浓度面罩给氧 8 L/min,而对于无明显缺氧的 STEMI 或 NSTE-ACS 患者,为缓解其焦虑情绪、减轻心肌缺血,可给予面罩或鼻导管吸氧(2~4 L/min)。

(4)描记 12 导联或 18 导联心电图:下壁和(或)正后壁心肌梗死时需加做 V3R~V5R 和 V7~V9 导联。对早期心电图无明显变化的疑似 NSTE-ACS 患者,应动态复查心电图。

(5)建立静脉通路:首选左上肢或左下肢相对粗、直、大的静脉进行建立静脉通路(因 PCI 常用右侧桡动脉,所以不在右侧建立静脉通路),均留置 Y 形静脉套管针或予留置三通接头以备抢救和急诊介入手术。

(6)根据急救流程要求,完成动、静脉血标本的采集:接诊 10 分钟内完成心肌标志物的检查,血标本送检 30 分钟后,应及时追踪检验结果,如有条件,可使用床旁 POCT 快速血液分析仪进行检测,检验结果完成时间为 20~30 分钟。

(7)镇痛护理:遵医嘱给予哌替啶、吗啡、硝酸甘油等镇痛扩冠脉的药物,对于烦躁不安的患者可给予地西泮肌内注射。用药期间注意观察用药反应,有无呼吸抑制、心率增快、头痛、头晕等不良反应。使用镇痛药物过程中,应动态评估镇痛效果,及时做好记录并反馈。

(8)按医嘱合理应用药物：遵医嘱口服肠溶阿司匹林 300 mg、氯吡格雷片 300～600 mg 及他汀类药物快速抗血小板、抗凝、降脂，皮下注射低分子肝素等，使用抗凝治疗的过程中应该密切观察患者有无出血倾向，对于动、静脉穿刺部位的按压要注意延长按压时间，要按压直至不出血为止。

(9)心肌再灌注的护理：包括 PCI 术前、术后护理及溶栓的护理，有效的护理干预对患者的治疗预后有积极的影响(详见本章第一节中的"急性 ST 段抬高型心肌梗死")。

(10)预防心律失常、休克及心力衰竭等并发症的护理。

①急性期持续实施心电监护、发现心律失常或心力衰竭情况，应及时报告医生处理，遵医嘱使用抗心律失常、抗心力衰竭的药物，警惕发生室颤、猝死，抢救仪器、物品(如：除颤仪、起搏器等)及药品随时处于备用状态。

②遵医嘱使用扩容、纠酸、血管活性药物，避免脑缺血、保护肾功能。

(11)健康宣教。

①养成良好的生活习惯：调整生活方式、缓解压力、避免熬夜、饱餐、烟酒等不良生活习惯的刺激，培养良好的排便习惯，保证大便通畅。

②协助患者制定合理的饮食方案，给予低热量、低脂、低胆固醇和高维生素、高纤维饮食，少量多餐、避免刺激性食物。

③协助患者制定逐步活动计划，避免过度运动导致的过度劳累。

④遵嘱用药，提高患者依从性，通过宣教使患者了解所服药物的作用、不良反应，切实定期复查、随诊。

⑤控制危险因素，做好二级预防，鼓励患者积极治疗心血管相关疾病，如高血压、高血脂、糖尿病等，控制体重于正常范围，鼓励患者戒烟戒酒，提高防病意识。

(12)心理护理：通过对患者及家属在 ACS 相关疾病知识的宣讲过程中，使患者及家属对疾病及治疗方案在认识上有一定的提高，从而能更有效地配合医护人员实施治疗与护理。同时，通过沟通的方式了解患者及家属的心理状况，及时对他们焦虑、恐惧、抑郁等情绪进行疏导，必要时联合心理科实施有效的心理治疗，从而逐渐消除患者及家属的不良情绪，逐步树立康复的信心。

五、急性 ST 段抬高型心肌梗死

急性 ST 段抬高型心肌梗死(ST Segment Elevation Myocardial Infarction, STEMI)的定义：心肌缺血性坏死，在冠状动脉病变的基础上，发生冠状动脉血供急剧减少或中断，使相应的心肌严重而持久地急性缺血，进而导致心肌坏死。

(一)临床特点

1.病因　由于冠状动脉粥样硬化，造成一支或多支血管管腔狭窄和心肌供血不足，而侧支循环未充分建立。在此基础上，由于不稳定的粥样斑块破溃，继而出血和管腔内血栓形成，而使管腔闭塞。少数情况下粥样斑块内或其下发生出血或血管持续痉挛，也可使冠状动脉完全闭塞。

2.冠状动脉支配区域如下。

(1)左前降支:左室前壁、心尖、下侧壁、前间隔、二尖瓣前乳头肌。

(2)右冠脉:左室膈面、后间隔、右室、窦房结及房室结。

(3)左回旋支:左高侧壁、膈面、左心房、房室结。

(4)左主干:广泛左室。

3.肌总缺血时间和显微镜下变化　即由胸痛发作开始至恢复有效心肌再灌注的总时间,决定 STEMI 的梗死面积和预后。

冠状动脉闭塞与
心肌损伤坏死的程度

因此,早期有效再灌注治疗,尤其是 3 小时内的有效再灌注治疗,可以挽救大片濒死心肌,缩小梗死面积,保护心室功能,改善患者预后。

4.病理生理改变　心室收缩舒张功能障碍,心脏射血分数(EF)下降,心排出量减少,伴心律失常、血压下降,甚至泵衰竭,心功能按 Killip 分级:I 级无明显心力衰竭,II 出现左心衰竭,<50%肺野可闻及肺部啰音,III 级可出现急性肺水肿,满肺啰音,IV 级出现心源性休克,泵衰竭最严重的情况是出现急性肺水肿伴心源性休克。

5.疼痛。

(1)部位:胸骨体中段或上段之后可波及心前区,如手掌大小范围,界限不是很清楚。常放射至左肩、左臂内侧达无名指和小指,或至颈、咽或下颌部。

(2)性质:胸痛常为压迫、发闷或紧缩感,不像针刺或刀扎样痛。

(3)持续时间:疼痛时间较长,一般超过 30 分钟以上,休息或含服硝酸甘油不能缓解。常常伴有烦躁不安、面色苍白、出汗、恐惧或濒死感。

6.合并多种并发症。

(1)心律失常:多于 24 小时内,以室性期前收缩最常见,易导致室颤,为患者急性心梗早期主要死因。

(2)心源性休克:主要为心梗后心排出血量减少所致心源性休克为主,神经反射、血容量不足为辅。

(3)心力衰竭:主要根据梗死的分支不同,可有左右心衰表现,可按血流动力学改变行 Killip/Forrester 临床分级。

7.常伴随胃肠道症状　坏死心肌刺激迷走神经、心排血量减少、组织灌注不足导致恶心、呕吐、上腹痛、胀气、呃逆。

8.心脏听诊可闻及异常杂音　心脏收缩、舒张功能下降,出现 S1 减弱/闻及 S3、S4;心包炎导致心包摩擦音;乳头肌断裂、室间隔穿孔可闻及收缩期杂音。

9.生命体征变化　血压大多呈下降趋势,难以恢复至发病前水平。

10.STEMI 临床危险分层　常见的高危 STEMI 患者包括:

(1)高龄(尤其是老年女性)。

(2)原有严重的基础疾病(糖尿病、心肾功能不全、脑血管病病史等)。

(3)重要脏器出血病史(脑出血、消化道出血等)。

（4）大面积心肌梗死。

（5）合并严重并发症（恶性心律失常——室性心动过速或心室颤动、急性心力衰竭、心源性休克、机械并发症等）。

（6）院前有心搏骤停。

11. 心电图检查　心电图不仅可以判断急性心肌梗死的存在，而且可以对心肌损伤/坏死的具体部位作出定位和对STEMI分期的诊断，心电图的动态变化才能诊断心肌缺血。

STEMI心电图诊断

（1）对疑似STEMI的胸痛患者，应在首次医疗接触（FMC）后10 min内记录12导、18导联心电图。

（2）典型的STEMI早期心电图表现为ST段弓背向上抬高（呈单向曲线）伴或不伴病理性Q波、R波减低（正后壁心肌梗死时，ST段变化可以不明显）、T波倒置。

（3）超急期心电图可表现为异常高大且两支不对称的T波。

（4）首次心电图不能明确诊断时，需在10~30 min后复查。与既往心电图进行比较有助于诊断。

（5）左束支阻滞患者发生心肌梗死时，心电图诊断困难，需结合临床情况仔细判断。建议尽早开始心电监测，以发现恶性心律失常。

12. 影像学检查。

（1）放射性核素检查：通过放射性核素静息和负荷心肌灌注显像，"热点"扫描能观察急性期坏死的心肌细胞；"冷点"扫描能观察慢性期存活的心肌细胞，通过SPECT方法观察心肌细胞（目前多用），亦可通过此方法与其他可能疾病相鉴别。

（2）超声心动图负荷试验检查：了解室壁、瓣膜的运动，心室功能，心包情况，特异性高于心电图负荷试验，可以识别心肌缺血的范围和程度。

13. 实验室检查　心肌标志物的检查，首选肌钙蛋白，在不具备检查肌钙蛋白的情况下，肌红蛋白敏感对治疗后再发心梗有诊断意义。其次，还可以检查血液中心型肌酸激酶，另外，血常规中、WBC、中性粒细胞增多、ESR、CRP增高。

心肌标志物检查

（二）临床治疗

由于心肌细胞不可再生，所以STEMI的治疗原则是：尽快恢复心肌血液灌注以挽救濒死心肌、防止梗死扩大并缩小心肌缺血范围。及时处理严重心律失常、泵衰竭和各种并发症，防止猝死。使患者不但能渡过急性期，且康复后还能保持尽可能多的有功能的心肌。

1. 一般治疗

（1）所有STEMI患者应立即给予心电、呼吸、血压和血氧饱和度监测，及时发现和处理心律失常、血流动力学异常。按FMC要求，接诊10 min内完善18导联心电图，以确定STEMI的程度及部位，同时启动绿色通道急救流程。

（2）一般STEMI不主张常规吸氧，但当出现低氧血症时，或SpO_2<94%时应该给予氧疗。

（3）合并左心衰竭（肺水肿）和（或）机械并发症的患者常伴严重低氧血症，需面罩加压给氧或气管插管并机械通气。

（4）快速建立静脉通道，备溶栓或 PCI 等急救用。

（5）镇痛镇静 STEMI 伴剧烈胸痛患者应迅速给予有效镇痛剂，如静脉注射吗啡 3 mg，必要时间隔 5 分钟重复 1 次，总量不宜超过 15 mg。但吗啡可引起低血压和呼吸抑制，并降低 P2Y12 受体拮抗剂的抗血小板作用。有严重焦虑情绪患者，可遵嘱使用中效镇静剂，如：苯二氮䓬类药物。

（6）注意保持患者大便通畅，必要时使用缓泻剂，避免用力排便导致心脏破裂、心律失常或心力衰竭。

2. 急性期尽早完善心肌标志物及血液常规项目的检查，但不应延迟再灌注治疗的时间。

3. 心肌再灌注治疗

时间就是心肌，时间就是生命，重要的是掌握好再灌注的时间节点。

（1）溶栓治疗。溶栓治疗快速、简便，在不具备 PCI 条件的医院或因各种原因使 FMC 至 PCI 时间明显延迟时，对有适应证的 STEMI 患者，静脉内溶栓仍是较好的选择。院前溶栓效果优于入院后溶栓。对发病 3 h 内的患者，溶栓治疗的即刻疗效与直接 PCI 基本相似；有条件时可在救护车上开始溶栓治疗，要严格筛查适应证。

溶栓的适应证与禁忌证

（2）溶栓剂的选择。优先采用特异性纤溶酶原激活剂。重组组织型纤溶酶原激活剂阿替普酶可选择性激活纤溶酶原，对全身纤溶活性影响较小，无抗原性，是目前最常用的溶栓剂。但其半衰期短，为防止梗死相关动脉再阻塞需联合应用肝素（24~48 小时）。其他特异性纤溶酶原激活剂还有兰替普酶、瑞替普酶和替奈普酶等。非特异性纤溶酶原激活剂包括尿激酶和尿激酶原，可直接将循环血液中的纤溶酶原转变为有活性的纤溶酶，无抗原性和过敏反应。溶栓开始后 60~180 分钟内应密切监测临床症状、心电图 ST 段变化及心律失常。

（3）血管再通的间接判定指标：

①60~90 分钟内心电图抬高的 ST 段至少回落 50%。

②肌钙蛋白 cTn 峰值提前至发病 12 小时内，CK-MB 酶峰提前到 14 小时。

③胸痛症状在 2 小时内明显缓解。

④2~3 小时内出现再灌注心律失常，如加速性室性自主心律、房室传导阻滞（AVB）、束支阻滞突然改善或消失，或下壁心肌梗死患者出现一过性窦性心动过缓、窦房传导阻滞，伴或不伴低血压。

（4）溶栓后处理：对于溶栓后患者，无论临床判断是否再通，均应早期（3~24 小时内）进行旨在介入治疗的冠状动脉造影；溶栓后 PCI 的最佳时机仍有待进一步研究。无冠状动脉造影和（或）PCI 条件的医院，在溶栓治疗后应将患者转运到有 PCI 条件的医院。

（5）出血并发症及其处理：溶栓治疗的主要风险是出血，尤其是颅内出血（0.9%~

1.0%）。高龄、低体质量、女性、既往脑血管疾病史、入院时血压升高是颅内出血的主要危险因素。一旦发生颅内出血，应立即停止溶栓和抗栓治疗；进行急诊 CT 或磁共振检查；测定红细胞比容、血红蛋白、凝血酶原、活化部分凝血活酶时间（APTT）、血小板计数和纤维蛋白原、D-二聚体，并检测患者血型及进行交叉配血。治疗措施包括降低颅内压；4 小时内使用过普通肝素的患者，推荐用鱼精蛋白中和（1 mg 鱼精蛋白中和 100 U 普通肝素）；出血时间异常可酌情输入 6~8 U 血小板。

（6）PCI 治疗。

①直接 PCI 的适应证。2019ESC（欧洲心脏病学会）最新 STEMI 指南指出，在送入能行 PCI 治疗中心的患者可以急诊或者 CCU/ICU，直接转入导管室即刻 PCI。其适应证如下：

a. 发病>12 小时和出现新发的左束支传导阻滞；

b. STEMI 伴休克，即使发病超过 12 小时者；

c. NSTEMI 伴梗死动脉严重狭窄；

d. 有溶栓禁忌证，但符合再灌注治疗条件的患者。

②禁忌证。

a. 发病>12 小时以上的患者；

b. 无血流动力学障碍患者，非梗死相关动脉不做急诊 PCI；

c. 发病超过 24 小时、无心肌缺血、血流动力学和心电稳定患者不宜直接 PCI；

d. 心源性休克患者应先行主动脉球囊反搏术，等血压稳定后方可考虑实施 PCI 术。

③补救 PCI：对于溶栓后仍有胸痛，抬高的 ST 段降低不明显，应实施补救 PCI。

④溶栓再通 PCI：溶栓后尽早将患者转运到有 PCI 条件的医院，溶栓成功者于 3~24 h 进行冠状动脉造影和血运重建治疗；溶栓失败者尽早实施补救 PCI。溶栓治疗后无心肌缺血症状或血流动力学稳定者不推荐紧急 PCI，可在 7~10 天行冠状动脉造影，对发现的残留的狭窄血管根据患者实际生命体征情况进行 PCI 术。

⑤FMC 与转运 PCI：若 STEMI 患者首诊于无直接 PCI 条件的医院，当预计 FMC 至 PCI 的时间延迟<120 分钟时，应尽可能地将患者转运至有直接 PCI 条件的医院；如预计 FMC 至 PCI 的时间延迟>120 分钟，则应于 30 分钟内溶栓治疗。根据我国国情，也可以请有资质的医生到有 PCI 设备的医院行直接 PCI(时间<120 分钟)。

（7）急诊冠状动脉旁路移植术（CABG）：当 STEMI 患者出现持续或反复缺血、心源性休克、严重心力衰竭，而冠状动脉解剖特点不适合行 PCI 或出现心肌梗死机械并发症需外科手术修复时可选择急诊 CABG。

抗血小板和抗凝治疗常用药物

（8）STEMI 的主要原因是冠状动脉内斑块破裂诱发血栓性阻塞。因此，抗栓治疗（包括抗血小板和抗凝治疗）十分必要。

（三）护理措施

（1）休息：绝对卧床休息，保持环境安静，限制探视，减少干扰，减少心肌氧耗量，有利于缓解疼痛。

(2)吸氧：间断或持续吸氧，氧流量3~6 L/min，以增加心肌氧的供应。

(3)建立静脉通道：以左侧肢体为主，保持通道通畅。

(4)严密监测生命体征，警惕发生恶性心律失常、心衰、心源性休克等并发症。

(5)止痛治疗的护理：遵医嘱给予吗啡或哌替啶止痛，给予硝酸甘油或硝酸异山梨酯，烦躁不安者可肌注地西泮，并及时询问患者疼痛及其伴随症状的变化情况，注意有无呼吸抑制、脉搏加快等不良反应，随时监测血压的变化。

(6)指导患者采取通便措施：评估排便状况、排便次数、性状、难易程度，有无便秘，是否已服通便药物。进食清淡易消化含纤维素丰富的食物，每日清晨给蜂蜜20 mL加适量温开水同饮；适当腹部按摩(按顺时针方向)；遵医嘱通便药物如麻仁丸、果导片等，必要时含服硝酸甘油，使用开塞露。

(7)心肌再灌注的相关护理：

1)PCI术前护理。遵嘱抽血送检查：心肌损伤标志物、血常规、凝血四项、血液生化检查、N-BNP、肝肾功能等，做好术区的备皮，备好便携式吸氧装置及必要的抢救物品药品，由医护人员尽快护送患者进入导管室。

2)溶栓护理。

①因各种原因无法实施PCI手术治疗者而实行溶栓治疗者，应及时做好溶栓治疗前的适应证及禁忌证的评估。

②在准确使用溶栓药物时，必须实时监测生命体征的改变，尤其是血压的变化，在此期间还要遵医嘱随时行心电图检查，及时掌握心肌收缩及心功能的变化情况，及时发现心律失常及ST段改变，同时观察胸痛缓解的情况。

③使用溶栓药物过程中，要警惕颅内出血，这是溶栓治疗最严重的并发症，观察是否出现头痛、视觉障碍、意识障碍等症状。

④在用药过程总还要严密观察有无不良反应，如：过敏、发热等。

3)PCI术后护理。

①生命体征的观察 PCI术后最初24小时内心律失常发生率最高，遵医嘱持续心电监护，密切观察体温、呼吸、血压、心率/心律变化，及时识别各种心律失常，特别注意观察有无恶性心律失常发生。如有异常，应及时告知医生。

②如合并心源性休克患者，用垫枕抬高患者的头胸10°~20°，抬高下肢20°~30°，高流量吸氧(4~6 L/min)。

③注意观察术后患者有无腰酸、腹胀、穿刺血管损伤的并发症、尿潴留、低血压、造影剂反应、心肌梗死等负效应，并对症处理。

④心理护理。实施行之有效的疾病知识宣教，消除患者及家属对急性心梗的恐惧及焦虑，提高患者及家属的依从性，取得有效的医患配合，帮助患者树立康复的信心。

六、不稳定性心绞痛和非ST段抬高型心肌梗死

(一)定义

非ST段抬高急性冠状动脉综合征(non-ST-segment Elevation Acute coronary Syndrome，NSTE-ACS)，NSTE-ACS又包括不稳定性心绞痛(UA)和非ST段抬高型心肌

梗死（NSTEMI），NSTE-ACS 的病理生理学基础主要为冠状动脉严重狭窄和（或）易损斑块破裂或糜烂所致的急性血栓形成，伴或不伴血管收缩、微血管栓塞，引起冠状动脉血流减低和心肌缺血。近年来 NSTE-ACS 的发病率呈上升趋势，有研究发现 NSTE-ACS 患者具有发病年龄高，症状不典型，易漏诊或误诊，远期预后差等特点了解 NSTE-ACS 的临床特点和治疗护理要点有助于提高临床诊断率和改善患者预后。

（二）临床特点

不稳定性心绞痛与 NSTEMI 的发病机制和临床表现近似，但严重程度不同，主要区别在于缺血是否严重到导致心肌损伤，并且可以定量检测到心肌损伤的生物标志物。

NSTE-ACS患者的特点

1.心绞痛分级　以加拿大心血管病学学会（CCS）的心绞痛分级标准为准。

（1）疼痛特点：典型胸痛呈胸骨后压榨性疼痛（同 STEMI）；不典型性疼痛表现为上腹痛、类似消化不良症状和鼓励性呼吸困难，常见于老年人、女性、糖尿病和慢性肾脏疾病或痴呆症患者。临床上缺乏典型性胸痛、特别是心电图正常或临界改变时，常易被忽略和延误治疗，进行严密动态观察。

（2）诊断依据 NSTEACS 患者进行诊断的依据在于：①具有缺血性胸痛病史；②通过心电图检查发现，ST 段压低或者短暂抬高、T 波倒置；③冠脉造影或者血管超声证实为冠心病。

1）不稳定型心绞痛（以下简称 UA）的诊断：表现为运动或自发性胸痛，休息或含服硝酸甘油可迅速缓解，心电图变化提示有新的心肌缺血，即新的 ST-T 动态演变（新发或一过性 ST 压低≥0.1 mV，或 T 波倒置≥0.2 mV），心肌损伤标志物不升高。应当注意，表现为正常的心电图不能排除急性冠脉综合征诊断，一定要动态观察心电图，发作胸痛时的心电图缺血改变最有助于诊断。

2）NSTEMI 的诊断标准：心肌损伤标志物增高或增高后降低，至少有一次数值超过参考值上限，具备至少下列一项心肌缺血证据者即可诊断。

①缺血症状（缺血性胸痛大于 15 分钟，含服硝酸甘油缓解不明显）。

②心电图变化提示有新的心肌缺血，即新的 ST-T 动态演变（新发或一过性 ST 段压低≥0.1 mV，或 T 波倒置≥0.2 mV）。

NSTEMI 的胸痛与 UA 相似，但是比 UA 更严重，持续时间更长；也有一些老年人，以较严重的胸闷、气短为首要症状；与 STEMI 不同，此类患者的心电图不表现为 ST 段抬高，而是 ST 段压低和 T 波倒置等动态变化。

2.体征　大部分无明显体征，高危患者心肌缺血引起的心功能不全，可有新出现的肺部啰音或原有啰音增加，出现第三心音，心动过缓或心动过速，以及新出现二尖瓣关闭不全等体征。

3.危险分层　2014AHA/ACC（美国心脏协会/美国心脏病学会）NSTE-ACS 指南提出所有 NSTE-ACS 患者均进行早期危险分层和出院前的危险分层；所有 NSTE-ACS 患者均进行出血风险评估，患者病情严重性的判断主要依据是心脏病病史、体征和心电图，特别是发作时的心电图。病史中的关键点是 1 个月来的心绞痛发作频次，尤其是近 1 周的发作情况，观察活动耐量降低的程度；发作持续时间和严重性加重情况；是否在原劳力型心绞痛基础上近期出现静息心绞痛(详见"急性冠脉综合征"章节中的表 5-1 和表 5-2)。关于 UA/NSTEMI 诊断和危险分层的相关建议如下：

(1)I 类：

①静息性胸痛时间大于 20 min，血流动力学不稳定或近期有晕厥或先兆晕厥而拟诊 ACS 的患者，应立即送往急诊科。

②胸痛患者应做早期危险分层，重点在心绞痛症状、体检发现、心电图所见和心肌损伤标记物。进行性胸痛患者应即刻(10 min 内)做 12 导联心电图，并观察心电图动态变化。

③所有 ACS 患者，均应测定心肌损伤标记物。肌钙蛋白是心脏特异的优选标记物，所有患者均④应测定，cK-MB 试剂条测定也可以接受。胸痛发作 6 h 内心肌损伤标记物阴性，应当在 8~12 h 内重复测定。

(2)IIa 类：症状发作 6 h 内的患者，除了心脏肌钙蛋白外，还应考虑测定心脏损伤的早期标记物肌红蛋白。

(3)IIb 类：测定 c 反应蛋白(CRP)和其他炎性标记物。

4.辅助检查　超声、X 线、MRI 检查等方法均在临床得到广泛的使用，而通过床旁 X 线可以协助评估肺水肿及其心影大小，便于确诊 ST 抬高型心肌更死得危险分层。尤其是伴随左束传导阻滞、疑后壁梗死伴有前壁 ST 下移患者，通过超声检查发现室壁运动异常者，可作为判定为心肌梗死的依据。

(三)急救治疗

NSTE-ACS 的治疗原则是根据危险分层结果选择合理的治疗方案，归纳为：遵循规范、及时诊治、分层施治、规范方案、二级预防。

1.一般治疗　卧床休息，吸氧，心电监护(同 STEMI 治疗没有太大差异)。

2.药物治疗

(1)缓解症状：无禁忌证的患者，立即舌下或口含硝酸甘油 0.3~0.6 mg，每 5 分钟重复一次，总量不超过 1.5 mg；静脉给药用于合并顽固性心绞痛、高血压或心力衰竭。

(2)抗血小板治疗：入院后应尽快开始双联抗血小板治疗，联合使用阿司匹林和一种 P2Y12 受体抑制剂(氯吡格雷、替格瑞洛等)。需要时给予负荷剂量；根据需要应用血小板 GP IIb/IIIa 受体拮抗剂；根据危险分层、冠脉造影结果和病情需要调整抗血小板药物治疗。

(3)抗凝药物：无明确禁忌，均推荐接受抗凝治疗。根据缺血和/或出血风险、疗效和/或安全性选择抗凝剂。如需联合使用华法林和抗血小板药物，应监测 INR；并依据病情需要调整抗栓药物。

(4)他汀类药物：NSTE-ACS 患者均应给予强化他汀类药物治疗；准备行 PCI 的 NSTE-ACS 患者，推荐在 PCI 前使用大剂量负荷他汀治疗：阿托伐他汀 40~80 mg 或瑞舒伐他汀 20 mg。

(5)β 受体阻滞剂：除非不能耐受或有禁忌证，常规使用 β 受体阻滞剂。

（6）ACEI：除非不能耐受或有禁忌证，所有 NSTE-ACS 患者应接受 ACEI 治疗，对于不能耐受 ACEI 的患者，可考虑应用 ARB。

（7）冠状动脉血管重建治疗

根据临床情况、危险分层、合并症和冠状动脉病变的程度和严重性选择血运重建的最佳时间以及优先采用的方法（PCI 或 CABG）：

1）PCI 有下列情况时，可于 2 小时内紧急冠状动脉造影，对于没有严重合并疾病、冠状动脉病变适合 PCI 者，实施 PCI 治疗：

①在强化药物治疗的基础上，静息或小运动量时仍有反复的心绞痛或缺血发作；

②心肌标志物升高（cTnT 或 cTnI）；

③新出现的 ST 段明显压低；

④心力衰竭症状或体征，新出现或恶化的二尖瓣反流；

⑤血流动力学不稳定；

⑥持续性室性心动过速。

无上述指征的中高危患者可于入院后 12~48 小时内进行早期有创治疗。

2）CABG：本治疗对于左主干病变、3 支血管病变或累及前降支的 2 支血管病变，且伴有左室功能不全或糖尿病者首选；单对于早期冠脉造影提示病变不需要或不适合实施 PCI 干预的患者，如狭窄程度小于 50%，仅小面积可能受累，病变或患者自身条件不允许，应积极药物治疗。

（8）在强化药物治疗的基础上，中高危患者应根据临床情况尽早行冠状动脉造影检查，以决定是否进行血运重建治疗及血运重建的方式。

（9）低危患者经临床评估后再行决定是否行侵入性检查。

对所有进行冠脉造影和（或）PCI 的患者术前评估对比剂肾损害风险，根据评估结果采取预防措施。

3. 保守治疗　对于低危的患者可先进行单纯药物治疗，包括抗缺血，抗凝和抗血小板治疗等，但对于存在再发心血管事件的危险者，或住院期间再发胸痛、心电图有缺血改变，心肌损伤标志物再次升高者应尽早或择期冠脉造影及 PCI 治疗。

NSTE-ACS急性期和
长期药物规范治疗

4. NSTE-ACS 患者急性期和长期药物规范化治疗。

5. 预防心衰、心源性休克、心律失常及使用抗血小板、抗凝药物可能发生的出血等并发症。

（四）护理要点

1. 接诊紧急处理　到达急诊科 0~10 分钟内：①完成病史采集与体格检查，尤其是 FMC 要求的 12 导联心电图检查，必要时行 18 导联心电图检查；②完善各项血液检查，包括心肌标志物、血常规、生化、凝血等项目；③同时建立静脉通道，保持静脉通道通畅；

2. 保证身心休息　急性期发病后 1~3 天内绝对卧床休息尽量避免搬动，避免诱因减少疼痛发作。同时保持环境安静、整齐。减少探视，避免不良刺激，保持睡眠。

3.疼痛护理　疼痛使患者烦躁不安，可加重心脏负担，需尽快止痛。遵医嘱给予吗啡或哌替啶皮下或者肌肉注射，可同时使用硝酸甘油持续静脉滴注或者口服硝酸异山梨酯，并严密监测疼痛变化。

4.吸氧　氧疗不做常规要求，但对于有缺氧症状，或者焦虑情绪较重的患者，给予4~6 L/min 氧气吸入，在避免缺氧的同时可以安抚患者情绪。

5.生命体征监测　在监护室行连续心电图、血压、呼吸监测3~5天，若发现室早>5个/分，或多源室早、R-onT 现象或者严重房室传导阻滞时，应警惕室颤或者心脏骤停可能发生，必须立即通知医生，并准备好除颤器，对心电图、心率、血压、血流动力学做动态观察，如有异常及时汇报处理，同时注意观察尿量、意识情况。

6.预防并发症　严密监测生命体征，动态评估心电图变化，遵嘱实时监测血流动力学变化，预防出现心律失常、心衰、心源性休克及出血等情况。

7.饮食护理　给予低热量、低脂、低胆固醇、少糖、少盐、适量蛋白质及高维生素、高纤维饮食，提倡少量多餐，避免刺激性食物及饮料。

8.健康教育

①调整生活方式治疗：绝对戒烟，控制体重，强调控制饮食和适量运动；指导心脏康复，协助制定合理的康复运动计划。

②加强心理护理：对患者及家属进行疾病相关知识的宣教，实施心理护理，纾解不良的心理情绪，减少焦虑、恐惧的心理，树立良好的康复信心。

③加强二级预防的宣教：加强患者及家属的依从性，有效的遵嘱用药及定时复查，积极治疗基础病。

课程思政

　　冠心病患者的临床表现随个体不同而有着很大差别，论治时视病情变化而定。急则治其标，缓则治其本，或标本同治，使心胸之阳舒展，血脉运行畅通。治本采用温阳益气、滋阴养血之法；治标则以祛寒、豁痰、活血等法。总之，要辨虚实、明标本进行补虚或泻实，或标本兼顾，进行辨证分型治疗，才能取得良好的效果。

第二节　主动脉夹层

预习案例

　　患者，男性，50岁，因突发胸痛约4小时急诊入院，自诉饮酒后休息时于出现心前区撕裂样疼痛。入科查体：T 37.0℃、P 90次/分、RR 22次/分、SpO_2 100%（鼻导管吸氧5 L/min），监测四肢血压左上肢：88/67 mmHg，右上肢：140/73 mmHg，左下肢：131/70 mmHg，右下肢：142/74 mmHg；神志清醒，稍烦躁，两侧瞳孔等大等圆，直径约3 mm，光反射灵敏，四肢活动自如；心律齐，心音尚可，心前区可闻及收缩期杂音；腹平软，无压痛及反跳痛，肝脾肋下未及，肠鸣音亢进；两侧肢体动脉搏动不一致，左侧桡动脉搏动较对侧弱。

　　思　考：

1. 针对该患者应该考虑什么诊断？依据是什么？
2. 主要的护理要点是什么？

　　主动脉夹层（aorticdissection，AD）属心血管疾病中的危重急症，发病急、进展快、病死率高，易被误诊和漏诊，近年来备受关注。

一、定义

　　主动脉夹层（aortic dissection，以下简称AD）是指由各种原因造成的主动脉壁内膜破裂，血流进入主动脉壁内，导致血管壁分层，受到强有力的血液冲击，内膜逐步剥离、扩展，在动脉内形成真、假两腔。

二、临床特点

　　主动脉夹层患者常出现胸部和（或）背部撕裂样疼痛，能发生在任何年龄段，男女比例约为2：1，AD患者死亡率极高，导致AD最常见病因是高血压。

　　1.病因　最常见的是高血压，另外，动脉粥样硬化、特发性主动脉中层退行性病变、先天性主动脉畸形、主动脉壁炎症反应、妊娠等都是AD的诱因。

　　2.疼痛　约96%的AD患者临床表现为突发、急起、剧烈、呈撕裂样或刀割样的疼痛，且疼痛很少放射至颈、肩、或手臂等部位。疼痛的突然发生最特异，A型最常见的症状是前胸痛，B型最常见背痛和腹痛。

　　3.其他症状及并发症

　　（1）晕厥：最初的主要症状，约15%A型AD患者和<5%的B型患者出现此症状，与

心脏压塞或主动脉上部三分支夹层等危及生命的并发症有关。

（2）10%～15% 的 AD 患者伴有主动脉瓣反流、继发性心肌缺血甚至心肌梗死、心包填塞，当发生急性严重的主动脉瓣反流时可表现为心功能衰竭和心源性休克 。

（3）AD 患者神经系统并发症的发病率为 15%～40%，其中 50% 为一过性，表现为脑缺血或卒中、声嘶、急性偏瘫等。

（4）AD 少见咯血、呼吸困难等肺部症状。

（5）<5% 的 AD 患者可发生肠系膜动脉缺血，临床可表现为不典型腹痛，40% 的患者无腹痛。部分患者可发生胰腺炎。

（6）严重肾性高血压，急性肾衰竭：常见于 Ⅲ 型 AD，是由于主动脉夹层动脉瘤病变累及肾动脉或血肿压迫肾动脉引起肾动脉狭窄，造成急性肾衰竭，临床易误诊为其他疾病引起的肾衰竭。

（7）急性心肌梗死：冠状动脉开口受累，导致急性心肌梗死，以右冠多见，这种情况可能掩盖 AD 的诊断，如进行溶栓治疗会引起严重后果，早期死亡率高，因此临床上必须高度重视这种特殊情况。急性心肌梗死尤其是下壁梗死的患者，在进行溶栓或抗凝治疗前，首先要除外 AD。

De Bakey分型

4. 分型　根据内膜破口位置和累及范围，一般临床常用 De Bakey 分型和 Stanford 分型。病程分类 ①急性期：起病 2 周以内为急性期；②亚急性期：主动脉夹层起病 2 周至 2 月以内。③慢性期：起病超过 2 月为慢性期；未经治疗的 AD 患者，发病第一个 24 小时内每小时死亡约 1%，半数以上一周内死亡；约 70% 的患者 2 周内死亡；约 90% 的患者一年内死亡。可见该病为心血管疾病中致命的急诊之一 。

5. 主要临床表现

（1）90% 的患者出现撕裂样疼痛，这是最主要和突出的表现。

（2）95% 的患者伴有高血压，但外膜破裂则血压下降。

（3）由于撕裂的部位不同，存在不同的脏器缺血表现。

（4）心脏表现：50% 的患者伴 A 型严重并发症-主动脉瓣关闭不全。

（5）主动脉破裂症状：休克，严重者甚至死亡。

6. 辅助检查　①X 线是作为 AD 的初筛监测的必查项目；②CT 诊断 AD 敏感性为 83%～94%，特异性为 87%～100%；③MRI 检查的敏感性和特异性均为 98%，目前被认为是诊断主动脉夹层分离的金标准；④也可以行数字剪影血管造影（DSA）检查或超声检查。

7. 实验室检查　C 反应蛋白可作为主动脉夹层组织损伤和愈合的标志、判断患者活动及出院的参考指标。

三、治疗要点

1. 一般治疗

（1）监护：严格卧床休息、监测血压、心率、尿量、意识状态、神经系统体征及疼痛情况及部位的改变，必要时遵嘱使用镇痛药，如：吗啡、哌替啶等，但使用过程中严密监测呼吸功能状态；

（2）建立静脉通道和动脉通道：应尽量避免股动脉穿刺或抽血，在可能的动脉修补术中可将其留作旁路插管部位，如果不得已，急诊已建立了股动脉通道，应避免在对侧动脉穿刺。

2.降压治疗的原则　　降低左室射血速度和降低收缩压。

（1）充分控制血压是主动脉夹层抢救的关键，能有效稳定和终止夹层的继续分离。因为对患者产生致命影响的不是夹层本身，而是血肿进展引起的一系列变化。

（2）目标值：收缩压降至100~120 mmHg，心率60~80次/分。

（3）血压应该降至能保持重要脏器（心、脑、肾）灌注的最低水平，避免出现少尿（<25 mL/h）、心肌缺血及精神神经症状等重要脏器灌注不良的症状。

3.药物治疗

（1）最好使用能同时降低血管阻力和抑制心脏收缩的药物，无论疼痛和收缩期高血压存在与否，如无药物使用的禁忌证，均应使用β受体阻滞剂。急性期静脉给药，当单用β受体阻滞剂降压效果不佳时，可加用硝普钠（不应单用，可升高左室射血速度），当存在使用β受体阻滞剂的禁忌证时，可考虑钙通道阻滞剂地尔硫卓等。

（2）其他药物　　α受体阻滞剂、ACEI、利尿药，常用的药物方案如下：

①伴有高血压主动脉夹层的治疗方案。硝普钠（2.5~5.0 ug/kg. min）+普萘洛尔（每4~6小时1 mg），静脉滴注。硝普钠（2.5~5.0 ug/kg. min）+美托洛尔，美托洛尔剂量为5 mg，稀释为5 mL溶液后静脉注射5分钟，可给三个剂量。

②血压正常的治疗方案。普萘洛尔1 mg静脉注射，每4~6小时1次，或20~40 mg口服，每6小时一次（也可用美托洛尔）。

③如果可疑主动脉夹层的患者表现为严重低血压，考虑可能存在心包填塞或主动脉破裂，须迅速扩容，在采取积极治疗前必须仔细排除假性低血压的可能性，这种假性低血压是由于测量了被夹层累及的肢体动脉的血压引起的，如果迫切需要升压药治疗顽固性低血压，最好选用去甲肾上腺素而不是用多巴胺，因为多巴胺可增加左室射血速度。

4.治疗期间应关注的问题

（1）对急性胸痛的患者，如果怀疑主动脉夹层，不要急于溶栓和抗凝治疗。溶栓可促成主动脉夹层患者主动脉破裂出血，抗凝治疗不利于夹层假腔内血栓形成。

（2）溶栓制剂、肝素、华法林、阿司匹林等药物禁用于主动脉夹层。

（3）应避免血压出现较大的波动。如果有液体潴留，降压药物效果将会削弱，此时应给予利尿药。如果出现难于控制的高血压或需很大剂量降压药才能控制血压时，应考虑一侧或双侧肾动脉受累的可能，须尽早进行主动脉造影和外科手术治疗。

（4）避免单独使用正性肌力药物，应使用足量β-受体阻滞剂后再用。

5.介入治疗　　主动脉腔内隔绝术，主要适用于Ⅲ型，导管介入手术创伤小、恢复快，多数患者能耐受，避免了外科手术过程可能导致的一些并发症

远端夹层分离

6.外科手术治疗（人工血管置换术）　　适用于升主动脉夹

层(Ⅰ型和Ⅱ型)。近端夹层分离首选手术治疗，远端夹层分离应根据病情选择手术治疗。

四、护理要点

1. 休息　嘱患者严格卧床休息，避免用力过度(如排便用力、剧烈咳嗽)。

2. 严密监测生命体征，必要时监测四肢血压。

3. 氧疗　部分患者出现呼吸困难的症状，可通过氧疗改善缺氧症状及安抚患者的恐惧、焦虑心理。

4. 疼痛护理　疼痛与休克的加重与缓解都是病情变化的标志重要指标之一。动态的严密观察疼痛的部位、性质、时间、程度。使用强镇痛剂后，观察疼痛是否改善。缓解疼痛常用吗啡或哌替啶，吗啡 3~5 mg 稀释后静脉注射，哌替啶(度冷丁)50~100 mg 肌内注射，注意 2 次用药须间隔 4~6 h，以防成瘾。

控制血压的护理观察要点

5. 控制高血压　迅速降低血压、心室收缩力和收缩速率，以减少对主动脉壁的冲击力，是有效遏制夹层剥离、继续扩展的关键措施测量血压时，应同时测量四肢血压，以健侧肢体血压为真实血压，作为临床用药的标准。

6. 由于夹层撕裂范围不同，可能累及不同的脏器，AD 患者大多出现耐降压药现象，必要时可采用镇静剂联合降心率及降压药物，有效控制血压，在降压过程中严密监测生命体征，出现病情变化及时汇报。

7. 累及相关脏器的护理　AD 在发病和扩展过程中，可引起相关脏器供血不足、夹层血肿压迫周围软组织或波及主动脉各大分支。因此，应持续心电血压监护，动态观察心率、心律、血压、血氧饱和度等变化，严格记录液体出入量。早期发现、及时处理。

8. 饮食护理　协助患者进餐、床上排便、翻身；饮食以清淡、易消化、富含维生素的流质或半流质食物为宜；鼓励饮水，指导患者多食用新鲜水果蔬菜及粗纤维食物。

9. 排便护理　常规使用缓泻剂，如便乃通、果导片、芦荟胶囊、液体石蜡、开塞露等，保持大便通畅。

10. 围手术期的护理。

围手术期护理要点

11. 心理护理　及时对患者及家属做好疾病相关知识的宣教，以及相关知情同意的告知，消除患者的焦虑和恐惧心理，树立正确的良好的康复信心，取得有效的医护配合。

12. 健康宣教。

(1)出院后以休息为主，活动量要循序渐进，注意劳逸结合。

(2)饮食以低盐低脂饮食高维生素及高纤维素为主，多以保持大便通畅；养成良好的生活习惯，戒烟、戒酒。

(3)指导患者学会自我调整心理状态，调控不良情绪，保持心情舒畅，避免情绪激动。

(4)遵嘱用药，控制血压，不擅自调整药量。

（5）指导患者自测心率、脉搏，定时测量血压。

（6）定期复诊，若出现胸、腹、腰痛症状及时就诊。

（7）向患者及家属多方面宣教，以帮助患者充分获得家属的支持，为获得健康树立信心。

第三节　急性心力衰竭

预习案例

> 患者，男性，60岁，因"反复活动后胸闷、气促6年，加重伴咳嗽1天"入院。患者6年前开始出现活动后胸闷、气促，多为快步行走时发作，休息后缓解，行冠脉造影检查示："左主干末段狭窄40%，左前降支开口至近段偏心性狭窄60%，中段不规则狭窄70%，D2开口至近段狭窄50%；左回旋支中段不规则狭窄60%；右冠状动脉近段不规则狭窄60%"，予住院治疗好转后出院。之后反复出现上述症状，3年前患者胸闷、气促症状加重，稍活动后即出现。入院检查心电图示：完全性左束支传导阻滞，心脏彩超示：①符合冠心病前壁心肌梗死；②左室心尖部室壁瘤形成；③二尖瓣反流（重度）；④三尖瓣及主动脉瓣返流（轻度）；⑤肺动脉高压（轻度）；⑥左室腔明显增大，左房腔增大；⑦LVEF明显减退。予行左心室再同步化治疗（CRTD）后症状好转出院，之后患者自觉胸闷、气促症状较前缓解，并规律在我院门诊随诊，长期口服"阿司匹林0.1g+呋塞米20mg+螺内酯20mg/日"改善症状。患者因上述症状反复发作，伴咳嗽、咳痰、咳粉红色泡沫痰，量多，急诊入院。
>
> **思考**
>
> 1. 患者入院后需完善哪些相关检查？
> 2. 目前患者的治疗护理要点是什么？

一、概述

（一）定义

急性心力衰竭（acute heart failure，AHF）是指继发于心脏结构或功能异常而导致的心肌收缩和（或）舒张功能障碍，而迅速发生或恶化的以心排血量急剧下降、组织器官低灌注、肺循环淤血、体循环淤血、心源性休克为特征的一种临床综合征。

急性心力衰竭包括急性发作和慢性心衰的急性失代偿期，但以后者居多，约占70%

~80%。常见的急性心力衰竭是急性左心衰竭,以急性肺水肿或心源性休克为主要临床表现,病情危险,须立即抢救。急性右心衰竭很少见,仅继发于急性大面积肺栓塞或急性右室心肌梗死,故本章节重点讨论急性左心衰竭。

(二)分类与分级

1.根据血压水平分类

(1)高压性 AHF:收缩压维持在 90~140 mmHg,或大于 140 mmHg。该类型较为多见。

(2)低压性 AHF:收缩压小于 90 mmHg。该类型较少见,占 5%~8%,预后差。

2.根据外周组织低灌注(冷/暖)与淤血(干/湿)的临床表现分级,该分级有利于指导临床治疗和预后评估。

(1)暖/湿型:良好的灌注,有淤血,是最常见的类型。

(2)暖/干型:良好的灌注,无淤血。

(3)冷/干型:低灌注,无淤血。

(4)冷/湿型:低灌注,有淤血。

3.急性心力衰竭的严重程度分级

(1) I 级:皮肤干暖,肺部无湿啰音。正常或未见明显左心衰竭。

(2) II 级:皮肤湿暖,肺部有湿啰音。常见于单纯性左心衰竭。

(3) III 级:皮肤干冷,肺部有/无湿啰音。常见于肺水肿或急性右心衰竭。

(4) IV 级:皮肤湿冷,肺部有湿啰音。常见于重度急性左心衰竭。

4.急性心肌梗死合并心力衰竭可应用 Killip 分级 该分级对临床治疗有指导价值,分级越严重,再通治疗效果越明显。

(1) I 级:无心力衰竭,肺部无湿啰音。

(2) II 级:轻/中度心力衰竭,肺部湿啰音不超过两侧肺野 1/2,S3 奔马律,X 线显示肺淤血。

(3) III 级:严重心力衰竭,肺部湿啰音超过两侧肺野 1/2,X 线显示肺水肿。

(4) IV 级:心源性休克,伴/不伴肺水肿。

二、病因及发病机制

(一)病因

急性心力衰竭常见的发病原因包括:心力衰竭的失代偿期、急性心肌坏死/损伤、急性血流动力学障碍。常见的诱发因素包括:急性冠脉综合征、严重心律失常、感染、高血压危象、药物中毒、急性机械性损伤、代谢及内分泌紊乱、酗酒、吸毒等。

(二)发病机制

各种原因引起心脏收缩功能突然障碍或左室瓣膜急性返流,导致心排血量急剧下降,左室舒张末压急速升高,肺静脉回流不畅,肺静脉压急速升高,肺毛细血管压随之升高致使血管内液体渗入肺间质和肺泡内,从而形成肺水肿。

三、临床表现

(一)急性肺水肿

突然出现呼吸困难、端坐呼吸、咳粉红色泡沫痰、呼吸频率增快最高可达 50 次/分，患者常伴有烦躁不安和恐惧感。听诊心率快、肺部湿啰音伴哮鸣音、肺动脉瓣区第二心音亢进、心尖部可闻及舒张期奔马律。

(二)心源性休克

1.持续低血压　血容量充足的情况下，收缩压<90 mmHg 或平均动脉压<65 mmHg 持续 30 分钟以上，或原有高血压的患者收缩压降低≥60 mmHg 持续 30 分钟以上，或需要血管活性药物才能维持收缩压>90 mmHg。

2.组织低灌注

(1)皮肤湿冷、苍白、发绀。

(2)心率>110 次/分。

(3)尿量<0.5 mL/(kg·h)或无尿。

(4)意识模糊甚至昏迷。

(5)收缩压低于 90 mmHg。

(三)呼吸衰竭

PaO_2<60 mmHg，伴或不伴 $PaCO_2$>50 mmHg 的临床综合征。

四、辅助检查

(一)实验室检查

1.心衰标志物

脑钠肽/氨基末端脑钠肽前体(BNP/NT-proBNP)　对疑似急性左心衰竭的患者都需要做该项检查。若 BNP<100 pg/mL、NT-proBNP<300 pg/mL，则可以排除急性心力衰竭，其阴性预测值达 95%。若测定值显著增高则心衰程度越严重，其阳性预测值可达 80%~85%。但仍有部分因素可影响血浆脑钠肽的浓度以及极少数失代偿的终末期心衰和急性右心衰竭的脑钠肽水平不升高，因此我们需要结合临床作出判断。

2.心肌坏死标志物

(1)肌钙蛋白 I/T：急性心肌梗死时该项检查结果值可升高 3~5 倍以上，其对心肌受损有较高的特异性和敏感性。虽有多数患者没有出现心肌缺血或急性冠脉综合征的临床症状，但肌钙蛋白值持续升高，这提示可能存在进行性的心肌损伤。

(2)肌酸磷酸激酶同工酶：发病 3~8 小时升高，9~30 小时达高峰，48~72 小时恢复正常。高峰出现时间越早，预后越好。其可作为心肌梗死的诊断指标。

3.炎症标志物

降钙素原(PCT)是诊断细菌感染重要指标，其特异性、敏感性较高。可用于鉴别急性心衰合并肺部感染和单纯性急性心力衰竭。并可作为抗生素的使用及效果评价。

4.其他实验室检查　肝肾功能、甲状腺功能、D-二聚体、电解质、血常规、血糖等。

（二）心电图

心电图可反映心脏的心率、节律、传导，有助于了解心脏的基础状态与心力衰竭的诱因。心电图可提供心律失常的类型、陈旧性心肌梗死、高血压心脏病、电解质紊乱、心包疾病、心肌缺血或梗死、房室大小等信息。心电图检查对急性冠脉综合征的患者诊断十分重要。

（三）超声检查

1.超声心动图　可准确地提供心脏的形态、结构、功能的情况；可通过测定左室射血分数（left ventricular ejection fraction，LVEF）判断心脏收缩功能，收缩功能正常（LVEF 50%~70%）、收缩功能轻度降低（LVEF 30%~49%）、收缩功能重度降低（LVEF<30%）；可通过舒张早期心室充盈最大速度/舒张晚期心室充盈最大速度（E/A）的比值判断舒张功能，正常 E/A≥1.2，E/A 值下降，提示舒张功能不全。

2.肺部超声　可见大量的布满整个肺的视野的粗大的 B 线，则提示可能存在肺间质水肿。

（四）胸片及影像学检查

可提供心影大小的改变、肺淤血、肺水肿等肺部疾病的信息，并可用于鉴别肺炎、左心衰。急性心力衰竭的患者在出现急性肺水肿时，胸片可出现肺泡性肺水肿。胸部 CT 扫描可诊断较大范围的肺栓塞。

（五）动脉血气分析

急性左心衰时常伴有 PaO_2 下降，同时肺淤血、肺水肿可导致肺泡气体交换受损。因缺氧而产生的无氧代谢可致代谢性酸中毒，$PaCO_2$ 在早期常因呼吸频率过快、通气过度而降低，但在疾病晚期呼吸肌无力或昏迷可出现 $PaCO_2$ 升高，导致混合性酸中毒。血气分析可用于监测酸碱平衡状态及确定呼吸衰竭，对于无创血氧饱和度无法监测的情况下，动脉血气分析还可以提供动脉氧供情况。

（六）血流动力学监测

对于急性左心衰的患者必要时可进行右心漂浮导管（Swan-Ganz 导管）检查。即将尖端带气囊的 Swan-Ganz 导管，通过静脉置入右心房，顺血流方向经过三尖瓣逐渐进入右心室，然后对导管气囊进行充气，使导管漂浮。球囊充盈后可随血流楔入肺动脉瓣漂至肺动脉，肺小动脉，肺毛细血管，从而可以达到测定各部位的压力及血氧含量。

肺毛细血管楔压正常值为 4~12 mmHg。当>18 mmHg 时，提示有左心功能不全；>25 mmHg 时提示有肺水肿可能。急性左心功能衰竭时常伴有心室舒张末期压升高、肺毛细血管楔压升高、心排出量降低、心脏指数及射血分数降低。

Swan-Ganz 导管可以保证左心室恰当的液体负荷量，并对血管活性药物和正性肌力药物的使用有一定的指导作用。另有研究证明 Swan-Ganz 导管做血流动力学监测，可对右心室梗死（RVI）患者提供扩容指导，从而更有效地预防急性左心衰。

五、诊断要点

(一)询问

详细询问急性心衰的相关病史(包括现病史与既往史)、发病原因及症状体征。

(二)评估

全面评估患者有无心力衰竭的症状体征包括肺淤血、低灌注、呼吸衰竭等的表现。

(三)辅助检查

进行实验室及其他各项辅助检查：常规进行利钠肽检查辅助快速诊断、肌钙蛋白I/T等生物学标志物检测、常规实验室检查、心电图以及胸片、尽量48小时内进行超声心动图检查明确诊断等。

急性心力衰竭需要综合各方面的结果来作出诊断，越早诊断和治疗对于患者的预后有很大的帮助。

六、治疗

(一)治疗原则及目标

1.急性心力衰竭的早期治疗目标　迅速维持血流动力学稳定、纠正低氧血症、缓解各种严重症状、保护重要脏器功能、预防血栓栓塞等。

2.急性心力衰竭的后期治疗目标　治疗病因解除诱因、控制症状、提高运动耐量和生活质量，估计预后等。

3.治疗急性心力衰竭的原则　降低心脏前/后负荷、改善心肌收缩/舒张功能、减少肺泡内液体渗入、保证气体交换、积极治疗各种原发病等。

(二)治疗要点

1.体位　患者取端坐位，双腿下垂，以减少静脉血液回流，降低心脏前负荷。必要时四肢轮流绑扎。

2.氧疗　对于呼吸困难伴低氧血症($SaO_2 < 90\%$或$PO_2 < 60\%$)明显的患者应尽早进行氧疗。

(1)常规包括鼻导管吸氧及面罩吸氧：可根据血气结果适当调节氧流量，急性肺水肿的患者可在湿化瓶中加入20%~30%的酒精，酒精可降低肺泡内泡沫表面张力，从而改善肺通气。面罩吸氧适用于呼吸性碱中毒的患者，给氧浓度较鼻导管浓度高。

(2)对于呼吸频率>25次/分、$SpO_2 < 90\%$或常规氧疗效果较差的患者可使用无创正压通气模式(NIPPV)。NIPPV包括两种模式：持续正压通气(CPAP)和双水平正压通气(BiPAP)，有二氧化碳潴留及COPD病史的患者首先考虑BiPAP。

(3)对不能耐受NIPPV或存在NIPPV禁忌证或经积极治疗病情仍然恶化的患者应尽早行气管插管，进行机械通气(IPPV)。

3.病因学处理

对于各种导致急性心力衰竭的病因及诱因都应及早干预和控制。急性冠脉综合征并发AHF时进行冠脉造影确诊后再进行再灌注治疗可明显改善或预防急性心力衰竭；严重的主动脉瓣或二尖瓣反流时，应尽早外科手术干预；高血压所致 AHF 患者应迅速控制血压，减轻心脏负荷；快速型心律失常所致 AHF 患者尽快电复律或药物控制心律等。

4. 药物治疗

（1）利尿药

1）适用于急性心衰伴循环淤血或容量负荷过重的患者。利尿药能通过增加尿量、减轻水肿而有效的治疗 AHF。

2）治疗 AHF 的一线药物为祥利尿药：如呋塞米、托拉塞米、布美他尼。呋塞米首次剂量 20~40 mg，对正在使用呋塞米或有大量水钠潴留或高血压或肾功能不全的患者，首剂量可加倍。呋塞米静脉注射后 5 min 出现利尿效果，30~60 分钟后达到高峰，作用持续约 2 小时。

3）但在使用过程中仍需注意以下几点：

①有容量超负荷的 AHF 患者在初期使用静脉利尿药。

②低灌注表现的 AHF 患者，在达到足够灌注前，应避免使用利尿药。

③过度利尿可诱发低血容量、电解质紊乱甚至休克。

（2）血管扩张药

1）适用于高血压性 AHF 患者，收缩压<90 mmHg 或伴随低血压症状患者禁用。严重二尖瓣和主动脉瓣狭窄的患者慎用血管扩张药。

2）常见的血管扩张药有如下几种：

①硝普钠：可扩张动、静脉，适用于严重心衰、有高血压以及伴肺淤血或肺水肿患者。宜从小剂量 10~20 μg/min 开始，根据病情每 5~10 min 递增 5~10μg。长期用药可引起氰化物和硫氰酸盐中毒。

②硝酸甘油与硝酸异山梨酯：可扩张静脉血容量、降低心脏前负荷、减轻肺淤血。硝酸甘油一般从 10~20 μg/min 开始，每 5 分钟递增 5~10μg/min，直至症状缓解或收缩压降至 100 mmHg 左右。

③重组人利钠肽：包括奈西立肽和新活素，具有扩张动、静脉和冠脉，抑制肾素—血管紧张素系统和交感神经系统的作用。

（3）正性肌力药

1）常用于低血压性 AHF 患者，可缓解组织低灌注和保证重要脏器血流供应。

2）常见的正性肌力药包括：

①左西孟旦：可促进心肌收缩、促使血管舒张。在低心排低灌注的时候应尽早使用，症状缓解后尽快停用。用药期间一旦出现快速心律失常，应立即停用。用法：首次剂量 12μg/kg 静脉注射（>10 分钟），再用 0.1~0.2μg/（kg·min）滴注，维持用药 24 小时；如血压偏低患者，可不予负荷量，直接静脉滴注维持量 24 h。

②儿茶酚胺类：多巴胺小剂量使用时有利尿作用和轻度正性肌力作用，而心率无明显增加。多巴酚丁胺具有较强的正性肌力作用，常用于严重收缩性心衰治疗。但两者均不适用于正在使用 β 受体阻滞剂的患者。

③洋地黄类制剂：适用于房颤伴快速心室率或左室收缩功能不全的患者，急性心梗

患者在疾病发作 24 小时内应避免使用。常用药物包括地高辛、毛花苷丙（西地兰）、毒毛花苷 K 等。

④磷酸二酯酶抑制剂：具有强心与扩血管作用，常用药物有米力农，常见不良反应有低血压和心律失常。

（4）阿片类药物

1）主要作用：降低外周血管阻力、抗焦虑、抑制呼吸中枢兴奋、改善肺通气。

2）主要不良反应：低血压、呼吸抑制。

（5）其他药物　预防血栓药物、氨茶碱、抗焦虑药物等。

5. 非药物治疗：包括肾脏替代治疗、心室辅助装置、主动脉球囊反搏（IABP）等。

主动脉球囊反搏

七、护理要点

（一）病情观察

遵医嘱予心电监护，持续观察患者的心律、心率、呼吸、血压、血氧饱和度的变化。监测患者的症状与体征，有无呼吸困难及缺氧症状。一旦出现呼吸困难、端坐呼吸、咳粉红色泡沫痰、患者烦躁不安、心率加快、尿量减少等症状时，应及时报告医生，及时处理。

（二）保持呼吸道通畅

患者咳嗽咳痰时，协助患者排痰，保持呼吸道通畅；并注意观察痰液的量、颜色及性质。

（三）建立静脉通路

迅速建立 2 条以上的静脉通路，病情允许时可留置深静脉穿导管，保证药物能顺利地使用。

（四）出入量的管理

液体摄入量控制在 1500 mL/d，不超过 2000 mL/d。每天出入量负平衡约 500 mL，严重肺水肿患者水负平衡为 1000~2000 mL/d，最高可达 3000~5000 mL/d，以减少水钠潴留，缓解症状。若肺水肿、肺淤血明显消退，可适当减少水负平衡量，并逐步过渡到出入量大体平衡。控制液体的输入速度，每分钟 20~30 滴。注意监测血钾、血钠的值，并预防低血容量。

（五）用药护理

1. 使用血管活性药物的护理

（1）使用血管活性药物时，应密切注意患者血压，尽量采用微量泵控制输注剂量，避免血压波动过大；血压控制后，逐渐减少药物泵注剂量，避免突然停药后出现反跳现象。

（2）应选择粗大的血管输注血管活性药物，避免药物外渗。

（3）硝普钠在使用过程中注意避光、现配现用，药物保存使用时间不超过 24 小时。

2.使用利尿药的护理

(1)在使用利尿药的同时注意观察患者的尿量及电解质的变化,预防低钾血症及低血容量。

(2)低血钾症的临床表现:乏力、腹胀、肠鸣音减弱等。

(3)遵医嘱补钾:口服补钾时为避免胃肠道不适,宜在饭后进行。静脉补钾:每500 mL 液体中氯化钾含量小于 1.5 g。

3.使用洋地黄类药物的护理

(1)用药期间注意观察患者心率、心律、心电图、电解质等的变化。低钾血症、低镁血症、高钙血症和甲状腺功能减退患者慎用。

(2)药物应稀释后缓慢静脉注射。西地兰(毛花甙丙)每次 0.2~0.4 mg,必要时 2~4 小时后再给 0.2~0.4 mg,24 h 总量达到 1.0~1.4 mg。

(3)用药期间注意监测血清地高辛浓度,避免洋地黄中毒。

(4)洋地黄中毒表现:心律失常,胃肠道反应,头痛、黄绿视、视力模糊等神经系统症状。

(5)中毒症状处理:立即停用药物、纠正心律失常、解除诱因(低钾血症患者及时补钾)。

(六)饮食

高热量、高营养、少盐、易消化的饮食,长时间使用利尿药的患者应注意补充维生素与微量元素。

(七)皮肤护理

患者取端坐卧位时骶尾部皮肤容易受压,应加强皮肤护理,定时检查皮肤有无破损,并预防性的使用减压敷料。对于绑扎止血带或血压袖带的肢体应定时松放。

(八)心理护理

医务人员在抢救时要保持镇定、有条不紊、操作熟练,增加患者的信任和安全感。鼓励家属给予情感支持,安慰及陪伴患者,使患者树立战胜疾病的信心。

(九)活动护理

患者病情稳定后,根据心功能情况制定个体化的活动计划,帮助患者恢复生活自理能力,提高生活质量。活动量应循序增加,以患者能耐受为主。活动过程中应注意监测患者的生命体征,若有不适应立即停止活动,休息后不能缓解者及时报告医生,及时处理。

课程思政

法国思想家伏尔泰提出了"生命在于运动"的格言。生命的产生在于运动,运动是生命诞生的前提条件,没有物质运动就不会有生命的产生;生命的存在在于运动,运动是生命存在的基础,要维持生命体存在,离不开物质运动;生命的发展也在于运动,运动又是生命发展的动力和源泉。可以说,没有了运动,人就活不下去。

第四节　心室扑动和心室颤动

预习案例

患者，男性，75岁，因"突发胸痛1小时"入院。患者6点30分于家中静坐时突发胸前区疼痛，自行舌下服硝酸甘油后未能缓解，疼痛逐渐加剧，并向背部、下颌部放射。伴大汗淋漓、头晕。入院后查左侧血压195/94 mmHg，右侧血压193/99 mmHg，既往史：高血压病史，口服降压药物治疗，具体不详，血压控制不详。30年前行"胃大部切除术（B Ⅱ式）"，术后因回肠粘连行"肠道内固定术及肠道重排术"。入院后查心电图示：aVL导联ST抬高、T波倒置，V1、V2、V3导联T波低平，超敏肌钙蛋白I定量cTn0.000ng/mL，考虑"急性非ST段抬高型心肌梗死"，予扩张、抗血小板等治疗后行急诊冠脉造影术，术中见左前降支全程弥漫性病变，近端最狭窄处80%，发出D3后，最狭窄处90%，D1完全闭塞，D2开口处狭窄60%，D3开口处狭窄80%；右冠状动脉全程弥漫病变，中段最狭窄处60%~70%。术中患者诉胸闷不适，伴偶发室性早搏，予静脉内注射吗啡后症状未见明显缓解。5分钟后患者突发神志不清、血压测不出、可见大小不等、频率不规则的颤动波，心率350次/分，口唇发紫，瞳孔对光反射消失。

思考

1. 根据患者的临床表现，患者可能出现了什么病情变化？

2. 医务人员应立即采取哪些措施？

一、定义及分型

(一)定义

心室扑动(ventricular flutter)简称室扑，是快速的，规则的心室收缩。

心室颤动(ventricular fibrillation)简称室颤，是快速的，无规则的，不同步的心室收缩。

心室扑动和心室颤动是最严重的心律失常，一旦发生则意味着心脏失去了有效的泵血功能，需要立即除颤和心外按压。心室扑动的持续时间较短，绝大多数在数分钟内转为心室颤动，少数转为室速。在心脏猝死中，约90%为心室颤动。

(二)室颤分型

1. 根据室颤波振幅分型

（1）粗颤型：振幅大于 0.5 mV，电除颤后效果好，预后好。

（2）细颤型：振幅小于 0.5 mV，电除颤后效果差，预后差。该类型可通过先注射肾上腺素、心肺复苏等使细颤型转为粗颤型后再除颤。

2. 根据颤动波频率分型

（1）快速型心室颤动：频率大于 100 次/分，振幅高。

（2）缓慢型心室颤动：频率小于 100 次/分，振幅低。

3. 根据病因分型　可分为原发型心室颤动、特发性心室颤动、继发性心室颤动、无力型心室颤动。

原发型室颤是指在心脏异常的基础上发生了一时的心电功能性障碍，其发生是由于局部心肌缺血导致的可逆性心电活动紊乱。原发型室颤导致的猝死占心脏性猝死的 80%~90%。

继发性室颤是指继发于严重的各种疾病如大面积心肌梗死、严重的心肌炎和心肌病、心室破裂、心脏压塞、心内机械性梗阻和主动脉夹层等，患者的心脏发生了结构学、形态学、组织学上的严重病变。继发性室颤患者的预后较差，即使复苏成功，死亡率仍为 50%~70%。

特发性心室颤动是指既无结构性心脏病也无电生理异常。

二、病因及发病机制

心室扑动和心室颤动发生的原因包括器质性心脏疾病（如：冠心病、心肌病、瓣膜性心脏病、先天性心脏病、心肌炎等）、药物的毒副作用（如：洋地黄中毒、胺碘酮中毒等）、电解质紊乱（如：严重高/低钾血症等）、酸碱平衡失调、代谢性疾病（如甲状腺功能亢进）、异常心电组织（如：预激综合征、长 QT 综合征等）或手术创伤、电击伤等。其中最常见的病因是急性心肌梗死。

心室扑动和心室颤动的发生机制较为复杂，折返激动是室颤发生的基本机制，其形成不规则的电活动，产生不同步的心室收缩，从而影响有效心输出量。心室扑动和心室颤动的发病机制包括解剖学基质（如：心肌梗死、心室肥厚、室壁瘤等）、功能性基质（一过性心肌缺血/再灌注、神经性因素、全身性因素等）、遗传基质（最典型的是 Brugada 综合征，由编码心脏钠通道的基因突变造成）。

三、心电图特征

（一）心室扑动

1. 波幅大、规则连续出现的正弦波，等电位线消失，QRS 波群、ST 段、T 波均无法区分。

2. 频率为 150~300 次/分。

3. 持续时间短，迅速转为室颤。有时难以与室性心动过速相鉴别。

（二）心室颤动

1. 形态不同、大小不一、快慢不一、极不规则的波。QRS 波群、T 波均消失。

2. 频率为 250~500 次/分。

四、临床表现

室颤一旦发生，患者迅速意识丧失、主动脉搏动消失、抽搐、呼吸暂停、皮肤及黏膜发绀、瞳孔散大、听诊心音消失、血压无法测出。若心室扑动和心室颤动不能及时终止，患者将导致死亡。

心室颤动

五、治疗与护理

(一)治疗

1.治疗原则

(1)电复律：出现室扑或室颤应立即行心肺复苏，尽早实施非同步直流电除颤，首次除颤能量：单相波为360J，双向波为120~200 J。除颤后持续5个周期CPR后再根据心律选择是否需要继续除颤。心肺复苏流程详见本书"心跳呼吸骤停"相关内容。成功的电复律取决于两点：从室扑和室颤发生到电复律的时间和心肌的代谢状态。

(2)药物治疗：肾上腺素、胺碘酮等。

2.预防

(1)复苏后出现ST段抬高或血流动力不稳定怀疑存在心肌梗死的患者，应行冠状动脉造影，找出引发室颤的原因，并尽早行冠脉介入术。

(2)心肌梗死或心力衰竭患者使用β受体阻滞剂。

(3)左室功能不全患者使用血管紧张素转化酶抑制剂。

(二)护理

1.病情观察　注意观察患者的心律、心率、血压、尿量等生命体征的变化，警惕再次出现严重的心律失常，以及各种并发症。

2.防止复苏后的低血压　为确保复苏后患者器官的血流灌注足够，收缩压应不低于90 mmHg或平均动脉压不低于65 mmHg。

3.目标温度管理　对心脏骤停后恢复自主循环的昏迷的成年患者进行脑复苏，把患者温度降低至32~36℃，至少维持24 h。对于院前心跳呼吸骤停后复苏的儿童把体温持续保持在36~37℃正常水平5天或者前2天保持32~34℃低温，后3天维持36~37℃正常体温。

4.用药护理　室颤发生时，迅速建立静脉通路，静脉注射肾上腺素。心脏循环衰竭会引发代谢性酸中毒，监测患者酸碱失衡情况，遵医嘱使用碳酸氢钠纠正酸中毒。使用抗心律失常药物时，注意监测患者生命体征的变化，预防药物的不良反应。

5.皮肤护理　观察患者除颤部位的皮肤有无灼伤，可用烧伤药物涂抹，并保持皮肤清洁干燥，必要时请皮肤科会诊。

6.心理护理　心肺复苏后清醒的患者往往会产生恐惧、担心、焦虑、害怕等负面情绪，我们应当及时安慰患者，并为患者讲解疾病的相关知识，消除紧张情绪。同时鼓励患者的家属帮助患者建立治疗信心，战胜疾病。

7.健康宣教　帮助患者重建新的健康生活模式，指导健康饮食，忌烟酒、规律作息，纠正不良生活习惯。指导患者循序渐进地进行康复训练，提高患者的日常生活能力。

第五节　室性心动过速

预习案例

患者，男性，56 岁，入院后无明显诱因突然出现心悸、胸闷不适，意识清楚，四肢湿冷。患者既往有冠心病病史。立即床旁行心电图检查，心电图示：连续出现 3 个以上的室性期前收缩，QRS 波群宽大畸形，时限大于 0.12 秒，ST-T 波方向与 QRS 波主波方向相反，心率 200 次/分。

思考

1. 根据患者的临床表现以及心电图的特征分析，患者的心电图诊断是什么？

2. 我们应立即采取哪些急救措施？

一、定义及分类

室性心动过速(ventricular tachycardia，VT)简称室速，是指激动起源于希氏束分叉以下的特殊传导系统和(或)心室肌的连续 3 个或 3 个以上的异位心搏。

(一)从心电学角度分类

根据不同的心电图特征可分为单形性室速、多形性室速、尖端扭转型室速、分支阻滞型室速、双向性室速。

(二)按发作时的持续时间和血流动力学改变分类

1.非持续性室速　持续时间在 30 秒以内，且自行终止。

2.持续性室速　持续时间在 30 秒以上，需药物或电复律方能终止。

3.无休止性室速　室速不间断反复发作，其间可有窦性心律，但大部分时间为室速。

非持续性室速的症状和病情较轻微，持续性室速常伴有明显血流动力学障碍与心肌缺血症状。

(三)根据有无器质性心脏病分类

1.病理性室速　各种器质性心脏病所致的室速。

2.特发性室速　指排除明确的器质性心脏病、代谢、电解质紊乱以及遗传性心电疾病引起的室性心动过速。

约90%的室速发生于器质性心脏病患者，约10%发生于特发性室速。

二、病因及发病机制

室速常见于各种器质性心脏病（主要是冠状动脉缺血性疾病），还可见于药物和毒物的作用（如：洋地黄、胺碘酮等）、电解质紊乱和酸碱失衡（如：低/高钾、低镁、酸中毒等）、长 QT 综合征等。

室速的发病机制包括折返激动、触发活动和自律性增强，折返是室速的最常见发病机制。

（1）折返激动：希氏束及其分支、浦肯野网和心肌组成潜在的折返环，当病变破坏了希氏束-浦肯野系统的传导快和不应期的电生理特性时，激动将在折返环路上持续折返，形成室速。临床上常见于扩张型心肌病、缺血性心肌病。

（2）自律性增强：由心室内异位起搏点自律性增高引起的室速。常见于心肌急性缺血或损伤时，急性心肌梗死后 24~48 小时内心脏猝死的主要原因是出现自律性增强的室速。

（3）触发活动：由后除极引起的室速。常见于尖端扭转型室速、洋地黄中毒。

三、临床表现

室速的临床表现受心室率、室速持续时间、有无器质性心脏病、心功能状态及药物的使用情况等多因素的影响，因此患者的临床表现各不相同，患者可出现头晕、心悸、胸闷、气短、晕厥、心绞痛等症状，严重者可发生心脏猝死。非持续性室速的患者通常无症状。

四、辅助检查

（一）心电图检查

1. 连续出现 3 个或 3 个以上的室性期前收缩。
2. QRS 波群宽大畸形，时限大于 0.12 秒。
3. ST-T 波方向与 QRS 波主波方向相反。
4. 心室率为 100~250 次/分，心律不绝对规则。
5. 房室分离、心室夺获、室性融合是诊断室性心动过速的重要依据。房室分离是指独立活动的 P 波，其与 QRS 波无固定的时间关系，房率小于室率。心室夺获是指心室激动由房室结以上的激动"抢先"控制，表现为窄 QRS 波，其前有 P 波（束支阻滞或室内传导阻滞者除外）。室性融合波是指窦性冲动经房室结传导到心室时，心室起搏点也发出了激动，两者各自控制一部分心室肌，QRS 波群形态介于窦性与异位心室搏动之间。

室性心动过速

6. 尖端扭转型室性心动过速：一种特殊类型的室性心动过速，因其波形围绕基线不断扭转而得名。其 QT 间期延长，心室率 200~250 次/分，有明显的 U 波。

（二）动态心电图检查

动态心电图将标准的静息床旁 12 导联心电图扩展至检测、记录和描述日常活动中异常的心电活动,可作为心悸、晕厥、胸痛等症状是否与心律失常有关的识别、药物疗效、导管消融疗效的协助评价以及协助疾病的预后评估及风险分层。

（三）心脏超声检查

心脏彩超是可动态显示心腔内结构、心脏的搏动和血液流动的仪器,对人体没有任何损伤,是诊断有无器质性心脏病的重要工具。

（四）实验室检查

可根据实验室检查结果判断心律失常的原因,并协助疾病的诊断。

五、治疗与护理

（一）治疗

1. 治疗原则　尽快终止心律失常,改善血流动力学状态,积极治疗原发病。

（1）终止室速:首先评估患者有无脉搏及意识,若无,应立即行心肺复苏。若有脉搏,则判断有无血流动力学不稳定(如:晕厥、持续胸痛、低血压、急性心力衰竭或其他休克征象)。若存在血流动力学不稳定,则在适当镇静后予同步电复律。若血流动力学稳定,患者能耐受,可给予抗心律失常药(如:普鲁卡因胺、利多卡因、胺碘酮、β 受体阻滞剂、镁剂等药物)治疗终止室速发作。首选药物为胺碘酮。若血流动力学稳定,但持续时间超过 24 小时或药物治疗无效时可选择同步电复律。室速时可选择双向波同步电复律,初始能量通常给予 100J,首次电击无效时可逐级增加能量。尖端扭转型室速在去除诱因和停用相关药物同时选用镁剂治疗非常有效。但禁用可以进一步延长 QT 间期的药物,如胺碘酮,索他洛尔等。对于无休止的室速,可做导管射频消融。

（2）消除诱因、积极治疗原发病:查看是否是因为电解质紊乱、酸碱失衡,或药物引起的室性心动过速,应及时去除诱因。

（3）预防复发:找出诱发室速的各种可逆性原因,并进行治疗。对于无症状的非持续性室速一般不需要治疗。有症状的非持续性室速可选用 β 受体阻滞剂预防室速复发。β 受体阻滞剂治疗无效时可选用作用机制不同的药物联合使用,尽量选择毒副作用小的药物进行治疗。维拉帕米对预防室速多数无效,但对维拉帕米敏感性室速有效。对药物无反应但血流动力学稳定的患者可通过射频消融终止折返,导管消融可作为特发性室速的一线治疗。对于器质性室速,植入式心律转复除颤器（implantable cardioverter defibrillators, ICD)是必要的治疗措施。若植入 ICD 后的患者出现反复 ICD 电击,可联用胺碘酮和 β 受体阻滞剂。某些冠心病合并室速的患者可适用冠脉旁路移植手术。

（二）护理

1. 病情评估　首先评估患者有无意识丧失、动脉搏动消失,再进一步评估有无血流动力学障碍,并对患者发作时的原因、症状、持续时间、心理活动等进行了解。遵医嘱及时抽血送检,判断是否有电解质紊乱尤其血钾、血镁,查血气分析判断是否存在低氧血症、酸碱失衡等。

2. 病情观察　患者头晕、心悸、晕厥等不适时应嘱患者卧床休息,但避免因左侧卧位感受心脏强烈的跳动而带来的不适感。患者出现胸闷、气短等症状时协助患者取坐位,遵医嘱给予吸氧和持续心电监护,严密监测患者的神志、心率、心律、血压、呼吸、血氧饱和度等的变化。为避免影响做心电图和电复律，电极片放置前应清洁患者的皮肤，避开胸骨右缘及心前区。备好急救药品及急救物品(除颤仪、呼吸机、简易呼吸气囊、喉镜、气管插管等)移至床旁，并检查是否应处于备用状态。注意观察患者的心电波形，当患者出现意识不清、低血压、室颤等情况时应立即报告医生进行抢救。

3. 用药护理

(1)迅速建立 2 条以上的静脉通道，保证药物的及时输注。血管活性药物应单独选择一条通路，避免和其他药物一起使用影响血管活性药物的输入剂量而引起血压剧烈波动。

(2)如患者病情许可的情况下应及时行深静脉穿刺置管术，可提高药物起效速度，避免因留置针堵塞或药物外渗而导致用药不及时。

(3)遵医嘱及时、准确的使用抗心律失常药，注意观察患者的用药效果和不良反应，并及时准确的记录。

(4)胺碘酮的心脏毒副作用为心动过缓、房室传导阻滞，致心律失常很少发生，偶尔可引发尖端扭转型室速。引起低血压的情况较少见，但静脉快速推注的时候可发生。心脏外毒副作用还有肺纤维化、角膜微沉淀、甲状腺功能不全等。静脉注射胺碘酮易引发静脉炎，药物浓度不宜过高，应选择大血管微量泵持续泵注，药物注射 5 min 内，在穿刺点上方 2 cm 处予以喜疗妥软膏沿静脉走向外敷，并按摩至药物吸收，可有效预防静脉炎。

(5)利多卡因的心脏毒性作用为可以抑制心脏的传导性和收缩性，引起节律异常(窦房结抑制、房室传导阻滞等)，神经系统毒性作用为对兴奋性传导通路抑制的消失，患者可出现头晕目眩、感觉异常、意识模糊、昏迷等。用药期间应密切观察患者反应，一旦出现立即对症处理。

4. 电复律治疗与护理　对于血流动力学不稳定，或若血流动力学稳定但持续时间超过 24 小时或药物治疗无效，或出现室颤的患者时应紧急进行电复律。必要时遵医嘱使用镇静药。电复律后持续观察患者的生命体征，有异常及时报告处理。

5. 心理护理　患者发病时发作急、发展快、病情重，常在数秒内可能发生心室颤动或心脏骤停而死亡。所以对于患者及其家属心理护理非常重要。向患者及家属介绍疾病的相关知识减少患者对疾病的不认知而产生的恐惧心理。沟通时的语气及语调尽量平和、温柔，减轻患者的焦虑情绪，增加安全感。

6. 日常运动指导　帮助患者及其家属制定活动计划，可增强患者体质和机体免疫力。无器质性心脏病的患者可鼓励其正常工作，增加患者自信，建立健康生活模式。非持续性室速的患者可自行选择有氧运动如：行走、踏步、慢跑、骑自行车等，注意循序渐进。

7. 健康宣教　戒烟酒，不吃刺激性的食物(如咖啡、浓茶等)，避免饱餐。避免感冒发热，注意作息规律，不要熬夜，保证充足的睡眠，保持心情舒畅，劳逸结合，避免强体力的劳动。注意定时复查心电图及监测电解质的情况，尽早发现情况尽早处理，避免电解质紊乱等各种原因诱发室速。遵医嘱按时、按量、准确用药，不可擅自增减药物。教会患者测量脉搏的方法，指导出院后如何自行监测。告知可能会出现的药物不良反应，若出现头晕、头痛、心动过缓等症状应暂停用药并及时就诊。教会家属初级心肺复苏技术以备急用。

第六节　心跳呼吸骤停

一、概述

心脏骤停（sudden cardiac arrest，SCA）指心脏射血功能突然终止，导致全身血液循环中断、呼吸停止和意识丧失。心脏骤停发生后，由于脑血流的突然中断，10秒左右患者即可出现意识丧失，如在4~6分钟及时救治，患者存活概率较高，否则会造成生物学死亡，自发逆转者少见。

心脏性猝死（sudden cardiac death，SCD）指急性症状发作后1小时内发生的、以意识突然丧失为特征的、由心脏原因引起的生物学死亡。心脏骤停与心脏性猝死的区别在于前者通过紧急治疗有逆转的可能性，而后者是生物学功能不可逆转的停止。

《中国心血管病报告2017》

二、病因及发病机制

心脏性猝死最常见的病因是器质性心脏病，多见于冠心病，尤其是心肌梗死，其次是心肌病。各种心肌病引起的心脏猝死占5%~15%，是冠心病易患年龄前（<35岁）心脏性猝死的主要原因。发病机制中，致命性快速心律失常如室扑、室颤和室速是心脏性猝死主要机制，其次为严重缓慢心律失常和心室停顿，较少见的是无脉性电活动。非心律失常性心脏性猝死所占比例较少，常由心脏破裂、心脏流入和流出道的急性阻塞、急性心脏压塞等所致。

三、临床表现

心脏性猝死的临床经过可分为4个时期：前驱期、终末事件期、心脏骤停和生物学死亡。不同患者各期表现有明显差异。

（1）前驱期：猝死前数天至数月，有些患者可出现胸痛、气促、疲乏、心悸等特异性症状。亦可无前驱表现，瞬间发生心脏骤停。

（2）终末事件期：指心血管状态出现急剧变化到心脏骤停发生前的一段时间，从瞬间到持续1小时不等。典型表现包括严重胸痛、急性呼吸困难、突发心悸或眩晕等。

（3）心脏骤停：意识丧失为该期的特征。心脏骤停是临床死亡的标志，临床表现为：①意识突然丧失或伴有短阵抽搐；②呼吸断续，喘息，随后呼吸停止；③皮肤苍白或明显发绀，瞳孔散大，大小便失禁；④颈、股动脉搏动消失；⑤心音消失。

（4）生物学死亡：从心脏骤停至发生生物学死亡时间的长短取决于原发病的性质以及心脏骤停至复苏开始的时间。心脏骤停发生后，大部分患者将在4~6分钟内开始发生不可逆的脑损害，随后经数分钟过渡到生物学死亡。

四、临床护理与诊断

1. 护理评估要点

若评估发现患者意识丧失、呼吸不规则或停止、大动脉搏动消失，应迅速作出心脏骤停的诊断，并给予抢救。

2. 护理诊断

(1)心输出量减少：与心脏停搏有关。

(2)自主呼吸障碍：与心脏停搏，脑组织缺血缺氧有关。

(3)有脑灌注无效的危险：与心脏停搏，心输出量减少有关。

(4)急性意识障碍：与心脏停搏，脑组织缺血缺氧有关。

三、急救与护理措施

(一)急救措施

院外心脏骤停患者的生存率很低，抢救成功的关键是尽早进行心肺复苏(Cardiopulmonary resuscitation, CPR)和复律治疗。心肺复苏又分为初级心肺复苏和高级心肺复苏，可按照以下流程进行。

1. 评估

(1)确定环境安全，远离水、火及暴露的电线等。

(2)判断患者的反应，轻拍患者双肩(患者为成人和儿童)或足底(患者为婴儿)，并对其大声呼叫。

如无反应，快速判断患者有无呼吸和大动脉搏动，同时判断，时间不超过10s。判断呼吸的方法：①看患者胸廓有无起伏；②听患者有无呼吸音；③感受患者有无呼吸气流。判断大动脉搏动的方法：①成人检查颈动脉，食指和中指并拢，从患者气管正中部位向旁边滑动2~3 cm，在胸锁乳突肌内侧轻触颈动脉搏动；②儿童可检查其股动脉；③婴儿检查其肱动脉或股动脉。

2. 启动应急反应系统(Emergency Response System, EMS) 高声呼救，请求他人帮助。在不延缓实施心肺复苏的同时，设法启动EMS，院外即拨打120，院内呼叫其他医务人员。

3. 初级心肺复苏 即基础生命支持(Basic life support, BLS)，一旦诊断为心脏骤停，应立即实施。主要措施包括胸外按压、开放气道、人工呼吸和除颤，前三者被简称为CAB三部曲。首先保持患者体位正确，去枕仰卧于坚固的平面上，施救者在患者一侧进行复苏。

(1)胸外按压(circulation, C)：是BLS中最重要的措施，是建立人工循环的主要方法。有效的胸外按压可产生60~80 mmHg的收缩期动脉峰压，通过胸外按压产生的血流能为大脑和心肌产生少量却至关重要的氧气和营养物质。①胸外按压的部位是胸骨的下半部，两乳头连线之间的胸骨处。②按压姿势：用一只手的掌根部放在胸部两乳头连线的中点处，另一手平行重叠压在手背上，两手手指交叉紧扣，手指尽量向上，避免触及胸壁和肋骨，减少按压时发生肋骨骨折的可能性。按压者双臂绷直，肘关节伸直，按压时以髋关节为支点，垂直向下按压。③成人按压深度为胸骨下陷至少 5 cm，但不超过 6 cm；8 岁以下儿童的按压深度至少为胸部前后径的三分之一（儿童约 5 cm，婴儿约 4 cm）。④按压频率 100~120 次/分，每次按压后让胸廓完全回弹，但手掌根部不能离开胸壁。⑤在胸外按压过程中尽量减少中断，即使出现中断时间也应控制在 10 秒内。⑥单人心肺复苏时，按压与通气比为 30∶2。对于无脉搏成人患者，建立高级气道前按压-通气比 30∶2，建立高级气道后应进行持续胸外按压且每 6 秒钟进行一次人工呼吸；对于有脉搏无呼吸或喘息患者每 5~6 秒钟进行一次人工呼吸（10~12 次/min）。婴儿和儿童的通气频率为 12~20 次/min。

（2）开放气道（airway，A）：可采用仰头抬颏法和托颈法开放气道，取下松动的义齿，迅速清除患者口中异物和呕吐物，必要时使用吸引器。①仰头抬颏法，适用于没有头、颈部创伤者。方法是一手小鱼际置于患者前额用力下压使头后仰，另一手示指、中指抬起下颏，使下颌尖、耳垂的连线与地面垂直，以畅通气道。②托颈法，适用于疑似头、颈部创伤者。操作者站在患者头部，肘部可支撑在患者躺的平面上，双手分别放置在患者头部两侧，拇指放在下颏处，其余四指握紧下颌角，用力向前、向上托起下颌。

（3）人工呼吸（breathing，B）：确保气道通畅的同时，立即开始人工通气，气管内插管是建立人工通气的最好方法，若时间或条件不允许，采用口对口呼吸。方法为操作者一手的大拇指和示指捏住患者鼻孔，吸一口气，用口唇把患者的口完全罩住，防止漏气，然后缓慢吹气 2 次，每次时间持续 1 秒钟以上，且可见胸廓抬起。一次吹气完毕，应立即与患者口部脱离，同时放松捏闭患者鼻部的手指，使气体能从患者鼻孔呼出。但口对口呼吸只是临时性抢救措施，应争取尽快气管内插管，以人工气囊挤压或呼吸机进行辅助呼吸和给氧，以快速纠正低氧血症。

（4）除颤（defibrillation，D）：心搏骤停时，最常见的心律失常是心室颤动（室颤）或无脉性室速，终止室颤和无脉性室速最迅速、有效的方法是除颤。除颤具有时间效应，提倡尽早实施电除颤，每延迟除颤 1 分钟，复苏成功率下降 7%~10%。若有除颤仪先除颤后进行胸外按压，若没有则先行胸外按压，待拿到除颤设备后立即除颤。除颤时电极板位置，一般右侧电极板置于患者右锁骨下方，左电极板置于与左乳头齐平的左胸下外侧。使用自动体外除颤仪（AED）无须选择能量，使用除颤仪首次能量双相波一般为 120J 或 150J，单相波应选择 360J，第二次及后续的除颤能量应相当，而且可考虑提高能量。婴儿与儿童除颤理想能量目前仍不清楚，但认为合理的除颤能量为 2~4 J/kg。

4.高级心肺复苏　即进一步生命支持（Advanced cardiac life support，ACLS）是在基础生命支持的基础上，应用辅助设备、特殊技术等建立更为有效的通气和血运循环。

（1）纠正低氧血症：如果患者自主呼吸没有恢复，应尽早行气管插管，充分通气以纠正低氧血症。院外患者常用面罩、气囊等维持通气，院内患者可用球囊面罩或呼吸机通气，根据血气分析结果调整呼吸机参数。

（2）电除颤、复律和起搏治疗：心脏骤停时最常见的心律失常是心室颤动。胸外按压和人工呼吸很少能将室颤转为正常心律，终止室颤最有效的方法是电除颤。提倡尽早实施电除颤，除颤仪到位后立即进行除颤。对有症状的心动过缓患者，尤其是重度房室传导阻滞发生在希氏束以下时，立即行起搏治疗。

（3）药物治疗：尽早开通静脉通道，给予急救药物。外周静脉常选用肘前静脉或颈外静脉，中心静脉可选用颈内静脉、锁骨下静脉和股静脉，尽量不用手部或下肢静脉。如果静脉穿刺无法完成，某些复苏药物可经气管给予。①肾上腺素是首选药，用法为 1 mg 静脉推注，每 3~5 分钟重复 1 次。②抗心律失常药物，胺碘酮的用法是首次 300 mg，静脉推注，如无效，给予 150 mg 维持滴注；若不能获得胺碘酮可用利多卡因代替，初始剂量 1~1.5 mg/kg，3~5 分钟内静注，若无效可每 3~5 分钟重复 1 次，最大剂量不超过 3 mg/kg。③严重低血压可以给予去甲肾上腺素、多巴胺、多巴酚丁胺，但不推荐与肾上腺素联合使用。④若患者为缓慢性心律失常，常用药物为阿托品，用法是第一剂 0.5 mg 静脉推注，每隔 3~5 分钟重复一次，最多 3 mg。设法稳定自主心律，有条件者可实行临时人工心脏起搏。

（4）识别并纠正潜在病因：尽可能迅速明确引起心搏骤停的病因，以针对病因采取相应的治疗措施。

心肺复苏专家共识

（二）复苏后治疗要点

心肺复苏后患者的处理原则和措施包括：维持有效的循环、呼吸与神经功能，尤其是脑复苏。

1. 维持有效的循环功能

（1）建立或维持静脉通路：如未建立静脉通路，应立即建立静脉通路，并确认静脉管道的通畅性。

（2）心电、血压监测：注意监测脉搏、心率和心律，及时识别心律失常。密切监测血压，收缩压<90 mmHg 时可静脉推注生理盐水或乳酸林格氏液，或静脉滴注去甲肾上腺素、肾上腺素、多巴胺等。

2. 维持呼吸

（1）继续进行有效的人工通气、及时监测动脉血气分析结果、促进自主呼吸、注意防治肺部并发症。

（2）避免过度通气，维持呼气末二氧化碳分压（$P_{et}CO_2$）35~40 mmHg 或动脉二氧化碳分压（$PaCO_2$）40~45 mmHg。

3. 脑复苏

（1）体位：应保持患者头部和上身抬高 10~30°，减轻脑部静脉回流阻力，并防止患者头部扭转而压迫颈静脉。

（2）维持血压：维持正常或稍高于正常水平的血压，降低增高的颅内压，以保证良好的脑灌注。

（3）降温：复苏后体温增高可导致脑组织氧供需关系明显失衡，从而加重脑损伤，低温治疗是保护神经系统和心脏功能的最重要治疗策略。常用物理降温法降温，如冰帽、冰袋或输注低温液体。体温降至 32~36℃为宜，至少维持 24 小时。应密切观察体温变化，积极采取降温退热措施。

（4）脱水：常选用 20%甘露醇或 25%山梨醇快速静滴，可联合使用渗透性利尿剂，如呋塞米，以减轻脑水肿，降低颅内压，有助于大脑功能恢复。呋塞米首次 20~40 mg，必要时增加至 100~200 mg。静注脱水治疗时，防止过度脱水，以免造成血容量不足，难以维持血压的稳定。

（5）促进早期脑血流灌注：如抗凝以疏通微循环，应用钙通道阻滞剂解除脑血管痉挛。

（6）防治抽搐：应用冬眠药物，如二氢麦角碱 0.6 mg、异丙嗪 50 mg 稀释于 5% 葡萄糖 100 mL 中静滴。

（7）高压氧（HBO）治疗：通过增加血氧含量及弥散，提高脑组织氧分压，改善脑缺氧，降低颅内压，有条件者应尽早应用。

（三）护理措施

1.生活起居　亚低温治疗的患者最好置于安静、空气新鲜的单间里，室温应控制在 20~25 ℃之间，以免因为室温过高而影响患者体温的下降和稳定。同时应定时进行室内空气消毒，净化室内空气，以减少感染的发生率。

2.病情观察　复苏后严密监测血压、脉搏、心率、心律、血容量、心肌收缩力以及末梢循环；注意观察意识、瞳孔、肢体运动功能、预防癫痫发作；注意观察尿量，预防肾功能衰竭。亚低温治疗时，应注意颅内压的监测，严密观察意识、瞳孔、生命体征的变化，监测呼吸频率及节律、体温。出现呼吸深大、表浅、双吸气、点头样呼吸及潮式呼吸，是由于中枢缺氧性损害、呼吸系统不畅、肺部感染、代谢紊乱及脑水肿引起的呼吸功能不全；出现无自主呼吸是由于缺氧、脑水肿影响延髓呼吸中枢的结果；出现呼吸困难、面色发绀为呼吸系统阻塞症状，是肺部感染导致。

3.用药护理　注意观察药物的效果和不良反应，如低体温治疗的氯丙嗪易引起便秘，应注意观察患者有无腹胀、便秘出现，必要时进行灌肠或使用缓泻剂。

4.对症护理　保持呼吸道通畅，必要时吸痰，清除呼吸道分泌物；亚低温治疗的患者对外界的刺激反应差，容易出现各种并发症，应做好患者的皮肤、口腔、泌尿道的护理，勤翻身、拍背，必要时使用气垫床，以防止肺部感染、泌尿系统感染及压疮等发生。

5.饮食护理　建议患者多吃含维生素 C 丰富的蔬菜水果和含纤维素多的食物，少吃胆固醇高和辛辣刺激性的食物，选择高蛋白质、易消化的食物如鱼、鸡肉、牛奶、大豆等。宜吃植物食用油如花生油、菜籽油、玉米油等，控制甜食，低盐饮食，用餐不宜过饱。预防大便秘结，以避免排便时腹压增加而诱发冠心病发作。

6.心理护理　理解关爱患者，多与患者沟通，缓解患者的焦虑情绪。

（四）健康教育

重视心脏性猝死早期出现的症状和体征，注意定期体检，认真做到早发现、早诊断、早治疗，就会取得较好的治疗效果，部分患者的生命是可以挽救的。

1.定期体检　应随时检查血压、血脂。因为血压过高不仅可诱发中风而导致猝死，同时也会增加心脏猝死的危险。定期进行体检，特别是心脏有器质性病变，但症状不明显的中年人。

2.戒烟　吸烟者的冠心病发病率较不吸烟者高 3.6 倍，吸烟与其他危险因素如高血压、高胆固醇有协同作用，可以使冠心病的发病危险性成倍增加。

3.控制体重　防止肥胖，肥胖给心血管系统带来不利的负担，体重超重 5 kg，心脏的负担即增加 10%。如果超过标准体重 20%，则冠心病突发的危险性增加 1 倍。

4.积极治疗原有的疾病　如高血压病、冠心病等，以改善心功能，预防心肌梗死，防止猝死的发生。

5.避免精神过度紧张　脾气暴躁，导致血压波动剧烈，从而引发急性心梗者屡见不鲜。因精神紧张可使血压升高，心脏负担加重。精神过度紧张还会诱发心律失常，情绪激动很容易诱发冠心病等身心疾病，甚至还可以使已患有心血管疾病的老年人，发生心肌梗死等意外。因此要做好在紧张中松弛情绪，自我调整。

6.生活规律　包括按时起床、定时进餐、适量锻炼、按时睡眠、适当休息、注意劳逸结合、保持良好的卫生习惯。

7.适量运动　适量的体育锻炼可以改善心血管功能，使身体的血液循环和微循环得到改善。步行是最简单而安全的运动，可以使心脏收缩加强，心跳加快，血流加速，冠状动脉的血流量增多，这对心脏也是一种锻炼。

8.防寒保暖、谨防感冒，保持大便通畅。

9.普及全民心脏复苏抢救知识，一旦发现猝死立即就地抢救。

参考文献

[1] 代畅，李兴德.急性冠脉综合征的流行病现况及救治体系的研究进展[J].中国全科医学，2017，20（23）：2906-2910. DOI：10.3969/j.issn.1007-9572.2017.23.020.

[2] 赖桂凤，黄海英，陆夏凯，等.急性冠脉综合征的急救护理研究现状[J].临床护理杂志，2015，（3）：48-50. DOI：10.3969/j.issn.1671-8933.2015.03.021.

[3] 程浩，王馨，闫美辰.综合护理对急性冠脉综合征患者经皮冠状动脉介入术后康复的影响[J].中国老年学杂志，2019，39（2）：270-273. DOI：10.3969/j.issn.1005-9202.2019.02.005.

[4] 中华医学会心血管病学分会，中华心血管病杂志编辑委员会.急性ST段抬高型心肌梗死诊断和治疗指南[J].中华心血管病杂志，2015，43（5）：380-393. DOI：10.3760/cma.j.issn.0253-3758.2015.05.003.

[5] 刘江萍，张雷，木胡牙提，等.急性冠状动脉综合征危险因素与冠状动脉病变严重程度相关性分析[J].中国心血管病研究，2019，17（4）：321-325. DOI：10.3969/j.issn.1672-5301.2019.04.007.

[6] 李晓萌，汤辉.全球急性冠状动脉事件注册评分在急性冠状动脉综合征中的应用进展[J].中国医药，2018，13（12）：1899-1902. DOI：10.3760/j.issn.1673-4777.2018.12.033.

[7] 冷文修，杨进刚，杨跃进.老年人急性冠状动脉综合征的抗栓治疗[J].中华老年医学杂志，2019，38（1）：96-101. DOI：10.3760/cma.j.issn.0254-9026.2019.01.024.

[8] 王丽亭，吴健.急性冠脉综合征女性患者的心脏康复[J].心血管康复医学杂志，2019，28（1）：114-116. DOI：10.3969/j.issn.1008-0074.2019.01.28.

[9] Yi-Heng L, Yu-Chen W, Yi-Chih W, et al. 2018 Guidelines of the Taiwan Society of Cardiology, Taiwan Society of Emergency Medicine and Taiwan Society of Cardiovascular Interventions for the management of non ST-segment elevation acute coronary syndrome[J]. Journal of the Formosan Medical Association, 2018: S0929664618302638-.

[10] William B, Katya D S. The HEART score: A guide to its application in the emergency department[J]. Turkish Journal of Emergency Medicine, 2018, 18(2): 47-51.

[11] Alfonso F. Comments on the 2017 ESC Guidelines for the Management of Acute Myocardial Infarction in Patients Presenting With ST-segment Elevation.[J]. Revista Espanola De Cardiologia, 2017, 70(12):

1039.

[12] Patel M R, Calhoon J H, Dehmer G J, et al. ACC/AATS/AHA/ASE/ASNC/SCAI/SCCT/STS 2016 Appropriate Use Criteria for Coronary Revascularization in Patients With Acute Coronary Syndromes[J]. Journal of Nuclear Cardiology, 2017, 24(2): 439-463.

[13] 中国医师协会心血管外科分会大血管外科专业委员会. 主动脉夹层诊断与治疗规范中国专家共识[J]. 中华胸心血管外科杂志, 2017, 33(11): 641-654.

[14] 中华心血管病杂志编辑委员会, 胸痛规范化评估与诊断共识专家组. 胸痛规范化评估与诊断中国专家共识[J]. 中国循环杂志, 2014(z2).

[15] 陈昭然. 合并高血压的急性主动脉夹层患者的临床特征及预后[J]. 中华心血管病杂志, 2017, 44(1): 100-100.

[16] 孙立忠, 李建荣. 我国 Stanford A 型主动脉夹层诊疗进展与挑战[J]. 中华外科杂志, 2017, 55(4): 241-244.

[17] 史雅琴. 主动脉夹层院前急救及长途转运护理[J]. 循证护理, 2017, 3(04): 429-430.

[18] 唐海峰, 黄杨, 赵威, 尹文, 张松涛, 王彦军, 吴林. 82 例急性主动脉夹层的临床特征分析[J/OL]. 临床急诊志, 2019(06): 488-491[2019-06-14]. https://doi.org/10.13201/j.issn.1009-5918.2019.06.015.

[19] 叶仕高, 刘永春. 主动脉夹层的治疗研究进展[J]. 中国医学创新, 2019, 16(12): 169-172.

[20] 赵路静, 李志刚. 主动脉夹层的进展[J]. 继续医学教育, 2018, 32(11): 106-108.

[21] 刘永. 主动脉夹层的临床诊治分析[J]. 中国医药指南, 2018, 16(14): 98-99.

[22] 李卓东. 急性 Stanford A 型主动脉夹层临床分析及住院死亡危险因素探讨[D]. 中国人民解放军海军军医大学, 2018.

[23] 李文金, 段国安. 主动脉夹层 85 例临床分析[J]. 中西医结合心血管病电子杂志, 2017, 5(19): 40.

[24] 刘凡. 高血压危重症的识别与处理[J]. 临床荟萃, 2017, 32(04): 346.

[25] 王青梅, 李永玲, 冯玉宝. 不典型主动脉夹层 10 例误诊分析[J]. 中西医结合心血管病电子杂志, 2015, 3(09): 141-143.

[26] 黄震华. 胸主动脉瘤诊断和治疗进展[J]. 中国新药与临床杂志, 2015, 34(03): 180-183.

[27] 罗建方, 刘华东. 2014 年欧洲心脏病学会主动脉疾病诊治指南解读[J]. 岭南心血管病杂志, 2014, 20(06): 691-696.

[28] 黄英. 主动脉夹层急救与护理体会[J]. 中国误诊学杂志, 2008(14): 3410-3411.

[29] 高露露, 黄日红. 右美托咪定联合降压药对 Debakey I 型主动脉夹层疗效的观察[J]. 中华高血压杂志, 2017(02): 83-86.

[30] 盐酸乌拉地尔注射液临床应用专家共识组. 盐酸乌拉地尔注射液临床应用专家共识[J]. 中华急诊医学杂志, 2013, 22(9): 960-966.

[31] Moats SK, Richard B J. Application of Clinical Intelligence to Streamline Care in Aortic Emergencies [J]. CIN: Computers, Informatics, Nursing, 2017: 1.

[32] Upadhye S, Schiff K. Acute Aortic Dissection in the Emergency Department: Diagnostic Challenges and Evidence-Based Management[J]. EMERGENCY MEDICINE CLINICS OF NORTH AMERICA, 2012, 30(2): 307-327.

[33] 李小鹰, 林曙光. 心血管疾病药物治疗学[M]. 北京. 人民卫生出版社, 2013.

[34] 尤黎明, 吴瑛. 内科护理学[M]. 北京. 人民卫生出版社, 2017.

[35] 中国医师协会急诊医师分会, 中国心胸血管麻醉学分会急救与复苏分会. 中国急性心力衰竭急诊

临床实践指南(2017)[J].中国急救医学,2017,37(12):1063-1074.

[36] 边圆,王甲莉,程凯,等.2016年欧洲心脏学会急性心力衰竭指南解读[J].中华急诊医学杂志,2016,25(7):849-853.

[37] 田朝伟,陈晓辉.急性心力衰竭的诊治进展:2016ESC急慢性心力衰竭诊断和治疗指南[J].中国急诊医学杂志,2016,25(7):854-857.

[38] 马根山,张代富.心脏病学概览[M].北京.人民卫生出版社,2015.

[39] 曹林生,廖玉华.心脏病学[M].北京.人民卫生出版社,2010.

[40] 急诊超声标准操作规范专家组.急诊超声标准操作规范[J].中国急救医学,2013,33(7):577-591.

[41] 刘宇临,赵卫兵,陈元利,等.漂浮导管监测不同年龄段老年患者肺动脉压力的比较研究[J].重庆医学,2018,47(18):2421-2423.

[42] 汤泽萍.右心室梗死扩容治疗中并发急性左心衰的预防[J].实用心脑肺血管病杂志,2010,18(9)1289.

[43] 周秀华,张静.急危重症护理学[M].北京.人民卫生出版社,2010.

[44] 于学忠.协和急诊医学[M].北京.科学出版社,2011.

[45] 刘元生,郭继鸿.急诊、急救心电图[M].北京.人民卫生出版社,2013.

[46] 吕聪敏,汤建明.临床实用心电图学[M].北京.科学出版社,2016.

[47] 李毅刚.室性心律失常学[M].上海.上海交通大学出版社,2013.

[48] 冯庚.危重症社区现场急救系列讲座——心室颤动和扑动的基本概念、现场快速判断和急救原则[J].中国全科医学,2005,8(4):341

[49] 张波,桂莉.急危重症护理学[M].北京.人民卫生出版社,2017.

[50] 陈永强.《2015美国心脏协会心肺复苏及心血管急救指南更新》解读.中华护理杂志[J].2016,51(2):253-256.

[51] 潘祥林,王鸿利.实用诊断学[M].北京.人民卫生出版社,2017.

[52] 陈尔佳,李晓枫,方丕华.2017动态心电图国际指南和专家共识更新[J].中国心血管杂志,2018,12(6):437-440.

[53] 张媛媛.不同早期干预方法对预防微量泵持续泵入胺碘酮致静脉炎的效果研究[J].护理研究,2013,27(8):2652-2653.

[54] 罗劲,莫超连,邓桂玲.室性心动过速患者的急救护理[J].国际护理学杂志,2013,32(5):979-981.

[55] 苗成龙,李拥军.室性心动过速和心室颤动治疗进展[J].临床荟萃,2018,33(9):753-756.

[56] 仇宝华.特发性室性心动过速的起源部位及心电图特征[J].医学综述,2012,18(16):2601-2604.

[57] 葛均波,徐永健.内科学.第9版.北京:人民卫生出版社,2018.

[58] 陈伟伟,高润霖,刘力生,等.《中国心血管病报告2017》概要[J].中国循环杂志,2018,33(01):1-8.

[59] 王立祥,孟庆义,余涛.2016中国心肺复苏专家共识(节选)[J].中国研究型医院,2017,4(02):9-14

本章小结

本章主要介绍了急性冠脉综合征（ACS）、主动脉夹层（AD）、急性心力衰竭（AHF）、室扑、室颤、室性心动过速、心跳呼吸骤停的相关知识。本章详细阐述了它们的定义、流行病学特点、病因与发病机制、临床特点、治疗要点、护理要点等，在面对这类患者时，要格外注意病情观察和对症处理，协助医生做好各类急救措施，并做好健康宣教。同时，做好饮食和心理护理。

习题测验

第六章

消化系统疾病的急救护理

消化系统疾病的急救护理PPT

第一节　急腹症

学习目标

识记：
急腹症、上消化道出血、急性胰腺炎、肝衰竭的定义。
理解：
急腹症、上消化道出血、急性胰腺炎、肝衰竭的诊断要点和治疗要点。
运用：
能够护理急腹症、上消化道出血、急性胰腺炎、肝衰竭的患者。

急腹症（acute abdomen）一类以急性腹痛为突出表现，需要早期诊断和及时处理的腹部疾病。特点是发病急、进展快、病情重。引起急腹症的原因相当复杂，可涉及内、外、妇、儿等各科的许多疾病，因此诊断比较困难，一旦诊断延误、治疗不当，会给患者带来严重后果甚至死亡，因此，作出准确的病情评估和救护是非常重要的。

预习案例

> 患者，男性，56 岁，因暴饮暴食后引起"腹部疼痛 6 小时"入院，有酗酒史，疼痛时伴恶心、呕吐，呈急性面容，痛苦表情，神志清楚，腹膨隆，腹肌稍紧张，上腹部有压痛及反跳痛。生命体征：体温 37℃，脉搏 67 次/分，呼吸 19 次/分，血压 164/102 mmHg，疼痛评分 4 分。急查血常规：白细胞总数 $12.8×10^9$/L，中性粒细胞百分率 88.6%，血淀粉酶水平 3686U/L。诊断：①急腹症；②急性胰腺炎。予以抑酸、止痛、抗感染、营养支持等处理。3 周后，患者病情稳定出院。
>
> 1. 护理该患者时，如何有效缓解其疼痛症状？
> 2. 患者出院时，如何进行相关宣教？

一、病因

引起急腹症的疾病很多，根据常见病因，主要有以下几类。

（一）感染性疾病

1. 外科疾病　如急性胆囊炎、急性梗阻性化脓性胆管炎、急性胰腺炎、急性阑尾炎，消化道或胆囊穿孔、肝或腹腔脓肿破溃。

2. 妇科疾病　如急性盆腔炎。

3. 内科疾病　如急性胃肠炎或大叶性肺炎。

（二）出血性疾病

1. 外科疾病　如腹部外伤导致的肝脾破裂、腹主动脉瘤破裂、肝癌破裂等。

2. 妇产科疾病　如异位妊娠破裂或巧克力囊肿破裂出血。

（三）空腔脏器梗阻

常见于外科疾病，如急性肠梗阻、肠套叠、结石或蛔虫症引起的胆道梗阻、泌尿系结石等。

（四）缺血性疾病

1. 外科疾病　如肠扭转、肠系膜动脉栓塞或血栓、肠系膜静脉血栓形成。

2. 妇产科疾病　如卵巢或卵巢囊肿扭转。

（五）其他疾病

1. 胸部疾病　如肺炎、肋间神经痛、膈胸膜炎、急性心包炎、急性心肌梗死、急性右心衰竭等。

2. 中毒或代谢性障碍疾病　如慢性铅中毒、急性铊中毒、糖尿病酮症酸中毒、肝性血卟啉病、原发性高脂血症等。

3. 腹型紫癜、腹型风湿热、某些原因造成的急性溶血亦可表现为急性腹痛。

二、急性腹痛的机制

主要与神经因素相关，来自腹部的病理性和生理性刺激经交感、副交感和腹膜壁层的躯体神经传至大脑感觉中枢，产生腹痛感觉。腹部疼痛的感觉有内脏痛、牵涉痛和躯体痛三种。

（一）内脏痛

来自腹腔内各器官的病理性刺激，通过内脏的传入神经末梢，经自主神经传入中枢神经系统，产生的腹痛感觉，称为内脏痛。其特点为疼痛定位不精准、呈弥散性钝痛、常伴有恶心、呕吐、出汗等迷走神经兴奋症状。

（二）牵涉痛

又称放射痛，指内脏痛到达一定程度后，可牵涉相应的浅表部位产生疼痛。主要因这些部位的痛觉神经纤维与支配腹腔内急性病变器官的神经通过同一脊髓段。

（三）躯体痛

壁腹膜受腹腔内炎性或化学性渗出物刺激后产生的体表相应部位的疼痛称为躯体痛，具有感觉敏锐、定位准确的特点。

三、临床表现

腹痛是急腹症的主要临床症状，常同时伴随恶心、呕吐、腹胀等消化道症状或发热。临床上常将急腹症分为外科急腹症、妇产科急腹症和内科急腹症。

（一）外科急腹症

特点为先有腹痛后有发热。

1. 胃十二指肠穿孔　突发性上腹部刀割样疼痛且拒按，腹部呈舟状；十二指肠后壁穿透性溃疡患者可伴有 $T_{11\sim12}$ 右旁区域牵涉痛。

2. 胆道系统结石或感染　急性胆囊炎、胆石症患者为右上腹疼痛，呈持续性，伴右侧肩背部牵涉痛；胆管结石及急性胆管炎患者有典型的 Charcot 三联征，即腹痛、寒战高热和黄疸；急性梗阻性化脓性胆管炎患者除有 Charcot 三联征外，还可伴精神神经症状和休克，即 Reynolds 五联征。

3. 急性胰腺炎　上腹部持续性疼痛，伴左肩或左侧腰背部束带状疼痛；患者在发病早期即伴恶心、呕吐和腹胀。急性出血坏死性胰腺炎患者可伴有休克症状。

4. 肠梗阻、肠扭转和肠系膜血管栓塞　肠梗阻、肠扭转时多为中上腹部疼痛，呈阵发性绞痛，随病情进展可表现为持续性疼痛、阵发性加剧，伴呕吐、腹胀和肛门停止排便、排气；肠系膜血管栓塞或绞窄性肠梗阻时呈持续性胀痛，呕吐物、肛门排出物和腹腔穿刺液呈血性液体。

5. 急性阑尾炎　转移性右下腹痛伴呕吐和不同程度发热。

6. 内脏破裂出血　突发性上腹部剧痛，腹腔穿刺液为不凝固的血液。

7. 肾或输尿管结石　上腹部和腰部钝痛或绞痛，可沿输尿管行经向下腹部、腹股沟区或会阴部放射，可伴呕吐和血尿。

（二）妇产科急腹症

常见于异位妊娠或巧克力囊肿破裂。特点为突发性下腹部撕裂样疼痛，向会阴部放射；伴恶心、呕吐和肛门坠胀感，亦可伴有阴道不规则流血等其他症状；出血量大者可出现休克症状。

（三）内科急腹症

特点为先有发热后有腹痛，腹痛多无固定部位。

1.急性胃肠炎　表现为上腹部或脐周隐痛、胀痛或绞痛，伴恶心、呕吐、腹泻和发热。

2.心肌梗死　部分心肌梗死患者表现为上腹部胀痛，伴恶心和呕吐；严重者可出现心力衰竭、心律失常和休克。

3.腹型过敏性紫癜　除皮肤紫癜外，以腹痛为常见表现，呈脐周、下腹或全腹的阵发性绞痛，伴恶心、呕吐、呕血、腹泻和黏液血便等。

4.大叶性肺炎　少数患者可出现上腹部疼痛。

四、辅助检查

（一）实验室检查

1.血液学检查　白细胞计数有助于了解机体抗感染反应能力，白细胞升高提示有炎症。红细胞计数、血红蛋白定量、血细胞比容的连续观察用以判断有无腹腔内出血。血电解质测定及血气分析有助于判断机体水、电解质代谢状态和酸碱平衡情况。

2.尿液检查　尿中大量红细胞提示泌尿系损伤或结石；尿白细胞增多或呈现为脓细胞，提示有泌尿系统感染的可能；尿胆红素阳性提示存在梗阻性黄疸。

3.粪便检查　急性肠胃炎患者的粪便检查可见大量红、白细胞；消化道疾病者粪便隐血试验多呈阳性。

（二）诊断性穿刺

1.腹腔穿刺　对诊断不确切的急腹症患者，如腹部叩诊有移动性浊音，可做腹腔穿刺。若抽出不凝固血性液体，多提示腹腔内脏出血；若是浑浊液或脓液，多为消化道穿孔或腹腔内感染；若是胆汁性液体，常是胆囊穿孔；若穿刺液的淀粉酶阳性，即为急性胰腺炎。

2.阴道后穹穿刺　女性患者疑有盆腔积液、积血时，可经阴道后穹穿刺协助诊断。异位妊娠破裂时经阴道后穹穿刺可抽得不凝血。盆腔炎患者的阴道后穹穿刺液则为脓性。

（三）影像学检查

1.X线检查　是急腹症辅助诊断的重要项目之一。胸腹立位片或透视可观察有无肺炎、胸膜炎、膈肌位置及运动，膈下有无游离气体，胃泡大小，小肠有无积气、液气平面，结肠内有无气体，有无阳性结石影等。消化道穿孔或破裂可见膈下游离气体，气体进入腹膜后，提示十二指肠或升、降结肠后壁穿孔。机械性小肠梗阻可见多个液气平面；麻痹性肠梗阻时可见普遍扩张的肠管。异常的钙化影包括胆结石、肾或输尿管结石、阑尾粪石、胰管内结石等，结合临床表现可辅助诊断。

2.超声检查　B超或三维彩超检查是肝、胆、胰、脾、肾、输尿管、阑尾、盆腔内病变迅速评价的首选方法。超声检查对实质脏器的损伤、破裂、占位病变等具有重要的诊断价值。对胆囊结石、胆囊炎及胆总管结石，超声检查可提供准确的诊断依据。超声在探查阑尾粪石、管壁增厚及阑尾脓肿等方面较敏感。盆腔妇科疾病用超声检查可清楚地分辨病变的来源和性质。对于腹腔内出血和积液，不但可以探测积血、积液的量，而且可在 B 超引导下作腹腔穿刺抽液。泌尿系结石可见患侧肾盂积水，输尿管扩张及结石影像。内镜超声(EUS)诊断在部分急腹症诊断中有特殊价值。

3.CT 或 MRI　对实质性脏器的病变、破裂、腹腔内占位性病变及急性出血坏死性胰腺炎的诊断均有价值。

(四)内镜检查

对上消化道急性出血者，胃镜检查可明确出血部位和病变性质。对可疑有结肠梗阻或伴有下消化道出血，可采用纤维结肠镜检查。

(五)血管造影

在疑有肝破裂出血、胆道出血或小肠出血等疾病可采用选择性或超选择性动脉造影确定诊断，部分出血性或栓塞性病变还可同时采用选择性动脉栓塞止血或溶栓治疗。

五、常见急腹症的诊断和鉴别诊断要点

(一)胃十二指肠溃疡急性穿孔

根据过去的溃疡病史，突然发生的持续性上腹剧烈疼痛，很快扩散到全腹，常伴有轻度休克症状。体格检查时有明显的腹膜刺激征，特别是肝浊音界缩小或消失。X 线检查示膈下有游离气体，即能确诊。

(二)急性胆囊炎

起病常在进食油腻食物后，右上腹部剧烈绞痛，放射至右肩及右背部。右上腹部有压痛和肌紧张，Murphy 征阳性。B 超或三维彩超检查显示胆囊增大、壁厚，并可见胆囊结石影，有助于诊断和鉴别诊断。急性胆管炎剑突下区剧烈疼痛，可放射至右肩部。伴寒战高热，可有黄疸。病情加重时可出现休克和精神症状。三维彩超见胆管扩张及结石影，可辅助诊断。

(三)急性胰腺炎

多于暴饮暴食或饮酒后发病，上腹偏左侧腹痛，持续剧烈，可向肩部放射。恶心、呕吐后腹痛不缓解。胰腺投影区可有腹膜炎；可有腹胀，表现为麻痹性肠梗阻。化验血或尿淀粉酶明显升高，血脂肪酶升高更有诊断价值。增强 CT 检查示胰腺弥漫性肿大，密度不均，胰腺坏死时呈皂泡征，胰周积液，可确诊。

(四)急性阑尾炎

通常具有转移性腹痛和右下腹固定压痛的临床特点，转移性腹痛的时间与阑尾的位置和病变的程度有关。当炎症加重时表现有限局性腹膜炎，当阑尾穿孔时则出现全腹膜炎，此时仍以右下腹体征为重。右下腹三维彩超检查可发现炎性肿大的阑尾，有助于诊断。

(五)小肠急性梗阻

首发症状为突然剧烈的腹部绞痛，腹痛时伴肠鸣，疼痛部位常位于脐周，间歇期无疼痛，腹痛时常立即发生恶心呕吐，呕吐后腹痛可减轻。高位梗阻呕吐出现早且频繁，无明显腹胀；低位梗阻呕吐出现晚或无呕吐，腹胀明显，梗阻发生后经肛门排气排便停止。腹部视诊可见蠕动波或扩张的肠祥。听诊肠鸣音活跃，有高调肠鸣及气过水声。腹

部立位片显示小肠扩张充气并见明显的液气平面，即可确诊。如腹痛加剧呈持续性，出现腹膜炎体征，提示有肠坏死或肠穿孔。B超对肠套叠造成的肠梗阻具有诊断作用。

(六)腹部钝性伤后急性腹痛

腹部钝性伤引起腹腔内实质脏器和(或)空腔脏器损伤，表现为急腹症的症状和体征。腹腔实质脏器破裂造成内出血，腹痛持续但不重，临床主要表现为心率快、血压低等急性失血征象或失血性休克，腹穿抽出不凝血，超声或CT检查可显示肝或脾裂伤及腹腔内积血，诊断即可确定。腹部立位片见膈下游离气体提示空腔脏器破裂伤。腹腔内容物进入胸腔提示有膈肌破裂伤。腹穿抽出大量澄清液可能为膀胱破裂。抽出胃肠内容物为消化道破裂。

(七)妇产科疾病致急性腹痛

1.急性盆腔炎　淋球菌感染较多见，多见于年轻人。表现为下腹痛、发热，下腹压痛、反跳痛。阴道分泌物多，宫颈举痛，后穹窿触痛明显。经后穹窿穿刺抽得脓汁，涂片可见白细胞内有革兰阴性双球菌，即可确诊。

2.卵巢肿瘤蒂扭转　其中卵巢囊肿蒂扭转较为常见。其发作突然，左或右下腹剧烈疼痛。出现腹膜炎提示肿瘤缺血坏死。经阴道和下腹双合诊及盆腔三维彩超检查可确定诊断。

3.异位妊娠　输卵管妊娠破裂最为多见。突然下腹痛，出现腹膜炎。心率快、血压低，提示有内出血。体格检查：压痛和肌紧张不明显，反跳痛明显。阴道有不规则流血。宫颈呈蓝色，后穹窿或腹腔穿刺抽出不凝血液，即可确诊。化验：HCG试验阳性。盆腔超声检查也可帮助确诊。

各部位腹痛的鉴别诊断如表6-1所示。

表6-1　腹痛部位的鉴别诊断

腹痛部位	腹内病变	腹外病变
右上腹	十二指肠溃疡穿孔、急性胆囊炎、胆石症、急性肝炎、急性腹膜炎、右膈下脓肿等	右下肺及胸膜炎症、右肾结石或肾盂炎
中上腹	胆道蛔虫症、溃疡病穿孔、胃痉挛、急性胰腺炎、阑尾炎早期、裂孔疝等	心绞痛、心肌梗死、糖尿病、酸中毒
左上腹	急性胰腺炎、胃穿孔、脾曲综合征、脾周围炎、脾梗死、左膈下脓肿等	左下肺及胸膜炎症、左肾结石或肾盂炎、心绞痛
脐周	小肠梗阻、肠蛔虫症、小肠痉挛症、阑尾炎早期、回肠憩室炎、慢性腹膜炎等	各种药物或毒素引起的腹痛
右下腹	阑尾炎、腹股沟嵌顿疝、局限性肠炎、肠系膜淋巴结炎、小肠穿孔、肠梗阻、肠结肠、肠肿瘤等	右输尿结石

续表6-1

腹痛部位	腹内病变	腹外病变
下腹	宫外孕破裂、卵巢囊肿扭转、盆腔及盆腔脏器炎症、盆腔脓肿、痛经等妇科疾病往往偏重于一侧	尿潴留、膀胱炎、急性前列腺炎等
左下腹	腹股沟嵌顿疝、乙状结肠扭转、菌痢、阿米巴性结肠穿孔、结肠癌等	左输尿管结石

六、治疗要点

急腹症的治疗与病情评估密切相关。对于危及生命的急腹症要紧急处理，对于病情相对稳定的急腹症要判断有无进行手术的必要性，同时关注患者的全身情况，给予对症治疗。

（一）一般处理

1.体位 无休克者予半卧位或斜坡卧位，以局限腹腔内渗出物、控制感染、松弛腹肌、减轻疼痛以及改善呼吸循环情况等。已发生休克者，予休克体位。

2.控制饮食与胃肠减压 病情较轻的患者，给予流质或半流质饮食，并严格控制进食量；病情严重者，禁食、禁水；疑有空腔脏器穿孔、破裂，腹胀明显者予以胃肠减压。

3.纠正水、电解质紊乱和酸碱失衡 急性腹痛患者常有脱水和食欲减退，液体摄入量减少，同时由于恶心、呕吐和腹泻、发热出汗而使体液丢失过多，因此要根据患者的全身情况及时进行补液治疗。当腹腔感染时，即使循环动力学稳定，亦应立即启动输液初始治疗；失血性休克或腹腔感染引起的脓毒性休克，应快速输液（必要时输血）稳定循环动力学；需要大量输液或有低蛋白血症患者可考虑白蛋白制剂；血红蛋白低于 70 g/L 时可实施输血，目标为血红蛋白升至 70~90 g/L。

4.应用抗生素 当怀疑或诊断腹部感染时，应采取血培养和应用抗菌药物。急性腹部感染所致的感染性休克，应在 1 小时内给予抗生素治疗。当进行手术时，应在手术前给予额外的抗菌药物以预防手术部位感染。

5.镇痛药的使用 无论病因，在明确诊断之前，推荐早期使用镇痛药。无论疼痛严重程度如何，建议静脉给予 1000 mg 对乙酰氨基酚。静脉麻醉性镇痛药应按疼痛严重程度给予。吗啡、阿片类药物、拮抗镇痛药在急性腹痛时也可考虑使用。非甾体类抗炎药缓解胆绞痛和阿片类药物一样有效，可首选。

（二）对症治疗

对不同病因、不同病情的急腹症患者，采取相应的对症处理。如缺氧者，给予氧疗；呼吸困难者及早行机械通气辅助呼吸；合并黄疸者，可给予维生素 K 和保肝药物；急性出血坏死性胰腺炎，应及时补钙等。

（三）手术治疗

手术是急腹症的重要治疗手段，凡下列情况者均需立即行剖腹探查。

1. 腹腔内病变严重者，如腹腔内脏器破裂、穿孔、绞窄性肠梗阻，炎症引起胃肠道坏死，胆系严重感染等引起的腹膜炎。

2. 有进行性内出血征象，经过输血、补液、止血剂等治疗措施，病情不见好转，或一度好转迅即恶化者。

3. 腹腔内空腔脏器穿孔，腹膜刺激征严重或有扩大趋势者。

4. 肠梗阻疑有血运供应障碍，有绞窄坏死者。

5. 突发性剧烈腹痛，病因不明，但有明显腹膜刺激征，经短期治疗后不见缓解或症状反而加重者。

七、护理评估

（一）健康史和相关因素

1. 一般情况　患者年龄、性别、婚姻和职业；女性患者有无停经、月经过期或月经不正常史等，有无不规则阴道流血或分泌物增多现象。

2. 病因与诱因　有无腹部外伤；与饮食的关系；有无接触致敏原；有无情绪激动、剧烈运动及过度疲劳等现象。

3. 发生的缓急　腹痛为突然发生且迅速加重，还是缓慢发生并逐渐加重。腹痛开始时轻，以后逐渐加重，多为炎症性病变。腹痛突然发生、迅速恶化，多见于实质脏器破裂、空腔脏器穿孔以及空腔脏器急性梗阻、绞窄或脏器扭转等。

4. 性质　是突然发生的剧痛、绞痛、刀割样疼痛还是逐渐加重的钝痛或胀痛；是阵发性疼痛还是持续性疼痛或持续性疼痛伴阵发性加剧；有无放射痛或牵涉痛。腹痛的性质通常能反映腹内脏器病变的类型或性质。

（1）持续性腹痛：多因炎症、缺血、出血或肿瘤浸润引起。

（2）阵发性腹痛：多为空腔脏器的平滑肌痉挛或梗阻所致，如胃肠、胆道、输尿管等，绞痛为其中最剧烈者。

（3）持续性腹痛伴阵发性加剧：多表示炎症和梗阻并存，如绞窄性肠梗阻、胆囊结石并急性胆囊炎等。

（4）刀割样腹痛：化学性腹膜炎的特点，如胃、十二指肠溃疡穿孔、急性出血坏死性胰腺炎等。

（5）钻顶样疼痛：多见于胆道蛔虫病。

5. 程度　炎性病变腹痛较轻，如急性阑尾炎引起的腹痛；腹腔内脏穿孔、梗阻、扭转、嵌顿、缺血和内脏破裂出血引起的腹痛较重，如胆道蛔虫所致的胆绞痛，输尿管结石、肾结石所致的肾绞痛。

6. 既往史　有无消化性溃疡、胆道和泌尿系结石、心房颤动等病史及有无类似疼痛发作史；有无用（服）药史、过敏史和腹部手术史。

（二）身体状况

1. 局部

（1）疼痛的部位：腹痛位于上腹部还是下腹部，是左侧还是右侧，是局限于某一部位还是波及全腹。一般情况下，腹痛开始部位或疼痛最显著部位，常与病变部位一致。

胃、十二指肠、胆道、胰腺疾病的腹痛大多位于中上腹或剑突下；小肠病变所致的腹痛大多位于脐周；急性阑尾炎常始于脐周，后固定于右下腹；心肌梗死引起的疼痛多位于剑突下或上腹部；盆腔内病变引起的腹痛多位于中下腹。

（2）腹部形态：腹式呼吸是否存在，腹壁有无手术瘢痕、腹部呈隆起或舟状，是否对称，有无肠型或异常蠕动波。

（3）腹膜刺激的程度：有无腹膜刺激征，如肌紧张和反跳痛。外科和妇产科急腹症患者多伴有腹膜刺激征；内科急腹症患者多无腹膜刺激征。

（4）其他：肠鸣音亢进还是消失；肝浊音界是否缩小或消失；腹股沟区有无肿块；有无阴道出血和宫颈举痛。

2. 全身

患者生命体征是否平稳；有无恶心、呕吐；呕吐物的颜色和性状；有无排便排气或腹泻；粪便颜色和性状；有无寒战、高热；巩膜和皮肤有无黄染或皮肤苍白、湿冷。

3. 辅助检查

血红蛋白水平、血细胞比容和血液黏度是否正常，白细胞计数和中性粒细胞比例是否升高；尿常规、粪便检查是否异常；重要脏器功能检测结果；影像学和其他辅助检查有无异常发现。

（三）心理和社会支持状况评估

患者及家属对本次疾病的认知和担忧、心理承受程度及期望。

八、护理

（一）常见护理诊断/问题

1. 急性疼痛　与腹腔内器官炎症、扭转、破裂、出血、损伤和手术有关。

2. 有体液不足的危险　与腹腔内脏破裂出血、腹膜炎症导致的腹腔内液体渗出、呕吐或禁食、胃肠减压等所致的液体丢失有关。

3. 恐惧与焦虑　与未曾经历过此类腹痛有关。

4. 个人应对能力失调与缺乏相关的应对知识和方法有关。

5. 潜在并发症：腹腔内残余脓肿、瘘和出血。

（二）护理目标

1. 患者自诉疼痛得到缓解或控制。

2. 患者未发生水、电解质和酸碱代谢紊乱，并发症得以预防，或及时被发现和处理。

3. 患者恐惧与焦虑得以减轻或缓解，情绪稳定。

4. 患者具备相关知识，能积极应对疾病所致的各项变化。

5. 患者未发生腹腔内残余脓肿、瘘和出血等并发症。

（三）护理措施

1. 减轻或有效缓解疼痛

（1）观察：密切观察患者腹痛的部位、性质、程度和伴随症状有无变化，及其与生命体征的关系。

（2）体位：非休克患者取半卧位，有助减轻腹壁张力，减轻疼痛。

(3)禁食和胃肠减压：禁食并通过胃肠减压抽吸出胃内残存物，减少胃肠内的积气、积液，减少消化液和胃内容物自穿孔部位漏入腹膜腔，从而减轻腹胀和腹痛。

(4)解痉和镇痛：①对疼痛剧烈的急腹症患者或术后切口疼痛的患者，可遵医嘱落实止痛措施，如通过 PCA 和药物镇痛等；②注意评估镇痛效果和观察不良反应；如哌替啶类镇痛药物可致 Oddi 括约肌痉挛、呼吸抑制、头晕、呕吐、出汗、口干、瞳孔散大、呼吸减慢和血压降低等反应。

(5)非药物性措施：包括静松疗法，如按摩、指导患者有节律地深呼吸；分散注意力法，如默念数字或听音乐；暗示疗法、催眠疗法和安慰剂疗法等。

2.维持体液平衡，消除病因

(1)补充血容量：迅速建立静脉通路，根据医嘱正确、及时和合理安排晶体和胶体液的输注种类和顺序。若有大量消化液丢失，先输注平衡盐溶液；有腹腔内出血或休克者，应快速输液并输血，以纠正血容量；

(2)准确记录出入量：对神志不清或伴休克者，应留置导尿管，并根据尿量调整输液量和速度。

(3)采取合适的体位：对休克患者取中凹卧位。

3.减轻焦虑和恐惧

(1)术前：患者往往缺乏思想准备，担心不能得到及时有效的诊断、治疗或预后不良，常表现为恐惧、躁动和焦虑。对此类患者，护理人员要主动、积极迎诊和关心患者，向患者解说引起腹痛的可能原因，在患者完善各项检查和接受治疗前耐心解释，使患者了解其意义并积极配合，以稳定其情绪；并创造良好氛围，减少环境改变所致恐惧感。

(2)术后：对担忧术后并发症或因较大手术影响生活质量的患者应加强心理护理和指导其如何正确应对。

4.提供有效应对措施

加强护患沟通，消除患者孤寂感；提供因人而异的病情解释和健康教育，缓解患者因知识储备不足或不能适时正确应对疾病所致环境、健康、生活和工作改变的境况。此外，护士要主动与患者家属或患者单位沟通，争取家属和社会力量的支持。

5.并发症的预防和护理

(1)加强观察并做好记录：①生命体征：包括患者的呼吸、脉搏、血压和体温变化。若脉搏增快、面色苍白、皮肤湿冷，多为休克征象；若血红蛋白值及血压进行性下降，提示有腹腔内出血；若体温逐渐上升，同时伴白细胞计数及中性粒细胞比例上升，多为感染征象。②腹部体征：患者腹痛加剧，表示病情加重；局限性疼痛转变为全腹痛，并出现肌紧张、反跳痛，提示炎症扩散，应及时报告医师。

(2)有效控制感染：①遵医嘱合理、正确使用抗菌药物。②保持引流通畅，并观察引流物的量、色和质。③腹部或盆腔疾病患者取斜坡卧位，可使腹腔内炎性渗液、血液或漏出物积聚并局限于盆腔，因盆腔腹膜吸收毒素的能力相对较弱，故可减轻全身中毒症状并有利于积液或脓液的引流。

(3)加强基础护理：①对伴有高热的患者，可用药物或物理方法降温，以减少患者的不舒适；②对生活自理能力下降或缺失者，加强基础护理和生活护理；③对神志不清或躁动者，做好保护性约束；④对长期卧床者，预防压疮的产生。

6.营养支持　估计 7 天以上不能恢复正常饮食的患者，尤其是年老、体弱、低蛋白血症和手术后可能发生并发症的高危患者，应积极提供肠内、外营养支持护理。

（四）护理评价

1.患者腹痛是否得以缓解，能否复述自我缓解疼痛的方法。

2.患者体液是否维持平衡，或已发生的代谢紊乱有否纠正。

3.患者能否主动表述内心的恐惧和焦虑，能否积极配合各项治疗、检查和护理，情绪是否稳定。

4.患者能否复述相关疾病的预防和保健知识，能否适应疾病所致环境、健康和生活的改变。

5.患者是否发生腹腔残余脓肿、出血或瘘等并发症，若发生并发症是否得到及时发现、有效治疗和护理。

（五）健康教育

1.形成良好的饮食和卫生习惯。

2.保持清洁和易消化的均衡膳食。

3.积极控制诱发急腹症的各类诱因，如有溃疡病者，应按医嘱定时服药；胆道疾病和慢性胰腺炎者需适当控制油腻饮食；反复发生粘连性肠梗阻者当避免暴饮暴食及饱食后剧烈运动；月经不正常者应及时就医。

4.急腹症行手术治疗者，术后应早期开始活动，以预防粘连性肠梗阻。

参考文献

[1] 陈孝平.外科学[M].北京：人民卫生出版社，2010：693-697.

[2] 曹伟新，李乐之.外科护理学[M].北京：人民卫生出版社，2010：342-348.

[3] 周秀华.急危重症护理学[M].北京：人民卫生出版社，2010：246-251.

[4] 陈志芳，赵斌.2015 年急腹症基本临床实践指南解读[J].中国医刊，2017，52（6）：9-13.

第二节　上消化道出血

预习案例

> 周某，男性，54岁，节律性上腹疼痛反复发作6年，每次空腹时腹痛，进食后缓解，有夜间痛。今晨进食后连续呕血3次，总量约1200 mL，呕吐物初为咖啡色，后为鲜红色，同时有稀黑便、头晕、心慌。查体：T 36.1℃，P 110次/分，R 26次/分，BP 80/50 mmHg，神志淡漠，贫血貌，面色、口唇、甲床苍白，四肢湿冷，中上腹剑突下偏右压痛，初步诊断：十二指肠溃疡并发上消化道大出血伴休克。
>
> 思考
>
> 1. 该患者目前的主要护理问题有哪些？
> 2. 目前应采取哪些护理措施？

上消化道出血(upper gastrointestinal hemorrhage)是指屈氏韧带以上的消化道，包括食管、胃、十二指肠或胰、胆等病变引起的出血，胃空肠吻合术后的空肠病变出血亦属这一范围。上消化道大出血是指在数小时内失血量超出1000 mL或循环血容量的20%，其临床主要表现为呕血和(或)黑便，常伴有血容量减少引起的急性周围循环衰竭，本病是常见的急症，死亡率约为10%。

一、病因

上消化道大量出血的病因很多，常见者有消化性溃疡、急性胃黏膜损害、食管胃底静脉曲张破裂和胃癌。这些病因占上消化出血的80%~90%。食管贲门黏膜撕裂综合征(Mallory-Weiss syndrome)引起的出血亦不少见。上消化道出血的病因可归纳如下。

1. 胃肠道疾病

(1)食管疾病和损伤：①食管疾病，如反流性食管炎、食管憩室炎、食管癌；②食管物理性损伤，如食管贲门黏膜撕裂综合征，器械检查或异物引起的食管损伤、放射性损伤；③食管化学性损伤，如强酸、强碱或其他化学品引起的损伤。

(2)胃、十二指肠疾病：消化性溃疡、急性胃炎、慢性胃炎、胃黏膜脱垂、胃癌、急性胃扩张、十二指肠炎、卓-艾综合征以及内镜诊断或治疗操作引起的损伤。

(3)空肠疾病：空肠克罗恩病、胃肠吻合术后空肠溃疡。

2. 门静脉高压引起食管胃底静脉曲张破裂或门静脉高压性胃病

(1)各种肝硬化失代偿期。

(2)门静脉阻塞：门静脉炎、门静脉血栓形成、门静脉受邻近肿块压迫。

(3)肝静脉阻塞综合征。

3. 上胃肠道邻近器官或组织的疾病

(1)胆道出血：胆管或胆囊结石、胆囊或胆管癌、术后胆总管引流管造成的胆道受压坏死、肝癌或肝动脉瘤破裂出血，由胆道流入十二指肠。

(2)胰腺疾病：累及十二指肠胰腺癌，急性胰腺炎并发脓肿溃破。

(3)动脉瘤破入食管、胃或十二指肠，主动脉瘤、肝或脾动脉瘤破裂。

(4)纵隔肿瘤或脓肿破入食管。

4. 全身性疾病

(1)血液病：白血病、再生障碍性贫血、血小板减少性紫癜、血友病、弥散性血管内凝血及其他凝血机制障碍。

(2)尿毒症。

(3)血管性疾病：动脉粥样硬化、过敏性紫癜、遗传性出血性毛细血管扩张等。

(4)风湿性疾病：结节性多动脉炎 系统性红斑性狼疮。

(5)应激相关胃黏膜损伤(stress-gastric mucosal injury)：严重感染、休克、创伤、手术、肾上腺糖皮质激素治疗后，脑血管意外或其他颅脑病变，肺气肿、肺源性心脏病等引起的应激状态。

二、临床表现

(1)呕血与黑便：是上消化道出血的特征性表现。出血部位在幽门以上者常有呕血和黑便，在幽门以下者可仅表现为黑便。但是出血量少而速度慢的幽门以上病变可仅见黑便，而出血量大、速度快的幽门以下的病变可因血液反流入胃，引起呕血。

(2)失血性周围循环衰竭：出血量 400 mL 以内可无症状，出血量中等可引起贫血或进行性贫血、头晕、软弱无力，突然起立可产生晕厥、口渴、肢体冷感及血压偏低等。大量出血达全身血量 30%～50% 即可产生休克，表现为烦躁不安或神志不清、面色苍白、四肢湿冷、口唇发绀、呼吸困难、血压下降至测不到、脉压差缩小及脉搏快而弱等，若处理不当，可导致死亡。

(3)氮质血症：可分为肠源性、肾前性和肾性氮质血症。

上消化道大出血后，肠道中血液的蛋白质消化产物被吸收，引起血中尿素氮浓度增高，称为肠性氮质血症。血尿素氮多在一次出血后数小时上升，24～48 小时达到高峰，一般不超 14.3 mmol/L(40 mg/dL)，3～4 天恢复正常。如患者血尿素氮持续增高超过 3～4 天，血容量已基本纠正且出血前肾功能正常，则提示有上消化道继续出血或再次出血。

出血导致周围循环衰竭，使肾血流量和肾小球滤过率减少，以致氮质潴留，是血尿素氮增高的肾前性因素。

如无活动性出血的证据，且血容量已基本补足而尿量仍少，血尿素氮不能降至正常，则应考虑是否因严重而持久的休克造成急性肾损伤(肾小管坏死)，或失血加重了原有肾病的肾损害而发生肾衰竭。

(4)贫血和血象变化：上消化道大出血后，均有失血性贫血。出血早期，血红蛋白浓度、红细胞计数及红细胞压积可无明显变化，一般需要经 3～4 小时以上才出现贫血。

贫血程度取决于失血量、出血前有无贫血、出血后液体平衡状态等因素。出血24小时内网织红细胞即增高，出血停止后降至正常，上消化道大出血2~5小时，白细胞计数可明显升高，止血后2~3天才恢复正常。但肝硬化和脾亢者，则白细胞计数可不增高。

（5）发热：中度或大量出血病例，于24小时内发热，多在38.5℃以下，持续3~5天。发热机制可能与循环血容量减少，急性周围循环衰竭，导致体温调节中枢功能障碍有关，失血性贫血亦为影响因素之一。

三、实验室及其他检查

（1）实验室检查：急性消化道出血时，重点化验应包括血常规、血型、出凝血时间、大便或呕吐物的隐血试验、肝功能及血肌酐、尿素氮等。

（2）内镜检查：是上消化道出血定位、定性检查的首选检查方法。可以直接观察病灶的情况，有无活动性出血或评估再出血的危险性，明确出血的病因，并可根据病灶情况作相应的止血治疗。内镜检查注意事项有以下几点：①检查的最好时机在出血后24~48小时内进行。②处于失血性休克的患者，应首先补充血容量，待生命体征平稳后进行，并尽量在出血的间歇期进行。

（3）X线钡剂造影：因为一些肠道的解剖部位不能被一般的内镜窥见，有时会遗漏病变，这些都可通过X线钡剂检查得以补救。但在活动性出血后不宜过早进行钡剂造影，否则会因按压腹部而引起再出血或加重出血。一般主张在出血停止且病情稳定数日后进行检查。

（4）其他检查：①选择性动脉造影。在某些特殊情况下，如患者处于上消化道持续严重大量出血紧急状态，以至于胃镜检查无法安全进行或因积血影响视野而无法判断出血灶，此时行选择性肠系膜动脉造影可能发现出血部位，并进行栓塞治疗。②放射性核素扫描。经内镜及X线检查阴性的病例，可做放射性核素扫描。其方法是采用核素（例如^{99m}锝)标记患者的红细胞后，再从静脉注入患者体内，当有活动性出血，而出血速度能达到0.1 mL/分钟，核素便可以显示出血部位。

四、诊断要点

（1）建立上消化道出血的诊断：根据呕血、黑便和失血性周围循环衰竭的临床表现，呕吐物及黑便隐血试验呈强阳性，结合其他的实验室检查及器械检查，能查明多数患者的出血部位及原因。需注意以下几点：①鉴别口、鼻、咽喉部出血时吞下血液引起的呕血及黑便。②呕血与咯血的鉴别。③上消化道出血与中消化道出血、下消化道出血的鉴别。④排除进食引起的粪便变黑，例如：服用铁剂和骨炭等。⑤及早发现出血：部分患者因出血速度快，可先出现急性周围循环衰竭而未见呕血与黑便，可做直肠指检，以及早发现尚未排出的黑便。

（2）出血病因的诊断：常见病因及其特点为：①消化性溃疡：多数患者有慢性、周期性、节律性腹痛；出现以冬春季多见；出血前可有饮食失调、劳累或精神紧张等诱因，且常有上腹痛加剧，出血后疼痛减轻或缓解。②急性胃黏膜损伤：有服用阿司匹林、吲哚美辛、糖皮质激素等损伤胃黏膜的药物史或酗酒史，有创伤、颅脑手术、休克、严重感染等应激状态。③食管胃底静脉曲张破裂出血：有病毒性肝炎、慢性酒精性中毒、寄生虫感染等引起肝硬化的病因，且有肝硬化门静脉高压的临床表现；出血以突然呕出大量鲜红血液为特征，不易止血；大量出现引起失血性休克，可加重肝细胞坏死，诱发肝性脑病。④胃癌：多发生在40岁以上男性，有渐进性食欲不振、腹胀、上腹持续疼痛、进行性贫血、出血后上腹痛无明显缓解。

五、治疗要点

上消化道大出血为临床急症，应采取积极措施进行抢救：迅速补充血容量，纠正水电解质失衡，预防和治疗失血性休克，给予止血治疗，同时积极进行病因诊断和治疗。

(一)补充血容量

立即查血型、配血，等待配血时先输入平衡液或葡萄糖盐水或其他血浆代用品，尽早输入浓缩红细胞或全血，以尽快恢复和维持血容量及改善周围循环，防止微循环障碍引起脏器功能障碍。紧急输注浓缩红细胞的指征为：①收缩压<90 mmHg，或较基础收缩压降低幅度>30 mmHg；②血红蛋白<70g/L，或血细胞比容<25%；③心率增快(>120次/分)。开始输液应快，但老年人及心功能不全者输血输液不宜过多过快，否则可导致肺水肿，最好进行中心静脉压监测。

(二)止血

1.非静脉曲张上消化道大出血的止血措施

该类出血除了食管胃底以消化性溃疡出血最常见。①药物治疗：临床常用 H_2 受体拮抗剂或质子泵阻断药，以抑制胃酸分泌、提高和保持胃内较高的 pH。常用药物有西咪替丁或雷尼替丁、法莫替丁、奥美拉唑。上述三种药物用药3~5日血止后皆改为口服。②内镜直视下止血：消化性溃疡出血约80%不经特殊处理可自行止血。内镜止血适用于有活动性出血或暴露血管的溃疡。治疗方法包括激光光凝、高频电凝、热探头止血，血管钳夹，局部药物喷洒和局部药物注射。③介入治疗：不能进行内镜止血或手术治疗的严重大出血患者，可经选择性肠系膜动脉造影寻找出血病灶，给予血管栓塞治疗。④手术治疗。

2.食管胃底静脉曲张破裂出血的止血措施

(1)药物止血：①血管加压素及其类似药物：血管加压素为常用药物，其作用机制是使内脏血管收缩，从而减少门静脉血流量，降低门静脉及其侧支循环的压力，以控制食管胃底曲张静脉的出血。②生长抑素及其拟似药物：对上消化道出血的止血效果较好，为近年来治疗食管、胃底静脉曲张破裂出血最常用药物。能明显减少内脏血流量。研究表明，奇静脉血流量明显减少，奇静脉血流量是食管静脉的血流量的标志。

(2)三(四)腔二囊管压迫止血：该管的两个气囊分别为胃囊和食管囊，三腔管内的三个腔分别通往两个气囊和患者的胃腔，四腔管较三腔管多了一条在食管囊上方开口的管腔，用以抽吸食管内积蓄的分泌物或血液。用气囊压迫食管胃底曲张静脉，如药物止血效果不佳，可考虑使用。该方法即时止血效果明显，但患者痛苦、并发症多、早期再出血率高，须严格遵守技术操作规程以保证止血效果，并防止窒息、吸入性肺炎等并发症发生。

（3）内镜直视下止血：对于门脉高压出血者，可采取如下措施：①食管曲张静脉套扎术：用橡皮圈结扎出血或曲张的静脉，使血管闭合。②注射硬化剂止血术：如乙氧硬化醇、鱼肝酸油钠等。一般多主张注射后用 H_2 受体拮抗剂或奥美拉唑，以减少硬化剂注射后因胃酸引起溃疡与出血；③组织黏合剂注射法：局部注射组织黏合剂，术出血的曲张静脉闭塞，主要用于胃底曲张静脉。

（4）血管介入技术：对于食管-胃底静脉曲张破裂出血，经垂体后叶素或三（四）腔气囊管压迫治疗失败的患者，可采用经颈静脉门体分流手术（TIPS）结合胃冠状静脉栓塞术。

（5）手术治疗：经上述处理后，大多数上消化道大出血可停止。如仍无效可考虑手术治疗。食管、胃底静脉曲张破裂可考虑口腔或脾肾静脉吻合等手术。胃、十二指肠溃疡大出血患者早期手术可降低死亡率，尤其是老年人不宜止血又易复发，更宜及早手术，如并发溃疡穿孔、幽门梗阻或怀疑有溃疡恶变者宜及时手术。

六、护理问题、措施

（一）血容量不足：与失血性周围循环衰竭有关

（1）休息与活动：患者应安置在安静、舒适、温暖的病室内，轻者卧床休息，可下床上厕所；大出血时患者应绝对卧床休息，取平卧位，并将下肢略抬高，减少和消除外界不良刺激。保持呼吸道通畅：呕吐时头偏向一侧，防止窒息或误吸；及时吸出呼吸道分泌物、血液、呕吐物，去除假牙，保持呼吸道通畅。

（2）饮食护理：急性大出血伴恶心、呕吐应禁食。少量出血且无呕吐者，可进食温凉、清淡、无刺激性流质饮食，出血停止后改为营养丰富、易消化、无刺激性半流质饮食。

（3）病情观察：①生命体征：有无心率加快、心律失常、脉搏细弱、血压降低、脉压变小、呼吸困难、体温不升或发热，必要时急性监护。②观察意识状态：患者安静、意识清楚表示脑血供充足；若患者烦躁不安、表情淡漠，甚至意识模糊，提示为重度出血后脑缺血。③观察皮肤色泽和肢体温度：重度出血时患者面色苍白、皮肤湿冷、口唇发白、四肢厥冷，提示周围循环衰竭；当皮肤颜色转红、肢体转暖、面色出现红润，说明休克情况好转。④记录 24 小时出入量，保持尿量>30 mL/h。⑤观察粪便的性状、颜色、量及气味。⑥定期复查血红蛋白、红细胞计数、血细胞比容、网织红细胞计数、血尿素氮、大便隐血等；监测血清电解质和血气分析的变化，注意维持水电解质和酸碱平衡。⑦出血量的估计：大便隐血试验阳性提示出血量>5~10 mL；50~100 mL 以上出现黑便；胃内积血达 250~300 mL 时可引起呕血；一次出血量在 400 mL 以下时，血容量轻度减少，可由组织液及脾贮血所补偿，循环血量在 1 小时内即得改善，故可无自觉症状；出血量超过 400~500 mL，可出现头晕、心悸、冷汗、乏力、口干等症状；出血量超过 1000 mL，临床即出现急性周围循环衰竭的表现，严重者引起失血性休克。⑧三（四）腔二囊管的应用及护理：熟练的操作和插管后的密切观察及细致护理是达到预期止血效果的关键。插管前仔细检查，确保食管引流管、胃管、食管囊管、胃囊管通畅，检查两个气囊无漏气后抽尽囊内气体。：选择的导管粗细不合适，鼻腔充血或有异物，操作者粗暴，反复操作，患者的意识欠清晰，吞咽无力均可导致插管困难。协助医生为患者做鼻腔、咽喉部局部麻醉，插管过程中必须经常观察患者面色、意识。注意检查胃管插入深度，及时观察管道有无盘在口腔内。在置管过程中取得患者配合很重要。确定三腔二囊管在胃内后，先向胃气囊充气 150~200 mL，保持胃气囊压力为 50 mmHg（6.7 kPa）并封闭管口，缓慢向外牵引管道，使囊压迫胃底部曲张静脉。如单用胃囊压迫已止血，则食管囊不必充气。如未能止血，则向食管囊充气约 100 mL 至囊内压力约 40 mmHg（5.3KPa）并封闭管口，使气囊压迫食管下段的曲张静脉。管外端已绷带连接 0.5 kg 沙袋，经牵引架做持续牵引。将食管引流管、胃管连接负压吸引器或定时抽吸，观察出血是否停止，并记录引流液的性状、颜色及量；经胃管冲洗胃腔，以清除积血，可减少氨在肠道的吸收。在压迫牵引的过程中，定期观察有无漏气情况。若出现漏气现象，判断是充气口漏气，不需拔管，再次充气后，用密闭的针管封住，保证不漏气即可。每 2~3 小时检查气囊内压力 1 次，如压力不足应及时注气增压，置管 8~12 小时后宜放出气囊气体并放松牵引 1 次，放气前先口服液体石蜡 15~20 mL，以避免压迫过久可能导致黏膜坏死。

出血停止 24 小时后，取下牵引袋并将食管和胃气囊放气，继续留置于胃内观察 24 小时，如未再出血，可嘱患者口服液体石蜡 15~20 mL，然后抽尽双囊气体，缓慢将三(四)腔二囊管拔出。

(二)活动无耐力：与失血性周围循环衰竭、卧床、贫血有关

(1)轻者卧床休息，可下床上厕所；大出血时患者应绝对卧床休息，取平卧位，并将下肢略抬高，减少和消除外界不良刺激。

(2)生活护理：保持床铺整洁、干燥，污染时及时更换；加强晨晚间护理，口腔护理 2 次/日，呕吐后及时漱口，保持口腔清洁，消除口腔异味，防止口腔内气味、残留物再次引起呕吐，避免口腔细菌繁殖；协助翻身，定时拍背，鼓励深呼吸，有效咳痰，予温水擦浴，防止压疮、肺部感染的发生。

(三)知识缺乏：患者及家属对相关疾病不了解

(1)关心体贴患者，耐心与患者交谈，通过交谈了解患者对疾病的认识程度。观察患者有无紧张、焦虑或悲观等心理反应，关心、安慰患者。抢救工作应迅速而不忙乱，以减轻患者的紧张情绪。经常巡视及陪伴患者，使其有安全感。及时解答患者和家属的提问，以减轻焦虑。

(2)采用多种形式向患者及家属进行疾病相关知识的宣教。

(3)创造一个相互尊重、和谐信任的氛围，认真倾听患者的述说，并认真解答，鼓励患者及家属自学有关疾病的知识。

(4)请患有相同疾病且恢复良好的患者进行现身说法，帮助患者树立战胜疾病的信心。

七、健康指导

(1)疾病预防指导：①注意饮食和卫生的规律；宜进营养丰富、易消化的食物；避免过饥或暴饮暴食；避免粗糙、刺激性食物，或过冷、过热、产气多的食物和饮料；戒烟、戒酒。②生活起居有规律，劳逸结合，保持心情愉悦。避免过度劳累。③遵医嘱用药。

(2)疾病知识指导：帮助患者和家属掌握自我护理的相关知识，减少再度出血的

风险。

(3)病情监测指导：患者及家属应学会早起识别出血征象及应急措施：出现头晕、心悸等不适，或者呕血、黑便时立即卧床休息，减少身体活动；呕吐时取平卧位，头偏向一侧；及时返院治疗。

参考文献

[1] 茹国霞.肝硬化并上消化道出血应用三腔二囊管的护理体会[J].实用医技杂志,2017,24(2):237-238.

[2] 杨冬梅,王黎梅.新型三腔二囊管牵引固定装置的设计与应用[J].中华现代护理杂志,2017,23(29):3787.

[3] 黄小菊.56例肝硬化合并上消化道出血患者的护理分析[J].世界最新医学信息文摘,2018,18(26):258,260.

第三节　急性胰腺炎

预习案例

> 患者，男性，48岁，因暴饮暴食后突发上腹部持续性刀割样疼痛1天，疼痛向左腰背部放射，呈束带状，伴腹胀、频繁呕吐，呕吐物为胃内容物。体检：T 38.5℃、P 128次/分、R 25次/分、B P85/55 mmHg。血淀粉酶 7230 u/L，血清钙 1.9 mmol/L，白细胞 $21.6×10^9$/L。患者烦躁不安，痛苦面容，皮肤巩膜无黄染。腹膨隆，上腹压痛、反跳痛(+)。诊断性腹腔穿刺抽出浑浊血性液体，移动性浊音阳性。CT示：急性出血坏死性胰腺炎。入院后积极行抗炎、对症、支持治疗三天后，腹痛症状未减轻，腹胀加剧，T 39.5℃，P 120次/分，R 28次/分，BP 120/70 mmHg。
>
> **问题：**
>
> 1. 该患者目前主要的护理问题有哪些？
>
> 2. 该患者目前应采取哪些护理措施？

急性胰腺炎(acute pancreatitis，AP)是指多种病因使胰酶在胰腺内被激活引起胰腺组织自身消化，从而导致水肿、出血甚至坏死的炎症反应。临床主要表现为急性上腹痛、恶心、呕吐、发热、血和尿淀粉酶或脂肪酶增高，重症常继发感染、腹膜炎和休克等多种并发症。

一、病因和发病机制

急性胰腺炎的病因较多，且存在地区差异，我国以胆道疾病为常见病因，西方国家以大量饮酒引起者多见。在确诊急性胰腺炎基础上，应尽可能明确其病因，并努力去除病因，以防复发。

(一)病因

1.胆石症与胆道疾病　国内胆石症、胆道感染、胆道蛔虫是急性胰腺炎发病的主要原因，占50%以上，又称胆源性胰腺炎。引起胆源性胰腺炎的机制可能为：①胆石、感染、蛔虫等因素致 Oddi 括约肌水肿、痉挛，使十二指肠壶腹部出口梗阻，胆道内压力高于胰管内压力，胆汁逆流入胰管，引起急性胰腺炎。②胆石在移行过程中损伤胆总管、壶腹部或胆道感染引起 Oddi 括约肌松弛，使富含肠肌酶的十二指肠液反流入胰管，引起急性胰腺炎。③胆道感染时细菌毒素、游离胆酸、非结合胆红素等，可通过胆胰间淋巴管交通支扩散到胰腺，激活胰酶，引起急性胰腺炎。

2.酗酒和暴饮暴食　大量饮酒和暴饮暴食均可致胰液分泌增加，并刺激 Oddi 括约肌痉挛，十二指肠乳头水肿，胰液排出受阻，使胰管内压增加，引起急性胰腺炎。慢性嗜酒者常有胰液蛋白沉淀，形成蛋白栓堵塞胰管，致胰液排泄障碍。

3.胰管阻塞　常见病因是胰管结石。其他如胰管狭窄、肿瘤或蛔虫钻入胰管等均可引起胰管阻塞，当胰液分泌旺盛时胰管内压增高，使胰管小分支和胰腺泡破裂，胰腺与消化酶渗入间质引起急性胰腺炎。

4.手术与创伤　腹腔手术特别是胰胆或胃手术、腹部钝挫伤等可直接或间接损伤胰腺组织与胰腺的血液供应引起胰腺炎。经内镜逆行性胰胆管造影术(ERCP)检查后，少数因重复注射造影剂或注射压力过高，发生胰腺炎。

5.内分泌与代谢障碍　任何原因引起的高钙血症或高脂血症，可通过胰管钙化或胰液内酯质沉着等引发胰腺炎。

6.感染　某些急性传染病如流行性腮腺炎、传染性单核细胞增多症等，可增加胰液分泌引起急性胰腺炎，但症状多数较轻，随感染痊愈而自行消退。

7.药物　某些药物如噻嗪类利尿药、糖皮质激素、四环素、磺胺类等，可直接损伤胰腺组织，使胰液分泌或黏稠度增加，引起急性胰腺炎。

8.其他　十二指肠球后穿透性溃疡、邻近乳头的十二指肠憩室炎、胃部手术后输入袢综合征、肾或心脏移植术后等亦可导致急性胰腺炎，临床较少见。临床有5%～25%的急性胰腺炎病因不明，称为特发性胰腺炎。

(二)发病机制

急性胰腺炎的发病机制尚未完全阐明。上述各种病因虽然致病途径不同，但有共同的病理生理过程，即胰腺的自身消化。正常胰腺分泌的消化酶有两种形式，一种是有生物活性的酶，另一种是以酶原形式存在的无活性的酶。正常分泌以无活性的酶原占绝大多数，这是胰腺避免自身消化的生理性防御屏障。急性胰腺炎发生，是在各种病因作用下，一方面胰腺腺泡内酶原激活，发生胰腺自身消化的连锁反应；另一方面胰腺导管内通透性增加，活性胰酶渗入胰腺组织，加重胰腺炎症。两者在急性胰腺炎发病中可能为序贯作用。

二、病理

急性胰腺炎从病理上可分为急性水肿型和急性出血坏死型两型。急性水肿型约占急性胰腺炎的90%。大体上见胰腺肿大、水肿、分叶模糊、质脆，病变累及部分或整个胰腺，胰腺周围有少量脂肪坏死。急性出血坏死型大体上表现为红褐色或灰褐色，并有新鲜出血区，分叶结构消失。有较大范围的脂肪坏死灶，散落在胰腺及胰腺周围组织如大网膜，称为钙皂斑。坏死灶周围有炎性细胞浸润，病程稍长者可并发脓肿、假性囊肿或瘘管形成。

三、临床表现

急性胰腺炎临床表现的轻重与其病因、病理类型和治疗是否及时等因素有关。

轻者以胰腺水肿为主，临床多见，病情常呈自限性，预后良好，又称为轻症急性胰腺炎（MAP），占急性胰腺炎的多数，不伴有器官功能衰竭及局部或全身并发症，通常在1~2周内恢复，病死率极低。

中重症急性胰腺炎（moderately severe acute pancreatitis，MSAP）伴有一过性（≤48小时）的器官功能障碍。早期病死率低，后期如坏死组织合并感染，病死率增高。

重症急性胰腺炎（severe acute pancreatitis，SAP）占AP的5%~10%，伴有持续（>48小时）的器官功能衰竭。SAP早期病死率高，如后期合并感染则病死率更高。

（一）症状

1. 腹痛　为本病的主要表现和首发症状，常在暴饮暴食或酗酒后突然发生。疼痛剧烈而持续，呈钝痛、钻痛、绞痛或刀割样痛，可有阵发性加剧。腹痛常位于中左上腹，向腰背部呈带状放射，取弯腰抱膝位可减轻疼痛，一般胃肠解痉药无效。水肿型腹痛一般3~5天后缓解。坏死型腹部剧痛，持续较长，由于渗液扩散可引起全腹痛。极少数年老体弱患者腹痛极轻微或无腹痛。腹痛发生的机制包括：①炎症刺激和牵拉胰腺包膜上的神经末梢；②炎性渗出液和胰液外渗刺激腹膜和腹膜后组织；③炎症累及肠道引起肠胀气和肠麻痹；④胰管阻塞或伴胆囊炎、胆石症引起疼痛。

2. 恶心、呕吐及腹胀　起病后多出现恶心、呕吐，有时很频繁，呕吐物为胃内容物，重者可混有胆汁，甚至血液，呕吐后无舒适感。常同时伴有腹胀，甚至出现麻痹性肠梗阻。

3. 发热　多数患者有重度以上发热，一般持续3~5天。若持续发热1周以上并伴有白细胞升高，应考虑有胰腺脓肿或胆道炎症等继发感染。

4. 低血压或休克　重症胰腺炎常发生。患者烦躁不安，皮肤苍白、湿冷等；极少数患者可突然出现休克，甚至发生猝死。其主要原因为有效循环血容量不足、胰腺坏死释放心肌抑制因子致心肌收缩不良、并发感染和消化道出血等。

5. 水、电解质及酸碱平衡紊乱　多有轻重不等的脱水，呕吐频繁者可有代谢性碱中毒。重症者可有显著脱水和代谢性酸中毒，伴血钾、血镁、血钙降低，部分可有血糖增高，偶可发生糖尿病酮症酸中毒或高渗昏迷。

（二）体征

1.轻症急性胰腺炎 腹部体征较轻，往往与主诉腹痛程度不十分相符，可有腹胀和肠鸣音减弱，多数中上腹有压痛，无腹肌紧张和反跳痛。

2.重症急性胰腺炎 患者常呈急性重病面容，痛苦表情，脉搏增快，呼吸急促，血压下降。患者腹肌紧张，全腹显著压痛和反跳痛，伴麻痹性肠梗阻时有明显腹胀，腹鸣音减弱或消失。可出现移动性浊音，腹水多呈血性。少数患者由于胰酶或坏死组织液沿腹膜后间隙渗到腹壁下，致两侧腰部皮肤呈暗灰蓝色，称 Grey-Turner 征（Grey-Turer's sign），或出现脐周围皮肤青紫，称 Cullen 征（Cullen's sign）。如有胰腺脓肿或假性囊肿形成，上腹部可扪及肿块。胰头炎性水肿压迫总管时，可出现黄疸。低血钙时有手足抽搐，提示预后不良。

（三）并发症

1.全身并发症

重症急性胰腺炎常并发不同程度的多器官衰竭。常在病后数天出现，如急性肾损伤、急性呼吸窘迫综合征、心力衰竭、消化道出血、胰性脑病、败血症及真菌感染、高血糖等，病死率极高。

2.局部并发症

（1）急性胰周液体积聚（acute peripancreatic fluid collection，APFC）：发生于病程早期，表现为胰周或胰腺远隔间隙液体积聚，并缺乏完整包膜，可以单发或多发。

（2）急性坏死物积聚（acute necrotic collection，ANC）：发生于病程早期，表现为混合有液体和坏死组织的积聚，坏死物包括胰腺实质或胰周组织的坏死。

（3）包裹性坏死（walled-off necrosis，WON）：是一种包含胰腺和（或）胰周坏死组织且具有界限清晰炎性包膜的囊实性结构，多发生于 AP 起病 4 周后。

（4）胰腺假性囊肿（pancreatic pseudocyst）：有完整非上皮性包膜包裹的液体积聚，起病 4 周后假性囊肿的包膜逐渐形成。

四、实验室及其他检查

1.白细胞计数 多有白细胞增多及中性粒细胞核左移。

2.淀粉酶测定 血清淀粉酶一般在起病后 2~12 小时开始升高，48 小时后开始下降，持续 3~5 天。血清淀粉酶超过正常值 3 倍即可诊断本病。但淀粉酶的高低不一定反映病情轻重，出现坏死型胰腺炎血清淀粉酶可正常或低于正常。尿淀粉酶升高较晚，在发病后 12~14 小时开始升高，下降缓慢，持续 1~2 周，但尿淀粉酶受患者尿量的影响。

3.血清脂肪酶测定 血清脂肪酶常在病后 24~72 小时开始升高，持续 7~10 天，对病后就诊较晚的急性胰腺炎患者有诊断价值，且特异性也较高。

4.C 反应蛋白（CRP） CRP 是组织损伤和炎症的非特异性标志物，有助于评估与监测急性胰腺炎的严重性，在胰腺坏死时 CRP 明显升高。

5.其他生化检查 暂时性血糖升高常见，持久的空腹血糖高于 11.2 mmol/L 反映胰腺坏死，提示预后不良。可有暂时性低钙血症，低血钙程度与临床严重程度平行，若低于 2 mmol/L 则预后不良。此外，可有血清 AST、LDH 增加，血清白蛋白降低。

6.影像学检查　腹部 X 线可见"哨兵袢"和"结肠切割征"，为胰腺炎的间接指征，并可发现肠麻痹或麻痹性肠梗阻征象；腹部 B 超与 CT、MRI 显像可见胰腺弥漫增大，其轮廓与周围边界模糊不清，坏死区呈低回声或低密度图像，对并发胰腺脓肿或假性囊肿的诊断有帮助。还可以通过 MRI 胆胰管造影(magnetic resonance cholangiopancreatography，MRCP)判断有无胆胰管梗阻。

五、诊断要点

有胆道疾病、酗酒、暴饮暴食等病史，伴有上腹部疼痛、难以解释的休克或是血尿淀粉酶增高的患者，均应考虑急性胰腺炎的可能。急性胰腺炎的诊断标准为：

(1)急性发作、持续的中上腹痛。

(2)血清淀粉酶或脂肪酶大于正常值上限的 3 倍。

(3)影像学检查发现急性胰腺炎症的典型改变。

具有上述 2 项以上标准，并排除其他急腹症后诊断即可成立。

六、治疗要点

治疗原则为减轻腹痛、减少胰腺分泌、防治并发症。多数患者属于轻症急性胰腺炎，经 3～5 天积极治疗多可治愈。重症急性胰腺炎必须采取综合性措施，积极抢救治疗。

(一)轻症急性胰腺炎治疗

主要采取支持疗法，包括：

1.静脉输液　补充血容量，维持水、电解质和酸碱平衡。

2.吸氧　予鼻导管、面罩给氧，保证患者动脉氧饱和度大于 95%。

3.止痛　腹痛剧烈者可予哌替啶治疗。

4.预防和抗感染　可口服硫酸镁或芒硝导泻，以清洁肠道，减少肠腔内细菌过量生长，促进肠蠕动，口服抗生素可进一步清除肠腔内的致病菌。

5.抑酸治疗　静脉给予 H_2 拮抗药或质子泵抑制药。

(二)重症急性胰腺炎治疗

除了上述治疗措施外，还应采取的措施如下：

1.监护　转入重症监护病房(ICU)严密监测病情变化。

2.维持水、电解质平衡　积极补充液体和电解质，维持有效循环血容量。伴有休克者，应给予白蛋白、鲜血或血浆代用品。

3.营养支持　鼓励早期肠内营养(EEN)，尽量避免肠外营养(PN)；当出现未控制的休克、低氧血症和酸中毒、上消化道出血，胃液引流>500 mL/6 小时，肠缺血，肠梗阻，腹腔室隔综合征和高排量的远端不能喂饲的瘘，可推迟肠内营养。

4.抗感染治疗　重症患者常规使用抗生素，以预防胰腺坏死并发感染，选用对肠道移位细菌敏感且对胰腺有较好渗透性的抗生素，常用药物有氧氟沙星、环丙沙星、克林霉素、甲硝唑及头孢菌素类等。

5.减少胰液分泌　生长抑素具有抑制胰液和胰酶分泌，抑制胰酶合成的作用，尤以生长抑素和其拟似物奥曲肽疗效较好，生长抑素剂量为 250～500ug/h，奥曲肽为 25～

50 ug/h，持续静滴，疗程 3~7 天。

6.抑制胰酶活性　仅用于重症胰腺炎的早期，常用药物有抑肽酶 20 万~50 万 U/d。

（三）并发症治疗

对急性出血坏死型胰腺炎伴腹腔内大量渗液者，或伴急性肾损伤者，可采用腹膜透析治疗；急性呼吸窘迫综合征除药物治疗外，可作气管切开和应用呼吸机治疗；住在病房的糖尿病者可使用胰岛素。

（四）其他治疗

1.急诊内镜　治疗性 ERCP 适用于胆总管结石性梗阻、急性化脓性胆管炎、胆源性败血症等胆源性急性胰腺炎。内镜下 Oddi 括约肌切开术、取石术等可降低胰管内高压，还可迅速控制感染。

2.外科治疗　①腹腔灌洗可清除腹腔内细菌、内毒素、胰酶、炎性因子等。②对于急性出血坏死型胰腺炎经内科治疗无效，或胰腺炎并发脓肿、假性囊肿、弥漫性腹膜炎、肠穿孔、肠梗阻及肠麻痹坏死时，需实施外科手术治疗。

七、护理评估

1.病史评估　了解患者既往有无胆道疾病、甲状旁腺功能亢进症和高血脂等病史，有无相似症状发作；有无酗酒史或暴饮暴食的习惯及遗传、感染和服用药物等情况。

2.身体评估　观察腹痛的特点；评估患者生命体征（特别是血压）变化、营养状态，有无脱水、黄染及腹部体征情况。

3.实验室及其他检查的评估　了解淀粉酶测定、影像学检查等结果。

4.心理及社会评估　腹痛剧烈，特别是重症急性胰腺炎使患者出现紧张、恐惧，甚至绝望等。注意家属对该病的认识程度、支持情况及家庭经济情况等。

八、常用护理诊断/问题、措施及依据

（一）疼痛：腹痛与胰腺及其周围组织炎症、水肿或出血坏死有关

1.休息与体位　患者应绝对卧床休息，减轻胰腺的负担，促进组织修复。保证睡眠，促进体力的恢复。腹痛时协助患者取弯腰、前倾坐位或屈膝侧卧位，以缓解疼痛。避免床头高于 30°，以改善腹壁顺应性。因剧痛辗转不安者应防止坠床，周围不要有危险物品，以保证安全。

2.饮食护理　及时补充水分及电解质，保证有效血容量。避免既往常规的或经验性禁食治疗，在患者能够耐受的情况下尝试早期经口进食（24 小时内），饮食选择方面不一定需要从流质饮食开始，低脂固体饮食和流质饮食同样安全。对于无法耐受经口进食者，放置肠道营养管进行肠内营养支持，维持肠内营养有助于保护肠黏膜屏障以及减少菌群移位，从而降低发生感染性胰周坏死以及其他严重并发症的风险。

3.用药护理　腹痛剧烈者，可遵医嘱给予哌替啶等止痛药，但哌替啶反复使用可致成瘾。禁用吗啡，以防引起 Oddi 括约肌痉挛，加重病情。注意监测用药前、后患者疼痛有无减轻，疼痛的性质和特点有无改变。若疼痛持续存在伴高热，则应考虑可能并发胰腺脓肿；如疼痛剧烈，腹肌紧张，压痛和反跳痛明显，提示并发腹膜炎，应报告医生及时处理。

4.腹痛的监测　观察并记录腹痛的部位、性质及程度，发作的时间、频率、持续时间，以及相关的其他临床表现。

5.生活护理　严密观察，了解和满足患者所需，做好生活护理，协助患者取适当的体位，以减轻疼痛感并有利于休息，烦躁不安者应采取防护措施，防止坠床等意外发生。

6.心理护理　剧烈腹痛，可造成患者精神紧张、情绪低落，而紧张或消极的情绪又可使疼痛加剧。因此，护士对患者和家属应进行细致全面的心理评估，取得家属的配合，有针对性地对患者进行心理疏导，以减轻紧张或消极心理，稳定情绪，有利于增强患者对疼痛的耐受性。

(二)潜在并发症：低血容量性休克

1.病情观察　严密监测生命体征，定时记录患者的呼吸、脉搏、心率、血压、体温、血氧饱和度等。注意有无脉搏细速、呼吸急促、尿量减少等低血容量的表现。注意观察呕吐物的量及性质，行胃肠减压者，观察和记录引流量及性质。观察患者皮肤黏膜的色泽与弹性有无变化，判断失水程度。准确记录24小时出入量，作为补液的依据。定时留取标本、监测血、尿淀粉酶、血糖、电解质的变化，做好动脉血气分析的测定。

2.维持有效血容量　迅速建立有效静脉通路输入液体及电解质，禁食患者每天的液体入量常需在3000 mL以上，以维持有效循环血容量。注意根据患者皮肤黏膜的色泽与弹性有无变化，判断失水程度。准确记录24小时出入量，作为补液的依据。定时留取标本，监测血、尿淀粉酶、血糖、电解质的变化，做好动脉血气分析的测定。

3.防治低血容量性休克　如患者出现神志改变、脉搏细弱、血压下降、尿量减少、皮肤黏膜苍白、冷汗等低血容量性休克的表现，应积极配合医生进行抢救：①迅速准备好抢救用物如静脉切开包、人工呼吸器、气管切开包等。②患者取平卧位，注意保暖，给予氧气吸入。③尽快建立静脉通路，必要时静脉切开，按医嘱输注液体、血浆或全血，补充血容量。根据血压调整给药速度，必要时测定中心静脉压，以决定输液量和速度。④如循环衰竭持续存在，按医嘱给予升压药，注意观察患者血压、神志及尿量的变化。

(三)其他护理诊断/问题

1.体温过高　与胰腺炎症有关。

2.潜在并发症：急性肾损伤、ARDS。

3.知识缺乏：缺乏有关本病病因和预防的知识。

课程思政

餐桌礼仪，顾名思义，就是指吃饭用餐时在餐桌上的礼仪常识。餐桌礼仪问题可谓源远流长，据文献记载，至少在周代，就已形成一套相当完善的制度，是孔子的称赞推崇而成为历朝历代表现大国之貌、礼仪之邦、文明之所的重要方面。中国人十分尊重吃的艺术及礼仪，他们认为，用餐不单是满足基本生理需要的方法，也是头等重要的社交经验。这些礼仪有助于宴饮活动圆满周全，使主客双方的修养得到全面展示。

九、健康指导

1.疾病知识指导 向患者讲解本病的主要诱发因素、预后及并发症知识。教育患者积极治疗胆道疾病、避免此病的复发。如出现腹痛、腹胀、恶心等表现时，及时就诊。

2.饮食指导 指导患者掌握饮食卫生知识，规律进食，避免暴饮暴食。腹痛缓解后，应从少量低脂、低糖饮食开始逐渐恢复正常饮食，应避免刺激性强、产气多、高脂和高蛋白食物，戒除烟酒，防止复发。

十、预后

轻症者预后良好，常在1周内恢复，不留后遗症。重症者病情重而凶险，死亡率约15%，经积极抢救存活者，易发生局部并发症，遗留不同程度胰腺功能不全。如患者年龄大，有低血压、低蛋白血症、低氧血症、低血钙及各种并发症则预后较差。

参考文献

[1] 中华医学会外科学会胰腺外科学组.急性胰腺炎诊治指南(2014)[J].中国实用外科杂志, 2015, 35(1): 4-7.

[2] 尤黎明, 吴瑛.内科护理学杨冬梅[M].北京：人民卫生出版社, 2018年: 339-344.

[3] 中国中西医结合学会消化系统疾病专业委员会.急性胰腺炎中西医结合诊疗共识意见(2017年) [J].中国中西医结合消化杂志, 2017, 25(12): 901-909.

[4] 周鑫, 译.《2018年美国胃肠病学会指南：急性胰腺炎的初期处理》摘译[J].临床肝胆病杂志, 2018, 34(5): 978-981.

第四节　肝衰竭

预习案例

　　李某，男性，28岁，主诉呕吐、全身乏力、身目黄染2月余轮椅收入院。入院后诊断：①肝衰竭（慢性加急性）；②慢性乙型病毒性肝炎；③自发性腹膜炎；④肺部感染。护理查体：T 37.5℃，P 82次/分，R 18次/分，BP 122/66 mmHg。肝病面容，神志清楚，精神状态良好，全身皮肤巩膜黄染，右下肺呼吸音减弱，腹膨隆，腹肌稍紧张，全腹压痛、反跳痛，有移动性浊音。实验室检查示：谷丙转氨酶（ALT）13U/L，谷草转氨酶（AST）18 U/L，血小板计数（PLT）62G/L，血浆凝血酶原时间测定（PT）39.6秒，活化部分凝血活酶时间（APTT）88.3秒，白蛋白（ALB）31 g/L，总胆红素（TBIL）600.0μmol/L。（CRP）16.84 mg/L。腹部CT示双肺下叶慢性炎症，肝脏密度减低、脾大，腹膜增厚、腹水，慢性胆囊炎；左肾结石。

　　思考

　　1.上述案例中患者的护理诊断有哪些？

　　2.上述案例中患者的护理措施有哪些？

一、肝衰竭的定义和病因

　　1.定义　肝衰竭是多种因素引起的严重肝脏损害，导致合成、解毒、代谢和生物转化功能严重障碍或失代偿，出现以黄疸、凝血功能障碍、肝肾综合征、肝性脑病、腹水等为主要表现的一组临床症候群。

　　2.病因　在我国引起肝衰竭的主要病因是肝炎病毒（尤其是乙型肝炎病毒），其次是药物及肝毒性物质（如酒精、化学制剂等），儿童肝衰竭还可见于遗传代谢性疾病。肝衰竭的常见病因见表6-2。

表6-2　肝衰竭的常见病因

病因	常见分类
肝炎病毒	甲型、乙型、丙型、丁型、戊型肝炎病毒（HAV、HBV、HCV、HDV、HEV）
其他病毒	巨细胞病毒（CMV）、EB病毒（EBV）、肠道病毒、疱疹病毒、黄热病毒等
药物	对乙酰氨基酚、抗结核药物、抗肿瘤药物、部分中草药、抗风湿病药物、抗代谢药物等

续表6-2

病因	常见分类
肝毒性物质	酒精、毒蕈、有毒的化学物质等
细菌及寄生虫等	严重或持续感染（如脓毒症、血吸虫病等）
肝脏其他疾病	肝脏肿瘤、肝脏手术、妊娠急性脂肪肝、自身免疫性肝病、肝移植术后等
胆道疾病	先天性胆道闭锁、胆汁淤积性肝病等
代谢异常	肝豆状核变性、遗传性糖代谢障碍等
循环衰竭	缺血缺氧、休克、充血性心力衰竭等
其他	创伤、热射病等
原因不明	—

注："—"表示无相关数据。

二、肝衰竭的发病机制

（1）宿主因素：①以细胞毒性 T 淋巴细胞（CTL）为核心的细胞免疫在清除细胞内病毒方面起关键作用，同时也是造成细胞凋亡或坏死的主要因素。②宿主的遗传背景也起着重要作用。

（2）病毒因素：①病毒对肝脏的直接作用。乙型肝炎患者肝细胞内过度表达的 HBsAg 可导致肝细胞损伤及功能衰竭；HBV 的 X 蛋白使肝细胞对 TNF-a 等炎性介质更敏感而诱导细胞凋亡。②HBV 基因变异可引起细胞坏死。

（3）肠道微生态失衡：严重肝病患者，由于库普弗细胞功能严重受损，来自门静脉的大量内毒素未经解毒而溢入体循环，内毒素可直接或通过激活库普弗细胞释放的化学介质引起肝坏死。

（4）代谢因素：各类慢性肝病患者皆存在不同程度的肝脏微循环障碍，血液难以进出肝脏，营养成分难以进入肝脏导致消化不良，药物难以进入肝脏与肝细胞接触，无法有效发挥药物疗效；代谢废物难以排出肝脏成为毒素，导致肝细胞损伤。

三、肝衰竭的分类

分类基于病史、起病特点及病情进展速度，肝衰竭可分为四类：急性肝衰竭（Acute liverfailure，ALF）、亚急性肝衰竭（Subacuteliverfailure，SALF）、慢加急性（亚急性）肝衰竭［Acute（Subacute）-on-chronicliverfailure，ACLF 或 SACLF］和慢性肝衰竭（Chronicliver failure，CLF），见表6-3。

表 6-3　肝衰竭的分类及定义

分类	定义
急性肝衰竭	急性起病，无基础肝病史，2 周内出现以Ⅱ度以上肝性脑病为特征的肝衰竭
亚急性肝衰竭	起病较急，无基础肝病史，2~26 周出现肝功能衰竭的临床表现
慢加急性(亚急性)肝衰竭	在慢性肝病基础上，短期内出现急性肝功能失代偿和肝功能衰竭的临床表现
慢性肝衰竭	在肝硬化基础上，缓慢出现肝功能进行性减退导致的以反复腹水和/或肝性脑病等为主要表现的慢性肝功能失代偿

四、肝衰竭的临床表现

1. 发病　起病急，进展快，全身无力，食欲减退。

2. 黄疸　黄疸进行性加深，进展速度快。

3. 精神—神经系统症状(肝性脑病)　早期可出现计算力下降、定向障碍、精神行为异常、烦躁不安、嗜睡和扑翼样震颤等，晚期可发生昏迷，深反射消失。

4. 脑水肿　50%~80% 的患者可出现脑水肿，与肝昏迷难鉴别，漏诊率高，表现为昏迷程度迅速加深、频繁抽搐、呼吸不规则、瞳孔异常变化、血压持续升高、视乳头水肿。

5. 凝血功能障碍　与肝脏合成凝血因子减少、DIC、血小板减少等因素有关，表现为皮肤、黏膜、内脏广泛出血，严重时可危及生命。

6. 肝肾综合征　急性肝衰竭引起的急性肾衰竭，出现少尿或无尿、氮质血症、酸中毒、高钾血症等表现，大多数为功能性。当急性肝衰竭经治疗改善后，肾衰竭可逆转。

7. 其他　如腹水、呼吸衰竭、低血压、心律失常、激发感染等。

五、实验室及其他检查

(1)肝炎病毒学检测：大部分患者可检测到乙型肝炎病毒。

(2)肝功能：①转氨酶和胆红素均迅速、明显升高，数日内胆红素升至 171 umol/L 或每日上升 17 umol/L，当出现"胆-酶分离"现象，即胆红素继续上升，转氨酶反而下降时，提示预后不良。②白球蛋白比例倒置。③血氨升高。

(3)血生化检查：①电解质紊乱：可有低钾、低钠、低钙、低镁等改变。②低血糖：与胰岛素灭活减少，肝糖原分解和糖异生减少等因素有关，空腹血糖可<2.22 mmol/L。③血胆固醇降低：由于肝细胞脂肪代谢障碍，不能正常合成胆固醇，<2 mmol/L 时预后不良。

(4)血气分析：早期因通气过度呈呼吸性碱中毒，低钾可致代谢性碱中毒，肝肾综合征时出现代谢性酸中毒。

(5)凝血指标：凝血酶原时间延长，凝血酶原活动度降低，血纤维蛋白原减少。凝血酶原活动度(PTA)与肝脏损害程度成反比，可用于肝衰竭临床诊断及预后判断。肝衰竭时 PTA 通常<40%，PTA 愈低，预后愈差。

六、肝衰竭的诊断

(一)急性肝衰竭

急性起病，2 周内出现 II 度及以上肝性脑病(按 IV 级分类法划分)并有以下表现者。

(1)极度乏力，并伴有明显厌食、腹胀、恶心、呕吐等严重消化道症状；

(2)短期内黄疸进行性加深，血清总胆红素(TBil)≥10×正常值上限(ULN)或每日上升≥17.1 μmol/L。

(3)有出血倾向，凝血酶原活动度(PTA)≤40%，或国际标准化比值(INR)≥1.5，且排除其他原因。

(4)肝脏进行性缩小。

(二)亚急性肝衰竭

起病较急，2~26 周出现以下表现者：

(1)极度乏力，有明显的消化道症状。

(2)黄疸迅速加深，血清 TBil≥10×ULN 或每日上升≥17.1μmol/L。

(3)伴或不伴肝性脑病。

(4)有出血表现，PTA≤40%(或 INR≥1.5)并排除其他原因者。

(三)慢性加急性肝衰竭

在慢性肝病基础上，由各种诱因引起以急性黄疸加深、凝血功能障碍为肝衰竭表现的综合征，可合并包括肝性脑病、腹水、电解质紊乱、感染、肝肾综合征、肝肺综合征等并发症，以及肝外器官功能衰竭。患者黄疸迅速加深，血清 TBil≥10×ULN 或每日上升≥17.1 μmol/L；有出血表现，PTA≤40%(或 INR≥1.5)。

(四)慢性肝衰竭

在肝硬化基础上，缓慢出现肝功能进行性减退和失代偿：

(1)血清 TBil 升高。

(2)白蛋白(ALB)明显降低。

(3)血小板明显下降，PTA≤40%(或 INR≥1.5)，并排除其他原因者。

(4)有顽固性腹水或门静脉高压等表现。

(5)肝性脑病。

七、肝衰竭的治疗

目前肝衰竭的治疗尚缺乏特效药物和手段。原则上强调早期诊断、早期治疗，针对不同病因采取相应的病因治疗和综合治疗措施，并积极防治并发症。明确诊断明确后，应动态评估病情、重症监护及治疗，有条件者早期进行人工肝治疗，视病情进展情况进行肝移植前准备。主要的治疗手段包括内科综合治疗、人工肝支持治疗、肝移植手术。

(一)内科综合治疗

1.一般支持治疗

(1)卧床休息，减少体力消耗，减轻肝脏负担，病情稳定后适当运动。

（2）加强病情监测：监测血压、心率、呼吸频率、血氧饱和度，评估神志、计算力和定向力，记录体重、腹围变化、24 h 尿量、排便次数，性状等；建议完善病因及病情评估相关实验室检查，包括 PTA/INR、血液生化学指标、血氨、动脉血气和乳酸等。

（3）推荐肠内营养，包括高碳水化合物、低脂、适量蛋白饮食。肝性脑病患者需限制经肠道蛋白摄入。进食不足者，每日静脉补给热量、液体、维生素。

（4）积极纠正低蛋白血症，补充白蛋白或新鲜血浆，并酌情补充凝血因子。

（5）进行血气监测，注意纠正水电解质及酸碱平衡紊乱，特别要注意纠正低钠、低氯、低镁、低钾血症。

（6）注意消毒隔离，加强口腔护理、肺部及肠道管理，预防感染。

2. 病因治疗

肝衰竭病因对指导治疗及判断预后具有重要价值，包括发病原因及诱因两类，对尚不明确者应积极寻找病因以期达到正确处理目的。病因治疗主要包括以下几个方面。

（1）肝炎病毒感染：对 HBV DNA 阳性的肝衰竭患者，不论其检测出的 HBV DNA 载量高低，应立即使用核苷（酸）类药物抗病毒治疗，建议优先使用核苷类似物，如恩替卡韦、替诺福韦。HCV RNA 阳性的肝衰竭患者，可根据肝衰竭发展情况选择抗病毒时机及药物治疗，抗病毒治疗首选无干扰素的直接抗病毒药物（DAAs）治疗方案，并根据 HCV 基因型、患者耐受情况等进行个体化治疗。甲型、戊型病毒性肝炎引起的急性肝衰竭，目前尚未证明病毒特异性治疗有效。其他病毒感染如确诊或疑似疱疹病毒或水痘-带状疱疹病毒感染导致急性肝衰竭的患者，应使用阿昔洛韦治疗，危重者可考虑进行肝移植。

（2）药物性肝损伤：停用所有可疑的药物，追溯过去 6 个月服用的处方药、中草药、非处方药、膳食补充剂的详细信息。有研究证明，N-乙酰半胱氨酸(NAC)对药物性肝损伤所致急性肝衰竭有效。确诊或疑似毒蕈中毒的急性肝衰竭患者，考虑应用青霉素 G 和水飞蓟素。

（3）妊娠急性脂肪肝/HELLP 综合征导致的肝衰竭应立即终止妊娠，如终止妊娠后病情仍继续进展，需考虑人工肝和肝移植治疗。

（4）肝豆状核变性导致的肝衰竭可采用血浆置换、白蛋白透、血液滤过，以及各种血液净化方法组合的人工肝支持治疗，可以在较短时间内改善病情。

3. 防治并发症

肝衰竭常出现一系列严重甚至致死性的并发症，如脑水肿、肝性脑病、肝肾综合征、感染、低钠血症及顽固性腹水、出血等。临床上要加强监测，必要时采取预见性治疗。

（二）人工肝支持治疗

人工肝支持系统(Artificial liver support system，ALSS)，简称人工肝，是暂时替代肝脏部分功能的体外支持系统，其治疗机制是基于肝细胞的强大再生能力，通过体外的机械、理化和生物装置，清除各种有害物质，补充必需物质，改善内环境，为肝细胞再生及肝功能恢复创造条件，或作为肝移植前的桥接。人工肝分为非生物型、生物型和混合型三种。目前非生物型人工肝在临床广泛使用并被证明是行之有效的体外肝脏支持方法。

（三）肝移植手术

肝移植是治疗终末期肝衰竭的最有效的方法，也是提高肝衰竭患者生存率的根本措施，适用于经积极内科综合治疗和/或人工肝治疗疗效欠佳，不能通过上述方法好转或恢复者。

八、常用护理诊断/问题。

1. 疲乏　与肝功能减退有关。

2. 营养失调：低于机体需要量　与饮食要求，食欲不振有关。

3. 焦虑　与肝衰竭的病死率高，经济负担重有关。

4. 有急性意识障碍的危险　与有易发生脑水肿有关。

5. 有感染的危险与易发生并发症有关。

6. 有出血的危险　与肝功能减退引起凝血功能障碍有关。

7. 有跌倒的危险　与肝功能减退引起的活动无力有关。

8. 照顾着(者)角色紧张　与照顾者缺乏照顾经验，体力及经济负担过重有关。

九、护理措施

1. 一般护理　急性期应绝对卧床休息，保证充足的睡眠，卧位时肝脏血流量增加约40%，减少生理和病理性消耗，减轻肝脏负担，有利于受损肝细胞的修复和再生。每日卧床时间不少于 16 h，睡眠时间不少于 12 h。随肝功能接近恢复正常，可逐渐增加活动量。保持呼吸道通畅，预防肺部感染。有大量腹水时取半坐卧位，使膈肌下降，增加肺活量。告诫患者戒烟、戒酒。

2. 生活护理　保持病室安静舒适，定时通风，限制陪护及探视。保持床单元干燥、平整，穿着宽松柔软的棉制衣裤，以保持皮肤清洁、干燥。对神志清醒者督促进食后漱口，早晚各刷牙 1 次。凝血功能差者，指导其使用软毛牙刷。对危重、生活不能自理和昏迷的患者，每日至少进行口腔护理 2 次，检查其口腔内有无出血、溃疡和霉菌生长等现象，发现异常及时给予相应处理。

3. 饮食护理　由于患者身体内环境的改善会极大地改善肝衰竭导致的中毒情况，因此对肝衰竭患者的饮食进行合理指导是肝衰竭护理的重要内容之一。根据患者的病情给予清淡、低盐、低脂软食，辅以适量蛋白质、糖和丰富的维生素，鼓励患者夜间加餐，预防低血糖的发生。

4. 皮肤护理　协助患者勤翻身，每 2 h 翻身 1 次。大量腹水和下肢水肿者，要适当抬高下肢。极度消瘦和昏迷者要使用气垫床，预防性使用泡沫敷料等防压疮贴，防止压疮发生。肝衰竭患者由于血液中胆汁酸含量较高，刺激末梢神经而引起皮肤严重瘙痒。帮助患者修剪指甲，夜间戴手套，避免抓伤皮肤，每日用温水擦拭全身皮肤 1 次，不用有刺激性的肥皂与化妆品。

5. 心理护理　由于肝衰竭属于严重的疾病，患者易产生急躁、焦虑、愤怒、悲观等负性情绪。因此，护士应该耐心倾听患者诉说，建立良好的护患关系，使患者对护士产生信任感。多予患者交流，为患者普及治疗过程与治疗影响的知识，进而使患者的心理状态得到恢复，维持心理健康状态。同时要注重对患者家庭的心理干预，使患者获得最大的家庭支持，以保证患者心理状态的健康，促进肝衰竭患者的康复。

6. 用药护理　①用药原则：严格遵医嘱用药，禁用损肝药物，避免使用镇静、催眠药物，防止诱发肝性脑病。自发性细菌性腹膜炎要及早根据药敏试验结果选择敏感抗生素，再根据腹水培养结果及时调整抗生素种类和剂量，严重感染要联合用药，疗程要长，一般不少于 2 周。对长期使用利尿剂的患者，应定期检查电解质浓度，及时纠正电解质紊乱。使用糖皮质激素者，要注意适应证.停药指征、不良反应的预防和处理，告知患者严禁自行停药和/或减量。②抗病毒药物原则：任何情况下都不要随意停药或者减量用药，尤其是结束治疗时必须得到医生的认可，在医生的指导下才可以停药。有研究表明，自行停药是影响患者乙型肝炎病毒导致慢加急性肝衰竭预后的危险因素，因此要充分告知患者及家属自行停药的严重后果，使其明白遵医服药和定期检测的重要性。

7. 常见并发症的预防与护理：

（1）上消化道出血：上消化道出血作为肝衰竭患者常见的严重并发症，可诱发或加重肝性脑病。指导患者保持良好的饮食和生活习惯，勿挖鼻孔、用力擤鼻涕或者用牙签剔牙，要用软毛牙刷刷牙。保持大便通畅，勿用力排便，及时发现出血先兆。一旦出现上消化道出血时，要严格禁饮食，绝对卧床休息，保持去枕平卧位，头偏向一侧，以免误吸，并将下肢略抬高，以保证脑部供血。立即建立双静脉通路，持续心电监护，持续低流量吸氧，同时予以心理安慰，消除患者的恐惧心理。密切观察患者的生命体征，如神志、脉搏、血压、四肢温度、大便的颜色、次数、性质和量等，以判断出血情况。应用生长抑素药物止血，胃黏膜保护剂，做好输血的准备，保证热量供应，静脉补充血浆和白蛋白，并做好基础护理。如果患者出现烦躁不安、面色苍白、血压下降、脉搏细速等，应该警惕再次大出血，做好各种抢救准备。待出血停止、大便潜血阴性后，可给予温凉的流质食物，耐受后逐渐恢复正常饮食，但应以柔软、易烂食物为宜，避免再次出血。

（2）继发感染：肝衰竭患者网状内皮系统功能低下，清除细菌毒素的能力降低，同时应用大量抗生素，易发生细菌感染，常见呼吸道感染和自发性细菌性腹膜炎。继发感染又可诱发和加重肝性脑病，是患者死亡的主要原因之一。有条件者住单间，加强病室空气流通，严格探视制度，减少或限制探视人员。强调患者的饮食卫生，预防发生肠道感染性腹泻；长期卧床者加强翻身、叩背，预防出现坠积性肺炎；痰多、黏稠者给予雾化吸入，协助患者排痰；做好会阴清洁、加强口腔护理。医护人员严格遵守无菌操作的原则，规范手卫生，减少侵入性的操作，防止交叉感染。对存在感染者，根据药敏试验结果，及早使用抗生素治疗感染。

（3）水电解质和酸碱平衡紊乱：肝衰竭患者极易发生电解质紊乱，注意观察有无低血钾的临床表现，及时补钾，并每日动态观察血钾的改变，防止高血钾的发生；注意监测有无糖代谢紊乱，遵医嘱尽早改善糖代谢及酸中毒。肝衰竭并发腹水患者严格限制钠盐和水的摄入，合理应用利尿药，准确记录 24 h 出入量，观察腹水消长改变情况，每日测体重和腹围；病情稳定者，可在无菌操作下行腹腔穿刺放腹水，操作过程中注意观察患者的神志、血压，穿刺部位有无渗血、渗液，防止大量放腹水诱发肝性脑病，必要时留取标本送检。

十、健康指导

（1）疾病知识指导：向患者和家属介绍肝脏疾病和肝衰竭的有关知识，指导其认识、避免其他器官衰竭的各种诱发因素，如不滥用对肝脏有损害的药物，保持粪便通畅、避免各种感染、戒烟酒等。

（2）用药指导：指导患者按医嘱规定的剂量、用法服药，了解药物的不良反应，并定期随访复诊。

（3）照顾者指导：是患者家属了解肝衰竭可能并发的其他器官的衰竭早期征象，以便能及时发现，早诊治。家属要给予患者精神支持和生活照顾，帮助患者建立战胜疾病的信心。

参考文献

[1] Polson J, Lee WM. AASLD position paper：the management of acute liver failure[J]. Hepatology, 2005, 41(5)：1179-1197. DOI：10.1002/hep. 20703.

[2] 中华医学会感染病学分会肝衰竭与人工肝学组中华医学会肝病学分会重型肝病与人工肝学组. 肝衰竭诊疗指南[J]. 中华肝脏病杂志, 2018.

[3] 中华医学会感染病学分会肝衰竭与人工肝学组, 中华医学会肝病学分会重型肝病与人工肝学组. 肝衰竭诊疗指南[J]. 中华肝脏病杂志, 2006, 14(9)：643-646.

[4] 中华医学会感染病学分会肝衰竭与人工肝学组, 中华医学会肝病学分会重型肝病与人工肝学组. 肝衰竭诊治指南(2012 年版)[J]. 中华临床感染病杂志, 2012, 5(6)：321-327. DOI：10.3969/j. issn. 1672-5069. 2013. 03. 007.

[5] 李璐, 陈煜. 肝衰竭患者的营养评估及营养干预研究进展[J]. 中华肝脏病杂志, 2017, 25(7)：548 -552.

[6] 宋芳娇, 游绍莉, 辛绍杰. 终末期肝病营养代谢特点[J]. 实用肝脏病杂志, 2017, 20(5)：520 -522.

本章小结

　　本章主要介绍了急腹症、上消化道出血、急性胰腺炎、肝衰竭的相关知识。

　　急腹症、上消化道出血、急性胰腺炎、肝衰竭都是临床常见的急危重症，涉及科室广，病因多，患者的临床表现各异。护理评估时要注意全面、仔细地收集患者资料，作出准确的护理诊断。同时，应积极配合医生进行抢救和治疗，并采取有效措施减轻患者的焦虑和恐惧，为患者提供相应的生理、心理、社会的照顾和护理。

习题测验

第七章

泌尿系统管理

泌尿系统管理PPT

学习目标

1. 掌握急性肾衰竭、泌尿系统结石和肾动脉梗死的概念、临床表现和护理措施。

2. 熟悉急性肾衰竭、泌尿系统结石和肾动脉梗死护理评估和病情判断。

3. 了解急性肾衰竭、泌尿系统结石和肾动脉梗死的病因和病理。

第一节 急性肾衰竭

预习案例

张某，男性，48岁。患者4天前无明显诱因下出现头昏，伴腰酸乏力，胸闷、气短，间断呕吐，呕吐物为胃内容物。1天前出现尿量减少，少于400 mL/d。身体评估：T 36.5℃，P 76次/分，R 28次/分，BP 163/95 mmHg。血生化：血清钾7.50 mmol/L，血尿素氮35.1 mmol/L，血清肌酐1413.0 μmol/L，尿酸495.4 μmol/L。

思考

1. 该患者最可能的医学诊断是什么？
2. 该患者的主要护理诊断/问题有哪些？
3. 应采取哪些护理措施？

急性肾衰竭（acute renal failure，ARF）是由各种原因引起的短时间（几小时至几天）内肾功能急剧减退而出现的临床综合征，主要表现为氮质代谢产物蓄积，水、电解质和酸碱平衡紊乱。近年来医学界提出急性肾损伤（acute kidney injury，AKI）的概念，并根据血清肌酐值（Scr）及尿量的变化提出了分期诊断标准。AKI 的提出为急性肾衰竭的诊断提供了客观依据，有助于急性肾衰竭的早期诊断、预防和治疗。

AKI 是肾脏疾病中常见的危重症，其发病率和死亡率一直居高不下，在 ICU 的发生率为 30%~60%，危重患者的死亡率高达 30%~80%。

一、概述

（一）病因和分类

ARF 的病因包括肾前性、肾性和肾后性三种类型。

1. **肾前性**　又称肾前性氮质血症，指各种原因导致肾血流灌注减少，导致肾小球滤过率（GFR）不能维持正常而引起少尿。初期肾实质组织结构完好，属功能性改变。常见病因包括：①急性血容量不足：主要为各种原因导致的大出血、大量失液、细胞外液重新分布和过度利尿等。②心排血量降低：如充血性心力衰竭、急性心肌梗死、严重心律失常和肺栓塞等。③周围血管扩张：如肝肾综合征、严重的脓毒血症和过敏性休克等。④肾血管收缩及肾自身调节受损：如使用去甲肾上腺素、血管紧张素转化酶抑制药、非甾体抗炎药等。

2. **肾性**　是由肾缺血和肾毒素造成的肾实质损伤，可累计肾单位和肾间质的任何部位，其中急性肾小管坏死最常见。常见病因包活：①肾缺血：大出血、脓毒性休克和血清过敏反应等。②肾毒素物质：氨基糖苷类抗生素如庆大霉素、卡那霉素等；重金属如汞、铝、砷等；其他药物如放射显影剂、阿昔洛韦、环孢素 A 等；有机溶剂如四氯化碳、苯、乙二醇等；生物类毒物如蛇毒、蝎毒、毒蕈等。

3. **肾后性**　由于急性尿路梗阻导致梗阻以上部位的积水，使肾功能急剧下降。梗阻可发生在从肾盂至尿道的尿路任何部位。常见病因包括：结石、肿瘤、前列腺增生、尿道狭窄、肾乳头坏死堵塞、肿瘤压迫等。

（二）病理

由于病因及病变的严重程度不同，病理改变可有显著差异。肉眼见肾增大而质软，剖面见髓质呈暗红色，皮质肿胀，因缺血而呈苍白色。典型的缺血性急性肾衰竭光镜检查见肾小管上皮细胞呈片状和灶性坏死，从基膜上脱落，肾小管管腔管型堵塞。管型由未受损或变性的上皮细胞、细胞碎片、Tamm-Horsfall 黏蛋白和色素构成。肾缺血者，肾小管基膜遭破坏。若基膜完整性存在，则肾小管上皮细胞可迅速再生，否则上皮细胞不能再生。

肾毒性急性肾衰竭形态学变化最明显的部位在近端肾小管的曲部和直部，肾小管上皮细胞坏死程度比缺血性急性肾衰竭者轻。

二、临床评估与判断

(一)健康史

询问患者的年龄、性别、职业、既往史、家族史等,了解患者既往有无出血性疾病史、肾脏疾病史、肾血管病变史、心脏疾病史、其他全身疾病史、肾毒性物质的接触史和用药史等。

(二)临床表现

急性肾小管坏死是最常见的急性肾衰竭的类型,占肾性急性肾衰竭的 75%~80%。急性肾小管坏死的典型临床病程可分为 3 期:起始期、维持期和恢复期。

1. 起始期　又称肾前性期。受到缺血或肾毒性物质等因素影响而导致肾灌注不足,尿量减少,但尚未发生明显的肾实质损伤,通过去除病因、补充有效血容量,此阶段的急性肾衰竭是可以逆转的。一般持续数小时至数天,患者常无明显临床症状。但随着肾小管上皮细胞发生明显损伤,GFR 逐渐下降进入维持期。

2. 维持期　又称少尿期。肾小球滤过率维持在低水平,患者进行性尿量减少。典型者持续 7~14 天,也可短至几天或长至 4~6 周。此阶段持续时间越长,病情越重,预后越差。

(1)尿量减少:尿量减少是最常见的特征,尿量骤减或逐渐减少,尿量少于 400 mL/d 者称为少尿,少于 100 mL/d 者称为无尿。部分患者尿量无明显减少,维持在 400 mL/d 以上,甚至增多,但存在氮质血症,称为非少尿型急性肾衰竭。

(2)进行性氮质血症:由于肾小球滤过率降低,蛋白质的代谢产物不能经肾排泄,含氮物质积聚于血中,称氮质血症(azotemia)。所有急性肾衰竭患者均出现氮质血症,即血清肌酐、尿素氮水平增高。临床表现为食欲减退、恶心、呕吐、腹胀、腹泻等消化系统症状,严重者甚至出现消化道出血。消化系统症状常为急性肾衰竭的首发症状。还可出现头痛、烦躁、倦怠无力、意识模糊、昏迷等神经系统症状以及贫血、白细胞升高、血小板减少及功能障碍、出血倾向等血液系统症状。

(3)容量超负荷(水过多):患者尿量减少,体内水分大量蓄积,当出入量不平衡时,易发生水过多或水中毒,严重时可出现胸闷、呼吸困难、高血压、心力衰竭、急性肺水肿和脑水肿等。水中毒是 ARF 的主要死因之一。

(4)代谢性酸中毒:由于酸性代谢产物排出障碍,且急性肾衰竭常合并高分解代谢状态,使酸性产物明显增多。临床表现为呼吸深而快、呼气带有酮味,面部潮红,亦可出现胸闷、气急、嗜睡及神志障碍,严重时血压下降、心律失常,甚至心搏骤停。

(5)电解质紊乱:少尿或无尿时,钾离子排出减少,导致高钾血症。水潴留过多,可引起稀释性低钠血症。此外还可有高镁、高磷、低钙血症。

(6)其他:并发感染是少尿期常见且严重的并发症,也是急性肾衰竭的主要死因之一。常见感染部位依次为肺部、泌尿道、伤口及全身。此外,在急性肾衰竭同时或在疾病发展过程中还可并发多脏器功能衰竭,患者死亡率可高达 70% 以上。

3. 恢复期　此期肾小管细胞再生、修复,至肾小管完整性恢复,肾小球滤过率逐渐恢复至正常或接近正常范围。少尿型患者开始出现利尿,可有多尿表现,每天尿量可达 3000~5000 mL,进行性尿量增多是肾功能开始恢复的一个标志,通常持续 1~3 周,继而逐渐恢复正常。与肾小球滤过率相比,肾小管上皮细胞功能(溶质和水的重吸收）的恢复相对延迟，常需 3~6 个月恢复正常。但部分可遗留不同程度的肾脏结构和功能损害。

（三）辅助检查

1. 血液检查　可有轻、中度贫血；血清尿素氮和肌酐进行性升高，高分解代谢者上升速度较快；血清钾浓度常高于 5.5 mmol/L，血 pH 常低于 7.35，碳酸氢根离子浓度低于 20 mmol/L。血钠、血钙浓度降低，血清磷浓度升高。

2. 尿液检查　尿蛋白多为+~++，以小分子蛋白质为主，尿沉渣检查可见肾小管上皮细胞管型、颗粒管型，少许红、白细胞等。尿比重降低且固定，多在 1.015 以下，尿渗透浓度小于 350mOsm/L。重金属中毒时常有大量蛋白尿和肉眼血尿。

3. 影像学检查　首选超声检查，可排除尿路梗阻和慢性肾脏疾病，并了解 ARF 的病因。CT、MRI 或放射性核素检查有助于发现有无肾血管病变，但明确诊断须行肾血管造影。

4. 肾活组织检查　这是重要的诊断手段，通常用于没有明确致病原因的肾性急性肾衰竭。

（四）病情判断

AKI 的诊断标准：血清肌酐 48 小时内升高≥0.3 mg/dL（≥26.5μmol/L），或 7 天内血清肌酐升高超过 1.5 倍基础值，或尿量<0.5 mL/（kg·h）且持续时间≥6 小时。

1. 病情严重程度

临床上根据血清肌酐和尿量对 AKI 进行分期诊断[2012 年，改善全球肾脏病预后组织（KDIGO）的分期标准]（表 7-1）。

表 7-1　KDIGO 的分期标准

分期	血清肌酐标准	尿量标准
1 期	升高≥0.3 mg/dL（≥26.5μmol/L）；增至基础值 1.5~1.9 倍	<0.5 mL/（kg·h），持续 6~12 小时
2 期	增至基础值 2.0~2.9 倍	<0.5 mL/（kg·h），持续≥12 小时
3 期	升高≥4.0 mg/dL（≥353.6μmol/L）；增至基础值 3 倍以上；或开始肾代替治疗；或年龄小于 18 岁、GFR<35 mL/（min·1.73m²）	尿量<0.3 mL/（kg·h），持续≥24 小时；或无尿持续≥12 小时

2. 预后

本病预后与原发病、年龄、合并症、肾功能损害的严重程度、诊断和治疗时机及并发症严重程度等有关。患者主要死于原发病和并发症，尤其是多脏器功能衰竭。存活患者约50%遗留永久性肾功能减退，原有慢性肾脏病、高龄、病情严重或诊治不及时者可发展为慢性肾衰竭。

AKI 的其他分期诊断标准

三、急救与护理措施

(一)救治原则

1.**纠正可逆病因** 急性肾衰竭首先要纠正可逆的病因。

2.**维持液体平衡** 少尿期应限制补液量,坚持"量出为入"的原则,每日补液量为显性失液量加非显性失液量减内生水量。每日大致入液量可按前一日尿量加500 mL计算。

3.**纠正电解质及酸碱平衡紊乱** 当血钾超过5.5 mmol/L,应以10%葡萄糖酸钙20 mL经静脉缓慢注射或加入葡萄糖溶液中滴注,以钙离子对抗钾离子对心脏的毒性作用;或以5%碳酸氢钠100 mL静脉滴注或25g葡萄糖及6U胰岛素缓慢静脉滴注,使钾离子进入细胞内而降低血钾。当血钾超过6.5 mmol/L或心电图呈高血钾图形时,应紧急实施血液净化治疗。轻度代谢性酸中毒无须处理,血碳酸氢盐浓度低于15 mmol/L,才予以5%碳酸氢钠100~250 mL静脉滴注。

4.**控制感染** 这是缓解急性肾衰竭发展的重要措施。积极处理感染灶,根据细菌培养和药物敏感试验选择抗生素,避免肾毒性和含钾制剂,根据GFR调整用药剂量。

5.**肾脏代替治疗** 又称血液净化,应用人工方法代替肾脏功能清除体内水分和溶质,同时纠正水、电解质与酸碱平衡,是目前治疗肾衰竭的重要方法。

(二)护理措施

1.**即刻护理措施** 协助患者卧床休息,抬高下肢促进血液回流;建立静脉通路,遵医嘱补液,严格记录出入液量;密切观察有无电解质、酸碱平衡紊乱及感染征象;及时送检血液、尿液等相关检查标本。

2.**补液** 遵医嘱正确、合理用药。严格记录24小时出入液量,同时将出入量的记录方法、内容告诉患者和家属,以便得到患者和家属的充分配合。严密观察患者有无体液过多的表现:①皮肤、黏膜水肿;②体重每天增加超过0.5 kg;③血清钠浓度若偏低且失盐;④正常中心静脉压高于12 cmH$_2$O(1.17 kPa);⑤胸部X线若显示肺充血征象;⑥无感染征象基础上出现心率快、呼吸急促、血压增高、颈静脉怒张。

3.**纠正电解质、酸碱平衡失调** ①检测血清钾、钠、钙等电解质的变化,如发现异常及时通知医生处理;②密切观察有无高血钾的征象,如肌无力、心电图改变等。血钾高者应限制钾的摄入,少用或忌用富含钾的食物,如紫菜、菠菜、苋菜、薯类、山药、坚果、香蕉、香菇、榨菜等。预防高钾血症的措施还包括积极预防和控制感染、及时纠正代谢性酸中毒、禁止输入库存血等;③限制钠盐摄入;④密切观察有无低钙血症的征象,如手指麻木、易激怒、腱反射亢进、抽搐等。如发生低钙血症,可摄入含钙量较高的食物如牛奶,并可遵医嘱使用活性维生素D及钙剂等。

4.**病情观察** 严密监测患者生命体征,密切观察患者症状改善情况,及时发现患者病情变化,积极配合医生进行处理。

5.**预防感染** ①病室定期通风并空气消毒。②严格执行无菌操作,避免不必要的侵入性治疗与检查,密切观察有无感染征象。③加强皮肤和口腔护理,卧床患者应定期翻身,指导有效咳痰。

6. 饮食护理 少尿期应限制水、钠、钾、磷和蛋白质摄入量，供给足够的热以减少组织蛋白的分解。不能进食者从静脉中补充葡萄糖、氨基酸、脂肪乳等。透析治疗时患者丢失大量蛋白，所以不需限制蛋白质摄入量，长期透析时可输血浆、水解蛋白、氨基酸等。

7. 健康指导 指导患者卧床休息，保持良好心态；指导患者调节饮食，保持足够的营养摄入；避免使用肾毒性药物、接触有毒物质、妊娠、手术、外伤；教会患者测量和记录尿量的方法；指导患者定期复查肾功能。

第二节　泌尿系统结石

预习案例

张某，32 岁，突发左腰部刀割样痛 3 小时急诊入院。患者 3 小时前骑自行车途中突发左腰部刀割样痛，向下腹、会阴及大腿内侧放射。身体评估：左肾区叩痛(+)。尿液检查：镜下血尿；超声检查：左肾盂内有多个直径 0.8~1.5 cm 大小不等的结石。

思考

1. 对该患者进行评估应重点关注什么？
2. 该患者的主要护理诊断/问题有哪些？
3. 应采取哪些护理措施？

泌尿系统结石(urolithiasis)又称尿石症，是某些晶体物质(如钙、草酸盐、尿酸盐等)与有机基质结合沉积于泌尿道所致，并可在泌尿道移行，导致泌尿道梗阻。是最常见的泌尿外科疾病之一。我国泌尿系统结石的患病率为 1%~5%，南方地区高于北方地区。泌尿系统结石好发于 30~50 岁的青壮年人群，男性多于女性，男女之比约为 3∶1。泌尿系统结石包括肾结石、输尿管结石、膀胱结石及尿道结石，其中肾结石和输尿管结石为上尿路结石，膀胱结石和尿道结石为下尿路结石。临床以上尿路结石多见。本节内容只涉及上尿路结石。

一、概述

(一)病因

影响结石形成的因素很多，年龄、性别、种族、遗传、环境因素、饮食习惯和职业等对结石的形成影响很大。身体的代谢异常、尿路梗阻、感染、异物和药物使用是结石形成的常见病因。

1. 代谢异常　①形成尿结石的物质增加：尿液中钙、草酸、尿酸、胱氨酸等排出量增加,易形成泌尿系统结石。长期卧床、甲状旁腺功能亢进者尿钙增加;痛风患者、使用抗结核药物和抗肿瘤药物者的尿酸排出增加;内源性合成草酸或肠道吸收草酸增加引起高草酸尿症。②尿 pH 改变:碱性尿中易形成磷酸镁铵及磷酸盐沉淀;酸性尿中易形成尿酸结石和胱氨酸结晶。③尿中抑制晶体形成的物质不足:如枸橼酸、焦磷酸盐、酸性黏多糖、镁等。④尿量减少:使尿中盐类和有机物质的浓度增高。

2. 局部因素　尿路梗阻、感染和尿路中存在异物是诱发结石形成的主要局部因素,梗阻可以导致感染和结石形成,而结石本身也是尿路中的异物,后者会加重梗阻与感染的程度。临床上容易引起尿路结石形成的梗阻性疾病包括机械性梗阻和动力性梗阻两大类。其中,肾盂输尿管连接部狭窄、膀胱颈部狭窄、海绵肾、肾输尿管畸形、输尿管口膨出、肾囊肿、肾盏憩室和马蹄肾等是常见的机械梗阻性疾病。肾内型肾盂及肾盏颈狭窄可以引起尿液滞留,从而诱发形成肾结石。神经源性膀胱和先天性巨输尿管属于动力梗阻性疾病,同样可以造成尿液滞留,促进结石形成。

3. 药物相关因素　药物引起的肾结石占所有结石的 1%~2%。相关药物分为两类:一类为尿液的浓度高而溶解度比较低的药物,包括氨苯蝶啶、治疗 HIV 感染的药物(如印地那韦)、硅酸镁和磺胺类药物等,此类药物本身就是结石的成分。另一类为能够诱发结石形成的药物,包括乙酰唑胺,维生素 D、维生素 C 和皮质激素等,此类药物在代谢的过程中导致了其他成分结石的形成。

(二)病理生理

泌尿系统结石在肾和膀胱内形成,绝大多数随尿液流动移行时停留在输尿管和尿道。输尿管结石常停留或嵌顿于 3 个生理狭窄处:肾盂输尿管连接处、输尿管跨过髂血管处和输尿管膀胱壁段,其中以输尿管下 1/3 处最多见。

泌尿系统结石所致的病理生理改变与结石部位、大小、数目、是否有继发性炎症和梗阻程度等因素有关。位于肾盏的结石可使肾盏颈部梗阻,引起局部积液或积脓,进一步导致肾实质萎缩,甚至发展为肾周围感染。肾盏结石进入肾盂或输尿管后可自然排出,或停留在泌尿道任何部位。当结石堵塞肾盂输尿管连接处或输尿管时,可引起完全性或不完全性尿路梗阻。结石引起的完全性尿路梗阻往往导致肾积水,使肾实质受损、肾功能不全。结石可引起局部损伤、梗阻、感染,梗阻与感染也可使结石增大,三者互为因果并加重泌尿系统的损害。

(三)成分及特性

泌尿系统结石以草酸钙结石最常见,磷酸盐、尿酸盐、碳酸盐次之,胱氨酸结石罕见,通常尿路结石以多种盐类混合形成。不同成分的结石其理化特性有所不同(表7-2)。

表7-2 常见泌尿系统结石的理化特性

类型	性状	质地	X线	pH对溶解度的影响
草酸盐结石	粗糙,不规则、常呈桑葚样,棕褐色	质硬	显影	影响不大
磷酸盐结石	表面粗糙,不规则灰白色、黄色或棕色,可有同心层,常成鹿角形	易碎	显影	<5.5时升高
尿酸盐结石	光滑或不规则,常为多发,黄色或红棕色	质硬	不显影	>6.8时升高
胱氨酸结石	光滑,淡黄至黄棕色,蜡样外观	质硬	不显影	>7.5时升高

二、临床评估与判断

(一)健康史

询问患者的年龄、性别、职业、居住地、饮水习惯与饮食习惯(如肉类、奶制品的摄入)等。了解患者既往有无结石病史,有无代谢和遗传性疾病,有无泌尿系统感染、梗阻性疾病,有无甲状旁腺功能亢进、痛风、肾小管酸中毒、长期卧床病史等。有无服用引起高尿钙尿、高草酸尿、高尿酸尿等代谢异常的药物。既往手术史,肠管切除可引起腹泻,并引起高草酸尿和低枸橼酸尿。

(二)临床表现

上尿路结石主要症状为与活动有关的疼痛和血尿。其程度与结石大小、所在部位、活动度及有无损伤、感染、梗阻等有关。部分患者可以完全无症状,甚至发生梗阻时亦无症状,仅在腹部X线或B超检查时发现结石,称为无症状结石。

1.疼痛 患侧上腹部或腰部隐痛、钝痛甚至绞痛,可伴有肾区叩击痛。少数患者表现为对侧腰痛,多为阵发性。疼痛轻时仅表现为腰部酸胀或不适,活动后可使疼痛发作或加剧。肾绞痛的典型表现是突发性剧烈疼痛,多在深夜至凌晨发作,辗转不安,难以静卧。疼痛位于腰部或上腹部,并沿输尿管反射至同侧腹股沟,甚至同侧睾丸或阴唇。疼痛持续数

不同梗阻部位的疼痛放射范围

分钟至数小时不等,严重时可伴有恶心、呕吐、面色苍白、冷汗,甚至休克。

2.血尿 临床上通常为镜下血尿,少数患者表现为肉眼血尿。部分无症状结石患者仅以活动后出现镜下血尿为唯一症状。血尿的多少与结石对黏膜损伤程度有关。

3.梗阻和感染 结石伴感染时可出现膀胱刺激征。梗阻合并感染时,可导致急性肾盂肾炎或肾积脓时,可有发热、畏寒、寒战等全身症状。双侧上尿路结石引起双侧完全性梗阻或孤立肾上尿路结石完全性梗阻时,可导致无尿,出现尿毒症。

4.排石 少数患者可自行排出细小结石,这是泌尿系统结石的有力证据。

（三）辅助检查

1. 尿液检查　可有镜下或肉眼血尿。伴感染时有脓尿。感染性尿路结石患者可见有细菌，需行尿细菌培养及药敏试验。尿生化检查可测定尿钙、尿磷、肌酐、尿酸、胱氨酸等水平。

2. 血液检查　检测血钙、磷、尿酸、尿素氮和肌酸等水平。

3. 结石成分分析　是确定结石性质的方法，也是制定结石预防措施和选用溶石疗法的重要依据。结石分析法包括物理方法和化学方法两种。物理分析法比化学分析法精确，常用的物理分析法是红外线光谱法。

4. 影像学检查

（1）超声检查：属于无创检查，是肾结石重要的筛查手段，尤其是肾绞痛时的首选方法。超声能显示 2 mm 以上的结石的，可发现 X 线不能显示的小结石和透 X 线结石，还能显示肾积水和肾实质萎缩情况。超声检查适用于所有患者。

（2）X 线检查：①尿路平片：能发现 90% 以上的 X 线阳性结石。但结石过小、钙化程度不高或纯尿酸结石常不显示。②排泄性尿路造影：可显示结石所致尿路形态和肾功能改变。透 X 线的尿酸结石可显示充盈缺损。③逆行肾盂造影：常用于其他方法不能确定结石的部位或结石以下尿路系统病情不明需要鉴别诊断时，一般不作为初始检查手段。

（3）CT 和磁共振水成像：平扫 CT 能发现较小的结石，包括透 X 线结石。增强 CT 可显示肾积水的程度和肾实质的厚度，反映肾功能的改变情况。磁共振水成像（MRU）能够了解结石梗阻后肾输尿管积水的情况，不适合做静脉尿路造影者可考虑采用。

5. 内镜检查　包括肾镜、输尿管镜和膀胱镜检查。通常用于泌尿系统平片未显示结石，排泄性尿路造影有充盈缺损而不能确诊时，借助于内镜可明确诊断和进行治疗。

（四）病情判断

泌尿系统结石的典型症状为与活动有关的疼痛和血尿，尤其是典型的肾绞痛。疼痛发作时常有肾区叩击痛。但注意与急性阑尾炎、异位妊娠、卵巢囊肿扭转、急性胆囊炎、胆石症等疾病相鉴别。

1. 病情严重程度　泌尿系统结石患者的严重程度取决于结石大小、所在部位、数目、活动与否、肾脏有无损伤、感染、梗阻等。

2. 预后　结石的复发率高，治疗后 5 年内约有 1/3 患者会复发，10 年内约有 1/2 的患者会复发。因此治疗后的预防有重要的临床意义。

三、急救与护理措施

（一）救治原则

1. 缓解疼痛　肾绞痛是泌尿系统的常见急症，需紧急处理。目前缓解肾绞痛的药物有非甾体类镇痛抗炎药物、阿片类镇痛药、解痉药。首次发作的肾绞痛应从非甾体类镇痛抗炎药物开始使用，如疼痛持续，可更换其他药物。

2. 非手术治疗　适用于结石直径 6 mm、表面光滑、无尿路梗阻、无感染的纯尿酸或胱氨酸结石的患者。直径小于

泌尿系统结石患者的手术治疗

4 mm、表面光滑的结石，90%能自行排出。

(1)水化疗法：每日饮水 2000~3000 mL，保持尿量在 2000 mL 以上。

(2)药物溶石：用于尿酸结石和胱氨酸结石。尿酸结石患者可口服别嘌醇、枸橼酸氢钾钠或碳酸氢钠。胱氨酸结石患者可口服枸橼酸氢钾钠或碳酸氢钠。

(3)中医中药：常用中药有金钱草、车前子，常用针刺穴位有肾俞、膀胱俞、三阴交、阿是穴等。

3.手术治疗 当疼痛不能被药物缓解或结石直径大于 6 mm 时，应考虑采取手术治疗。常用的治疗方式有体外冲击波碎石、经皮肾镜取石或碎石术、输尿管镜碎石取石术、腹腔镜输尿管取石及开放手术。

4.病因治疗 如切除甲状旁腺瘤、解除尿路梗阻等，可防止结石复发。

(二)护理措施

1.即刻护理措施 嘱患者卧床休息，局部热敷，指导患者进行深呼吸、放松以减轻疼痛。遵医嘱应用解痉镇痛药物，观察疼痛的缓解情况。嘱患者大量饮水，在病情允许的情况下，适当做一些跳跃运动或经常改变体位，促进结石排出。同时做好术前准备。

2.病情观察 观察体温、尿液颜色与性状、尿中白细胞数，及早发现感染征象。观察结石排出情况，排出结石可作结石成分分析，以指导结石治疗与预防。

3.手术患者的护理

(1)术前护理：

1)心理护理：向患者及家属解释手术治疗的方法及注意事项。解除患者的顾虑，使其更好地配合治疗与护理。

2)体外冲击波碎石(ESWL)患者术前准备：术前 3 日忌食产气食物，术前 1 日口服缓泻药，术晨禁饮食；指导患者练习手术配合体位、固定体位，以确保碎石定位的准确性；术晨行泌尿系统 X 线复查，了解结石是否移位或排出，复查后用平车接送患者，以免结石因活动再次移位。

3)其他手术术前准备：除常规检查外，应注意患者的凝血功能是否正常，并了解患者近期是否服用阿司匹林、华法林等抗凝药物，若有则嘱患者停药，待凝血功能正常后再行碎石术。指导患者进行体位训练，术中患者需取截石位或俯卧位。

(2)术后护理：

1)促进碎石排出：ESWL 术后患者每日饮水 2500~3000 mL，可根据出汗量适当增减饮水量。术后卧床休息 6 小时；若患者无全身反应及明显疼痛，适当活动、变换体位，可增加输尿管蠕动、促进碎石排出。

2)病情观察：观察患者生命体征，尿液颜色和性状。ESWL 术后严密观察和记录碎石后排尿及碎石排出情况。定期摄腹部平片观察结石排出情况。若需再次治疗，间隔时间不少于 7 天。

3)引流管护理：妥善固定引流管，防止引流管脱出或移位；防止引流液逆流；观察引流液的颜色、性状和量，并做好记录；做好拔管护理。

（3）并发症的护理：

1）出血：术后早期，多数患者出现暂时性肉眼血尿，一般 1～3 天内尿液颜色转清，不需特殊处理。若术后短时间内造瘘管引出大量鲜红色血性液体，须警惕为出血。嘱其卧床休息，并及时报告医师处理。除应用止血药、抗感染等处理外，可再次夹闭造瘘管 1～3 小时不等，造成肾盂内压力增高，达到压迫性止血的目的。若经止血处理后，患者生命体征平稳，再重新开放肾造瘘管。

不同引流管的护理措施

2）感染：术后应密切观察患者体温变化。遵医嘱应用抗生素，高热者采用降温措施，嘱患者多饮水；保持各引流管通畅，留置导尿管者做好尿道口与会阴部的清洁。

3）输尿管损伤：术后观察有无漏尿及腹膜炎征象。一旦发生，及时处理。

4）疼痛：ESWL 术后碎石或颗粒排出可引起肾绞痛，给予解痉止痛等处理。

5）"石街"形成：是 ESWL 术后常见且较严重的并发症之一。较大的肾结石进行 ESWL 之前常规留置双 J 管以预防"石街"形成；无感染的"石街"可继续用体外冲击波碎石；对于有感染迹象者，给予抗生素治疗，待感染控制后，用输尿管镜碎石将结石击碎排出。

4. 健康教育

（1）泌尿系统结石的预防：

1）饮食指导：嘱患者大量饮水。根据结石成分、代谢状态调节饮食。含钙结石者应合理摄入钙量；草酸盐结石患者应限制浓茶、菠菜、巧克力、草莓、麦麸、芦笋和各种坚果；尿酸结石者不宜食用含嘌呤高的食物，如动物内脏，限制各种肉类和鱼虾等高蛋白的食物；对于胱氨酸结石，主要限制富含蛋氨酸的食物，包括蛋、奶、花生等。

2）药物预防：根据结石成分，血、尿钙磷、尿酸、胱氨酸和尿 pH，应用药物预防结石发生。草酸盐结石患者可口服维生素 B_6 以减少草酸盐排出；口服氧化镁可增加尿中草酸盐的溶解度。尿酸结石患者可口服别嘌醇和碳酸氢钠，以抑制结石形成。

（2）双 J 管的自我观察与护理：部分患者行碎石术后带双 J 管出院，在此期间，若出现排尿疼痛、尿频、血尿时，多为双 J 管膀胱端刺激所致，一般经多饮水、减少活动和对症处理后均能缓解。如果出现无法缓解的膀胱刺激征、尿中有血块、发热等症状，应及时就诊。嘱患者术后 4 周回院复查并拔除双 J 管。避免体力活动强度过大，一般日常生活活动不受影响。

泌尿系统结石复发的危险因素

（3）复诊指导：定期行 X 线或超声检查，观察有无残余结石或结石复发。若出现腰痛、血尿等症状，及时就诊。

课程思政

尿路感染的典型临床表现，即尿路刺激征，最早在《内经》中就有相关记载，《素问·六元正纪大论篇》称之为"淋閟"。《中藏经》《诸病源候论》《备急千金方》等中医著作中，古代医者根据淋证病因的不同，将其分成不同的种类。目前临床上用得比较多的是气淋、血淋、热淋、膏淋、石淋、劳淋六种分类方法。"邪之所凑，其气必需"，这说明中医很早已经认识到正气是决定发病的关键，邪气之所以能侵袭人体致病，必是正气虚弱;同时，也认识到情志对人体健康的影响，所以提出增强体质，舒畅情志，消除外邪入侵等是预防淋证发病和病情反复的关键。这与现代医学提出的健康包括身体健康、心理健康和社会健康的观点相契合。

第三节　肾动脉梗塞

预习案例

李某，男性，66岁，因"突发腹痛10小时"入院。患者持续性右侧肋腹部疼痛，伴恶心、呕吐，呕吐物为胃内容物，无发热、尿频、尿急、尿痛，无肉眼血尿。有冠心病病史。身体评估：T：37.3℃，右侧下腹部轻压痛，无反跳痛，右侧肾区叩击痛明显。辅助检查：白细胞 11.1×10^9/L，中性粒细胞72%，尿红细胞(+)，血清肌酐 81μmol/L，腹部 CT 平扫双肾未见明显异常。予以解痉抗感染治疗，患者腹痛无好转，3天后出现肉眼血尿，复查肾功能肌酐 178μmol/L，行腹部 CTA 提示右肾动脉主干内血栓，肾动脉完全栓塞。

思考

1. 该患者的临床诊断可能是什么?

2. 该患者主要的护理诊断/问题有哪些?

肾动脉梗塞是指肾动脉主干及其分支的血栓形成或栓塞，致肾动脉管腔狭窄或闭塞，引起缺血性肾病，甚至诱发肾梗死。肾动脉血栓可由血管壁病变或高凝血状态等因素引起，而心脏因素则为肾动脉栓塞的主要病因。肾动脉梗塞临床上可表现为急性肾梗死、高血压以及肾功能减退等。及时确诊以及合理治疗对于肾功能恢复具有重要意义。

一、概述

（一）病因及发病机制

1.血栓形成

（1）创伤性肾动脉血栓形成：腹部钝伤是引起肾动脉血栓形成的原因之一，其中机动车事故是造成此类损伤的主要因素。肾血管受到牵拉、挫伤或撕裂均可导致血栓形成。左肾动脉较右肾动脉更易累及，也可表现为双侧肾动脉损伤。另外，医源性损伤是导致肾动脉血栓形成另一原因，如经皮血管内介入、动脉造影、肾移植术后等。

（2）血管内皮损害或撕裂：血管内皮损伤或撕裂可促使血小板黏附和聚集、血管收缩与痉挛、血管壁抗凝血及促凝作用失衡，最终导致血栓形成。常见于动脉粥样硬化、肾动脉瘤（常导致远端栓塞）、自发性或医源性肾动脉或主动脉夹层、纤维肌性发育不良、使用血管活性药物（如可卡因）引起继发性血管张力增强等。

（3）血管炎：大动脉炎常可侵犯肾动脉，导致动脉内膜纤维组织增生、动脉管腔狭窄、动脉瘤以及内皮损伤导致血栓形成。常见于结节性多动脉炎、多发性大动脉炎、白塞病等。

（4）其他：感染和炎症状态（如梅毒、结核等）、代谢性疾病（如家族性高胆固醇血症、高胱氨酸尿症）及高凝血状态亦可导致血栓形成。

2.栓塞性疾病

（1）心脏因素：是形成肾动脉栓塞的主要原因。房颤患者发生血栓栓塞的概率是非房颤患者的4~7倍。心肌梗死、心力衰竭、瓣膜性心脏病、细菌性心内膜炎、心脏肿瘤以及扩张性心肌病可引起肾动脉血栓栓塞。另外，主动脉因素，尤其是主动脉瘤腔内修复也是引起肾动脉血栓栓塞的原因。

（2）非心脏因素：脂肪栓子、肿瘤栓子以及气体等均可导致肾动脉栓塞，也可通过未闭的卵圆孔造成反常栓塞。

（二）病理

1.肾动脉主干狭窄或阻塞时，肾脏全部处于缺血状态，肾脏体积缩小，皮质变薄。光镜检查见各部位呈均匀一致的缺血和萎缩变化。肾实质弥漫性缺血，肾小球缺血性萎缩，严重者缺血性硬化，肾小管弥漫性萎缩，肾间质纤维化。

2.肾动脉分支阻塞时，肾脏局部缺血，形成瘢痕肾。光镜检查见分支阻塞部位呈缺血和萎缩变化。小动脉管壁增厚，特别是动脉内膜增厚，而肌层呈萎缩变化，有时可见血栓，缺血病变呈大片状分布，肾小球基底膜缺血性萎缩，肾小囊腔扩张，严重者缺血性硬化，肾小管萎缩，肾间质纤维化。

二、临床评估与判断

（一）健康史

询问患者的年龄、性别、职业等。了解患者既往有无肾脏疾病史；有无心脏疾病史，尤其是房颤、心肌梗死、心力衰竭、瓣膜性心脏病、细菌性心内膜炎等；有无腹部外伤史；有无血管炎或血管病变史；有无代谢性疾病家族史等。

（二）临床表现

肾动脉梗塞的临床表现多样，取决于肾动脉梗塞的范围和速度以及肾损伤的程度。肾动脉较大分支或主干急性闭塞，可出现明显的临床症状，但较细小的肾动脉分支闭塞时，多无特异性症状或体征，易漏诊和误诊，应引起警惕。患者可存在血栓栓塞事件累及其他终末器官的征象，或者可能近期发生过心血管事件，如房颤、心内膜炎或心肌梗死。

1. 急性肾梗死　患者表现为急性腰痛发作或腹痛，伴恶心、呕吐和发热。患侧肾区有叩击痛和压痛。血白细胞计数升高，肉眼或镜下血尿，血清乳酸脱氢酶显著升高，但谷丙转氨酶轻度上升或不升。

2. 血压升高　约半数以上的患者在肾动脉梗塞后，因肾缺血而引起肾素释放从而导致高血压。部分患者由于血栓处动脉再通或侧支循环形成，血压可恢复正常，但仍有部分患者遗留持续性高血压。肾动脉主干急性梗塞可表现为高血压危象。

3. 肾功能受损　双侧肾动脉或孤立肾肾动脉梗塞可出现急性快速恶化的肾衰竭，无尿是双侧肾动脉累及或孤立肾肾动脉累及的主要特征；肾功能受损也可见于单侧肾动脉梗塞的患者，可能是由于反射性对侧肾血管痉挛导致。如梗塞时已建立侧支循环代偿，患者肾功能可无改变。

（三）辅助检查

1. 血液检查　外周血白细胞计数升高，血肌酐水平升高（较大的栓塞或双侧栓塞），血清乳酸脱氢酶显著升高。

2. 尿液检查　肉眼或镜下血尿、蛋白尿。

3. 超声检查　肾梗死患者急性期肾脏大小、回声可正常，或轻微肿胀增大，实质呈低回声改变；梗死后期，瘢痕形成呈高回声改变，梗死区肾组织萎缩，集合系统无扩张。彩色多普勒超声显示动脉管腔不完全阻塞时，肾动脉管腔内显示稀疏分布的动脉血流信号，动脉血流频谱呈狭窄下游改变，肾动脉主干血流束明显变细，流速减低。血栓致管腔完全闭塞时，肾动脉管腔内既无明显血流信号，也不能引出动脉血流频谱。

4. 影像学检查

（1）静脉尿路造影：肾动脉完全梗塞时，肾盂不能显影，提示受累肾脏完全无功能。如为肾动脉的分支梗塞，被梗塞的相应部位不显影。

（2）CT：肾动脉主干梗塞时可见肾动脉充盈缺损，增强扫描表现为整个肾实质完全不显影或呈楔形、扇形的低密度区，直达肾包膜下。腹部钝性外伤后或肾动脉造影以及介入术后造成肾动脉损伤时可见肾蒂增粗。

（3）MRI：MRA 和增强 MRI 可分别清楚显示肾动脉和肾灌注异常。

5. 放射性核素检查　在腹主动脉显影后，如肾脏不显影或部分显影，或延迟显影均提示肾动脉阻塞。

6. 肾动脉造影　可表现为血管腔内充盈缺损，血管连续性中断和狭窄，梗死区对比剂灌注缺乏或延迟，肾实质内出现楔形无血管区，是直接诊断肾动脉梗塞的可靠方法。另外，肾动脉造影可同时进行肾血管扩张术，或直接注入溶栓剂进行治疗。但是其是有创性操作，可能造成肾血管损伤或造影剂肾病。

（四）病情判断

1.病情诊断　患者存在心脏疾病、创伤、血管炎等肾动脉梗塞的致病因素，出现不能解释的腹痛、肉眼血尿、腹部或腰部压痛、发热和高血压，实验室检查发现乳酸脱氢酶升高、白细胞增多、镜下血尿、急性少尿、肾功能减退等表现应怀疑是否存在肾动脉梗塞。确诊需进行影像学检查，表现为肾动脉内充盈缺损，肾脏灌注异常等征象。肾动脉造影是诊断本

肾动脉梗塞的鉴别诊断

疾病的金标准。同时注意与泌尿系统结石、急性肾盂肾炎、肠系膜缺血以及急腹症等疾病相鉴别。

2.病情严重程度　肾动脉梗塞患者病情的严重程度取决于肾动脉梗塞的范围和速度以及肾损伤的程度。肾动脉较大分支或主干急性闭塞时，病情严重且症状出现早；较细小的肾动脉分支闭塞或闭塞前已出现长期狭窄而形成侧支循环时，病情较轻且可无明显症状。

3.预后　肾动脉梗塞的预后与致病因素、梗塞范围及有效治疗开始时间有关。外伤性肾动脉血栓形成时，多数患者伴有严重多脏器损害，病死率较高，约1/4的患者死于肾外并发症（如心肌梗死、心力衰竭、脑梗死等）。动脉粥样硬化基础上发生血栓形成者，因肾动脉闭塞前已出现长期狭窄而形成侧支循环，减轻了急性期病理改变，近期预后较好，但如同时合并冠状动脉或脑动脉事件则预后较差。先天性和获得性高凝血状态导致血栓形成的预后与原发病的治疗有效性有关。

三、急救与护理措施

（一）救治原则

1.降压治疗　患者血压升高主要源于肾素释放增加，故首选血管紧张素转化酶抑制药或血管紧张素受体拮抗药。

2.外科手术　现阶段外科手术治疗通常不作为首选治疗方式，创伤性肾动脉梗塞的患者可考虑行外科手术治疗。以下患者行外科手术效果较好：①年轻患者，无动脉粥样硬化；②肾大小正常；③肾动脉血栓逐渐产生，形成侧支循环而改善肾缺血；④仅部分肾组织梗死。对于快速、完全肾动脉堵塞，已造成肾脏不可逆梗死的患者手术治疗效果相对较差。

3.经皮血管内治疗　包括溶栓/取栓和血管成形术。根据风险疗效评估决定是否采用溶栓治疗，局部动脉内灌注溶栓药可以减少全身出血的风险。目前认为在发病数小时或数天内，单侧肾动脉血栓栓塞且双侧肾功能较好的患者行经皮血管内治疗效果较好。肾血管病变如肾动脉夹层引起肾梗死的患者，行血管成形和支架置入术后可明显改善其血压。

4.抗凝血治疗　主要目的在于预防血栓形成。标准抗凝血治疗为静脉使用肝素随后口服华法林治疗。主要适用于房颤、左心室血栓或高凝血状态的患者，肿瘤、脂肪栓塞以及主动脉夹层的患者则不宜此方法进行治疗。

（二）护理措施

1. 即刻护理措施　嘱患者卧床休息，消除其紧张、焦虑情绪，呕吐患者及时清除口腔分泌物和呕吐物，保持呼吸道通畅，密切观察患者生命体征、瞳孔和意识变化，建立静脉通路，遵医嘱准确给药，及时正确留取血液、尿液等标本，并及时送检。同时做好术前准备。

2. 控制血压　遵医嘱应用降压药，用药期间监测血压，注意药物的不良反应的观察和预防。

3. 病情观察　监测患者生命体征，注意有无体温升高。密切观察患者尿量、血清尿素氮和血清肌酐等肾功能受损相关症状。

4. 缓解疼痛　嘱患者卧床休息，指导患者作深呼吸、放松以减轻疼痛。遵医嘱应用解痉镇痛药物，观察疼痛的缓解情况。

5. 术前护理

（1）心理护理：向患者及家属解释手术治疗的方法与注意事项。解除患者的顾虑，使其更好地配合治疗与护理。

（2）减轻肾脏负担：卧床休息，避免劳累和情绪激动；合理膳食，以优质蛋白、低磷、高热量、适当维生素、矿物质和微量元素为原则。

（3）其他：除常规检查外，应注意患者的凝血功能是否正常。

6. 术后护理　遵医嘱使用抗凝、抗血小板聚集药物，如肝素、法华林、阿司匹林等，预防再次血栓形成。注意观察用药后反应，如局部胃肠道不适和全身出血等，密切观察口腔黏膜、牙龈、皮肤情况及凝血酶原时间；手术伤口、注射部位有无渗血、淤血，发现异常及时通知医生并配合处理。

7. 健康教育

（1）用药指导：术后患者需长期服用抗凝、抗血小板聚集药物，详细向患者介绍用药目的、药物名称、剂量、用法、作用与不良反应，告知患者及家属如出现异常及时就诊。

（2）生活方式：充分休息，避免过度疲劳，戒烟、戒酒，选择适当的运动，保持愉悦的心情。合理饮食，进食低盐、低脂、优质低蛋白饮食。

（3）定期复诊：每月复查 1 次凝血功能，定期检查肾功能和肾脏超声。出现不适及时就诊。

参考文献

[1] 陈香美. 肾脏病学高级教程[M]. 北京：中华医学电子音像出版社，2016.

[2] Khwaja A. KDIGO clinical practice guidelines for acute kidney injury [J]. Nephron Clinical Practice，2012，120(4)：179-184.

本章小结

泌尿系统由肾脏、输尿管、膀胱及尿道组成。其主要功能为排泄。泌尿系统常见急症有急性肾衰竭、泌尿系统结石和肾动脉梗塞，其中泌尿系统结石发病率最高，急性肾衰竭次之，肾动脉梗塞最低。

急性肾衰竭是由各种原因引起的短时间内肾功能急剧减退而出现的临床综合征。急性肾小管坏死是最常见的急性肾衰竭的类型，其典型临床病程可分为 3 期：起始期、维持期和恢复期。近年来医学界提出急性肾损伤（AKI）的概念，并根据血清肌酐和尿量对 AKI 进行分期，有助于急性肾衰竭的早期诊断、预防和治疗。

泌尿系统结石又称尿石症，是某些晶体物质（如钙、草酸盐、尿酸盐等）与有机基质结合沉积于泌尿道所致，并可在泌尿道移行，导致泌尿道梗阻。是最常见的泌尿外科疾病之一，上尿路结石发病率高于下尿路结石。上尿路结石主要症状为与活动有关的血尿和疼痛。其程度与结石大小、所在部位、有无损伤、感染、梗阻等有关。

肾动脉梗塞是指肾动脉主干及其分支的血栓形成或栓塞，致肾动脉管腔狭窄或闭塞，引起缺血性肾病，甚至诱发肾梗死。肾动脉血栓可由血管壁病变或高凝血状态等因素引起，而心脏因素则为肾动脉栓塞的主要病因。肾动脉梗塞临床上可表现为急性肾梗死、高血压以及肾功能减退等。及时确诊以及合理治疗对于肾功能恢复具有重要意义。

习题测验

第八章

神经系统管理

神经系统管理PPT

学习目标

识记：

脑血管疾病的概述，了解重症肌无力的概述，了解格林巴利综合征的概述，了解癫痫持续状态的概述。

理解：

1. 脑血管疾病的临床评估与治疗。

2. 重症肌无力的临床评估与治疗。

3. 格林巴利综合征的临床评估与治疗。

4. 癫痫持续状态的临床评估与治疗。

运用：

掌握脑血管疾病、重症肌无力、格林巴利综合征、癫痫持续状态的急救与护理要点，并予以运用。

第一节 脑血管疾病

缺血性脑卒中

预习案例

　　患者男性，50 岁，因"突发右侧肢体乏力伴言语不能 3 小时"急诊入院，诊断脑梗死。患者意识状态为嗜睡，GCS 评分 11 分，言语不清，瞳孔等大等圆，直径为 3 mm，对光反射灵敏，左侧肢体肌力 5 级，右侧肢体肌力 1 级。T 36.7℃，P 74 次/分，R 20 次/分，BP 185/105 mmHg。经绿色通道至 CT 室行阿替普酶静脉溶栓治疗，溶栓过程中迅速转运至介入手术室行脑血管造影+动脉取栓术，2 小时后患者安返病房。给予重症监护，中流量吸氧，全功能心电监护，留置胃管、尿管、套管针，静滴依达拉奉、醒脑静、欧来宁等药物，持续微量泵泵入酒石酸布托啡诺注射液、乌拉地尔注射液，约束带约束左上肢，患者意识呈药物镇静状态，能安静卧床休息，呼吸平顺，血压维持收缩压 120 mmHg。患者右下肢抬高制动 24 小时，右侧腹股沟手术处敷料干洁，弹力绷带加压包扎，沙袋持续压迫 6 小时，右足背动脉搏动好。次日复查头颅 CT，停用镇静药物后，意识清醒，左侧肢体肌力 5 级，右侧肢体肌力 3 级。患者住院 5 天后，顺利出院。

　　思考

　　1.脑梗死静脉溶栓治疗有时间窗要求，如何确保患者尽早行静脉溶栓治疗？

　　2.患者静脉溶栓后，行脑血管造影+动脉取栓术，应如何进行护理？

　　3.患者介入手术后，手术侧下肢需要制动，应如何护理？

　　4.大面积脑梗死患者，因脑水肿需要行去骨瓣减压术，术后应如何进行护理？

一、概述

1. 概念

　　缺血性脑卒中又称脑梗死(cerebral infarction)，指各种原因引起脑部血液供应障碍，使局部脑组织发生不可逆损害，导致脑组织缺血、缺氧性坏死。根据发病机制，脑梗死分为动脉粥样硬化性血栓性脑梗死、脑栓塞、腔隙性脑梗死和分水岭梗死。

2. 病因

动脉粥样硬化、脑动脉炎、心源性或非心源性血栓脱落等。

3. 临床表现

多见于 50 岁以上有动脉粥样硬化、高血压、高血脂、糖尿病者。安静或休息时发病，部分患者发病前有肢体麻木、无力等前驱症状或短暂性脑缺血发作，起病缓慢，症状多在发病后 10 小时或 1~2 天达到高峰，以偏瘫、失语、偏身感觉障碍和共济失调等局灶症状为主，部分患者可有头痛、呕吐、意识障碍等全脑症状。

4. 治疗

治疗内容包括：早期溶栓、调整血压、防治脑水肿、控制血糖、抗血小板、抗凝、脑保护、外科或介入手术治疗、早期康复治疗等。

5. 预后

脑血栓形成急性期病死率约 10%，致残率达 50% 以上，存活者中 40% 以上会复发，且复发次数越多，死亡率和致残率越高。脑栓塞急性期病死率为 5%~15%，多死于严重脑水肿所致脑疝、肺部感染和心力衰竭等。脑栓塞易复发，10%~20% 的患者 10 天内发生第二次栓塞，复发者病死率更高。

二、临床评估与治疗

1. 常用药物

(1)溶栓药物：溶栓治疗是目前最重要的恢复血流的措施，主要的溶栓药包括阿替普酶(rt-PA)和尿激酶(UK)。阿替普酶可与血栓中的纤维蛋白结合成复合体，后者与纤溶酶原有高度的亲和力，使之转变成纤溶酶，溶解新形成的纤维蛋白。阿替普酶只引起局部溶栓，而不产生全身溶栓状态，尿激酶可使全身处于溶栓状态。

(2)脑梗死后应维持较高的血压，以保证脑灌注，收缩压高于 180 mmHg 时，可遵医嘱采用药物降压，常用的降血压药物有乌拉地尔注射液、尼卡地平注射液以及口服降压药等。如果患者行动脉支架取栓术，应控制收缩压在 120~140 mmHg 以下，但不应低于 90 mmHg。

(3)抗血小板药物：波立维、拜阿司匹林等。

(4)抗凝药物：常用药物包括肝素、低分子肝素等。抗凝药物可预防卒中复发、阻止病情恶化或改善预后。对于长期卧床患者，尤其是合并高凝状态有深静脉血栓形成和肺栓塞风险者，可应用低分子肝素预防治疗。

(5)脑保护药物：胞磷胆碱、尼莫地平、依达拉奉、脑蛋白水解物等。

2. 脑血管造影与动脉取栓

脑血管造影是在注射造影剂后进行 X 线摄影，可显示颅内动静脉循环情况，对诊断动脉狭窄或闭塞、先天性血管缺失、动脉瘤与动静脉畸形来说，脑血管造影被认为是"金标准"，也是介入治疗的最终术前评估标准。

动脉取栓主要是采用血栓抽吸的方式，达到血管再通的目的。选择血管相适应的再灌注导管连接抽吸泵，开启负压吸引器进行血栓抽吸，血栓分离器主要起粉碎栓子的作用，将大块的栓子粉碎，然后通过再灌注导管吸引出血栓。

3. 去骨瓣减压术

大面积脑梗死脑水肿、脑梗死溶栓后继发颅内出血等，均有可能因颅高压致脑疝，在药物无法控制的情况下，需要进行去骨瓣减压术。护士应动态观察患者的意识、瞳孔及生命体征的变化，如果患者意识由清醒发展为嗜睡，由安静转为烦躁不安，出现剧烈头痛和频繁呕吐，意识障碍逐渐或突然加深，或者伴有一侧瞳孔扩大，对光反射消失，均是脑疝的先兆。一侧瞳孔散大，对光反射减弱或消失，可能有沟回疝；如呼吸不规则，出现潮式呼吸或呼吸停止，伴双侧瞳孔散大，可能有枕骨大孔疝；脑干损伤时则双侧瞳孔缩小，呈"针尖样"瞳孔。患者出现以上情况，应及时通知医生，建立静脉通路，给予脱水药物 20% 甘露醇注射液 125~250 mL 快速静脉滴注。积极做好 CT 检查和去骨瓣减压术的准备。

三、急救与护理措施

1. 用药护理

本章主要讲解溶栓药物阿替普酶的应用和护理。

由于急性缺血性脑卒中患者溶栓治疗的时间窗很短，因此临床上应遵循"时间就是大脑"的原则，在符合资质的医院均有开通"脑卒中溶栓绿色通道"，保证了患者在时间窗内接受规范有效的溶栓治疗。绿色通道患者应由急诊科护士建立静脉通道，神经内科 ICU 的溶栓护士携带溶栓药物前行至 CT 室或急诊室为患者进行溶栓治疗，同时由病房护士安排好溶栓专用床位准备收治患者。

阿替普酶静脉溶栓剂量 0.9 mg/kg（最大剂量 90 mg），静脉推注 10%，时间 1 分钟，剩余 90% 的剂量持续微量泵泵入，时间 1 小时。药物采用微量泵泵入，千万不可快速或徒手静脉推注。静脉溶栓过程中，应密切监测患者生命体征及病情变化，有无寒战、发热、皮疹等过敏反应，牙龈及黏膜有无出血，大、小便颜色，呕吐物颜色。需要特别注意患者有无溶栓后脑出血，主要表现为意识障碍、瞳孔异常、头痛、呕吐、高血压等，如有异常，应立即报告医生，停止使用溶栓药物，并复查头颅 CT。在溶栓治疗第一个 24 小时内，禁止行动脉穿刺、胃管置入等有创操作，以减少出血风险。为避免患者因尿潴留致血压升高增加脑出血风险，溶栓治疗结束 30 min 后，可根据患者实际情况留置尿管。静脉溶栓治疗过程中和结束后，均需要对患者肌力情况进行评估，评估标准见表 8-1。部分患者肢体功能恢复明显，护士应安慰患者，嘱其绝对卧床休息，情绪稳定有利于恢复。

表 8-1　肌力评估

分级	标准
0 级	完全瘫痪，肌肉无收缩
1 级	D 肌肉可收缩，但不能产生动作
2 级	肢体能在床上移动，但不能抵抗自身重力，即不能抬起

续表8-1

分级	标准
3级	肢体能抵抗重力抬离床面,但不能抵抗阻力
4级	肢体能做抗阻力动作,但不完全
5级	正常肌力

2. 脑血管造影与动脉取栓

(1)术前准备

术前需要对手术皮肤进行备皮,范围双侧股动脉周围 30 cm 以上,上平肚脐下至大腿上 1/3,外界至腋中线,内界为大腿内侧。

评估患者的意识、生命体征、肢体活动情况。评估患者双侧足背动脉的搏动次数,皮肤颜色及末梢的血液循环情况,在足背动脉搏动明显处做好标记,以利于术后对照观察。

指导患者练习床上排尿,避免发生尿潴留,必要时遵医嘱留置尿管。术前常规禁食 6 小时、禁饮 4 小时。

(2)术后护理

患者安返病房后,术侧下肢制动 24 小时,必要时约束制动。穿刺点处敷料采用弹力绷带 8 字加压包扎法固定,并用沙袋持续压迫 6 小时。

观察术侧下肢的足动脉搏动、皮肤颜色、温度、血液循环、痛触觉等情况,并注意和术前评估对照。如出现穿刺部位膨隆、足背动脉搏动减弱或消失,可能为局部血肿压迫动脉。可行 B 超检查血肿情况,小的血肿可不予处理,大的血肿需要加固压迫,必要时手术清除。如出现下肢疼痛,动脉搏动消失,皮温降低,皮肤颜色发白等现象,可行急诊动脉溶栓治疗。

患者长时间卧床并制动,需要定时协助患者翻身,检查受压部位皮肤,给予按摩、贴减压敷料、垫软枕等减压方法,预防压疮的发生。

脑血管造影术后对血压没有特殊要求,维持血压收缩压 180 mmHg 以内即可。动脉取栓术后对血压的控制要求比较严格,患者需留置动脉置管行持续有创动脉血压监测,动态监测患者血压变化,维持血压收缩压 120~140 mmHg,必要时遵医嘱持续微量泵泵入乌拉地尔等降血压药物。

如果患者躁动,可能导致动脉穿刺处敷料松脱,沙袋压迫不到位,造成穿刺处血肿形成。患者躁动还会造成血压的大幅波动,影响脑部血液供应。护士应安慰患者,解释安静卧床休息的重要性,必要时遵医嘱应用镇静镇痛药物,并做好 Riker 镇静-躁动评分(SAS),评分 3~4 分为镇静镇痛的理想状态,评估标准见表 8-2。

表 8-2　Riker 镇静-躁动评分(SAS)

分值	状态	临床症状
7	危险躁动	拉扯气管插管,试图拔除各种导管,翻越床栏,攻击医护人员
6	非常躁动	需要保护性束缚,并反复语言提示劝阻,咬气管插管
5	躁动	焦虑或身体躁动,经言语提示劝阻可安静
4	安静合作	安静,容易唤醒,服从指令
3	镇静	嗜睡,语言刺激或轻摇可唤醒并服从简单指令,但之后迅速入睡
2	非常镇静	对躯体刺激有反应,不能交流及服从指令,有自主运动
1	不能唤醒	对恶性刺激无或有轻微反应,不能交流就服从指令

3. 去骨瓣减压术

头部铺无菌单保护,密切观察伤口敷料有无渗血、渗液,查看骨窗处皮肤的颜色和血运情况,脑组织膨出的高度,皮肤的紧张度。抬高床头 30°,缓解脑水肿。每 2 小时翻身、拍背一次,防止压疮的发生。头偏向健侧,与仰卧位交替。骨窗向上,避免脑组织受压。

妥善固定管道,定时检查头部的引流管有无牵拉、扭曲,确保引流通畅,严密观察患者引流液的量、颜色、性质,做好记录。颅内引流管的护理流程,见图 8-1。

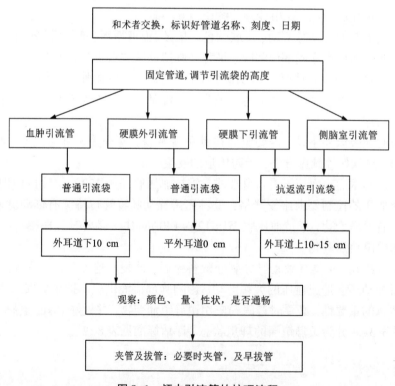

图 8-1　颅内引流管的护理流程

动态观察患者的病情，给予心电监护，密切监测生命体征、瞳孔、意识变化，防止脑疝的发生。

出血性脑卒中

预习案例

　　患者，女性，58 岁，因"突发头痛、恶心、呕吐，伴左侧肢体乏力 4 小时"急诊入院，诊断：右侧基底节区脑出血，急诊 CT 提示出血量约 25 mL。既往高血压病史 6 年，糖尿病病史 3 年，均未规律服药，控制欠佳。入院时患者意识状态为嗜睡，查体欠合作，双侧瞳孔等大等圆，直径约为 3 mm，对光反射灵敏，右侧肢体肌力 5 级，左侧肢体肌力 3 级，吞咽功能评估 3 级。T 36.7℃，P 74 次/分，R 20 次/分，BP 185/105 mmHg。给予重症监护，中流量吸氧，全功能心电监护，留置胃管、尿管、右侧锁骨下深静脉置管及经口气管插管，静滴甘露醇、依达拉奉、醒脑静、欧来宁及奥美拉唑等药物，持续微量泵泵入酒石酸布托啡诺注射液、乌拉地尔注射液及速效胰岛素注射液，约束带约束双上肢，患者能安静卧床休息，呼吸平顺，血压维持收缩压 140 mmHg。次日行立体定向血肿穿刺抽吸术，术程顺利，术中抽出暗红色血肿液约 15 mL。安返病房后，患者意识呈药物镇静状态，血肿引流管持续低位开放引流，可见引流出少量暗红色血肿液，次日复查头颅 CT 后拔除血肿引流管。患者住院 12 天后，顺利出院。

　　思考

　　1. 患者常年有高血压病、糖尿病，未规律服药，且控制不佳，与患者此次脑出血有何关系？

　　2. 患者静滴甘露醇降低颅内压，甘露醇应用过程中需要注意什么？

　　3. 脑出血后患者容易出现脑疝并发症，护士应该如何进行观察和护理？

　　4. 患者进行了立体定向血肿穿刺抽吸术，术后应如何进行护理？

一、概述

出血性脑卒中包括脑出血和蛛网膜下腔出血，本书重点介绍脑出血。

1. 概念

脑出血（intracerebral hemorrhage，ICH）又称自发性脑出血，是指非外伤性脑实质内出血，占脑血管病的 20%～30%。

2. 病因

最常见的病因是高血压合并细小动脉硬化，其他病因如脑动脉粥样硬化、颅内动脉瘤、动静脉畸形、脑动脉炎、血液病、梗死后出血、抗凝剂溶栓治疗等。

3. 临床表现

脑出血多见于 50 岁以上有高血压病史者，男性多于女性，体力活动或情绪激动时发作，常无前驱症状，起病急，数分钟至数小时可达高峰，发病时血压明显升高，可有肢体瘫痪、失语等局灶症状，以及剧烈头痛、喷射性呕吐、意识障碍等全脑症状。具体临床表现各异，取决于出血量和出血的部位，出血量小者，可表现为单纯某一症状或体征，出血量大者，发病后可立即昏迷，并可能出现脑水肿或脑疝等危及生命的并发症。

出血部位以壳核出血最常见，占脑出血的 50%～60%；其次是丘脑出血，约占脑出血的 20%；脑干出血约占脑出血的 10%；小脑出血约占脑出血的 10%，脑室出血占脑出血的 3%～5%。

4. 治疗

治疗原则为脱水降颅内压、控制出血、防止继续出血、减轻脑水肿所致继发性损害、促进神经功能恢复、防治并发症等。

5. 预后

脑出血的预后与出血量、出血部位及有无并发症有关。轻型病例，治疗后明显好转，可恢复正常工作；脑干出血、丘脑出血、脑室出血的预后差。脑出血的死亡率约为 40%，脑水肿、颅内压增高和脑疝形成是导致患者死亡的主要原因。

二、临床评估与治疗

1. 常用药物

（1）脱水药：患者出血后 48 小时脑水肿达到高峰，维持 3～5 天后逐渐降低。脑水肿可致颅内压升高，严重者可致脑疝，所以控制脑水肿、降低颅内压是治疗的关键措施。脱水药物可选用 20% 甘露醇注射液、呋塞米、七叶皂苷钠、甘油果糖等。

（2）降压药：脑出血后血压会升高，这是机体对颅内压升高的自动调节反应，以保持稳定的脑灌注。如果血压过高，会增加再出血的风险，应及时应用降血压药物控制血压，维持收缩压低于 140 mmHg。常用的降血压药物有乌拉地尔注射液、尼卡地平注射液以及口服降压药等。

2. 脑疝

脑组织因颅内压差造成移位，超过一定解剖界限时形成脑疝，是高颅压的严重后果，也是脑出血患者常见的死亡原因。根据发生的部位不同，脑疝可分为 3 种类型，具体的鉴别见表8-3。脑疝常有先兆性表现，如剧烈头痛、喷射性呕吐、烦躁不安、血压升高、脉搏减慢、意识障碍进行性加重、双侧瞳孔不等大、呼吸不规则等，护士应密切监测患者异常变化，特别是意识状态和瞳孔的变化，发现异常及时报告医生处理。意识障碍进行性加重可分为不同等级，如嗜睡、昏睡、昏迷等，"意识障碍等级评估"具体标准见表8-4。国际上通用"格拉斯哥昏迷评分量表(GCS)"评价患者的意识障碍程度，具体标准见表8-5。

表8-3　脑疝分类鉴别要点

	小脑幕切迹疝	枕骨大孔疝	大脑镰下疝
病变部位	大脑半球	小脑、大脑半球	大脑镰旁
移位组织	颞叶钩回	小脑扁桃体	扣带回
受压组织	大脑脚	延髓	旁中央小叶
颅内压改变	升高明显	升高明显	无
意识改变	早	晚	无
瞳孔改变	早：患侧缩小光反应(+) 中：患侧放大光反应(−) 晚：双侧散大光反应(−)	双侧散大光反应(−)	无
生命体征改变	Cushing 反应	Cushing 反应	无

注：Cushing 反应：患者出现血压高、心率慢、呼吸慢等表现，临床上常称"两慢一高"。

表8-4　意识障碍等级评估

意识障碍	临床表现
嗜睡	意识障碍的早期表现，患者持续病理性睡眠，言语刺激能唤醒，能正确回答问题，停止刺激后迅速入睡
意识模糊	定向障碍，情感淡漠，注意力减退，知觉、思维错乱，言语不连贯
昏睡	患者持续病理性睡眠，疼痛刺激方可唤醒，醒后不能配合查体，也不能正确回答问题，停止刺激后即刻入睡
浅昏迷	意识丧失，声光言语刺激无反应，强烈刺激如针刺皮肤等可出现痛苦表情及肢体躲避，瞳孔对光反射、角膜反射等脑干反射存在，生命体征平稳
中昏迷	介于浅昏迷和深昏迷之间
深昏迷	神经系统功能全面抑制，对外界刺激无任何反应，瞳孔对光反射、角膜反射等脑干反射消失，生命体征不平稳
谵妄	定向障碍，注意力涣散，言语增多，思维不连贯，常有错觉和幻觉，有激惹、紧张甚至冲动攻击行为

注：其他还有一些特殊类型的意识障碍，如最小意识状态、醒状昏迷、脑死亡等。

表 8-5　格拉斯哥昏迷评分量表（GCS）

评分	睁眼反应（E）	言语反应（V）	运动反应（M）
1	不睁眼	不能言语	无动作
2	疼痛引起睁眼	言语难辨	刺痛肢体过伸反应
3	呼之睁眼	言语错乱	刺痛肢体屈曲反应
4	自动睁眼	应答错误	对刺激能躲避
5		定向正常	对刺激能定位
6			能按指令发出动作

注：意识障碍程度的判定：轻度 13~14 分，中度 9~12 分，重度 3~8 分，其中 7 分以下预后不良，3~5 分有潜在死亡危险。

3. 立体定向血肿抽吸术

立体定向血肿抽吸术是治疗颅内血肿的一种有效方法。其基本原理是将血肿穿刺中心置于一个假定的圆球的中心位置，从任何一个方向垂直于圆球的表面进针半径的长度，都将到达圆球的中心位置。

（1）适应证：清醒或嗜睡患者伴有神经功能障碍；轻度昏迷伴瞳孔不等大；轻症患者治疗过程病情加重；血肿部位和出血量：脑干出血>5 mL，小脑出血>10 mL，大脑半球出血>30 mL，脑室受压、中线移位；有轻、中度意识障碍的脑室出血；有时血肿量<20 mL，伴神经功能障碍明显。

（2）禁忌证：凝血功能障碍、活动性出血、有出血倾向者；非高血压性脑出血，如动脉瘤破裂导致的脑出血等；病情危重，预后不好者。

课程思政

脑卒中在中国是导致老年人死亡的第一大类疾病，具有发病率高，死亡率高，致残率高和复发率高的特点。帕金森病，老年痴呆也是常见的老年退行性疾病。一旦发病老年人生活往往不能自理，需要子女照顾，现代社会节奏快，压力大，子女又往往没有时间照顾，无法在床前尽孝，而老人最需要的也是来自子女的温暖。百善孝为先，孝是中华民族传统美德，是中华传统文化的显著特色，是中华文化的首要核心观念和文化精神。《弟子规》有云："亲有疾病，药先尝，昼夜侍，不离床。"

三、急救与护理措施

1. 用药护理

（1）脱水药：20%甘露醇注射液：每 6~8 小时一次，每次 125~250 mL，快速静脉滴注，15~30 分钟内滴完。呋塞米：每日 1~2 次，每次 20~40 mg，静脉推注，可与甘露醇交替使用。另外,七叶皂苷钠 20 mg、甘油果糖 250 mL 可每日应用 1~2 次,缓慢静脉滴注。

因为甘露醇容易结晶,特别是冬天温度低时,故使用前需要认真检查,可用温水加热溶解。甘露醇属于高渗性药物,快速静滴容易导致静脉炎,一旦出现药物外渗,局部皮肤开始肿胀、疼痛、红润,8~12 小时呈灰白色或皮下出血,2~3 天呈暗紫色或黑色。患者在用药时,护士应及时巡视,发现异常立即停止输液,抬高患肢,25% 硫酸镁局部湿敷,也可以用新鲜的马铃薯切片外敷。为保证安全,静滴甘露醇一般选用粗大血管,必要时报告医生留置深静脉置管。甘露醇可导致肾功能衰竭,需要定时监测肾功能指标。脱水药可致尿量增加,如甘露醇注入后 10 分钟开始发生作用,应准确记录患者的尿量。

(2)降压药:患者脑出血后血压偏高,应使用降压药物维持稳定的血压,根据血压的波动,适当增减降压药的用量或使用多种降压药物联合应用。因此,血压的动态监测很重要,有创动脉血压监测是目前最常用的方法。

有创动脉血压监测需要留置动脉置管,首选桡动脉,其位置表浅且相对固定,穿刺易于成功,且并发症少。足背动脉是下肢胫前动脉的延伸,较细,极少栓塞,常作为备用血管,足背动脉保留方便,不易随患者的活动而使动脉置管脱出。肱动脉的穿刺点在肘窝部,出血概率大,有阻塞前臂和手部血供的危险。有创动脉血压监测需要做到以下几点,严防并发症:严格执行无菌技术操作;妥善固定,防止穿刺针及测压管脱落;定时冲管,保持测压管道通畅;严防动脉内血栓、气栓形成;观察局部有无血肿,特别是穿刺失败及拔管后要有效地压迫止血,压迫止血应在 5 分钟以上,并用宽胶布加压覆盖,必要时局部用绷带加压包扎,30 分钟后予以解除;置管时间一般不应超过 7 天,一旦发现感染迹象应立即拔除导管。

2.脑疝的急救与护理

发现患者脑疝应立即抢救,立即吸氧、建立静脉通道,遵医嘱快速静滴甘露醇,备好急救车、气管插管车、呼吸机、除颤仪等抢救设备,抢救流程见图 8-2。

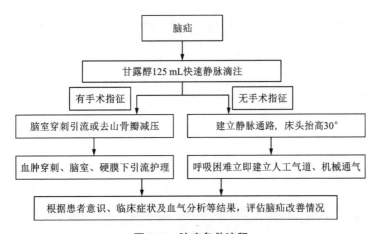

图 8-2　脑疝急救流程

3.立体定向血肿抽吸术

(1)手术配合流程：

1)术前与家属沟通并取得其知情同意后，医生下达医嘱并通知准备手术。

2)术前准备：备皮，消毒手术室，做好物品准备。

3)患者在医生陪同下于 CT 室做 CT 定位，根据患者病情，必要时准备镇静及抢救药物。

4)患者到达手术室，持续心电监护、吸氧，安置手术体位，静脉滴注头胞曲松钠。

5)配合医生手术，观察术中病情变化并遵医嘱对症处理，做好术程记录。

6)手术结束，清理手术用物，仔细清点立体定向包内的用物。

7)和医生一同护送患者回病房，妥善安置患者及引流管，和病房护士交接班，督促医生补开医嘱并签名。

8)拆开清洗颅穿包及立体定向包内的用物。

(2)术后护理：

1)保持引流通畅：患者枕于健侧，使穿刺部位悬空，勿使引流管扭曲、折断或脱落。

2)严格掌握引流袋的高度：单纯血肿引流应将无菌引流袋置于床旁或低于创口部位，以保持引流通畅；脑室引流时引流袋应高于脑室 10~15 cm，若引流袋过高，则达不到引流目的，过低则形成负压引流，流出速度过快，出现低颅压综合征。

3)当患者更换体位、头部上抬时，应随时调整引流袋高度，在帮助患者改变体位时，应先夹管引流管再搬动患者，之后调整引流袋于适宜高度，搬动过程中要防止引流管脱落及管腔折曲受压。对于烦躁患者，应加约束带，防止患者牵拉及误拔引流管，适当限制头部活动，禁止因体位改变而改变头部高度。

4)保持穿刺点局部清洁无菌，更换引流袋、放引流液等护理操作应严格执行无菌操作原则。必要时可使用脑室引流组件，随时观察导管引流创口有无感染征象，异常时及时报告医生处理。

5)引流液观察：注意观察引流液的量、性质、颜色的变化，及时准确记录24 小时引流量。

颅内动脉瘤

预习案例

患者,男性,45 岁,1 年前因突发头痛急诊入院,CT 示蛛网膜下腔出血,脑血管造影显示颅内动脉瘤。查体:T 36.5℃,P 80 次/分,R 20 次/分,BP 138/88 mmHg,神志清楚,语言流利,瞳孔等大等圆,直径为 3 mm,对光反射灵敏,四肢肌力正常,Hunt-Hess 分级为 I 级。

次日早晨患者刷牙时,出现剧烈头痛,恶心、呕吐,意识昏睡,考虑动脉瘤破裂出血,急诊全麻下行"右额颞开颅颅内动脉瘤夹闭术+血肿清除术"。术中应用动脉瘤夹,效果满意,术后回病房患者意识即转清醒,T 37.0℃,P 89 次/分,R 20 次/分,BP 152/92 mmHg,左侧肢体肌力 3 级。医嘱予持续微量泵泵入尼莫地平注射液 4.2 mL/h,同时加强补液,密切监测患者血压。患者术后第 6 日,肌力恢复至 5 级。术后第 9 日,脑血管造影显示:动脉瘤未显影,夹闭确切,血管形态良好。术后第 14 日,患者病情好转,带药出院,并嘱 3 个月后门诊复查,不适随诊。

思考

1. 根据 Hunt-Hess 分级标准,如何对颅内动脉瘤患者进行分级?

2. 如何预防动脉瘤的破裂出血?

3. 动脉瘤破裂出血后,需要急诊手术,护士需要在术前准备什么?

4. 患者手术后,会出现哪些并发症,应如何进行预防和护理?

一、概述

1. 概念

颅内动脉瘤是指脑动脉内腔的局限性异常扩大造成动脉壁的一种瘤状突出,多在脑动脉管壁局部的先天性缺陷和腔内压力增高的基础上发生,是造成蛛网膜下腔出血的首位病因。

2. 病因

与先天性因素、高血压、动脉粥样硬化、感染、创伤等有关。

3. 临床表现

局灶症状如动眼神经麻痹,轻微偏头痛、眼眶痛,巨大动脉瘤影响到视路,患者可有视力视野障碍。动脉瘤一旦破裂出血，临床表现为严重的蛛网膜下腔出血，发病急剧，患者剧烈头痛，频繁呕吐，大汗淋漓，体温可升高；查体可见颈强直，克氏征阳性。也可能出现意识障碍，甚至昏迷。

4. 治疗

未破裂动脉瘤直径<3 mm可定期观察，但有危险因素(高血压、动脉瘤家族史、动脉瘤不规则等)者及破裂动脉瘤需要及时治疗。

5. 预后

多发动脉瘤的处理与单发动脉瘤一样，手术死亡率也相似。巨型动脉瘤约1/5患者由于各种原因，只能保守治疗，4/5能行手术治疗。颅内动脉瘤一旦破裂出血，致残率和致死率极高，其中10%~15%的患者来不及就医直接猝死，首次出血病死率高达35%，再次出血病死率则达60%~80%，幸存者亦多有残疾。

二、临床评估与治疗

1. 出血风险

动脉瘤有破裂出血的风险，护士应密切观察患者病情变化，及时询问患者主诉，密切观察患者意识、瞳孔、肌力和生命体征变化。根据Hunt-Hess分级标准对患者进行分级，见表8-6。

表8-6 颅内动脉瘤Hunt-Hess分级

分类	分级标准
0级	未破裂动脉瘤
I级	无症状或轻微头痛
II级	中重度头痛，脑膜刺激征，脑神经麻痹
III级	嗜睡或昏睡，轻度局灶神经系统体征
IV级	昏迷，中或重度偏瘫，有早期去大脑强直或自主神经功能紊乱
VI级	深昏迷，去大脑强直，濒死状态

2. 手术前

(1)了解治疗方式

动脉瘤一旦破裂出血，患者可表现为突发剧烈的头痛，频繁呕吐，大汗淋漓，体温可升高，颈强直，也可出现意识障碍，甚至昏迷。如符合手术指征，应争分夺秒完成术前准备，尽早行手术治疗。护士应该了解患者出血的部位和出血量，根据所在部位及出血量，预知手术后可能出现的并发症，在手术前做好充分的准备。

(2)预知术后并发症

患者手术前，护士需要了解手术及麻醉的方式，预知患者手术后可能存在的并发症,来制定术后的详细护理措施,一般开颅手术患者手术需要的时间长,手术需要对载瘤动脉进行阻断,术后患者可能出现颅内再出血、血管痉挛等并发症。

3.手术后

(1)再出血:

再出血是开颅患者病情加重的最主要原因,再出血的原因主要为手术中止血不彻底,患者凝血功能障碍,患者血压高,动脉瘤夹脱落等。护士应认真倾听患者的主诉,了解患者头痛症状的改变情况,观察患者意识状态,监测患者生命体征,尽量使患者血压维持在一个稳定水平,如患者出现血压高,脉搏慢,瞳孔散大等体征,应立即通知医生,及时发现患者颅内再出血的征兆,及时复查 CT。

(2)血管痉挛:

脑血管痉挛是颅内动脉瘤术后常见的并发症之一,蛛网膜下隙出血后,红细胞被破坏,产生 5-羟色胺、儿茶酚胺等多种血管活性物质,作用于脑血管,21%~62%的患者在出血后第 3~15 天,发生血管痉挛,临床表现为头痛、头部的肿胀感、沉重感、压迫感,可伴恶心、呕吐、耳鸣及意识障碍等。

三、急救与护理措施

1.出血风险的护理

嘱患者绝对卧床休息,避免情绪紧张、疼痛、腹压增高、躁动等一切可能引起血压升高的外来刺激,避免动脉瘤的破裂出血。保持环境舒适,让患者放松心情,保持平和的心态。给予低盐低脂清淡饮食,保持大便通畅,适当进食香蕉等食物,必要时应用缓泻剂,如杜密克内服和开塞露肛门注射等。

当患者主诉轻微的头痛时,可遵医嘱给予适量的镇痛药对症处理。当患者头痛症状突然加重,甚至出现恶心、呕吐、意识障碍等症状,同时伴有血压升高、脉搏减慢、瞳孔散大、运动障碍、失语、视力视野改变等情况时,考虑病情加重,应及时通知医生,并积极做好患者术前准备工作。

2.手术前的护理

由于患者已经出现动脉瘤破裂出血,病情加重可能非常迅速,所以护士应该立即做好术前准备。遵医嘱全功能心电监护、吸氧,建立双静脉通路,快速静脉滴注甘露醇注射液降颅压等,准备急救车、气管插管车、呼吸机和脑室穿刺包以备随时抢救患者,同时在第一时间通知医生、联系手术室做好急诊手术准备。护士迅速完成术前评估、皮试、备血、嘱患者禁食水、头部备皮等常规术前准备并做好记录,待患者进入手术室后,铺麻醉床,将心电监护、吸痰、吸氧等装置处于备用状态。

3.手术后的护理

(1)再出血的护理

为患者创造一个安静舒适的环境,严格限制探视人数,保证充分休息。耐心地向患者解释患者病情、监测、治疗和护理措施,使患者保持平稳的心态,积极配合治疗和护理,防止情绪激动而诱发再出血。密切观察手术伤口有无渗血、渗液,保持伤口干燥清洁。术后需要预防患者便秘,并嘱患者排便时不要太用力,避免患者用力排便时颅内压升高而导致动脉再破裂出血，必要时适当的使用开塞露等缓泻剂。

（2）血管痉挛的护理

预防血管痉挛，可以遵医嘱持续微量泵泵入尼莫地平注射液。尼莫地平注射液主要作用是直接扩张脑血管、增加脑血流量，又可以作用于神经元细胞，增强其抗缺血、缺氧的能力，加速其正常生理活动恢复。尼莫地平注射液在解除血管痉挛的同时，又具有降血压的作用，所以在用药期间，需要严密监测患者的血压变化，使收缩压稳定在 130～140 mmHg 之间，舒张压在 70～90 mmHg 之间。既往有高血压病史者，需要控制血压接近于平时的血压水平。注意观察用药期间的不良反应，如果出现血压下降、面色潮红、心悸等不良反应，应及时减慢用药速度或者是停药，同时给予补液、扩容等对症处理。

第二节　重症肌无力

预习案例

患者，男性，50 岁，主因"呼吸费力、双眼睑乏力 8 月"于 2018 年 1 月 7 日平诊以"重症肌无力"收入神经内科普通病房，1 月 15 日因"呼吸困难"转入神经重症监护病房行气管插管、呼吸机辅助呼吸等监护治疗。既往明确诊断为"重症肌无力"并多次在我院住院治疗，坚持服用"溴吡斯的明片 60 mg Q8 h"，肌无力症状控制可。

患者转入神经重症监护病房后，立即予经口气管插管，连接呼吸机辅助呼吸。患者神志清楚，GCS 评分为 11 分；T 37.0℃，P 69 次/min，R 24 次/min，Bp 113/67 mmHg；双侧瞳孔直径为 2.5 mm，对光反射灵敏，四肢肌力为 5-级。洼田饮水试验 3 级，遵医嘱留置胃管。

遵医嘱予免疫球蛋白冲击治疗，鼻饲溴吡斯的明片 60 mg Q6 h，鼠神经生长因子肌注营养神经；持续泵入肠内营养，并间断性给予右美托咪定注射液镇静。在此期间，患者出现了胃潴留、呃逆等并发症，胃潴留量为 230 mL，鼻饲妈咪爱 1g、盐酸甲氧氯普安 10 mg，3 次/d。患者难以脱离呼吸机治疗，且不宜长时间留置经口气管插管，经患者家属同意，予气管切开。患者最高体温 38.8℃，查痰培养示鲍曼不动杆菌感染，加用抗生素治疗。

患者经过免疫球蛋白冲击，规律鼻饲溴吡斯的明片等治疗后，生命体征平稳，呼吸平顺，逐渐撤除呼吸机。体温逐渐恢复至正常，查痰培养及胸片示肺部感染较前好转，停用抗生素。并经过早期的康复治疗，患者肌力从5-级恢复到5级。在拔除气管套管后，经过吞咽功能训练，洼田饮水试验1级，最终可自行进食。住院治疗28天之后，病情好转出院。

　　思考

　　1. 患者呼吸困难，是否发生了肌无力危象？

　　2. 患者留置气管插管或套管，呼吸机辅助呼吸，如何进行气道护理并预防VAP？

　　3. 溴吡斯的明片是什么类型的药物，应用过程中需要注意什么？

　　4. 重症肌无力患者神志清醒，但因为留置气管插管或套管，如何进行有效沟通，如何做好患者的心理护理？

一、概述

1. 概念

重症肌无力（myasthenia gravis，MG）是一种神经-肌肉接头传递障碍的获得性自身免疫疾病，主要由于神经-肌肉接头突触后膜上乙酰胆碱受体受损引起。

2. 病因

患者常合并有甲状腺功能亢进、系统性红斑狼疮、类风湿性关节炎等其他自身免疫性疾病，80%的MG患者有胸腺肥大和淋巴滤泡增生，10%~20%的患者合并胸腺瘤。发病前常有感染、精神创伤、过度疲劳、手术、妊娠和分娩等诱发因素。

3. 临床表现

任何年龄均可发病，20~40岁发病者女性患者居多，40岁以后发病者男性患者居多，且多合并胸腺瘤。少数患者有家族史。

本病多数起病隐匿，呈进展性或缓解与复发交替性发展。全身骨骼肌均可受累，多数患者首发症状为眼外肌麻痹，如上眼睑下垂等；面部和口咽部肌肉受累时，出现表情淡漠、饮水呛咳、发音障碍等；晨起肌力正常或肌无力症状较轻，下午或傍晚肌无力明显加重，称为"晨轻暮重"现象；累及呼吸肌时，出现咳嗽无力和呼吸困难，称为MG危象。

4. 治疗

常用的药物是抗胆碱酯酶抑制剂如溴吡斯的明，有胸腺肿瘤者可切除，大剂量的免疫球蛋白静脉滴注作为辅助治疗，难治性MG可行血浆置换治疗。

5. 预后

本病的临床发展过程可分为波动期、稳定期和慢性期。发病后5年内为波动期，5年后为稳定期，10年后为慢性期。波动期患者易发生MG危象，常死于呼吸系统并发症；稳定期和慢性期，患者极少发生危象，预后较好。

二、临床评估与治疗

1. 常用药物

（1）溴吡斯的明

本病治疗首选溴吡斯的明片，为抗胆碱酯酶药，在体内半衰期为 6~8 小时，一般每次用量 60~120 mg，3~4 次/天。它对骨骼肌有明显的选择性兴奋作用，对胃肠和膀胱平滑肌也有较强的兴奋作用，由于药物同时作用于胃肠平滑肌，使患者在服药后出现肠蠕动亢进症状，所以抗胆碱酯酶药一般要求在饭前 30~40 分钟服用。

（2）免疫球蛋白冲击治疗

免疫球蛋白冲击治疗是一种特异性治疗的有效方法，有效率高，无论急性或复发病例，其有效率达 75%~100%，且显效快。一般静滴免疫球蛋白注射液 200 mg/d，5 天为 1 个疗程，大多数患者在用药 3~5 天后见效。

（3）血浆置换

血浆置换即应用正常人血浆或血浆替代品置换患者的血浆，适用于肌无力危象和难治性 MG，是救治 MG 危象的一种有效方法，其作用机制是去除血液中的 AChR-Ab 和活性细胞因子，起效快，近期疗效好，但不持久。每天或隔天置换，每次置换的血浆量为 2000 mL，大多数患者经 2~3 次血浆置换后开始好转。

2. 重症肌无力危象

重症肌无力（MG）危象是指 MG 症状恶化，呼吸肌和（或）吞咽肌严重无力，呼吸肌麻痹导致呼吸困难，咽喉肌无力导致排痰无力，阻塞气道，不能维持换气功能。感染、妊娠、分娩、药物使用不当可诱发，伴有胸腺瘤者更易发生危象。MG 危象是 MG 最严重的并发症，发生率为 15%~20%，需要立即识别，及时救治，如不及时抢救将危及患者生命，成为 MG 的主要死因之一。MG 危象分为 3 种类型，其中肌无力危象占 90% 以上，其与胆碱能危象的鉴别见表 8-7。

（1）肌无力危象：即新斯的明不足危象。常因感染、创伤、减量引起，患者呼吸肌麻痹、咳痰吞咽无力而危及生命。注射新斯的明后显著好转为其特点。

（2）胆碱能危象：即新期的明过量危象。除上述肌无力危象外，尚有乙酰胆碱蓄积过多症状，如下：毒蕈碱样中毒：恶心、呕吐、腹泻、腹痛、瞳孔小、多汗、流涎、气管分泌物多、心率慢；烟碱样中毒症状：肌肉震颤、痉挛、紧缩感；中枢神经症状：焦虑、失眠、精神错乱、抽搐等。

（3）反拗危象：难以区别危象性质，但是又不能用停药或加大药物剂量改善症状，多在长期较大剂量治疗后发生。

表 8-7　肌无力危象与胆碱能危象的鉴别

	危象类型	
	肌无力	胆碱能
局部或全身肌无力	+	+
呼吸困难或衰竭	+	+
胆碱能症状和体征		
腹泻	−	可有
尿失禁	−	可有
瞳孔缩小	−	可有
支气管痉挛	+	+
心律缓慢	−	可有
呕吐	−	可有
流涎	−	可有
流泪	−	可有
新斯的明试验	+	−

3. 心理评估

患者一般神志清醒，但由于其咽喉、舌肌等受累、气管插管或切开等导致构音障碍，护士与患者之间存在交流障碍。由于患者运动受限，其生活自理能力也相应下降，导致患者产生自卑心理。因为患者呼吸困难，担心会随时出现呼吸停止，容易产生紧张、害怕甚至死亡的恐惧心理。

三、急救与护理措施

1. 用药护理

（1）溴吡斯的明的用药护理：溴吡斯的明片是广泛应用的药物，成人用药需要从小剂量开始，逐渐加量至稳定剂量，以保证最佳治疗效果和维持进食能力为度。一般在饭前 30~45 分钟给药，每 4~6 小时一次。

溴吡斯的明片最常见的不良反应是胃肠道反应，如腹痛、腹泻、唾液及喉头分泌物增多，偶见心动过缓。患者不得自行随意更改用药剂量，且必须按时用药。在患者出现感染、处于月经期或其他应激状况时，常需要增加药物剂量，故应及时发现上述情况并报告医生处理。如用药不足或过量，可能出现肌无力危象和胆碱能危象。

如患者出现肌无力危象，可遵医嘱应用甲基硫酸新斯的明 1~2 mg 肌注或 0.5~1 mg 静脉滴注，日总量 6 mg。

如患者出现恶心、呕吐、腹痛、腹泻、出汗、流涎等不良反应时，提示患者出现了胆碱能危象，应立即停用抗胆碱酯酶药，阿托品 0.5~2 mg 静脉滴注或肌注，15~30 分钟可重复使用直至症状减轻或消失。

如患者出现反拗危象，应停用一切抗胆碱酯酶药至少 3 天，之后从原药量的半量开始给药，同时改用或并用激素。

（2）免疫球蛋白冲击治疗的护理：不良反应较小，常见的不良反应有头痛、寒战、发热等，患者出现不良反应时，可减慢免疫球蛋白的输注速度，必要时给予相应的对症处理。

（3）血浆置换的护理：血浆置换常见并发症是低血压、电解质紊乱、血栓形成、感染等。故血浆置换前需减少降压药物并静脉补液以预防发生低血压；注意患者凝血功能，必要时使用药物预防深静脉血栓形成；血浆置换后，需要监测患者的电解质变化，及时纠正电解质紊乱，以防止肌无力恶化。

2. MG 危象的急救与护理

（1）缩短 MG 危象时间的 10 项措施，可结合病情采取具体措施：

1）实行保守治疗的同时应及早插管，以防止延迟插管可能发生的肺不张或加重肌无力。

2）暂停溴吡斯的明，插管后药物可能导致分泌物增加和气道填塞。

3）留置深静脉置管，尽早开始血浆置换治疗。

4）避免或停止使用加重肌无力的药物。

5）使用大潮气量（15 mL/kg）和高呼气末正压（5~15 cmH$_2$O）的通气策略，扩展塌陷的肺泡，防止肺不张。

6）有明显肺塌陷者，积极进行纤维支气管镜治疗，清除滞留的分泌物和促进肺复张。

7）保留经细菌培养证实治疗有效的抗生素。

8）停止每天使用镇静药物，尽早实现自主呼吸功能锻炼。

9）及时诊断和治疗低钾血症等可加重肌无力症状。

10）若经口或鼻留置气管插管达 2 周，应切开气管，减少无效腔和气管导管产生的并发症，有利于尽早撤机。

（2）加强气道护理：当患者主诉呼吸费力、胸闷等时，需要立即监测动脉血气，一旦出现二氧化碳潴留或氧分压降低，应积极行气管插管或气管切开，并给予呼吸机辅助通气，保持患者的呼吸功能，无须等到动脉血氧饱和度的明显下降。由于部分患者出现反复危象，危象持续时间大约为 2 周，故经鼻气管插管优于经口气管插管，这样可以提高患者的耐受程度，又不影响鼻饲饮食，可以较长时间的留置插管，否则就需要气管切开，给患者带来创伤，不利于患者的预后。在呼吸机辅助通气时，可停用溴吡斯的明 72 小时，而后从小剂量开始逐渐加量，以达到合适患者的最佳剂量。

MG 危象的气道护理，可以总结为 4 个阶段的护理，护理措施简要概括如下：

①第一阶段，建立人工气道前：保持呼吸道通畅；翻身、拍背、排痰；雾化吸入；及时吸痰；监测呼吸。

②第二阶段，机械通气期间：VAP 预防的集束化护理，可应用"预防 VAP 评估表"进行规范化管理，见表 8-8；呼吸机外管路的管理；多重耐药菌的控制；个体化肺部物理治疗；撤机训练，预防呼吸机依赖。

③第三阶段，撤离呼吸机期间：呼吸监测（血气分析、呼气末二氧化碳分压）、个体化肺部物理治疗；康复训练，鼓励咳嗽；做好气道湿化，预防气道堵塞。

④第四阶段，拔除人工气道后：监测呼吸；雾化吸入；自行排痰；听取患者主诉。

表 8-8　预防 VAP 评估表

使用呼吸机天数	体位	呼吸机管理	口腔护理	声门下吸引	更换呼吸机管路	倾倒冷凝水	护士签名
	床头抬高 30°	管路固定好并通畅	每日次数	声门下分泌物引流	更换呼吸机管路	倾倒冷凝水	
1	√	√	4/日	√	×	√	邓**
2							
3							
4							
5							
6							
7				√			

注：每日由护士进行评估，如执行填"√"，未执行填"×"。

3. 心理护理

需要护士耐心倾听，不催促、不打断患者的表述。并为其准备纸笔、画板等交流工具，指导患者采用文字形式和肢体语言表达自己的需求。需要护士协助患者做好洗漱、进食、穿衣、个人卫生等生活护理，保持口腔清洁，防止外伤和皮肤压疮的发生。并指导患者充分的休息，避免疲劳。护士应耐心解释病情和疾病的相关知识，详细告知药物治疗可改善症状，只要积极配合治疗，避免诱因，本病极少发生危象，且预后较好，帮助患者树立战胜疾病的信心。

■ 第三节　格林巴利综合征

预习案例

患者，男性，59 岁，因"进行性四肢麻木，无力 12 天，加重 4 天"入院。入院后查体：T 37.8℃，P 100 次/min，R 26 次/min，BP 146/79 mmHg，发育正常，神志浅昏迷，GCS 评分 9 分，双侧瞳孔等大等圆，直径约为 3 mm，对光反射迟钝，呼吸急促，双肺呼吸音粗，可闻及大量痰鸣音。四肢肌力 2 级，肌张力减低，痛、温、触觉减退。入院后病情呈进行性发展，逐渐出现四肢不能活动，吞咽困难，呼吸困难，并出现睁眼困难。立即给予气管切开，呼吸机辅助呼吸，并留置鼻胃管及中心静脉置管，予以血浆置换、大剂量免疫球蛋白冲击、抗感染、营养神经、康复训练等综合治疗，并及时吸痰，定时翻身拍背，生命体征平稳。3 天后意识转为清醒，偶有焦虑情绪，及时予以心理安抚，患者情绪逐渐稳定，并积极配合治疗。第 5 天尝试脱机，第 9 天停用呼吸机，肺部感染得到控制，痰液减少，未发生管道堵塞、脱管等问题，呼吸平稳，皮肤完好，第 10 天转出神经内科 ICU。第 15 天肌力开始恢复，45 天开始站立行走，65 天痊愈出院。

思考

1. 患者四肢不能活动，躯体活动障碍，如何做好肢体功能康复锻炼？

2. 患者有大量痰鸣音，呼吸困难，如何保持呼吸道通畅，并维持有效通气？

3. 什么是大剂量免疫球蛋白冲击治疗，治疗过程中需要注意什么？

4. 患者神志清醒，但是因为病情重，留置各种管道，还需要呼吸机辅助呼吸，如何做好患者的心理护理？

一、概述

1. 概念

格林巴利综合征（Guillian-Barre syndrome，GBS）是常见的脊神经和周围神经脱髓鞘疾病，是一种自身免疫介导的周围神经疾病，又称急性炎症性脱髓鞘性多发性神经病。

2. 病因

病因尚不明确，但众多证据提示为免疫介导的周围神经病。临床资料显示发病可能与空肠弯曲菌感染有关，以腹泻为前驱症状的 GBS 空肠弯曲菌感染率高达 85%，常在腹泻停止后发病。此外，可能与巨细胞病毒、EB 病毒、水痘-带状疱疹病毒、肺炎支原体、乙肝病毒等感染有关。

3. 临床表现

本病任何季节可发病，男性多于女性，病前 1~3 周常有呼吸道或消化道感染症状或疫苗接种史。多为急性发病，2 周左右达到高峰，多为单相病程。首发表现为四肢对称性迟缓性无力，并可累及躯干，严重者可累及肋间肌及膈肌而发生呼吸麻痹。发病时多有感觉异常，如灼烧感、麻木、刺痛和不适感等，感觉缺失或减退呈手套袜子样分布。

4. 治疗

病因治疗如血浆置换，免疫球蛋白冲击等。呼吸肌麻痹是 GBS 的主要危险，对有呼吸困难者需要行气管插管或气管切开，并使用呼吸机辅助呼吸。其他治疗如应用维生素 B 营养神经，早期行被动运动、理疗、针灸及按摩等康复锻炼。

5. 预后

本病大多预后良好，通常在病情稳定后 2~4 周开始恢复，多数病例在起病 2 个月至 1 年内完全康复，10% 的患者可遗留神经功能损害，5% 的患者因为呼吸肌麻痹、肺部感染、心衰等死亡，2% 的患者可复发。

二、临床评估与治疗

1. 常用药物

（1）血浆置换：周围神经脱髓鞘时，由于体液免疫系统的作用，患者血液中存在与发病有关的抗体、补体和细胞因子等，血浆置换可直接去除血浆中的致病因子，减轻临床症状，缩短呼吸机使用时间，减少并发症。

（2）免疫球蛋白：尽早应用大剂量的免疫球蛋白静滴治疗，可获得与血浆置换治疗相接近的效果，且更加安全。成人剂量 0.4 g/(kg·d)，连用 5 天。

（3）其他：营养神经一般选用鼠神经生长因子、B 族维生素如维生素 B1 等。患者神志清醒，受气管插管、呼吸机辅助通气、ICU 环境等因素影响，患者可能焦虑甚至抑郁，需要给患者镇静，如应用右美托咪定注射液持续微量泵泵入。

2. 安全风险

（1）运动障碍

四肢迟缓性瘫是本病的最主要症状，一般从下肢开始逐渐波及躯干、双上肢和颅神经，肌张力低下，近端常较远端重。通常在数日至 2 周内病情发展至高峰，病情危重者在 1~2 日内迅速加重，出现四肢完全性瘫。

（2）呼吸肌麻痹

病情危重者可出现呼吸肌麻痹，导致呼吸困难，危及患者生命。应动态监测患者生命体征变化，询问患者有无胸闷、气短、呼吸费力等症状，注意呼吸困难的程度和血气分析指标的改变。当患者烦躁不安时，应区分是否为患者出现了早期缺氧，当患者出现呼吸费力、出汗、口唇紫绀等缺氧表现时，应报告医生处理。

（3）压疮风险评估

使用 Braden 评分表对患者进行压疮风险评估，评估表见表 8-9，低于 12 分为压疮高风险患者，12~14 分为中危患者，15~16 分为低危患者，17 分及以上无压疮风险。

表 8-9　Braden 评分表

	1 分	2 分	3 分	4 分	评估得分
感觉受损	完全	非常	轻微	无	
潮湿	持续	经常	偶尔	很少	

续表8-9

	1分	2分	3分	4分	评估得分
活动	卧床	坐位	偶尔行走	经常行走	
移动	完全不自主	非常受限	轻微受限	不受限	
营养	非常缺乏	可能缺乏	充足	营养丰富	
摩擦力和剪切力	有问题	潜在问题	无明显问题		

3. 心理评估

本病起病急、进展快，患者常意识清醒，但可能因为呼吸肌麻痹导致呼吸困难，呼吸困难可能需要气管插管、呼吸机辅助呼吸，呼吸困难严重者甚至会导致呼吸、心跳停止而死亡。患者对自己的现状无能为力，对疾病的相关知识缺乏了解，易产生悲观绝望及恐惧心理。

三、急救与护理措施

1. 用药护理

（1）血浆置换的护理：行床旁血浆置换前，应用紫外线或循环风照射消毒病房1h，备好置换液，检查置换管道是否通畅。严格无菌操作。严格监控出入量，根据患者生命体征及滤出量补充胶体或晶体溶液，准确记录生命体征、血浆采集血流量、回输血流量、采集血浆量等指标。严格监控血浆采集机运行参数及置换管路有无肿胀、渗血，注意检查管道是否通畅，有无折叠、扭曲或受压等情况。

血浆置换过程中，需严密观察患者生命体征及病情变化。患者最常出现的不良反应是过敏反应，表现为寒战、皮疹、发热等；低血容量主要表现为头晕、心悸、血压下降，心率加快；电解质紊乱，最常见的是低钙血症，主要表现为口周、手、足麻木、抽筋等。当患者出现以上情况时，应立即报告医生给予对症治疗。

穿刺点拔针后应用无菌敷料覆盖并用弹力绷带加压包扎，穿刺部位的肢体不要用力过度，尤其是咳嗽、大便时，要保护好敷料，防止过度用力导致穿刺点出血和发生瘀斑。

（2）大剂量免疫球蛋白冲击治疗的护理：在使用大剂量免疫球蛋白冲击治疗时，要密切观察患者生命体征的变化。刚开始输注时应严格控制滴速，不超过 60 mL/h，观察 20 min，无不良反应可重新调整滴速，但不应超过 180 mL/h，同时观察用药后的不良反应，如患者可能出现面色潮红、发热，应减慢输液速度可减轻症状。

（3）其他：患者应用镇静安眠药物时，应严密监测患者血氧饱和度及呼吸变化，如出现呼吸抑制，应暂停用药，及时拍背、吸痰，保持呼吸道通畅，完善动脉血气分析，如出现呼吸衰竭，应及时使用呼吸机辅助通气。

2. 安全急救护理

（1）运动障碍：告知患者及家属早期康复锻炼的重要性，正确评估患者的肌力及活动能力，根据其情况制定适宜的护理计划。翻身、拍背后应帮助患者进行肢体功能体位的摆放，预防肢体挛缩畸形，为恢复期肢体功能恢复提供有利条件。每天用温水擦洗感觉障碍的身体部位，以促进血液循环和感觉恢复，以轻柔手法按摩患者的大腿、小腿及手臂的肌肉，急性期过后鼓励患者主动进行肌肉收缩训练和肢体活动。中频脉冲电治疗是目前首选也是最有效的物理训练方法，可预防肌肉萎缩。定期行患者下肢深静脉超声检查，抬高患者下肢，促进静脉血液回流，减轻血液阻滞，同时可配合气压泵治疗，预防下肢深静脉血栓形成。

（2）呼吸肌麻痹：此病因为呼吸肌麻痹往往需要气管插管或切开及应用呼吸机辅助呼吸，呼吸机的管理和气道护理非常关键。定时检查患者呼吸机的参数及报警参数，报警器要处于开启状态。报警时，要及时分析原因并处理。如当报警显示气道压力高，若因为患者咳嗽、痰液多或黏稠堵塞气道，应及时吸痰；若因为管道扭曲、打折、受压等，应理顺管道，将管道固定于合理位置。当报警显示气道压力低，若是管道脱落，应及时连接好管道；若气囊压力不足，应及时用气囊压力表测量，并注气保持气囊压力 25 ~ 30 cmH$_2$O，如因气囊损坏导致气囊压力不足，应及时更换气管插管或套管。病情允许条件下，结合患者动脉血气结果，每日为患者进行脱机训练。越早脱机，患者肺部感染的情况可以更早的改善。在脱机训练期间，应密切观察患者的呼吸、心率、血氧饱和度的变化。

气道护理首先是妥善固定管道，防止管道移位、脱出，尤其是气管插管，护士交接班及进行刷牙、口腔护理等操作时，均需要观察和记录插管的长度及气囊压力，翻身、拍背、转运等操作时也需要注意。吸入的气体应加热、加湿，维持吸入的气体温度在 32 ~ 36℃，相对湿度 100%。及时拍背、吸痰，吸痰前调高氧流量，吸痰时间不超过 15s，如果发现痰液黏稠，应给予雾化吸入，并应用震动排痰机进行机械辅助排痰，必要时报告医生行纤维支气管镜检查及肺部灌洗治疗。

（3）压疮护理

体位转换：翻身拍背 1 次/2 小时，鼓励患者自行转动体位，患者无法转动时给予协助。减少摩擦力和剪切力：移动时技巧正确，骨突处贴保护性敷料，床头摇高不超过 30°。压力减缓装置的使用：提供气垫床或翻身床，枕部、肘部、足跟处、骶尾部等骨突处垫软枕，翻身后应用翻身枕。皮肤护理：定时检查皮肤，尤其是受压部位，帮助个人卫生清洁如床上擦浴等，当皮肤有污物时及时清洁，干性皮肤应用润肤露，使用透气垫巾，尿失禁患者应用假性导尿或留置导尿，大便失禁患者应用肛周造口袋。

3. 心理护理

护理人员应及时了解患者的心理状态，告知本病经过积极的治疗和康复锻炼，大多预后良好，并列举同类患者康复的病例，增强患者的信心，使其积极主动配合治疗。家属也应充分理解患者，多陪伴鼓励患者，尽量满足患者提出的合理性要求。

第四节　癫痫持续状态

预习案例

　　患者女性，22 岁，因"反复发作性意识丧失，四肢抽搐 3 小时"于 2019 年 3 月 2 日急诊入院，诊断：癫痫持续状态。据家属描述，患者 3 小时前在家中沐浴时，突然倒地，随后出现意识丧失、四肢抽搐、牙关紧闭、双眼向上凝视、口吐血沫、小便失禁，家属急拨 120 后，由 120 急救车送至我院急诊科，经神经内科住院总医生会诊后收入神经内科 ICU。患者入院后给予重症监护，特级护理，全功能心电监护，床旁动态脑电图监测，经口留置气管插管、胃管，留置尿管、PICC 管，因患者频发全面强制阵挛发作，应用约束带约束患者肢体，持续泵入咪达唑仑注射液，后持续泵入苯巴比妥钠组液体，鼻饲左乙拉西坦、卡马西平及氯硝西泮片等口服药。患者自主呼吸弱，应用呼吸机辅助呼吸。后停用肠内营养，加用了生酮饮食治疗，患者治疗过程中，因肺部感染，持续高热，应用降温毯降温，后全身皮肤出现片状红疹。患者腹泻，肛周皮肤出现潮红伴糜烂，对症处理后均好转。患者在住院治疗 1 个月后，未见癫痫发作，意识清楚，顺利出院。

　　思考

　　1. 癫痫发作时，患者会面临哪些危险？应该对患者采取什么样的保护措施？

　　2. 患者应用了米达唑仑注射液、苯巴比妥钠、左乙拉西坦、奥卡西平及氯硝西泮等药物，这些药物分别有什么作用及不良反应，治疗过程中需要注意什么？

　　3. 患者住院治疗的后阶段，停用了肠内营养，加用了生酮饮食，这是一种什么疗法？

一、概述

1. 概念

癫痫持续状态(status epilepticus, SE)又称癫痫状态，传统意义是指癫痫连续发作之间意识尚未完全恢复又频繁再发，或癫痫发作持续 30 分钟以上未自行停止。目前认为，如果患者出现全面强直—阵挛发作持续 5 分钟以上即考虑癫痫持续状态。

2. 病因

常见原因为不规范的 AEDs 治疗(如自行停用抗癫痫药物),其他如脑卒中、外伤、感染、肿瘤、药物中毒、精神紧张、过度疲劳及饮酒亦可导致,个别患者原因不明。

3. 临床表现

癫痫持续状态常见的发作类型为全面强直—阵挛发作,常发作 5 分钟以上。

全面强直—阵挛发作(generslized tonic-clonic seizure, GTCS):意识丧失、双侧强直后出现阵挛为此类型的主要临床特征,过去称为大发作(grand mal)。发作常见,危害性很大。发作前可有瞬间疲乏、麻木、恐惧或无意识动作等先兆表现。早期出现意识丧失、跌倒在地,其后的发作过程分为三期:

(1)强直期:表现为全身骨骼肌持续收缩,眼肌收缩致眼睑上牵,眼球上翻或凝视;咀嚼肌收缩出现张口,随后突然闭合,可咬伤舌尖;喉部肌肉和呼吸肌收缩致患者尖叫一声,呼吸停止;颈部和躯干肌肉收缩使颈和躯干先屈曲,后反张,上肢由上举后旋转为内收前旋,下肢先屈曲后猛烈伸直。常持续 10~20 秒后转入阵挛期。

(2)阵挛期:不同肌群收缩和松弛交替出现,由肢体端蔓延全身。阵挛频率逐渐减慢,松弛期逐渐延长,在一次强烈的阵挛后,发作停止,进入发作后期。此期持续 30~60 秒。

(3)发作后期:此期尚有短暂阵挛,以面肌和咬肌为主,造成牙关紧闭。本期全身肌肉松弛,括约肌松弛可发生大小便失禁。呼吸首先恢复,心率、血压和瞳孔逐渐正常。肌张力松弛,意识逐渐清醒。从发作开始至意识恢复历时 5~10 分钟。清醒后,患者常感头痛、头晕和疲乏无力,对抽搐过程不能回忆。部分患者有意识模糊,如强行约束患者可能发生自伤或伤人。

4. 治疗

治疗目标为保持稳定的生命体征和进行心肺功能支持;终止持续状态的癫痫发作;减少疾病发作对脑部的损害;寻找并去除病因和诱因;处理并发症、迅速控制发作是治疗的关键。

迅速控制癫痫发作,首选地西泮注射液 10 mg 或咪达唑仑注射液 10 mg 静脉推注。之后持续微量泵泵入咪达唑仑注射液以控制癫痫发作,还可以选择的药物有丙泊酚注射液或苯巴比妥钠注射液。治疗后期慢慢停用静脉注射用药,选用口服药控制癫痫发作,主要包括乙拉西坦、奥卡西平、拉莫三嗪、加巴喷丁及氯硝安西泮等口服药。

对症处理主要是保持呼吸道通畅,吸氧,必要时行气管插管或气管切开,接呼吸机辅助呼吸。对患者进行心电、呼吸、血压、氧饱和度及脑电监测,定时进行血液生化及血气分析等项目的检查。

5. 预后

癫痫持续状态是内科常见的急症,若不及时治疗可因高热、循环衰竭、电解质紊乱或神经元兴奋毒性损伤导致永久性脑损害,致残率和死亡率均很高。

二、临床评估与治疗

癫痫持续状态的临床评估与治疗，可参照图 8-3"癫痫持续状态护理急救流程"。

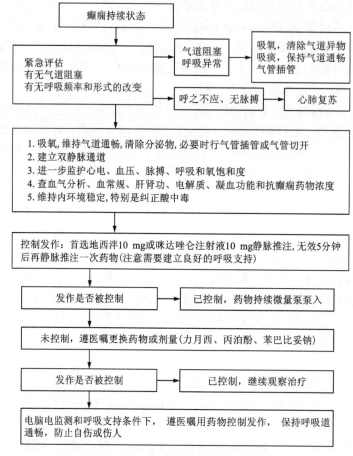

图 8-3 癫痫持续状态护理急救流程

1. 常用药物

（1）抗癫痫药物：目前临床上常用的抗癫痫药物，见表 8-10。

表 8-10 常用的抗癫痫药物

传统抗癫痫药物	新型抗癫痫药物
卡马西平（carbamazepine-CBZ）	加巴喷丁（cabapentin-GBP）
氯硝西泮（clonazepam-CZP）	拉莫三嗪（lamotrigine-LTG）
苯巴比妥（phenobarbitone-PB）	左乙拉西坦（levetiracetam-LEV）
苯妥英钠（phenytion-PHT）	奥卡西平（oxcarbazepine-OXC）
丙戊酸钠（sodium valproate-VPA）	托吡酯（topiramate-TPM）

（2）不良反应：抗癫痫药物常见的不良反应，见表8-11。

表 8-11　抗癫痫药物常见的不良反应

药物	剂量相关不良反应	不良反应	特异体质不良反应
卡马西平	复视、头晕、视物模糊、恶心、困倦、中性粒细胞减少	低钠血症	皮疹、再生障碍性贫血、肝损害
氯硝西泮	镇静、共济失调	易激惹、攻击行为	偶见白细胞减少
苯巴比妥	疲劳、嗜睡、抑郁、注意力涣散、多动、攻击行为、记忆力下降	少见皮肤粗糙、性欲下降、突然停药可出现戒断症状，焦虑、失眠等	皮疹、中毒性表皮溶解症、肝炎
丙戊酸钠	震颤、厌食、恶心、呕吐、困倦	体重增加、脱发、月经失调、多囊卵巢综合征	肝毒性、血小板减少、丙戊酸钠脑病
加巴喷丁	嗜睡、头晕、疲劳、复视、感觉异常、健忘	较少	罕见
拉莫三嗪	复视、头晕、头痛、恶心、呕吐、困倦、共济失调、嗜睡	攻击行为、易激惹	皮疹、中毒性表皮溶解症、再生障碍性贫血、肝损害
奥卡西平	疲劳、困倦、复视、头晕、共济失调、恶心	低钠血症	皮疹
左乙拉西坦	头痛、困倦、易激惹、感染	较少	无报告
托吡酯	厌食、注意力涣散、言语、记忆障碍、感觉异常、无汗	肾结石、体重下降	罕见急性闭角型青光眼

抗癫痫药物常见的不良反应包括对中枢神经系统的影响，如镇静、头晕、共济失调、认知、记忆改变等；对全身多系统的影响包括血液系统、消化系统、体重改变、生育问题、特异体质反应等；致死性心律失常是癫痫患者药源性死亡的重要原因；药物过量引起的中毒反应可诱发癫痫持续状态；高敏综合征表现为皮肤、内脏及血液系统的损伤——皮肤损伤表现为皮疹、高热、面部水肿等，严重的皮肤过敏反应可出现表皮溶解坏死性皮炎；内脏系统可出现肝功能受损；血液系统可出现再生障碍性贫血。

2.安全风险

（1）窒息及误吸风险：患者癫痫发作时，需要密切观察患者生命体征及意识、瞳孔变化，发作过程中常伴有的临床变化有：意识丧失，喉头痉挛，口腔及气道分泌物增多、心率增快、血压升高、呼吸减慢或暂停、瞳孔增大、牙关紧闭、大小便失禁等。如果评估发现患者口唇紫绀、血氧饱和度下降至95%以下，可以判断患者可能发生了窒息或误吸。

（2）受伤的风险：患者癫痫发作时肢体强直，如不慎摔倒，很容易出现外伤和肢体骨折和脱臼。患者牙关紧闭，或者频繁的咀嚼动作，最容易导致口腔损伤，如舌、口唇咬伤，更有甚者会出现牙齿碎裂或脱落。需要密切观察患者发作的强度和持续时间，勿强行按压抽搐的肢体。密切观察患者口腔情况，如有出血，可能出现了咬伤，要观察损伤的部位及程度，如有陈旧性溃疡，要观察愈合的程度及新近损伤的程度，并逐一检查患者牙齿是否有脱落或碎裂。

3. 生酮饮食

机体在分解食物内高浓度脂肪的过程中会产生代谢产物——酮体，酮体对癫痫发作起抑制作用。生酮饮食是通过摄入高脂肪、低糖类和蛋白质使体内出现酮症状态的饮食，模拟身体对饥饿的反应，产生足量酮体来治疗癫痫。目前，一般应用由公司生产的成品"奇酮"奶。因生酮饮食治疗过程漫长，护理难度大，国内只有少部分癫痫患者能接受生酮饮食治疗。

患者服用奇酮奶之前需禁食 24 小时，需要定时监测患者血糖值的变化，警惕低血糖的发生。临床上一般监测血糖 1/2 小时，并根据患者的血糖值变化，调整监测血糖的频率。因为"奇酮"奶的脂肪与糖类比例为 4∶1，生酮治疗不会直接导致患者低血糖的发生，临床发生低血糖可能与患者禁食、呕吐、吸收不良、腹泻等并发症有关。

生酮饮食治疗期间血酮控制至关重要，需要定时监测患者血酮值的变化，临床上一般监测血酮 1/4 小时，正常血酮值 <0.6 mmol/L，超过 1 mmol/L 为酮症状态。生酮饮食治疗期间，血酮的理想值维持在 1~3 mmol/L，根据血酮值适当调整"奇酮"奶入量。

三、急救与护理措施

1. 抗癫痫药物的应用及护理

抗癫痫药物的应用可参照"癫痫持续状态护理急救流程"，见表 8-10。

抗癫痫药物必须终生遵医嘱用药，如少用、漏用药物，可能导致癫痫发作、成为难治性癫痫或发生癫痫持续状态。抗癫痫药物的不良反应比较多，用药前后需要监测患者血、尿常规、肝肾功能以及血药浓度，以及时发现肝损伤、神经功能损害、智能和行为的改变等严重不良反应。长期应用抗癫痫药物，如苯巴比妥钠，可能导致患者出现皮疹，甚至剥脱性皮炎，见图 8-4。如发生剥脱性皮炎，应报告医生，尽量减少抗癫痫药物的使用，并给予抗过敏药物治疗，如开瑞坦、地塞米松注射液、美能注射液等，皮疹处外涂莫米松乳膏，保持局部皮肤干洁。

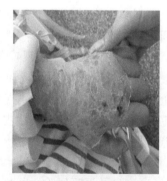

图 8-4 抗癫痫药物不良反应：剥脱性皮炎

2. 安全急救护理

（1）窒息及误吸急救护理

患者发生窒息或误吸，急救原则就是保持患者呼吸道通畅。首先给予高流量吸氧，然后置患者于侧卧位或头偏向一侧；如有衣扣或腰带，应及时松开；检查口腔，如发现有假牙应及时取出，防止损坏或脱落，及时清除口腔及气道的分泌物。如患者呼吸急促，血氧饱和度无法恢复正常，应及时行气管插管或气管切开，保证患者呼吸道通畅；及时抽取动脉血气分析，如患者出现呼吸衰竭，应给予呼吸机辅助呼吸。无禁忌证者，常规摇高床头 30°，防止出现返流误吸。

（2）损伤的急救护理

针对患者肢体抽搐的情况，可给予肢体适当的约束，但不要强行按压肢体。关节或易受伤的部位，垫棉垫或软枕保护，避免外伤。患者出现舌咬伤或口唇咬伤，应在牙齿间塞入压舌板或用胶布缠好的纱布棉垫，因患者频繁的咀嚼动作，压舌板无法固定，临床上可应用纱布棉垫，纱布棉垫塞入口腔门牙间，用胶布固定于脸面部即可，但是患者口腔分泌物往往较多，纱布棉垫和胶布容易浸湿松脱，应提前准备好多个放于床头以备及时更换。舌头和口唇溃疡处可用双氧水或生理盐水清洗，应用洗必泰溶液口腔护理，保持口腔清洁，溃疡处涂双料喉风散保护。牙齿松动时，应用棉线固定于面颊部，每班交接班时观察牙齿松动情况，确保牙齿的存在，如不慎脱落，及时取出并移交给家属并签字确认；如出现牙齿的碎裂，应通知口腔科医生会诊，必要时拔除残存的牙齿；如出现牙齿遗失，应立即检查口腔，通知医生，预防误吸的发生，观察患者有无窒息表现，并立即行胸腹部 X 线检查牙齿是否进入呼吸道或肺内。

3. 生酮饮食的护理

（1）低血糖的护理：监测末梢血糖 1/1 小时，发生低血糖时可适当输液、食用含糖类食品或干预诱发因素。血糖稳定后可适当调整监测频率，可 2~4 h 监测血糖 1 次。责任护士严格按照制定的时间和频率执行，尤其夜间患者易出现血糖波动，需提高警惕。

（2）皮肤护理：末梢血糖监测频率高，对患者的十指皮肤带来的损伤大，需要责任护士提前评估，做好相关干预，尽量降低损害。如更换不同手指、脚趾等；其他有创性操作尽量与监测血糖时间重合，可减少一次指腹受损概率。患者由于胃肠道不耐受，腹泻对患者的肛周皮肤刺激性较大，可应用肛周造口袋保护肛周皮肤。

（3）警惕酮症酸中毒：如患者出现深大呼吸、呼气有烂苹果味、意识障碍加重、昏迷等需警惕酮症酸中毒，应立即报告医生，可应用葡萄糖注射液或橙汁等。

参考文献

[1] 尤黎明，吴瑛. 内科护理学[M]. 6 版. 北京：人民卫生出版社，2018.

[2] 刘芳，杨莘. 神经内科重症护理手册[M]. 北京：人民卫生出版社，2017.

[3] 潘文龙，张强，赵晓辉. 神经介入治疗护理学基础[M]. 军事医学科学出版社，2015.

本章小结

神经系统是人体最精细、结构和功能最复杂的系统，按解剖结构分为中枢神经和周围神经。按其功能又分为躯体神经系统和自主神经系统，神经系统疾病是指神经系统与骨骼肌由于血管病变、感染、变性、肿瘤、遗传、中毒、免疫障碍、先天性发育异常、营养缺陷、代谢障碍所致的疾病。神经系统疾病的主要表现为运动、感觉和反射障碍，如病变累及大脑，常出现意识障碍和精神症状。神经系统疾病具有起病急、病情重、症状广泛而复杂的特点，是导致人类死亡和残疾的主要原因之一。据统计，在我国，城市居民主要死亡原因前十中，脑血管疾病位居第二，仅次于恶性肿瘤。近年来，随着社会和医学科学的发展，神经疾病诊断、治疗技术和康复护理长足发展，脑血管疾病、重症肌无力、格林巴利以及癫痫持续状态等重症神经系统疾病的抢救成功率明显提高，致残率下降。但仍然面临许多严峻的问题，比如发患者群日趋年轻化，以及如何落实疾病的早期康复，减轻致残，提高生活质量等，都给护理工作带来新的挑战，需要我们继续共同努力。

习题测验

第九章

严重创伤管理

严重创伤管理PPT

学习目标

识记：

1. 创伤的概念、分类、评分系统。

2. 多发性创伤的概念及病因。

3. 烧伤的概念、分类分度。

理解：

1. 创伤气道的评估与建立。

2. 各部位创伤的救护措施。

3. 烧伤的临床表现和评估：面积、深度、严重程度。

运用：

掌握创伤的临床表现和处理原则、多发性创伤的应急措施及救护原则、烧伤的临床表现和处理原则，并予以运用。

创伤自从人类诞生之日起就开始出现，随着社会的不断进步和医学的迅速发展，不少疾病已得到有效控制，但创伤却日益增多，对人类的生存和健康构成了巨大的威胁。在我国交通事故等意外造成的死亡率远高于西方发达国家，因此提高院前急救水平和规范院内救治流程是降低创伤死亡率的关键，积极开展创伤救治与预防是急救医学和急救护理学的重要任务。

目前认为创伤的死亡具有 3 个高峰时间：第 1 死亡高峰为伤后数分钟内，约占死亡人数的 50%，死亡原因多为严重的脑或脑干损伤、大出血等；第 2 死亡高峰在伤后 6~8 小时内，约占死亡人数的 30%，死因主要为颅内血肿、血气胸、肝脾破裂、骨盆骨折伴大出血等；第 3 死亡高峰在伤后数天至周，约占死亡人数的 20%，死因主要为严重感染和多器官功能不全。在第 1 死亡高峰受时间现场抢救条件等限制，抢救成功率很难改善。第 3 死亡高峰主要受整体医疗水平和前期治疗的影响。第 2 死亡高峰受院前急救和医院急诊科救治的影响较大，这一阶段的救治质量和速度将直接关系到患者的生死存亡，如抢救及时，部分可免于死亡。因此，London 等提出伤后 1 小时是挽救生命减少致残的"黄金时间"。近年来，又提出"新黄金时间"，是指把重度创伤患者从院外转运至急诊科，到出现生理极限之前的一段时间，其终极目标是缩短创伤至手术时间或被送到 ICU 的时间，实现"早期确定性救治"。因此，充分发挥急救医疗服务体系(emergency medical service system，EMSS)的作用尤为重要。创伤结局除取决于创伤的严重程度外，还与院前复苏效果、院内手术时机与方式的选择和后续治疗是否恰当等密切相关。

合理的创伤救治模式有利于不断提高救治水平。创伤救治链是指将有关创伤救治的各个相互影响部分联系在一起，一般包括早期到达基础生命支持、早期高级创伤生命支持、早期确定性治疗和早期康复治疗四个环节。其重要原则是救治链中的每一个环节都是同等重要的，缺一不可，它的有效性不能仅通过评价某一环节的好坏来确定，要通过评价整个系统来确定。

第一节　概述

创伤(trauma)的含义可分为广义和狭义两种。广义的创伤，也称为损伤(injury)是指人体受外界某些物理性(如机械性高热、电击等)、化学性(如强酸、强碱、农药及毒剂等)或生物性(虫、蛇、犬等动物咬)致伤因素作用后所出现的组织结构的破坏和(或)功能障碍。狭义的创伤是指机械性致伤因素作用于机体造成组织结构完整性的破坏和(或)功能障碍。严重创伤是指危及生命或肢体的创伤，它常为多部位、多脏器的多发伤，病情危重，伤情变化迅速，死亡率高。引起损伤的原因主要有：①机械性因素：如锐器切割、钝器撞击、物理性因素：如高温、寒冷、电流、放射线、激光、声波等；③化学性因素：如强酸、强碱、毒等；④生物性因素：如毒蛇、犬、猫、昆虫等咬、抓、蜇伤。

创伤护理是指在各类创伤急救中全面配合医生对院前、院内和创伤中心的伤员进行护理评估、计划、实施干预措施和评价。

一、创伤的分类及机制

创伤所涉及的范围很广，可累及各种组织和器官，部位可遍及全身，故很难用一种方法进行分类。

(一)创伤的分类

1.按致伤原因分类　可分为刺伤、坠跌伤、火器伤、冷武器伤、挤压伤、挫伤、烧伤、冻伤、化学伤、放射损伤及多种因素所致的复合伤等。

2.按损伤类型分类　根据伤后皮肤或黏膜是否有伤口分为开放性和闭合性创伤。

(1)开放性创伤是指皮肤或黏膜表面有伤口，伤口与外界相交通。常见如擦伤、撕裂伤、切割伤、砍伤、刺伤、贯通伤(既有入口又有出口)、盲管伤(只有入口没有出口)、开放性骨折、火器伤等。

（2）闭合性创伤是指皮肤或黏膜表面完整，无伤口。常见如挫伤、扭伤、挤压伤、震荡伤、关节脱位或半脱位、闭合性骨折、闭合性内脏伤等。

3. 按损伤部位分类　可分为颅脑伤、颌面颈部伤、胸部伤、腹部伤、骨盆部伤、脊柱脊髓伤、上肢伤、下肢伤、多发伤等。

4. 按受伤组织与器官的多少分类　根据受伤组织与器官的多少分为单发伤、多发伤。按受伤组织分类：可分为软组织、骨骼或内脏器官损伤等。

5. 按伤后伤情的轻重及是否需要紧急救治分类。

（二）创伤的机制

创伤发生后，在致伤因子作用下，为维持自身内环境的稳定，机体迅速产生各种局部和全身性防御反应。

创伤的分类

1. 局部反应（创伤炎症反应）　创伤的局部反应主要表现为局部炎症反应，即局部红、肿、热、痛。其基本病理过程与一般炎症相同，轻重与致伤因素的种类、用时间、组织损害程度和性质，以及污染轻重和是否有异物存留等有关。对多发伤，因局部组织细胞损伤较重，多存在组织破坏及细胞严重变性坏死，加之伤口常有污染、异物存留、局部微循环障碍、缺血缺氧及各种炎性介质和细胞因子释放而造成的继发性损伤，从而使局部炎症反应更为严重，血管通透性及渗出更加明显，炎症细胞浸润更为显著，炎症持续时间可能更长，对全身的影响将更大。创伤性炎症反应是非特异性的防御反应，有利于清除坏死组织、杀灭细菌及组织修复。一般情况下，局部反应在伤后 3~5 日后趋于消退，炎症反应被抑制。炎症反应期是生长因子的调控及其结果。但过强而广泛的炎症反应，则引起局部组织张力过大，造成血液循环障碍，发生更多的组织坏死，由此导致严重的损害。

2. 全身反应　严重创伤可以通过炎症介质及细胞因子网络，使局部损伤影响到全身，即致伤因素作用于人体后引起的一系列神经内分泌活动增强，继而引发全身炎症反应综合征（SIRS），由此产生各种功能和代谢改变，是一种非特异性全身性应激反应。

（1）神经内分泌系统变化：伤后机体的应激反应首先表现为神经内分泌系统的改变。在疼痛、精神紧张、有效血容量不足等因素综合作用下，下丘脑垂体肾上腺皮质轴和交感神经肾上腺髓质轴分泌大量儿茶酚胺、肾上腺皮质激素、抗利尿激素、生长激素和胰高血糖素；同时，肾素血管紧张素醛固酮系统也被激活。上述 3 个系统相互协调，共同调节全身各器官功能和代谢动员机体代偿能力，以对抗致伤因素的损害作用，保证重要脏器的灌注。

创伤应激反应是机体在伤后对有害刺激所作出的维护机体内环境稳定的综合反应或防御反应，最终目的是保证重要脏器的有效灌注，但这种自我代偿能力有限。其诱发因素包括休克、组织损伤、器官功能不全、创伤并发症、精神与疼痛刺激等。此外，损伤组织产生细胞因子进入血循环与特定组织受体作用，引起对创伤的急性期反应（acute phase response, APR）。

（2）代谢变化：创伤应激反应也通过神经内分泌系统，引起肾上腺皮质激素、儿茶酚胺、胰高血糖素、肿瘤坏死因子(TNF)、白细胞介素(IL)及生长激素等分泌增加，介导创伤代谢反应，表现为多发伤患者早期氧摄取、氧输送都明显增加，使机体处于高分解代谢、高能量消耗状态，一般持续 14~21 天。机体分解代谢增强，主要表现为基础代谢率增高，能量消耗增加，糖、蛋白质、脂肪分解加速，糖异生增加，水电解质代谢紊乱。创伤后能量代谢可增加 50%~100%，甚至更高。伤后葡萄糖异生增加，糖原分解加快，胰岛素分泌抑制加上胰岛素抵抗，导致血糖升高。脂肪分解加速，创伤早期由糖原提供能量，此后主要由脂肪、蛋白质提供能量。伤后早期蛋白质分解代谢增加，产生负氮平衡，至 10 天左右进入蛋白质合成期，开始正氮平衡。

(3)免疫反应：严重创伤后，中性粒细胞、单核巨噬细胞的吞噬和杀菌能力减弱；淋巴细胞数量减少、功能下降；免疫球蛋白含量降低；补体系统过度耗竭等因素综合作用导致机体免疫防御能力下降，表现为免疫功能抑制致机体对感染的易感性增加，易发生脓毒败血症或过度的炎症反应损害引起全身炎症反应综合征(SIRS)，两者是创伤最常见和最严重的并发症，也是创伤后期患者主要死因。其机制较为复杂，一般认为与免疫抑制因子、免疫抑制细胞和神经-内分泌-免疫功能网络紊乱有关。创伤后可通过污染的伤口、肠道细菌移位和侵入性导管等多个途径使感染率上升。

(4)易发生多器官功能不全(MODS)：创伤诱发 MODS 的机制是直接损害内皮细胞的结构及功能、缺血和再灌注损伤、激活炎症细胞和体液因子，引起过度的应激和炎症反应，削弱或破坏机体的局部屏障和全身防御系统，导致感染或脓毒症。

(5)体温变化：创伤后释放大量的炎性介质如肿瘤坏死因子、白细胞介素等作用于下丘脑体温调节中枢引起机体发热。若体温中枢直接受损，则可发生中枢性高热或体温过低。在创伤性休克时，体温可表现过低；创伤后 3~5 天内可因清除大量的坏死组织产生吸收热，一般体温在 38.5℃以下；而合并感染时体温则会明显升高。

(三)组织修复和创伤愈合

1.组织修复方式　组织修复的基本方式是由伤后增生的细胞和细胞间质充填、连接或代替缺损组织。理想的修复是完全由原来性质的组织细胞修复缺损组织，恢复其原有的结构和功能，称为完全修复。由于人体各种组织细胞固有的再生增殖能力不同，大多数组织伤后由其他性质细胞(多为成纤维细胞)增生替代完成。

2.创伤的修复过程　一般分为 3 个既相互区分又相互联系的阶段。

(1)炎症反应阶段：伤后立即发生，常持续 3~5 日。主要是血管和细胞反应、免疫应答、血液凝固和纤维蛋白的溶解，目的在于清除坏死组织，为组织再生和修复奠定基础。

(2)组织增生和肉芽形成阶段：伤后 72 小时至 2 周，局部炎症开始不久，即可有新生细胞出现。成纤维细胞、内皮胞等增殖、分化、迁移，分别合成、分泌胶原等组织基质和逐渐形成新生毛细血管，并共同构成肉芽组织，充填伤口，形成瘢痕愈合。

(3)组织塑形阶段：伤口收缩发生于伤后 3~5 天，瘢痕形成时限：无菌手术伤口 2~3 周，感染伤口在伤后 4~5 周。主要是胶原纤维交联增加、强度增加；多余的胶原纤维被胶原蛋白酶降解；过度丰富的毛细血管网消退及伤口黏蛋白和水分减少等，最终达到受伤部位外观和功能的改善。

3. 创伤愈合的类型

（1）一期愈合：又称原发愈合。组织修复以原来细胞为主，仅含少量纤维组织，局部无感染、血肿及坏死组织，伤口边缘整齐、严密、呈线状，再生修复迅速，组织结构和功能修复良好。多见于创伤程度轻、范围小、无感染的伤口或创面。

（2）二期愈合：又称瘢痕愈合。以纤维组织修复为主，修复较慢，瘢痕明显，愈合后对局部结构和功能的恢复有不同程度的影响。多见于损伤程度重、范围大、坏死组织多及伴有感染的伤口。

4. 影响创伤愈合的因素

（1）局部因素：伤口感染是最常见的影响因素。其他如创伤范围大、坏死组织多、异物存留、局部血液循环障碍、伤口引流不畅、伤口位于关节处、局部制动不足、包扎或缝合过紧等也不利于伤口愈合。

（2）全身性因素：主要影响因素有老年、营养不良、大量使用细胞增生抑制剂（如皮质激素等），合并有糖尿病、结核、肿瘤等慢性疾病及出现全身严重并发症（如多器官功能不全）等时，也常延迟伤口愈合。

（四）临床表现

因创伤的原因、部位、程度等不同，临床表现各异。本节仅介绍常见创伤的共性表现。

1. 局部表现

（1）疼痛：疼痛的程度与创伤程度、部位、性质范围、炎症反应强弱及个人耐受力等有关。疼痛于活动时加剧，制动后减轻，常在受伤 2～3 日后逐渐缓解。

（2）肿胀：因局部出血及液体渗出所致，常伴有皮肤青紫、瘀斑、血肿。严重肿胀可致局部或远端肢体血供障碍。

（3）功能障碍：因局部组织结构破坏、疼痛、肿胀或神经系统损伤等原因所致。

（4）伤口和出血：开放性创伤多有伤口和出血。因创伤原因不同，伤口特点不同，如擦伤的伤口多较浅，刺伤的伤口小而深，切割伤的伤口较整齐，撕裂伤的伤口多不规则。受伤程度和部位不同，出血量不同。若有小动脉破裂，可出现喷射性出血。

2. 全身表现

（1）体温升高：中、重度创伤患者常有发热，体温一般不超过 38.5℃，并发感染时可有高热，颅脑损伤致中枢性高热体温可达 40℃。

（2）全身炎症反应综合征：创伤后释放的炎性介质、疼痛、精神紧张和血容量减少等可引起体温、心血管、呼吸和血细胞等方面的异常。主要表现为：体温 >38℃ 或 <36℃；心率 >90 次/分钟；呼吸 >20 次/钟或 $PaCO_2$ <32 mmHg；血白细胞计数 $12×10^9$/L 或 <$4×10^9$/L，或未成熟细胞 >0.1%。

（五）处理原则

1. 现场急救 对于各种类型的创伤，现场妥善救护是挽救患者生命的重要保证。急救措施包括循环和呼吸功能的支持，伤口的止血、包扎、固定等。优先解决危及生命的紧急问题，并将患者迅速安全运送至医院。

（1）抢救生命：在现场经简单的评估，找出危及生命的紧迫问题，立即就地救护。

必须优先抢救的急症主要包括心跳和(或)呼吸骤停、窒息、大出血张力性气胸和休克等。其措施主要包括：①保持呼吸道通畅：立即解开患者衣领，清理口鼻腔，建立通气道，放置通气道、给氧等；②心肺复苏：一经确诊为心跳、呼吸骤停，立即采取胸外心脏按压及口对口人工呼吸；③止血及封闭伤口：采用指压法、加压包扎法、止血带法等迅速控制伤口大出血；胸部开放性伤口要立即封闭；④恢复循环血量：有条件时，现场开放静脉通路，快速补液；⑤监测生命体征：现场救护中，时刻注意生命体征、意识的变化。

(2)包扎：目的是保护伤口、减少污染、压迫止血、固定骨折、减轻疼痛。用无菌敷料或清洁布料包扎，如有腹腔内脏脱出应先用大量生理盐水纱布垫或相对干净的包布覆盖外露脏器组织，再用宽大的钟形器皿反扣保护，避免压迫脏器，再用绷带或三角巾围绕躯干进行固定干净器皿保护后再包扎，勿轻易还纳，以防污染。

各种止血法的区别

(3)固定：肢体骨折或脱位可使用夹板、就地取材或利用自身肢体躯干进行固定，以减轻疼痛、防止再损伤，方便搬运。较重的软组织损伤也应局部固定制动。

(4)迅速、安全、平稳地转送伤员。

2.维持有效循环血量　①密切监测意识、呼吸血压、脉搏、中心静脉压和尿量等，并认真做好记录。②有效止血后，迅速建立2~3条静脉输液通道；给予输液、输血或应用血管活性药物等，以尽快恢复有效循环血量并维持循环的稳定。

3.缓解疼痛　肢体受伤时可用绷带、夹板、石膏、支架等维持有效固定和制动姿势，避免因活动而加重疼痛。疼痛严重者遵医嘱使用镇静、止痛药物。

4.妥善护理伤口

(1)开放性伤口清创术后护理：伤肢抬高制动注意观察伤口有无出血感染征象、引流是否通畅，肢端循环情况；定时更换伤口敷料。遵医嘱应用破伤风抗毒素及抗菌药物。

(2)闭合性损伤患者的护理：软组织损伤，抬高或平放受伤肢体；12小时内予以局部冷敷和加压包扎，以减少局部组织的出血和肿胀。伤后12小时起改用热敷、理疗、药物外敷等，以促进血肿和炎症的吸收，注意观察皮下出血及血肿的变化情况。伤情稳定后指导患者进行功能锻炼。

5.并发症的观察与护理　观察受伤部位的出血、疼痛、伤口修复等情况，肢体损伤严重者，应定时测量肢体周径，注意末梢循环肤色和温度。尤其是闭合性内脏损伤，需要严密观察有无休克及创伤后各种并发症的发生。

(1)感染：开放性损伤患者，如果污染较重没有及时处理，很容易发生感染，及早行清创术，使用抗菌药物和破伤风抗毒素。若伤口已发生感染，及时引流、换药处理。

(2)挤压综合征：凡四肢或躯干肌肉丰富的部位受到重物长时间挤压致肌肉组织缺血性坏死，继而引起肌红蛋白血症，肌红蛋白尿、高血钾和急性肾衰竭为特点的全身性改变，称为挤压综合征(crush syndrome Bywaters)。主要致病原因是发生横纹肌溶解，导致细胞内容物外漏至细胞外液及进入血液循环中，从而引起有效循环血量骤减、水电解质紊乱、急性肾衰竭等多脏器功能不全的系列症状。当局部压力解除后，出现肢体肿胀、压痛、肢体主动活动及被动牵拉活动引起疼痛皮温下降、感觉异常、弹性减弱，在24小时内出现红棕色或深褐色尿液等改变时，提示可能并发了挤压综合征，应及时报告医师并配合处理。挤压伤大多发生在院外，院前急救最主要的处理应为快速建立多条有效的静脉通道，实施补液治疗，其次，预防或纠正水电解质紊乱，预防急性肾损伤。院内诊治的内容：①早期患肢禁止抬高、按摩及热敷；②协助医生切开减压，清除坏死组织；③遵医嘱应用碳酸氢钠及利尿剂，防止肌红蛋白阻塞肾小管；对行腹膜透析或血液透析治疗的肾衰竭患者做好相应护理。

6.进一步救治　伤员经现场急救被送到医院后，应立即对病情进行再次评估、判断和分类，采取针对性的措施进行救治。

（1）全身处理

①维持呼吸和循环功能：保持呼吸道通畅，给氧，必要时行气管插管或气管切开，机械辅助通气。输液、输血，尽快恢复有效循环血容量。

②镇静止痛：正确包扎、固定及适当制动有助于减轻疼痛。因剧烈疼痛，可诱发或加重休克，可在不影响病情观察的情况下合理使用镇静止痛药物。

③防治感染：开放性创伤在伤后12小时内注射破伤风抗毒素，并合理使用抗菌药物。

④支持治疗：包括维持水电解质、酸碱平衡，保护重要脏器功能，并给予营养支持治疗。

⑤心理支持：创伤后患者可出现恐惧、焦虑等，甚至可发生创伤后压力综合征，因此需注意对创伤后患者的心理支持。

创伤后压力心理障碍症

（2）局部处理

1）闭合性损伤：单纯软组织损伤者，予以局部制动，患肢抬高，局部冷敷12小时后改用热敷或红外线治疗、服用云南白药等。局部如有血肿形成时可加压包扎。闭合性骨折和脱位者，需进行复位、固定合并重要脏器、组织损伤者，应手术探查和修复处理。

2）开放性损伤：大多数开放性损伤需要手术处理，以修复断裂的组织。根据伤口情况选择方法。

①清洁伤口：可以直接缝合。

②污染伤口：指有细菌污染但尚未构成感染的伤口。开放性创伤早期为污染伤口，采用清创术（debridement），对伤口进行清洗、扩创缝合等处理，以将污染伤口变为清洁伤口，为组织愈合创造良好条件。清创时间越早越好，伤后6~8小时是最佳时间，此时清创一般可达到一期缝合。若伤口污染较重或超过8~12小时后方处理，清创后伤口放置引流条并行延期缝合。

③感染伤口：开放性伤口污染严重或较长时间未得到处理，已发生感染，此时要先引流，再行更换敷料（dressing exchange），又称换药，是处理感染伤口的基本措施。其目的是清除伤口的分泌物、坏死组织和脓液，保持引流通畅，控制感染；改善肉芽组织状态，减少瘢痕形成。

课程思政

志当存高远，中国是世界上较早利用石膏的国家之一。古籍《神农本草经》就有关于石膏发现与利用的记载。近年来优质石膏资源不断减少，石膏的开发利用将被愈加重视。因此为了保证石膏行业的可持续发展，绿色的、环保的、健康的石膏建筑材料应用于人民生活中，必须对有限的石膏资源进行优化利用。

二、创伤评分系统

创伤严重程度评分(trauma scaling)，简称创伤评分，是以计分的形式来估算创伤的严重程度，即应用量化和权重处理的患者生理指标或诊断名称等作为参数，经数学计算以显示伤情严重程度及预后的方法。创伤评分可以量化标准来判定伤员损伤的严重程度，指导创伤救护，预测创伤结局以及评估救护质量。目前已建立的创伤评分系统，按病情评估作用，可分为量化系统和预后/比较系统。按数据依据来源，分为生理评分、解剖评分和综合评分。按使用场合，可分为医院前和医院内创伤分类法。本处仅介绍其中常用的几种创伤评分法。

1.修正的创伤记分(revised trauma score，RTS)　RTS可用于院前，是目前较常采用又简便的创伤严重度评分。只采用了经权重处理的收缩压、呼吸频率和意识状态(GCS)三项指标作为评分参数，每项记0~4分。3项值相加为RTS值，RTS评分愈低伤情愈重(表9-1)。RTS总分为0~12分。RTS>11分诊断为轻伤，RTS<11分诊断为重伤，RTS<12分应送到创伤中心。

表9-1　修正的创伤记分

分值	4	3	2	1	0
意识状态GCS	13~15	9~12	6~8	4~5	3
呼吸(次/分)	10~29	>29	6~9	1~5	0
收缩压(mmHg)	>89	76~89	50~75	1~49	0

2.简明创伤分级法(abbreviated injury scale，AIS)　AIS是以解剖学为基础对器官、组织损伤进行量化的损伤严重度评分法，由诊断编码和损伤评分两部分组成。

(1)AIS评分具体指标：查阅AIS编码手册，可以发现每一个伤员的伤情都可用一个7位数字表示，记为小数形式"××××××.×"。小数点前的6位数为损伤的诊断编码，小数点后的1位数为伤情评分(有效值1~6分)。左起第1位数字表示身体区域，用1~9分别代表头部(颅和脑)，面部(包括眼和耳)，颈部，胸部，腹部及盆腔脏器，脊柱(颈、胸、腰)，上肢，下肢，骨盆和臀部，体表(皮肤)和热损伤及其他损伤。左起第2位数代表解剖类型，用1~6分别代表全区域、血管、神经、器官(包括肌肉/韧带)、骨骼及头、意识丧失(loss of consciousness，LOC)。左起第3、4位数代表具体受伤器官代码，该区各个器官按照英文名词的第一个字母排序，序号为02~99。左起第5、6位数表示具体的损伤类型、性质或程度(按轻重顺序)，从02开始，用2位数字顺序编排以表示具体的损伤，同一器官或部位，数字越大代表伤势越重。左起第7位(即小数点后面一位)表示伤情严重性的代码，共分为六级，即AIS1为轻度伤；AIS2为中度伤；AIS3为较严重伤；AIS4为严重伤；AIS5为危重伤；AIS6为极重伤。而器官/部位不明确或资料不详的损伤编码为AIS9。

(2) AIS评分的几个基本原则：以解剖学损伤为依据，每一处损伤都应有一个AIS评分。

AIS是对损伤本身以严重度分级，不涉及其后果，评分要求损伤资料确切具体，否则无法进行编码和确定其值。AIS评分值与各系统损伤严重度记分之间呈非线性关系，不能由后者简单相加或平均求得，故仅适用于单个损伤的评定，不能评定多发伤。以上编码应用较难掌握，实际编码应用评分工具。

3. 损伤严重度评分(injury severity score ISS)　ISS是以解剖损伤为基础的相对客观和容易计算的方法，适用于多部位、多发伤和复合伤者的伤情评估。其评分方法把人体分为6个区域(表9-2)，并进行编码选择其中损伤最严重的3个区域计算出每一区域之最高AIS值的平方，其值相加即为ISS值。ISS的有效范围为1~75分，ISS分值越高，则创伤越严重，死亡率越高。一般将ISS为16分时作为重伤的解剖标准，其死亡率约10%；ISS<16分，定为轻伤，死亡率较低。≥16分为重伤，≥25分为严重伤。如：某伤者头部有2处伤，伤情为1、2。胸部有两处伤，伤情为2、3。腹部有3处伤，伤情为1、3、4。那么，ISS即全身3处最严重创伤的AIS编码数的平方值相加，即 $2^2+3^2+4^2=29$。但ISS也有其不完善的地方，如它不能反映伤员的生理变化、年龄、伤前健康状况对损伤程度和预后的影响，对身体同一区域严重多发伤权重不足等。

表9-2　ISS的区域编码

编码	区域
1	头部或颈：脑、颈髓、颅骨、颈椎骨、耳
2	面部：口、眼、鼻和颌面骨骼
3	胸部：内脏、横膈、胸廓、胸椎
4	腹部或盆腔内脏器、腰椎
5	肢体或骨盆、肩胛带、骨盆带
6	体表

注：ISS所分区域不必与AIS的区域相一致。

4. 新损伤严重度评分(new injury severity score，NISS)　NISS是身体任何区域包括同一区域，3个最高AIS分值的平方和。多数研究结果显示NISS优于ISS，特别是在生存判断参数角度比较时，在某些方面两者具有等效性。总之，无论在成人或儿童NISS均能够显示出对 ISS 的优越性，且其计算方法更加简便，有替代 ISS 的可能。

5.创伤严重度——ASCOT 与 TRISS 计量法

近年来，国内外院内评分开始采用 ASCOT 与 TRISS 计量法评分。TRISS 方便，较简单；ASCOT 精细、合理，但实施较复杂。

(1)TRISS 评分法：是一个预测存活概率(probability of survival, Ps)的方法，将生理指标(GCS、血压、呼吸)、解剖学指标(AIS-ISS)、损伤性质(闭合性或开放性)和年龄因素相结合来预测伤员的 Ps。伤员的 Ps 是经过量化、数据处理计算得出，以数字表示损伤严重程度、存活率推测预后及衡量救治水平。根据钝伤或穿通伤采用不同权重系数，以 Ps=0.5 作为评估结局的标准，Ps≥0.5 预测生存可能性大，Ps<0.5 预测生存可能性小，Ps 越低，存活概率越小。TRISS 计量法现已广泛用于创伤伤员的预后估计和治疗指导，其不足之处是：对不同的开放伤(贯通伤)、多发伤不够合理，年龄分段过于简单。

(2)严重创伤度评分(a severity characterization of trauma ASCOT)法：是以生理和解剖指标相结合的预后评估法。ASCOT 同样以 AIS 为基础，但采用解剖要点分区法取代 ISS，它把身体分为 A、B、C、D 四个部分，对这四部分的全部严重伤(AIS>2)都给以应有的权重，使同一区域内多发伤得到体现，年龄分段也比 TRISS 细。因此，一般认为 ASCOT 法在预测 Ps 方面优于 TRISS 法。目前用这两种方法计算 Ps 是评定创伤程度和预测创伤结局最常用的精确方法，已经成为院内评分的趋势。但这两种方法的量化及计算复杂，均需计算机完成并储存。

6.急性生理学及既往健康评分(acute physiology and chronic health evaluation, APACHE)　APACHE 评分系统是目前常用的 ICU 危重创伤患者定量评估病情的方法，也是对患者病情严重程度和预测预后较为科学的评估体系，它不仅能客观评价危重患者面临死亡或严重并发症的危险，还广泛用于评价治疗措施、抢救质量、资源利用、ICU 周转率、医疗费用、病愈后生活质量、残疾状况、医护工作质量和继续医学教育效果等。该系统由 Knaus 等建立，先后有 APACHE Ⅰ-Ⅳ，APACHE Ⅰ 已被弃之不用。APACHE Ⅲ 与 APACHE Ⅳ 各有其侧重点，可根据需要酌情选择。虽然 APACHE Ⅲ 比 APACHE Ⅱ 对病死率的预测准确度大大提高，但目前最常用的仍然是 APACHE Ⅱ。

APACHE Ⅱ 评分是由反应急性疾病严重程度的急性生理评分(acute physiology score, APS)、年龄评分(B)和患病前的慢性健康状况评分(CPS)三部分组成(表9-3、表9-4)。APS 分(A)为入 ICU 后第 1 个 24 小时内最差的 12 项生理参数评分，每项为 0~4 分，总分值 0~60 分；年龄分(B)0~6 分；CPS 分(C)2~5 分。三部分得分之和即为 APACHE Ⅱ 总分，总值为 0~71 分。其分值与病情严重程度密切相关，分值越大，伤情越重，死亡危险性越大。当 APACHE Ⅱ 为 20 分时，院内预测死亡率为 50%，所以 20 分为重症点，<10 分，医院死亡的可能性小，≥35 分以上时病死率高达 84%，而实际上 55 分以上者基本没有。APACHE Ⅱ 对病死率的预测和病情严重程度判断有较好的准确度。

表 9-3　APACHE Ⅱ APS 部分评分（A）

生理参数	分值								
	+4	+3	+2	+1	0	+1	+2	+3	+4
肛温（℃）	≥41	39~40.9		38.5~38.9	36~38.4	34~35.9	32~33.9	30~~31.9	≤29.9
平均动脉压（mmHg）	≥160	130~159	110~129		70~109		50~69		≤49
心率（次/分）	≥180	140~179	110~139		70~109		55~69	40~54	≤39
呼吸（次/分）	≥50	35~49		25~34	12~24	10~11	6~9		≤5
AaDO$_2$（mmHg）	≥500	350~499	200~349		<200				
PaO$_2$（mmHg）					>70	61~70		55~69	<55
Na$^+$（mmol/L）	≥180	160~179	155~159	150~154	130~149		120~129	111~119	<110
K$^+$（mmol/L）	≥7	6~6.9		5.5~5.9	3.5~5.4	3~3.4	2.5~2.9		<2.5
肌酐（umol/L）	≥309	169~308	133~168		53~132		<53		
血细胞比容	≥0.6		0.50~0.599	0.46~0.499	0.30~0.459		0.20~0299		<0.20
WBC（10^9/L）	≥40		20~39.9	15~19.9	3~14.9		1~2.9		<1

GCS 评分 = 15-实际 GCS 得分

*若伴有肾衰竭，肌酐加倍计分。

表 9-4　年龄评分（B）及慢性疾病评分（C）

年龄（岁）	分值	慢性疾病	分值
≤44	0		
45~54	2	择期手术	2
55~64	3		
65~74	5	非手术或急诊手术后	5
≥75	6		

三、创伤气道的评估与建立

低氧血症和失血是创伤患者早期死亡的最常见原因。气道损伤或梗阻与创伤患者低氧血症的发生密切相关。值得注意的是由于一些更具视觉冲击力的创伤,如开放性骨折、大出血、刺入异物等常常吸引救治者的关注,而忽略对受累气道的关注,造成患者在很短时间内因低氧血症死亡的严重后果。因此,强调创伤早期对气道损伤的评估和急诊处理对重症创伤的救治非常重要。建立畅通的气道和维持有效的呼吸功能,是救治创伤患者时一项重中之重的任务,也有助于患者获得足够的氧气和预防高碳酸血症。

(一)评估气道

气道损伤会降低患者维持正常氧合和通气的能力,严重者造成死亡。为尽可能降低气道损伤的病死率,应首先对气道损伤进行评估和判断。

1. 初期评估　创伤早期,现场的初期评估主要通过"问、视、听、触,测"来实现。①问:了解受伤机制,患者能否讲话,有无憋气、窒息感等呼吸困难症状,有否吸入性伤害和患 COPD 等呼吸道疾病。②视:查看颌面部、口腔、颈胸部外伤情况,口咽部有无异物、牙齿松脱、出血、呕吐物等,有无意识丧失,胸廓运动幅度,能否张口,颈部活动度,有无吸气三凹征、静脉怒张、发绀、咯血等。③听:有无发声困难或失声、双侧呼吸音及异常呼吸音(鼾声、喘鸣)、刺激性咳嗽等。④触:面、颈、锁骨和胸部有无压痛、皮下气肿或血肿、骨折,呼出气量大小。⑤测:血氧饱和度。

2. 辅助检查　根据伤员致伤的部位和机制合理选择相关检查。对颌面部损伤者可选择鼻骨、鼻咽部、副鼻窦、下颌骨、颌面部 X 线片、CT 及三维成像等;对颈部损伤者可选择颈椎正侧位片,喉、颈部 CT;对胸部外伤者可选择胸部正侧位片、胸部 CT、支气管三维成像等;对初步考虑有咽喉、气管、支气管损伤者可用纤维支气管镜进行损伤定位检查。

(二)创伤气道的建立

在创伤救治中,创伤气道的建立归属于困难气道处理的范围。即使气道通畅者,仍须保护颈椎,并同时要确保干预措施不会阻碍患者的呼吸。若气道已出现局部或全面阻塞,应先采取下列措施再继续评估伤员:①将患者仰卧平放;②保护颈椎;③开放气道;④清除口中异物或呕吐物,但要尽量避免刺激呕吐。

1. 颌面部损伤的气道处理　解剖结构破坏或大出血的颌面部严重创伤需要立即行气管插管保护气道。注意保证吸引装置能正常使用,并应在创伤后早期进行处理。所采用的技术视患者伤情而定,包括经口/鼻气管插管、环甲膜穿刺或气管切开、支气管镜直视插管和导丝辅助下逆行插管等。

2. 喉及气管损伤的气道建立　对喉及气管损伤者应随时做好气管切开或紧急切开探查气道的准备。

(1)颈部和可疑颈椎损伤:处理时通常可以采用托颌法,吸引及放置口鼻咽通气道等方法进行初期处理,而后,使用直接喉镜或纤维支气管镜引导经口插管,或采用人工直线轴向稳定技术将颈置于中立位,经鼻盲插。

(2)喉损伤:通常应选择声门下的气道开放技术。

（3）气管损伤：疑有气管损伤者，多建议在支气管镜直视下气管插管以确保气管导管通过受损气管段的远端。对于插管失败者可在局麻下行经皮气管穿刺置管或行气管切开术。

（三）常见创伤气道损伤类型

1. 颌面部损伤　因解剖结构被破坏，气道失去组织支撑，或出血、水肿、异物吸入，造成气道阻塞。约35%患者需要紧急气道处理。鼻骨骨折对气道影响较小，而下颌骨或上颌骨骨折对气道影响较大，且可并存脑外伤或颈部外伤。

2. 上颌骨骨折　较常见的损伤类型，虽较下颌骨骨折少见，但更容易损伤气道。LeFort Ⅰ型骨折较少造成气道损伤；LeFort Ⅱ型、Ⅲ型和Ⅳ型骨折较易造成气道损伤，且Ⅱ型、Ⅲ型常并发颅骨基底骨折和硬脑膜撕裂。

3. 下颌骨骨折　下颌骨联合处骨折和双侧下颌骨骨折容易造成上呼吸道梗阻、甚至窒息的危险，而骨髁部骨折常常影响患者张口。

4. 颧骨、颧弓骨折　易发生，但直接引起气道损伤的程度较小。

5. 喉及气管损伤　气管膜部撕裂，环状软骨、喉支撑组织、喉返神经等损伤症状可能很细微，但后果十分严重。直接喉损伤可引起缓慢或急速进展的气道损伤和阻塞。由颈部钝伤引起的部分或完全的气管横断可仅有声音嘶哑，但可能在压迫环状软骨进行快速诱导插管时才变得严重甚至致命。

第二节　多发性创伤

案例导入

患者，女性，55 岁，因车祸外伤后半小时伴头痛、恶心、呕吐入院，呕吐物为胃内容物，继而出现意识障碍，无抽搐，有中间清醒期，大小便失禁。生命体征：T 36.8℃，P 92 次/分，R 18 次/分，Bp 75/55 mmHg。左侧瞳孔直径为 4.0 mm，右侧瞳孔直径为 4.5 mm，双侧瞳孔对光反射弱。辅助检查：CT 提示右侧颞顶部硬膜外血肿，血量约 65 mL，骨盆骨折。

一、概述

多发伤是一种引起全身较严重的病理生理改变的损伤，是指在同一致伤因子作用下，机体同时或相继出现两个以上的脏器或解剖部位的严重创伤，同时这些创伤即使单独存在，也可危及生命。

多发伤的特点：伤情较单一损伤的病情复杂，不同器官可以相互影响，加重损伤反应；应激反应剧烈、伤情变化迅速、死亡率高；伤情严重、休克发生率高；容易漏诊，受伤后并发症和感染发生率高。

（一）临床评估

1. 环境评估

现场立即评估环境，在评估伤情时应尽快让患者脱离危险环境，转移至安全地带，充分暴露患处，防止漏诊并注意保暖。

2. 伤情评估

（1）危及生命的伤情

①中枢神经系统意识、瞳孔大小及对光反射、有无偏瘫等。

②呼吸有无通气不良、胸廓运动是否对称，有无气胸等。

③循环判断有无活动性出血及血容量减少；判断毛细血管再充盈时间，以评价组织灌注情况。可以用手触动脉法初步评估血压。

（2）全身伤情评估

在保持生命体征稳定的情况下，须及时进行全身检查，做出伤情全面评估，评估方案可用 CRASHPLAN，即心脏、呼吸、腹部、脊髓、头颅、骨盆、四肢、动脉、神经。

（3）确立多发伤诊断

凡因同一致伤因子导致下列损伤两条以上者定为多发伤。

①颅脑损伤颅骨骨折，或伴有不同程度昏迷的颅内出血等。

②颈部损伤气道阻塞、颈椎骨折、颈部血肿等。

③胸部损伤连枷胸、张力性气胸、血胸、肋骨骨折等。

④腹部损伤胸腔内出血，腹腔内脏损伤。

⑤泌尿生殖系损伤。

⑥骨盆及脊椎损伤骨盆骨折伴休克。

⑦四肢损伤上肢肩胛、长骨骨折、下肢长骨骨折。

（二）急救护理

多发伤伤员伤情重，变化快，死亡率高，因此对多发伤伤员的救治必须迅速、准确、有效、复苏及手术的有效安排。

1. 现场救护

现场救护原则：先救命后治病，先抢救生命，后保护功能，先重伤后轻伤。

（1）脱离危险环境，防止继发损伤工作人员到达现场后，应首先将伤员迅速撤离至安全地方，并排除可造成继续伤害的原因。如将伤员从倒塌的建筑物或火灾现场抢救出来，转移到通风、安全、保暖的地方进行急救。但搬运伤员是动作要轻稳。

（2）解除呼吸道梗阻伤员死亡的主要原因是呼吸道梗阻或引起死亡，其完全梗阻表现为不能呼吸、不能说话，不能咳嗽；部分阻塞表现为刺激性呛咳或喘鸣，应迅速实施开放气道。如松开领带或衣扣，置伤员于侧卧位，或头偏向一侧，以保持呼吸道通畅；迅速清除口、鼻、咽喉部的异物、血块等，对昏迷或舌根后坠伤员，可牵出后坠的舌，下颌向前托起，对下颌骨骨折或颈部损伤者可行环甲膜穿刺；心跳呼吸骤停患者做心肺复苏的同时应尽快做气管插管或切开，以保证呼吸道通畅。

（3）控制活动性出血处理明显外伤出血，是减少现场死亡的重要措施之一。最及时有效的止血方法是压迫止血法。首先用无菌敷料覆盖伤口，再用手掌置于敷料上加压。

如为四肢大出血可用橡皮止血带或充气式止血带加压止血，但必须加衬垫，并记录好止血时间。

(4)血胸、气胸所致呼吸困难的处理：①开放性气胸：用无菌敷料或布类严密封闭伤口，变开放性气胸为闭合性气胸；②张长性气胸：立即用粗针头在患侧胸壁锁骨中线第2肋间插入排气减压，有条件者可置引流管；③血气胸：应迅速进行液体复苏，同时在患侧腋中线第4~5肋间置入胸腔引流管引流，必要时手术探查并止血。

(5)伤口处理用无菌敷料或清洁敷料覆盖创面，然后用绷带包扎，但注意：创面中外露的组织(骨端、肌肉、内脏、脑组织)切忌回纳入伤口，以防加重损伤或感染；创口的血凝块或异物不可随意去除，以防大出血。

(6)断离肢体的保存断离肢体用敷料包裹放入塑料袋中，在塑料袋周围放置冰块，4度左右低温保存，以减慢组织的变性和防止细菌滋生繁殖，冷藏时防止冰水侵入断离创面或血管腔内，切忌将断离肢体浸泡在任何液体中，防止感染或坏死。

(7)抗休克识别休克早期表现，现场控制出血，补液扩容抗休克。

(8)观察与记录严密观察伤情，了解受伤原因、受伤详细时间、受伤的体位、神志、出血量等，做好伤情记录，以便伤情判断指导治疗。

2.途中转运

(1)运送要求力求快速，尽量缩短途中时间、物品的准备，保证途中抢救工作不中断，安全的将伤员送至医院。

(2)伤员体位根据伤员的伤情，选取合适体位。一般情况下伤员体位取仰卧头偏向一侧，头、颈、脊柱损伤者取仰卧位，卧于坚硬平面。

(3)搬运方法脊柱骨折的伤员应俯卧在担架上进行运送，保持轴线的生理位置；对疑似颈椎损伤的伤员，要防止在搬运过程中造成继发的严重脊髓损伤，以防出现突然死亡，因此在搬运时应3~4人分工合作，保持头、颈、躯干在同一轴线上。

(4)转送的注意事项担架转送时，头应在后面，利于转运途中注意观察伤员的面色、呼吸等病情变化；平车转运时头在大轮处；救护车转运时，车速不宜过快，以减少途中过度颠簸，加重病情；飞机转运时，为防止伤员在飞机起落时头部缺血应将伤员横放；如有腹胀、颅内高压等伤员应行减压后再转运。

(5)转运病情观察在转运途中，应特别观察伤员的面色、呼吸、血压、神志、瞳孔等反应情况，如发现变化应及时处理。转运途中就保持静脉输液、吸氧等措施顺利进行，所有治疗与护理措施不要中断。

3.院内救护

多发性创伤是致命性创伤，应尽早完成各种抢救及急诊手术。

(1)尽快抗休克迅速建立至少两条静脉通道，有条件者应尽快建立中心静脉通道。可加压快速输入平衡盐、右旋糖酐、血浆或全血等。高渗盐溶液是用于创伤后现场、途中的一种较为理想的复苏液体。

(2)有控制出血伤口有继续出血，可在原包扎的敷料外加用敷料，并加压包扎，同时抬高出血肢体。对内脏大出血者应立即进行手术。

(3)正确处理各部位创伤：①开放性胸部创口，应迅速用各种方法将创口暂时封闭，张力性气胸尽快行胸腔闭式引流；②颅脑损伤者，可以静脉滴注 20% 甘露醇、50% 葡萄糖、地塞米松等，并局部降温，以防脑水肿；③疑有腹腔内出血时，应立即行腹腔穿刺，及 B 超检查；做好手术准备；④骨折者应给予临时止血固定，生命体征平稳后进行骨折处理。

二、颅脑损伤

颅脑损伤是常见的严重创伤，包括头皮损伤、颅骨损伤及脑损伤，占全身各部位损伤的 15%~20%，次于四肢伤，但病死率和致残率则居首位。平时以闭合性损伤多见，由锐器、火器所致的开放性损伤为少数，战时则主要为开放性火器伤。

(一)分类

1. 头皮损伤　分为头皮血肿、头皮撕裂和头皮大面积撕脱伤。头皮血肿表现为血肿部位肿块、压痛甚至有波动感；头皮裂伤为常见开放性头皮伤，出血较多；头皮大面积撕脱伤多因发辫被卷入转动的机器所致，疼痛剧烈，大量出血，可引起伤员失血性休克。

2. 颅骨骨折　按骨折部位可分为颅顶骨折和颅底骨折。颅顶骨折按骨折的形态分为线形骨折、凹陷骨折和粉碎骨折；颅顶骨折局部头皮有肿胀、压痛；凹陷骨折可扪及局限性下陷区，甚至出现偏瘫、失语等特征。

3. 脑损伤　脑损伤是指脑膜、脑组织、脑血管以及脑神的损伤。根据脑组织是否与外界相通可分为开放性脑损伤和闭合性脑损伤，有时虽有头皮裂开、颅骨骨折、脑挫伤严重，但只要硬脑膜未破，仍属闭合性脑损伤。

1)脑震荡是最常见的轻度原发性脑损伤。表现为受伤后立即出现一过性的脑功能障碍，一般不超过 30 min，清醒后多不能回忆受伤经过和近期的情况，称逆行性遗忘。受伤后的主要表现可有短暂的面色苍白、冷汗、血压下降、脉搏微弱、呼吸减慢、肌张力减退。

2)脑挫裂伤是指大脑皮质及脑干的器质性损伤。伤后患者立即出现意识障碍，其深度和昏迷时间取决于损伤的范围和程度，重症者持续时间长，同时有剧烈头痛、恶心、呕吐，神经系统阳性症状。继发脑水肿和颅内血肿是，有颅内压增高及脑疝的表现；合并下丘脑损伤时，可出现中枢性高热。

3)颅内血肿是一种较为常见的、致命的，却又是可逆的继发性病变。由于血肿直接压迫脑组织，常引起局部脑功能障碍的占位性病变症状和体征及颅内压增高的病理生理改变，如没有及时处理，可导致脑疝危及生命，因此及时发现与处理是改善预后的关键。

①硬脑膜外血肿有轻型急性颅脑损伤病史，受伤时有短暂意识障碍，出现急性颅内压增高症关，头痛进行性加重，烦躁不安，频繁呕吐，随着血肿的增大及颅内压增高，逐渐出现脑疝症状。

②硬脑膜下血肿常继发于对冲性脑挫裂伤，症状类似于硬脑膜外血肿。由于脑实质损伤重，原发昏迷时间长，所以中间清醒期(亚急性期和单纯型血肿多有中间清醒期)往往不明显。

4)脑内出血出血来源均为脑挫裂伤所致的脑实质血管损伤所致，主要发生在额、颞叶的脑内血肿，常与硬膜下血肿并存。

（二）伤情诊断

1. 轻型颅脑创伤　GCS 13~15 分。常为单纯性脑震荡，主要临床表现为原发性昏迷在 30 min 内，醒后有轻度头痛、头昏、恶心，偶有呕吐自觉症状，神经系统体征正常，生命体征无明显改变，常有"近事遗忘"表现。

2. 中型颅脑创伤　GCS 9~12 分。有明确的颅骨骨折及轻度的脑挫裂伤。主要临床表现为原发性昏迷时间在 12 h 以内，醒后有轻度神经系统体征异常和生命体征改变，常出现颈项强直或脑膜刺激征阳性。

3. 重型颅脑创伤　GCS 5~8 分。表现为广泛性粉碎性颅骨骨折和重度颅脑损伤。主要临床表现为出现深昏迷或昏迷时间超过 12 h，呈持续性昏迷或进行性加重，醒后短期出现再昏迷，有明显的神经系统阳性体征。

4. 特重型颅脑创伤　GCS 3~4 分。有严重脑干伤或脑干衰竭者，颅脑损伤后即出现持续深昏迷，有去大脑强直或伴有其他部位的脏器伤、休克等，双侧瞳孔散大，生命体征严重紊乱或呼吸已停止，提示患者有晚期脑疝，预后极差。

（三）伤情评估

1. 受伤史　了解受伤时间以估计伤情、选择清创时机。

2. 临床表现

（1）意识障碍：伤后绝大部分患者都有出现原发性昏迷，这是用于判断患者有无脑损伤的重要依据。主要体现在：嗜睡、昏睡、浅昏迷、昏迷及深昏迷。

（2）瞳孔变化：一侧瞳孔先缩小，继而散大，意识障碍加重，而对侧瞳孔早期正常，这是典型的小脑幕切迹疝；双侧瞳孔极度缩小，光反应消失，并有中枢性高热，脑桥受损；双侧瞳孔大小不等，一侧或双侧时大时小，伴有眼球位置不正，意识障碍，表示中脑受损。

（3）头痛、呕吐：颅脑外伤头痛多因蛛网膜下腔出血、颅内血肿、颅内压的高低引起。头部持续性剧痛并进行性加重，常提示颅内有继发血肿的可能。

（4）肢体偏瘫：伤后一侧肢体少动或不动，对疼痛刺激反应迟钝或无反应，有锥体束征，并呈进行性加重，考虑为血肿引起脑疝或血肿压迫运动中枢，出现大脑强直为脑疝晚期。

（四）急救处理

1. 紧急处理

（1）颅脑损伤患者的急救是否正确和及时，是抢救取得效果的关键。因此急救人员须先对受伤时间、原因及过程作重点了解，认真对头部进行检查，密切监护及病情判断，选择适当的救治方法。

1）保持呼吸道通畅，及时、充分给氧。颅脑损伤患者常有气道不通畅或吸入性肺炎，加重脑缺氧致颅内压增高，加重病情。

2）正确判断伤情，严密观察患者的瞳孔、意识、和生命体征情况。

3）有效控制出血，抗休克治疗。

（2）线形骨折采用观察保守治疗，但要注意并发急性硬脑膜外血肿的可能。凹陷骨折的治疗原则是手术复位。颅底骨折多数无须特殊治疗，而要着重处理合并的脑损伤和其他并发损伤。

（3）脑损伤的手术治疗

1）严密观察病情变化，必要时做 CT 或 MRI 检查以了解颅内伤情。

2）保持呼吸道通畅，维护正常的气体交换，必要时做气管切开或气管内插管辅助呼吸。

3）采用过度换气、脱水疗法对抗脑水肿，降低颅内压，采用亚低温疗法降低脑代谢率，清除自由基以减轻脑细胞的损害。

4）营养支持，抗感染。

5）对开放性脑损伤者，应尽早手术清创，使之转为闭合性脑损伤。应力争在伤后 6 h 内进行清创缝合，最迟不超过 72 小时。清创时应由浅入深，彻底清除头发及异物。在无明显的脑水肿、颅内高压存在时，应缝合创口，可在硬脑膜外放置引流管。

6）闭合性颅脑损伤的常用方式为开颅清除血肿，去骨瓣减压术，钻孔引流术等，有手术指征者应及时手术，如伤后迅速出现深昏迷或昏迷程度进行性加重，一侧或两侧瞳孔散大，应争取在 30 分钟至 1 小时内进行手术减压。

（4）脑损伤非手术处理

1）头位与体位：脑损伤患者应取平卧头部抬高 15~30°，避免颈部扭曲，以减轻颅脑水肿，降低颅内压，利于颅内静脉回流。

2）保持呼吸道通畅：维持通气功能保持呼吸道通畅是首要的护理措施。颅脑损伤者有不同程度的意识障碍，正常的咳嗽反射和吞咽功能丧失，不能主动排出呼吸道分泌物，血液及呕吐物可进入呼吸道，也可因长期卧床，下颌松弛，舌根后坠等引起严重的呼吸道梗阻。因此需要采取积极措施防治窒息：尽快清除口腔和咽部的血块及呕吐物，将伤员取侧卧头偏向一侧，放置口咽通气管，必要时可行气管插管，实施机械通气。

3）严密观察病情：颅脑损伤患者伤情变化快，应密切监测生命体征及神经系统体征的变化，躁动不安是颅脑损伤急性期的一个常见表现，许多因素均可引起躁动不安，首先考虑的是脑水肿，其次是颅外因素。

4）对抗脑水肿，降低颅内压：脑水肿可导致一系列严重后果，为减轻脑水肿、降低颅内压，应尽早抗脑水肿治疗。脱水剂：20% 甘露醇，成人 125~250 mL 每 1 次/6~8 h 快速静脉滴注，病情危重时可加地塞米松，如有肾功能衰竭者可用甘油果糖。激素：主要应用地塞米松等糖皮质激素，具有稳定膜结构的作用，减少损伤区的血流量，使脑水肿得到改善。其给药应早，剂量宜大，疗程宜短。过度换气：可借助呼吸机控制过度换气，使 $PaCO_2$ 降低，PaO_2 升高，从而使脑血管适度收缩，脑血流量减少，降低颅内压。对抗高热：主要应用物理降温，体温过高，物理降温无效时，需应用亚低温治疗，也可结合使用冬眠疗法，使患者体温保持在 32~34°。

2.护理措施

（1）气道管理保持呼吸道通畅，及时清除呼吸道分泌物，维持正常呼吸功能，持续低流量吸氧。在血气分析监测下必要时行气管插管或气管切开，施行机械通气，做好气道护理，防止呼吸道感染。

（2）病情观察密切观察伤员生命体征、意识状态、瞳孔及眼部体征的变化，并做好记录。

（3）脑室引流的护理注意观察脑室引流液的颜色、流出的量和速度。要警惕脑室内的活动性出血及脑室内感染等。

（4）加强基础护理昏迷患者易发生坠积性肺炎，需加强肺部护理，定时拍背吸痰，肢体偏瘫者，要保持肢体功能位，防止足下垂；眼睑闭合不全者注意保护眼睛，可涂眼药膏，防止角膜溃疡；留置了导尿管者，需预防尿路感染，准确记录出入水量。

三、胸部创伤

胸部创伤是临床常见的外科急症，由于心脏、大血管、气管及肺等重要脏器损伤而危及生命，严重的胸部创伤可导致呼吸、循环功能障碍，若处理不当可引起病情迅速恶化，是创伤死亡的主要原因之一。提高严重胸部创伤抢救成功率的关键在于迅速、正确的救护。

（一）伤情评估

1. 分类

根据损伤是否造成胸膜腔与外界相通可分为开放性损伤和闭合性损伤；根据损伤性质不同，胸部创伤可分为钝性伤和穿透伤；钝性伤多由挤压、冲击等暴力行为所致，穿透伤多由火器或锐器暴力致伤，容易致器官组织裂伤所致的进行性出血，是患者死亡的主要原因。

2. 临床表现

胸部创伤后可表现为胸痛、咯血、呼吸困难、呼吸运动异常等症状。

（1）胸痛：伤处疼痛是胸部创伤的主要症状，疼痛常在伤处，并有压痛，可于深呼吸、咳嗽等胸壁活动时而加剧。

（2）呼吸困难：胸部创伤后患者出现不同程度的呼吸困难，严重时表现为呼吸急促、端坐呼吸、烦躁不安。胸部创伤时呼吸困难的原因有：胸痛使胸廓呼吸运动受限，气管内有分泌物，气胸、血胸压迫使气体交换量减少，创伤后成人少吸窘迫综合征，肺实质损伤。

（3）呼吸运动异常：胸部创伤，可使伤侧呼吸运动减弱，甚至消失。多发性肋骨骨折合并胸骨骨折，则出现反常呼吸。

（4）咳嗽、咯血：痰中带血或咯血常为肺、支气管损伤的症状。伤后咯出大量鲜血，或伴有气胸或皮下气肿是，应警惕大支气管或气管损伤的可能。肺挫伤则多为泡沫样血痰。

（5）休克：严重的胸部创伤多伴有休克，其发生原因有大出血、心脏挫伤或心包填塞等，如血胸、急性心脏压塞或大血管损伤等。如心包腔内积血达到 200~250 mL 即有致命危险，因此，胸部创伤患者应积极查找"三联征"，即颈静脉怒张、低血压、心音低而遥远。

（二）急救护理

1. 救治原则

纠正呼吸和循环功能紊乱，维持呼吸通畅，给氧；控制外出血、补充血容量；镇痛、固定骨折、保护颈椎。

2. 紧急处理

(1)胸部创伤的救护

1)保持呼吸道通畅,彻底清除口咽腔血液、异物,紧急时行环甲膜穿刺、气管切开。

2)开放性气胸患者应立即用急救包、衣物、手巾或手掌堵塞伤口,并包扎固定牢固,以封闭胸壁创口,变开放性气胸为闭合性气胸,以待进一步处理。但注意不可往伤口内塞敷料,以免造成感染。

3)张力性气胸患者立即排出胸腔积气,降低胸内压,可在伤侧锁骨中线第2肋间插入粗针头排气。

4)反常呼吸患者立即用敷料、衣物等置于软化区,加压包扎或压一沙袋,控制反常呼吸。

5)胸骨骨折患者应过伸仰卧搬运,防止继发损伤。

6)有出血性休克应立即建立静脉通道,尽快补血补液。

7)有血气胸者,行胸腔闭式引流,当置管后一次性引出1000~1500 mL以上血量或引流3小时内,引流速度在200 mL/h以上者,应准备行开胸探查术。

8)适当止痛采用药物镇静法、留置硬膜外麻醉导管分次注入镇痛药。

(2)心脏压塞的救护

心脏压塞时,血液急剧聚积在心包腔,阻止或妨碍心脏舒张,导致心排出量下降,是伤员死亡的主要原因,其急救措施为:

1)保护气道,给氧,开通静脉通道,适当控制输液量。

2)立即心包穿刺减压,用18G或20G套管针穿刺,抽出心包内积血,可明显改善患者血流动力,也可明确诊断。

3)紧急开胸手术,在抗休克的同时,应紧急进行开胸手术以迅速解除心脏压塞,修复破损的血管及心脏。

4)术后监护及管理多功能监护仪持续监测血压、心率、呼吸、血氧饱和度,每天记录12导联心电图一次,注意监测动脉血气、电解质的变化,及时有效补充血容量、给氧、维持循环功能,维持各脏器功能,及时发现问题和处理异常情况。

3. 护理措施

(1)病情观察严密观察生命体征的变化,注意神志、瞳孔、胸部情况和肢体活动,疑有复合伤时立即报告医生;观察呼吸功能,有无呼吸急促、发绀,有无纵隔受压、气管移位等。

(2)保持呼吸道通畅及时清除口鼻腔的血块、痰液及异物,鼓励及协助患者有效咳嗽排痰,痰多不易咳出者,可用祛痰剂、雾化吸入,必要时可行鼻导管吸痰,纤支镜吸痰或气管切开。

(3)吸氧低氧是初始阶段最严重的致命原因,因此对有呼吸困难、发绀的胸部创伤患者应立即给予氧气吸入。

(4)保持输液通畅迅速建立静脉通道,有出血性休克才应快速补血补液。

(5)胸腔闭式引流的护理行胸腔闭式引流的患者,应保持引流管通畅,注意观察引流液的颜色、性质及量；若胸腔闭式引流血量大于 200 mL/h，并持续 2~3 小时，提示胸腔内有活动性出血。

（6）镇静止痛胸部创伤患者有明显胸痛，可适当用药物镇痛；当患者咳嗽咳痰时，协助患者用双手按压患侧胸壁，以减轻胸廓运动引起的疼痛。

（7）营养支持

四、腹部创伤

无论是战时还是平时腹部创伤是一种常见的危急疾病，为创伤死亡的常见原因，死亡率可达 20% 左右。根据伤口情况可分为闭合性创伤及开放性创伤。前者因钝性暴力可引起腹腔内实质脏器破裂，后者因锐器、火器可引起腹腔内大出血，当发生腹腔内大血管或实质性脏器大出血可直接威胁到生命。因此，正确及时地诊断和处理，是腹部创伤救治成功的关键。

（一）伤情评估

1. 分类

（1）腹部开放性创伤一般为刺刀、枪弹、弹片等锐器损伤后导致腹部开放性损伤。可分为贯通伤和非贯通伤。

（2）腹部闭合性创伤一般为撞击、挤压、坠落、钝性暴力打击等多造成腹部闭合性损伤。

2. 临床表现

了解伤情根据致伤因素进行检伤分类。仔细询问受伤时间、原因、部位，是否有内脏损伤。密切观察生命体征密切观察伤员神志、脉搏、呼吸、体温、血压、尿量等，注意有无休克征象。

腹部损伤的主要症状与体征如下：

（1）恶心呕吐空腔脏器及实质性脏器创伤均可刺激腹膜，出现反射性恶习呕吐，腹膜炎后期可引起麻痹性肠梗阻，表现为持续性呕吐，呕出物可为肠内容物。

（2）腹痛空腔脏器破裂的主要临床表现为腹痛、肌紧张、压痛、反跳痛等腹膜刺激征。一般来说，伤员诉说最先疼痛和疼痛最重的部位，常是损伤脏器的所在部位。如腹痛进行性加重及腹痛范围扩大，为内脏创伤的重要表现。

（3）腹胀由于腹腔内积血、积气及尿液积聚等均可引起腹胀。创伤后短期内出现进行性加重的腹胀，提示腹腔内有积血或积气。积血与实质性脏器或血管破裂有关；积气则与胃或结肠炎症或破裂有关；膀胱破裂可引起尿性腹水。

（4）胃肠道出血实质性脏器破裂的主要临床表现为内出血，由于血液对腹膜刺激较轻，临床上腹痛、腹部压痛、反跳痛等并不严重。但脉搏细速、面色苍白、血压下降、口渴等血容量不足征象较为明显，严重者可出现腹胀、腹部移动性浊音，甚至发生失血性休克。

（二）急救措施

1. 术前处理

（1）及时有效处理威胁生命的合并伤；迅速准确地判断伤情，及时处理威胁生命的合并伤,重视呼吸循环系统功能的维持,保持气道通畅,充分给氧。

(2)积极抗休克迅速建立两条以上的静脉通路(以上腔静脉为主,避免增加腹腔压力),快速输入平衡盐液,循环血容量严重不足的患者可快速至15分钟内输入1500 mL~2000 mL平衡液,尽量保持收缩压>90 mmHg,脉搏在120次/分以下。

(3)体位为了避免加重伤情,不可随意搬动患者,可取半卧位或中凹卧位。

(4)严密观察,及时判断每隔15~30分钟检查腹部体征,注意腹膜刺激征的程度及范围的改变;每半小时到1小时测定红细胞计数、血红蛋白、红细胞比容等,必要时重复进行诊断性腹腔穿刺或灌洗术;留置尿管,记录尿量,评估肾功能情况。

(5)及时应用广谱抗生素及抗厌氧菌的甲硝唑以控制感染。

2.剖腹探查术

为明确诊断及治疗内脏损伤,应及时行剖腹探查术。

剖腹探查原则:探查时,应先查出血,后查穿孔;探查后,应先处理出血性损伤,再处理穿透性损伤,先处理污染重的损伤,后处理污染轻的损伤;对腹部污染严重者,待原发病灶处理后,应使用大量生理盐水反复冲洗,吸尽冲洗液后放置引流管。

3.术后护理

(1)一般护理:无休克者可取半卧位,有利于改善呼吸、循环,减轻腹痛、腹胀,有利于腹腔渗流流入盆腔,便于局限,控制感染。术后禁食,待肛门排气后,方可进食流质。

(2)病情观察:严密观察生命体征的变化,应用多功能监护仪动态监测患者的心率、呼吸、血压、血氧饱和度,每30分钟记录一次。监测患者体温的变化,预防术后感染。观察伤口出血情况。注意伤口及各种引流管有无出血征象,如为持续多量出血,应考虑手术所致的并发症,及时处理。观察肠蠕动恢复情况。

(3)对症护理:保持静脉输液通畅,根据需要调节速度,维持营养及水、电解质平衡,观察并记录出入理,术后适当应用止痛药。

(4)引流管护理:引流管护理原则是保持术后引流通畅、固定妥善,严密观察引流物的量、性质、颜色,并及时记录,更换引流袋或冲洗时,注意无菌操作。胃肠减压的引流管一般留置3~4天,其他引流管留置时间一般为24~48小时。

(5)防止并发症定时给患者翻身叩背,鼓励和指导患者有效咳嗽排痰,预防肺部感染,保持口腔清洁、皮肤干燥,预防压疮发生。

五、骨关节损伤

各种外界暴力因素均可造成骨关节功能障碍、畸形或脱位等损伤,常有骨折、脱位、软组织损伤。关节损伤常指构成关节的组织包括骨、关节软骨、滑膜、关节囊、韧带等的损伤。

(一)分类

(1)按解剖位置分分为骨干、干骺端、经关节等。

(2)按骨折端与外界是否相通分分为开放性骨折和闭合性骨折。

(3)按骨折原因分可分为病理性骨折、外伤性骨折。

(4)按骨折的形状分可分为粉碎性骨折、青枝骨折、横向骨折等。

(二)伤情评估

1.受伤史

骨关节损伤均有严重的外伤史，多为直接严重暴力或连续重复暴力。常见于交通事故伤、重物砸伤、高空坠落伤等。

2.临床表现

(1)一般表现疼痛和触痛：关节损伤的患者受伤部位一般会有疼痛，有时疼痛和触痛是骨折唯一的表现，但其强度不一；关节脱位患者复位后，疼痛可缓解。局部压痛和肿胀：受伤部位及周围可伴有瘀斑和肌肉痉挛。功能障碍：由于疼痛可使肢体主动、被动活动受限甚至丧失功能。

(2)特殊表现畸形：骨折特有体征包括畸形(骨折部位出现成角、旋转等)、肢体反常活动(肢体无关节部位出现被动活动)、骨摩擦音(由骨折断端摩擦产生)；关节完全性脱位：骨关节完全脱位者出现关节畸形或在异常部位触及移位的关节骨端，弹性固定，其正常外形和骨性标志丧失或失去正常关系。

3.伤情特点

(1)伤情危重，死亡率高，常合并严重的颅脑损伤、胸腹部脏器损伤等。

(2)并发症发生率高休克：创伤所致的多发性骨折、骨盆骨折、和严重重开放性骨折时，伤员常用时存在广泛的软组织损伤，大出血、剧烈疼痛、内脏损伤等可引起休克，出血量可达 500～1000 mL，严重者可高达 2000 mL 以上，是导致伤员死亡的主要原因。截瘫：如有脊柱骨折同时合并脊髓损伤时，约有 20% 的伤员会出现截瘫。感染：创伤发生时骨关节被破坏，开放及软组织的挫裂伤造成异物残留和细菌污染，若没及时处理或处理不当，可导致感染，使骨关节愈合延迟和肢体功能恢复延缓。

(三)急救护理

1.现场救治

(1)检查评估伤情：迅速评估伤员生命体征、意识及全身情况，判断有无危及生命的合并伤：如活动性出血、胸腹部开放性损伤，有无心跳呼吸骤停等。

(2)抢救生命：立即将伤员脱离险区，紧急进行心肺复苏，及时处理危及生命的合并伤，预防、抢救失血性休克，立即建立静脉通道，大量、快速补血补液，维持有效循环，保持气道通畅。

(3)伤口处理：一般伤口出血可用无菌敷料或干净清洁的布类敷料加压包扎伤口即可止血。如有四肢活动性大出血，可用止血带止血，但在止血部位需有明显标志，注明止血带结扎时间和松止血带时间；伤口内有异物者不可加压包扎，如骨折端外露的开放性骨折切忌加压，以防组织进一步损伤。

(4)固定：临时外固定是骨折急救的重要措施。急救固定的目的在于减轻疼痛，有利于防治休克，避免骨折端在搬运时移位加重损伤。

2.伤员转运

根据伤员骨折的部位及程度采用正确的搬运方法是十分重要的，特别颈椎或脊柱损伤者，要求备用硬板或硬板担架，根据伤情取合适体位，移动伤员时，应保持伤员的脊柱相对平直,保护伤员头、颈部。

3.开放性骨关节损伤的处理

(1)做好手术前准备:院内进行 X 线检查,确定受伤部位及程度;备血,合理应用抗生素;清洗伤口周围皮肤,对污染严重的创面可用消毒液冲洗,但不可过深。

(2)清创手术:根据伤情,在减少对组织的损伤、保护神经、肌腱、骨关节等前提下进行逐步清创,清除可见的污染物、异物、关节内的碎骨片等,术中可根据伤情采用支架外固定或内固定。术后用大量的生理盐水冲洗关节腔。

(3)闭合伤口:一般伤口在伤后 6~8 小时内,经彻底清创后可一期缝合;皮肤缝合困难者,应采用皮瓣转移、减张缝合、植皮等方法可以闭合伤口;如创伤时间长,伤口污染严重者可待 3~5 天后按伤口进展情况延期缝合。开放性骨关节一般需要在伤口低位放置引流管或另行切口置管,并保证引流通畅,必要时负压引流。

(4)固定或牵引:清创后将患肢外固定于功能位或采用持续牵引;固定不仅可保持复位后的位置,还可消除疼痛,便于邻近关节和肌肉活动;常用的方法有内固定、外固定和牵引固定。

(5)预防感染:全身和局部应用抗生素治疗。

(6)功能康复锻炼:功能锻炼是使患肢迅速恢复功能,避免发生关节僵直、肌肉萎缩或粘连等,而且能促进肿胀消退和骨折愈合,因此需要注意以下几点:

①向患者讲解功能锻炼的重要性,调动患者的主观能动性。

②制定功能锻炼的护理计划,按一定的方法循序渐进。如骨折早期,伤后 2 周以内,此阶段主要是外固定范围以外的关节活动和固定肢体的功能锻炼;骨折中期,2 周以后,继续加强伤肢未固定关节活动及固定段在内的肌肉收缩和舒张运动。

③功能锻炼的方法:前臂骨折时可做轻微的握拳及手指伸屈活动;股骨骨折牵引的情况下,可进行撑臂抬臀、伸屈髋与膝等活动。

第三节　烧伤

烧伤(burns)是指由热力所引起的组织损伤的统称,包括由火焰、热力、光源、化学腐蚀剂、放射线等因素所致的损伤。因电、化学物质所致的损伤特性不同,所以通常意义的烧伤多指单纯因热力,如火焰、热液、热蒸气、热金属物体等所致的组织损伤。狭义的烧伤是指热力所引起的组织损伤,临床上最多见,热液或蒸气所引起的热烧伤亦称烫伤。

一、病因

烧伤较常见于平时或战时。在平时烧伤中,以青年和小孩多见,最常见者为居室内单发烧伤,其次为社会场所意外事故的群体烧伤。临床所见烫伤常由热液或蒸汽等所致;冶炼工业、某些化工厂品,如涂料、塑料、人造纤维等物品及家具等燃烧,容易引发火灾和烧伤;其他如燃烧武器的应用等亦可引起。

二、伤情判断

判断伤情最基本的要素是烧伤面积和深度，同时还应考虑全身情况如休克、重度吸入性损伤和较重的复合伤。

(一)烧伤面积的估算

烧伤面积是指皮肤烧伤区域占全身体表面积的百分数。为便于记忆，将体表面积划分为 11 个 9% 的等份，另加 1%，构成 100% 的总体表面积，即头颈部=1×9%；躯干=3×9%；双上肢=2×9%；双下肢=5×9%+1%，共为 11×9%+1%（会阴部）（表 9-1，图 9-1）。

估算面积时，女性和儿童有所差别。一般成年女性的臀部和双足各占 6%；儿童头大，下肢小，可按下法计算：头颈部面积=[9+(12-年龄)]%，双下肢面积=[46-(12-年龄)]%（表 9-1）。

此外，不论性别、年龄，患者并指的掌面约占体表面积 1%，如医者的手掌大小与患者相近，可用医者手掌估算，此法可辅助九分法，测算小面积烧伤较便捷（图 9-2）。

成人烧伤面积口诀：三三三，五六七；十三，十三，二十一；双臀占五会阴一；小腿十三双足七。

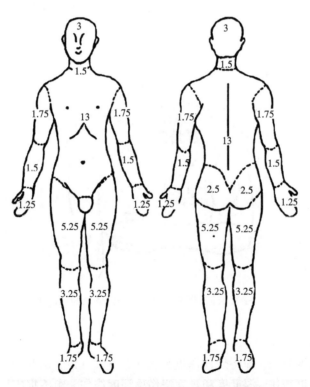

图 9-1　成人体表各部所占百分比示意图

表 9-1　中国新九分法

部位		占成年人体表%		占儿童体表%
头颈	发部	3		9
	面部	3	D%31,0,0]	9+(12-年龄)
	颈部	3		
双上肢	双上臂	7		
	双前臂	6	D%31,0,0]	9×29×2
	双手	5		
躯干	躯干前	13		
	躯干后	13	D%31,0,0]	9×39×3
	会阴	1		
双下肢	双臂	5		
	双大腿	21		9×5+19×5+1-
	双小腿	13	D%31,0,0]	(12-年龄)
	双足	7		

＊成年女性的双臀和双足各占6%。

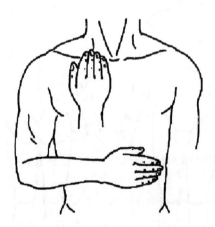

图 9-2　手掌法(手指并拢单掌面积为体表面积的 1%)

(二)烧伤深度的判定

一般采用三度四分法,即将烧伤深度分为Ⅰ度、浅Ⅱ度、深Ⅱ度、Ⅲ度一般将Ⅰ度和浅Ⅱ度烧伤称浅度烧伤,深Ⅱ度和Ⅲ度烧伤称深度烧伤。组织损害层次见(图9-3)。

(1)Ⅰ度烧伤:仅伤及表皮浅层,生发层健在。表面红斑状、干燥,烧灼感。再生能力强,3~7天脱屑痊愈,短期内可有色素沉着。

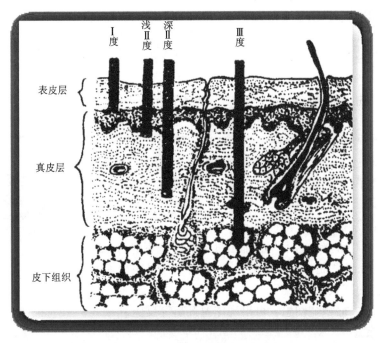

图9-3　热烧伤深度分度示意图

（2）浅Ⅱ度烧伤：伤及表皮的生发层和真皮乳头层。局部红肿明显有大小不一的水疱形成，内含淡黄色澄清液体，水疱皮如剥脱，创面红润、潮湿、疼痛明显。创面靠残存的表皮生发层和皮肤附件（汗腺、毛囊）的上皮再生修复，如无感染，创面可于1~2周内愈合，一般不留痕，但可有色素沉着。

（3）深Ⅱ度烧伤：伤及真皮乳头层以下，但仍残留部分网状层，深浅不尽一致，也可有水疱，但去疱皮后，创面微湿，红白相间，痛觉较迟钝由于真皮层内有残存的皮肤附件，创面修复可依赖其上皮增殖形成上皮小岛，如无感染，可通过上皮小岛扩展融合修复，需时3~4周。但常有瘢痕增生。

（4）Ⅲ度烧伤：又称为焦痂型烧伤。全层皮肤烧伤，可深达肌肉甚至骨骼、内脏器官等。创面蜡白或焦黄，甚至炭化。硬如皮革，干燥，无渗液，发凉针刺和拔毛无痛觉。可见粗大栓塞的树枝状血管网（真皮下血管丛栓塞）。由于皮肤及其附件全部被毁，3~4周后焦痂脱落形成肉芽创面，创面修复表皮层有赖于植皮，较小创面也可由创缘健康皮肤上皮生长修复。愈合后多形成瘢痕，且常造成畸形。

对烧伤深度的估计，目前也有"四度五分法"，真皮层与三度四分法的不同之处在于将三度四分法Ⅲ度烧伤中损伤达深筋膜以下的烧伤，称为Ⅳ度烧伤。

（三）烧伤严重程度分度

为了对烧伤严重程度有一个初步的估计，作为设计治疗方案的参考，我国常用下列分度法：

（1）轻度烧伤：Ⅱ度烧伤面积为10%以下。

（2）中度烧伤：Ⅱ度烧伤面积为 11%～30%，或有Ⅲ度分度但面积不足 10%。

（3）重度烧伤：烧伤总面积为 31%～50%；或Ⅲ度烧伤面积为 11%～20%；或Ⅱ度、Ⅲ度烧伤面积虽不到上述百分比，但已发生休克、合并较重的吸入性损伤和复合伤等。

（4）特重烧伤：烧伤总面积 50% 以上；或Ⅲ度烧伤 20% 以上。

（四）吸入性损伤

吸入性损伤又称"呼吸道烧伤"，具体见本章相关内容。

三、临床表现

以头、面、颈、手、四肢等暴露和功能部位居多。烧伤的临床表现取决于烧伤的面积和程度，严重烧伤常可危及生命。

吸入性损伤的定义及诊断依据

（一）症状

（1）疼痛：烧伤后患者出现剧烈疼痛。

（2）休克：严重烧伤后不久心排出量即有明显下降，表现为面色苍白、呼吸急促、脉搏细数、皮肤湿冷、尿量减少等低血容量性休克的症状。

（3）发热：大面积烧伤患者可出现体温升高等反应。

（二）体征

（1）Ⅰ度烧伤：又称红斑烧伤，仅伤及表皮浅层。表现为皮肤红斑，轻度红肿，干燥无水，局部温度微高，2～3 天内症状消退。

（2）浅Ⅱ度烧伤：伤及表皮的生发层甚至真皮乳头层，有大小不一的水疱形成，泡壁较薄，内含黄色澄清液体；去疱皮后，创面基底潮红、湿润、水肿、感觉过敏，局部温度增高。

（3）深Ⅱ度烧伤：伤及皮肤真皮层，表皮下积薄液或水疱较小，疱壁较厚，去疱皮后，创面稍，基底苍白与潮红相间，痛觉迟钝，有拔毛痛，局部温度略低。

（4）Ⅲ度烧伤：伤及皮肤真皮层，可达皮下、肌肉或骨骼。创面无水疱，无弹性，干燥如皮革样或呈蜡白、焦黄色甚至炭化成焦痂，痂下创面可见树枝状栓塞的血管。

特殊类型烧伤

（5）吸入性烧伤：头面、颈、口鼻周围常有深度烧伤的表现，鼻毛烧伤，口鼻有黑色分泌物，有呼吸道刺激症状，咳出炭末样痰，声音嘶哑，呼吸困难，肺部可闻及哮鸣音。

（6）特殊类型烧伤。

（7）烧伤的并发症：感染、休克、肺部感染、急性肾衰竭、应激性溃疡和胃扩张。

四、病理生理和临床分期

根据烧伤的病理生理特点，一般将烧伤临床发展过程分为四期，各期之间相互交错，烧伤越重，其关系越密切。

（一）体液渗出期

伤后迅速发生的变化为体液渗出。烧伤后的体液渗出可自伤后数分钟开始，2～3 小时最快，8小时达高峰，12~36小时减缓，48小时后趋于稳定并开始回吸收。因此，烧伤后48小时内，最大危险是发生低血容量性休克。

对于较小面积的浅度烧伤，体液渗出主要表现为局部组织水肿，一般对有效循环血量无明显影响。当烧伤面积较大（一般指Ⅱ度、Ⅲ度烧伤面积成人在15%，小儿在5%以上者），尤其是抢救不及时或不当，人体不足以代偿迅速发生的体液丧失时，则循环血量明显下降，导致血流动力与流变学改变，进而发生休克。因此在较大面积烧伤，此期又称为休克期。

烧伤休克的发生和发展，主要系体液渗出所致，有一渐进累积过程，一般需6~12小时达高潮，持续36~48小时，血流动力学指标才趋于平稳。体液渗出主要因毛细血管通透性增加所致。烧伤后立即释放的多种血管活性物质，如组胺、5-羟色胺（5-HT）、激肽、前列腺素类、儿茶酚胺、氧自由基、内皮素、肿瘤坏死因子、血小板活化因子、白三烯、溶酶体酶，p38丝裂原活化蛋白激酶（p38/MAPK）激活使微管相关蛋白4磷酸化、色素上皮衍生因子（PEDF）、缓激肽B_1受体等都可引起烧伤后微循环变化和毛细血管通透性增加。此外，近年来发现，严重烧伤早期可迅即发生心肌损害，也是休克发生和发展的重要因素之一。在较大面积烧伤，防治休克是此期的关键。

（二）急性感染期

继休克后或休克的同时，感染是对烧伤患者的另一严重威胁。严重烧伤易发生全身性感染的原因主要有：①皮肤、黏膜屏障功能受损，为细菌入侵打开了门户；②机体免疫功能受抑制。烧伤后，尤其是早期，体内与抗感染有关的免疫系统各组分均受不同程度损害，免疫球蛋白和补体丢失或被消耗；③机体抵抗力降低。烧伤后3~10天，正值水肿回吸收期，患者在遭受休克打击后，内脏及各系统功能尚未调整和恢复，局部肉芽屏障未完全形成，伤后渗出使大量营养物质丢失，以及回收过程中带入的"毒素"（细菌、内毒素或其他）等使人体抵抗力处于低潮；④易感性增加。早期缺血缺氧损害是机体易发生全身性感染的重要因素烧伤感染可来自创面肠道、呼吸道，或静脉导管等。防治感染是此期的关键。

若创面处理不当或患者抗感染能力极低的情况下大量致病菌可侵入邻近的非烧伤组织引起侵入性感染，痂下组织的细菌量可达$10^5/g$，甚至更多，创面表现晦暗、污秽、腐烂，出现褐色或绿色坏死斑，并有臭味，即使细菌未侵入血液，也可致死，称为烧伤创面脓毒症。

近年来，实验研究已经证明，在严重烧伤时，内源性感染是早期全身性感染的重要来源，细菌可通过呼吸道、肠道等进入血液循环，播散至各脏器，严重者可引起多器官功能障碍综合征。

（三）创面修复期

创面修复过程在伤后不久即开始。创面自然修复所需时间与烧伤深度等多种因素有关，无严重感染的浅Ⅱ度和部分深Ⅱ度烧伤可自愈。但Ⅲ度和发生严重感染的深Ⅱ度烧伤，由于无残存上皮或上皮被毁，创面只能由创缘的上皮扩展覆盖。如果创面较大（一般大于3 cm×3 cm），不经植皮多难自愈或需时较长，或愈合后瘢痕较多，易发生挛缩，影响功能和外观。Ⅲ度烧伤和发生严重感染的深Ⅱ度烧伤溶痂时，大量坏死组织液化适于细菌繁殖,感染机会增多。且脱痂后大片创面裸露,成为开放门户,不仅利于细菌入侵,而且体液和营养物质大量丧失,使机体抵抗力和创面修复能力显著降低,成为发生全身性感染的又一高峰时机。此期的关键是加强营养,扶持机体修复功能和抵抗力,积极消灭创面和防治感染。

Ⅰ度烧伤,生发层存在,再生能力强,3~7天痊愈,脱屑,无瘢痕;浅Ⅱ度烧伤,2周左右痊愈,不遗留瘢痕;深Ⅱ度烧伤,3~4周愈合,可产生瘢痕;Ⅲ度烧伤或严重的深Ⅱ度烧伤,因皮肤及其附件已全部烧毁,无上皮再生的来源,创面的纤维化修复不可避免,形成瘢痕或挛缩,导致肢体畸形和功能障碍。瘢痕可分为瘢痕增生、通行瘢痕、瘢痕疙瘩、瘢痕畸形等,均需经过功能锻炼过程而达到恢复功能,有些患者还需做整形手术。

(四)康复期

深度创面愈合后形成的瘢痕,严重者影响外观和功能,需要康复锻炼、体疗、工疗和整形以期恢复;某些器官功能损害及心理异常也需恢复过程;深Ⅱ度和Ⅲ度创面愈合后,有瘙痒或疼痛、反复出现水疱,甚至破溃,并发感染,形成"残余创面",这种现象的终止往往需要较长时间;严重大面积深度烧伤愈合后,由于大部分汗腺被毁,机体散热调节体温能力下降,在盛暑季节这类伤员多感全身不适,常需2~3年调整适应过程。

五、治疗

小面积浅度烧伤按外科原则,及时给予清创、保护创面,大多能自行愈合。大面积深度烧伤的全身反应重、并发症多、死亡率和伤残率高,治疗原则是:①早期及时补液,迅速纠正休克,维持呼吸道通畅;②使用有效抗生素,及时有效地防治全身性感染;③尽早切除深度烧伤组织,用自、异体皮移植盖,促进创面修复,减少感染来源;④积极治疗严重吸入性损伤,采取有效措施防治脏器功能障碍;⑤实施早期救治与功能恢复重建一体化理念,早期重视心理、外观和功能的康复。

(一)现场急救与转送

现场抢救应尽快去除致伤原因,脱离现场和对危及生命的情况采取救治措施。

1.迅速去除致伤原因　包括尽快扑灭火焰、脱去着火或沸液浸渍的衣服。劝止伤员衣服着火时站立或奔跑呼叫,以防增加头面部烧伤或吸入性损伤;迅速离开密闭和通风不良的现场;及时冷疗能防止热力继续作用于创面使其加深,并可减轻疼痛、减少渗出和水肿,越早效果越好。一般适用于中小面积烧伤、特别是四肢烧伤。方法是将烧伤创面在自来水下淋洗或浸入水中(水温一般为15~20℃),或用冷水浸湿的毛巾、纱垫等敷于创面。一般至冷疗停止后不再有剧痛为止,多需0.5~1小时。

2.注意有无心跳及呼吸停止、复合伤,对大出血、窒息、开放性气胸、骨折、严重中毒等危及患者生命的情况应先施行相应的急救处理。

3.妥善保护创面　在现场附近,创面只求不再污染、不再损伤。因此,可用干净敷料或布类保护,或进行简单包扎后送医院处理。避免用有色药物涂抹,增加对烧伤深度判定的困难。

4.保持呼吸道通畅　火焰烧伤常伴烟雾、热力等吸入性损伤,应注意保持呼吸道通畅。合并 CO 中毒者应移至通风处，有条件者应吸入氧气。

5.其他救治措施　①严重口渴、烦躁不安者常提示休克严重，应迅速建立静脉通道加快输液现场不具备输液条件者，可口服含盐饮料，以防单纯大量饮水发生水中毒。转送路程较远者，应留置导尿管，观察尿量。②安慰和鼓励患者，使其情绪稳定。疼痛剧烈可酌情使用地西泮、哌替啶等，但应注意避免抑制呼吸。

6.转送　严重大面积烧伤早期应避免长途转送。烧伤面积较大者，如不能在伤后 1~2 小时内送到附近医院，应在原单位积极抗休克治疗或加做气管切开，待休克被控制后再转送。必须转送者应建立静脉输液通道，途中继续输液，保证呼吸道通畅，最好有医护人员陪同。

(二)入院后初期处理

1.轻度烧伤　主要为创面处理，包括清洁创周皮肤，创面清洗、移除异物，浅Ⅱ度水疱皮应予保留，水疱大者，可用消毒空针抽去水疱液。深度烧伤的水疱皮应予清除。如果用包扎疗法，内层用油质纱布，可添加适量抗生素，外层用吸水敷料均匀包扎，包扎范围应超过创面 5 cm。面、颈与会阴部烧伤不适合包扎处，则予以暴露疗法。疼痛较明显者，给予镇静止痛剂，口服或静脉补液，如无禁忌，可酌情进食。使用抗生素和破伤风抗毒素。

2.中、重度烧伤　应按下列程序处理：①简要了解受伤史后，记录血压、脉搏、呼吸，注意有无吸入性损伤及其他合并伤，严重吸入性损伤应及早行气管切开。②立即建立静脉输液通道，按照补液公式输液防治休克。③留置导尿管，观察每小时尿量、比重、pH，并注意有无血红蛋白尿。④清创，估算烧伤面积和深度，特别应注意肢体、躯干有无Ⅲ度环状焦痂的压迫，如影响血液循环或呼吸，应行焦痂切开减张术。⑤按烧伤面积、深度和补液反应，调整制定第一个 24 小时的输液计划。⑥广泛大面积深度烧伤一般采用暴露疗法。⑦注射破伤风抗毒素血清，并用抗生素治疗防治感染。

六、护理

(一)护理评估

1.患者的一般情况、健康史等　患者的年龄、性别、婚姻、职业、饮食及睡眠等，女性患者应了解月经史。

2.受伤史　了解患者烧伤原因(热源性质)、受伤时间、现场情况，如烧伤环境是否密闭、有无化学气体和烟雾吸入，有无吸入性损伤，评估有无合并危及生命的损伤，如头颈胸部及全身复合伤，现场采取的急救措施、效果如何，途中运送情况等。

3.既往史　患者有无营养不良和呼吸系统疾患，长期应用肾上腺皮质激素或接受化疗、放疗等，有无吸烟及酗酒史。

4.身体状况

(1)局部：①面、颈、口鼻周围是否有烧伤痕迹，口鼻有无黑色分泌物；②判断烧伤面积深度和程度，并予以图示记录；③创面；有无污染，渗出液的量和色泽，创面焦痂颜色及其范围，烧伤周边组织有无红肿和压痛等。

(2)全身：①：是否存在吸入性损伤的迹象；生命体征是否平稳，有无呼吸道刺激症状，如声音嘶哑，咳炭末样痰，呼吸困难，哮鸣音等症状；②有无血容量不足的表现：如口渴、面色苍白、发绀或皮肤湿冷、尿量减少、烦躁不安、神志淡漠、谵妄等意识障碍，脉搏和血压是否稳定；③有无全身感染的征象：如有无寒战、高热或体温不升；④是否有发生并发症的可能，如患者有无溢出样或喷射状呕吐、咖啡样呕吐物、呕血或便血，有无腹部胀痛。

（3）辅助检查：血细胞和血细胞比容是否升高，尿比重升高还是降低，血生化检查是否有血浆白蛋白和电解质水平异常，血气分析结果是否正常，影像学检查有无异常发现。

（4）心理和社会支持情况：烧伤属于意外事故，患者多无任何思想准备，大面积烧伤可能会给患者造成畸形、功能障碍，头面部烧伤患者更担心面部留下瘢痕，影响以后的生活和工作而出现害怕、恐惧、焦虑不安、绝望等不良情绪，特别是未婚女青年，表现更为突出，甚至可产生自杀的意念，故需评估患者和家属的心理承受能力和对治疗及康复费用的经济承受能力。

（二）护理措施

1.维持有效呼吸

（1）保持呼吸道通畅

1）及时清除口鼻和呼吸道分泌物：鼓励患者深呼吸、用力咳嗽及咳嗽；对衰弱无力、咳痰困难，气道分泌物多或呼吸道黏膜水肿、坏死组织脱落者，应及时经口鼻或气管插管或气管切开予以吸净。

2）促进分泌物排出：对气道分泌物多者，定时帮助其翻身、叩背、改变体位，以利于分泌物排出。

3）加强观察：若发现患者有刺激性咳嗽或咳黑痰、呼吸困难、呼吸频率增快，血氧饱和度下降、血氧分压下降等表现时，应积极做好气管切开或气管插管的准备。

（2）吸氧：中、重度呼吸道烧伤患者多有不同程度的缺氧，一般用鼻导管或面罩给氧，氧浓度40%左右，氧流量4~5 L/min，合并一氧化碳中毒者可经鼻导管给高浓度氧或纯氧吸入，有条件者应积极采用高压氧治疗。

（3）加强气管插管或气管切开术后护理

1）严格无菌操作，正确进行气管内吸引。

2）给予雾化吸入，保持呼吸道湿润，控制呼吸道炎症及稀释痰液。

（4）呼吸机辅助呼吸的护理和管理

1）及时吸痰：吸痰前，通过呼吸机给予纯氧吸入，每次吸痰不超过15s。

2）充分湿化气道：持续湿化气道，及时补充湿化器内的水不低于警戒线，湿度在70%~90%。

3）观察生命体征：若患者呼吸频率增快、节律不整、呼吸困难、氧饱和度和动脉血氧分压下降时，应及时报告医生并协助查找原因给予处理。

4）加强呼吸机管道的管理：严格呼吸机管道的清洗和消毒，及时倾倒管道内冷凝水，熟练掌握呼吸机的各种功能、报警指示和呼吸模式。

5）加强脱机后病情的观察：脱机后，继续给予患者吸氧，并加强对生命体征的观察。

2. 补液护理

轻度烧伤可口服烧伤饮料；中度以上烧伤应遵医嘱及时补液，这是休克期首要的护理措施。伤后应迅速建立 2～3 条能快速输液的静脉通道，有时需多条输液通道，保证各种液体及时输入，必要时深静脉置管或静脉切开插管输液，尽早恢复有效的循环血量

(1) 补液量估计：伤后第 1 个 24 h 补液量 =（Ⅱ度+Ⅲ度烧伤面积）×1.5 mL（儿童 1.8 mL、婴儿 2.0m）+2000 mL（儿童 60～80 mL/kg，婴幼儿 100 mL/kg）。其中（Ⅱ度+Ⅲ度烧伤面积）×1.5 mL 是估计的失液量，应使用晶体液（NS 或平衡液）和胶体液（血制品、低分子右旋糖等），2000 mL 是需水量，应使用 5%～10%GS。

伤后第 2 个 24 h 补液量 = 第 1 个 24 h 实际补液量的 1/2+每日需水量（2000 mL）。

伤后第 3 个 24 h 补液量 = 第 1 个 24 h 实际补液量的 1/4+每日需水量（2000 mL）。

(2) 液体的种类与补液安排：合理安排输液种类和速度，遵循"先晶后胶，先盐后糖，先快后慢"的输液原则，合理安排输液种类和速度。

晶体液：胶体液=2：1，特重度烧伤为 1：1。烧伤补液的起始时间是烧伤时。烧伤后第 1 个 8 h 应输入估计的失液量的 1/2，伤后第 2、3 个 8 h 应输入余下的 1/2，需水量应 24 h 均匀输入。

(3) 调节输液量和速度的指标：观察液体复苏效果根据尿量、心率、末梢循环、精神状态及中心静脉压等判断液体复苏的效果。

1) 尿量：成人应维持在 30～50 mL/h，一般小儿 20 mL/h，吸入性烧伤或合并颅脑损伤的患者，每小时尿量应维持在 20 mL 左右。若尿量过少，说明有效循环血量不足，应加快补液速度，反之则应减慢补液速度；如为血红蛋白尿或肌红蛋白尿时，应输入 5%碳酸氢钠溶液，以碱化尿液，防止肾小管阻塞而致急性肾衰竭。

2) 若患者心率快、烦躁、口渴、皮肤弹性差等，提示液体量不足，应加快补液速度。

3) 中心静脉压：有助了解循环血量和右心功能，小于 0.49 kPa（5 cmH$_2$O）表示血容量不足，大于 1.47～1.96kPa（15～20 cmH$_2$O）表示右心功能不全。

下列情况说明血容量已基本恢复：①收缩压 90 mmHg 以上；②成人心率 120 次/分以下，儿童 140 次/分以下；③患者安静，肢体温暖；④中心静脉压正常。

3. 常规护理

(1) 抬高肢体：肢体烧伤者，保持关节各部位尤其是手的功能位和髋关节外展位，适当进行局部肌肉锻炼。观察肢体末梢血液循环情况如皮肤温度和动脉搏动。

(2) 保持敷料清洁和干燥：采用吸水性强的敷料，若敷料被渗液浸湿、污染或有异味时应及时更换，包扎时压力均匀，达到要求的厚度和范围。身体大面积包扎者，夏季应预防中暑。

(3) 适当约束肢体：极度烦躁或意识障碍者，适当予以肢体约束，防止抓伤。

(4) 定时翻身：用翻身床定时为患者翻身，以避免因长时间受压而影响愈合。

(5) 用药护理：定期做创面、血液及各种排泄物的细菌培养和药物敏感试验，合理应用广谱、高效抗菌药物，注意药物配伍，观察用药效果及不良反应。

4. 创面护理

(1) 早期清创：正确处理创面是治愈烧伤的关键。清创的目的是保护创面、防治感

染、促进愈合，最大限度地恢复功能。

（2）创面用药：①小面积浅Ⅱ度烧伤，水疱完整者可在表面涂以碘伏，吸出疱液，加压包扎；②较大面积的Ⅱ度烧伤，水疱完整或小面积水疱已破者，剪去水疱表皮，外用1%磺胺嘧啶银霜剂、碘伏等，创面暴露或包扎；Ⅲ度烧伤创面可先外用碘伏，等待去痂处理。

（3）包扎疗法的护理：适用于四肢浅Ⅱ度烧伤、门诊处理的小面积烧伤。

1）观察肢体末端感觉、运动和血液循环情况，若发现指、趾末端发凉、青紫、麻木等情况，应立即放松绷带。

2）抬高患肢，注意保持肢体功能位。

3）保持敷料清洁干净，如外层敷料被浸湿，应及时更换。

4）每日检查敷料有无松脱、臭味，伤处是否疼痛加剧，注意创面是否感染。

（4）暴露疗法的护理：适用于、头颈部、会阴等不适宜包扎的部位、其他各部位的Ⅲ度烧伤、沾染严重与感染创面。暴露疗法病房应具备：①室内清洁，有必要的消毒与隔离条件；②恒定的温、湿度，要求室温保持在28～32℃，相对湿度50%为宜；③便于抢救治疗。

护理要点：①保持床单清洁干燥；②促进创面干燥、结痂，可用烤灯或红外线照射创面，涂抹收敛、抗菌等药物；③保护创面，经常翻身以避免创面长时间受压，肢体环形烧伤应将伤肢悬吊使创面悬空，躯干环形烧伤应睡翻身床。

（5）去痂和植皮的护理：Ⅲ度烧伤常需采取手术切痂、削痂和植皮。

护理的要点：①做好供皮区皮肤准备，避免皮肤损伤，消毒时仅用70%～75%乙醇即可；

②手术切痂和削痂出血较多，术前应充分备血；③植皮后注意保护植皮区肉芽创面，勿受压；

④包扎料妥善固定，松紧适宜，防止皮片滑动；⑤注意创面渗出情况，更换敷料时观察皮片成活情况，防止感染和皮片脱落。

（6）感染创面的护理：积极做好创面护理，遵医嘱应用抗生素，注意做好消毒隔离工作，改善患者营养状况，提高患者免疫力。

（7）特殊烧伤部位的护理

5. 并发症的观察和护理

（1）感染

①严格消毒隔离制度：保持病室空气流通，定期进行病室空气消毒，每日用紫外线照射消毒2次；床单、被套均经高压蒸气灭菌处理其他室内物品每天擦拭消毒，便器用消毒液浸泡；接触新鲜创面时要戴无菌手套，接触另一烧伤患者创面时要更换手套，防止发生院内交叉感染。

特殊烧伤部位的护理

②加强观察和创面护理：①若患者出现寒战、高热和脉搏加快、创面出现脓性分泌物坏死和异味，外周血白细胞计数和中性粒细胞计数明显升高，应警惕是否并发感染；②遵医合理应用抗菌药物，根据血培养及药敏试验结果再及时调整抗菌药；③及时更换

创面敷料，保持创面清洁和干燥。

③预防压疮：定时翻身，避免骨突部位因长时间受压而发生压疮。

④加强营养支持护理：对于应用肠内或肠外营养支持的患者，加强导管的固定性和护理，保持鼻饲管和导管通畅，避免误吸和吸入性肺炎，以及导管相关性感染。

（2）应激性溃疡

应激性溃疡是指继发于严重烧伤、休克、多器官功能障碍综合征等严重应激反应的胃十二指肠黏膜急性溃疡和黏膜糜烂出血。若烧伤患者呕吐咖啡物或呕血、柏油样便或胃肠管内吸引出咖啡样液体或新鲜血液，提示发生了应激性溃疡，应立即报告医生并协助处理。

①胃肠减压：留置鼻胃管，及时吸出胃内容物，以冷冻生理盐水洗胃。

②体位：平卧患者，嘱其呕吐时将头偏向一侧，以免误吸。

③用药护理：遵医嘱静脉滴注雷尼替丁或奥美拉唑及生长抑素、前列腺素等，以抑制胃酸分泌，保护胃黏膜，防止应激性溃疡再出血。同时使用维生素 K 和氨甲苯酸等药物。

④手术前准备：对经药物治疗无效或合并穿孔的患者，应立即做好腹部手术的常规准备。

6.营养护理由于烧伤后的超高代谢，机体需要大量的热量和各类营养素，以补偿消耗和用于组织修复。吸入性烧伤患者因舌面颊、会厌等黏膜水肿造成吞咽困难或误咽通常采用鼻饲或肠外营养支持。

（1）饮食：指导患者进食清淡易消化饮食，少量多餐；口周围烧伤者可用吸管吸入牛奶、菜汤、骨头汤等，由少到多，以后给予高蛋白高热量、高维生素饮食

（2）营养支持：经口摄入不足者，经鼻饲肠内营养剂或经肠外营养补充。以保证摄入足够的营养素，以增强抗病能力。

7．心理护理

（1）耐心倾听：烧伤患者的心理压力尤为严重，特别担心因容貌和形体的改变而影响生活、工作和社交。故应耐心倾听患者对意外打击、损伤、手术刺激等的不良感受，对患者态度和蔼，给予真诚的安慰和劝导，取得患者的信任。

（2）耐心解释病情：说明手术治疗的必要性和安全性，使其了解病情、创面愈合和治疗的过程，并消除顾虑、积极合作。

（3）利用社会支持系统的力量：请有亲身经历和同样感受的康复者与患者交流，鼓励患者面对现实，乐观对待疾病，增强生活信念，树立战胜疾病的信心。动员亲朋好友对其安慰和交谈，鼓励患者通过参与社交活动和工作减轻心理压力、放松精神和促进健康恢复。

（三）健康教育

1.提供防火、灭火和自救等安全教育知识。

2.制定康复计划并予以指导。

3.鼓励患者参与家庭生活和社会活动。

4.对肢体功能障碍、严重挛缩或畸形患者，鼓励其和家属做整形手术和功能重建术

的心理准备。

参考文献

[1] 周春兰, 徐红. 外科护理学[M]. 北京: 中国协和医科大学出版社, 2013.

[2] 张波, 桂莉. 急危重症护理学[M]. 北京: 人民卫生出版社, 2012.

[3] 李乐之, 路潜. 外科护理学[M]. 5版. 人民卫生出版社, 2014.

本章小结

　　创伤护理是指在各类创伤急救中全面配合医生对院前、院内和创伤中心的伤员进行护理评估、计划、实施干预措施和评价。

　　本章第一节主要介绍了创伤的分类、病理生理、愈合过程、临床表现和处理原则。要求学生了解创伤评分系统和创伤气道的评估与建立，能正确描述创伤临床表现和处理原则。第二节主要讲解了多发性创伤、颅脑创伤、胸部创伤、腹部创伤、骨关节损伤的基础知识、分类、临床表现与救护措施。要求学生正确及时进行检伤分类，重点学会各种损伤的急救护理措施。第三节主要介绍了烧伤的概念、分类分度。要求了解烧伤的病理生理、临床表现和治疗原则和烧伤的护理，掌握烧伤临床表现和评估方法(烧伤的面积、深度、严重程度)。

习题测验

第十章
休克管理

休克管理PPT

学习目标

识记：

休克的概念、病因、分类、病理生理、临床表现与治疗护理。

理解：

休克的病理生理与护理措施。

运用：

掌握休克的临床表现、处理原则与护理措施，并予以运用。

预习案例

患者李某，男性，15 岁，1 天前由 3 米高处坠落，左季肋部着地，现突发心慌，出汗 1 小时。1 小时前患者大便时突感心慌出虚汗，立即来院。查体：P 120 次/分，BP 80/60 mmHg，神志尚清，面色苍白，四肢发冷，尿量减少，心肺未见异常，全腹压痛，左上腹为显著，伴有轻度肌紧张，反跳痛。移动性浊音 (+)。肠鸣音 8 次/分，辅助检查：血红蛋白 80 g/L。

思考

1. 你认为该患者的医学诊断是什么？
2. 你的判断依据有哪些？

第一节 概述

休克(shock)是指机体受到致病因素侵袭后,引起的有效循环血量锐减,组织血液灌流不足而引起的微循环障碍、代谢障碍和细胞受损为特点的病理综合征。

一、病因与分类

1. 根据病因可分为低血容量性休克、感染性休克、心源性休克、过敏性休克、神经源性休克。

2. 根据休克的始动环节可分为低血容量性休克、血管源性休克、心源性休克。

3. 按休克时血流动力学特点可分为低排高阻型休克和高排低阻型休克。

二、病理生理

休克病理生理包括有效循环血量减少、组织灌注量不足以及在此基础上所致的微循环障碍、细胞代谢障碍及功能受损和重要内脏器官继发性损害。

(一)微循环障碍

根据微循环障碍发展进程,可将休克病程分为3期。

1. 微循环缺血期 在休克早期,由于有效循环血量减少使得血压下降,刺激主动脉弓和颈动脉窦压力感受器引起血管舒缩中枢加压反射,交感-肾上腺轴兴奋引起儿茶酚胺大量释放,与此同时肾素-血管紧张素-醛固酮系统兴奋,使得心跳加快、心排血量增加,并选择性地使外周和内脏的小血管、微血管平滑肌收缩,大量毛细血管网关闭,同时直捷通路和动-静脉短路开放,回心血量增加,血液在体内重新分布,以保证心、脑等重要脏器的血液供应。由于此时毛细血管后括约肌处于相对开放的状态,使得"少灌少流,灌少于流"是此期微循环的特征,真毛细血管网内血量减少,毛细血管静水压降低,组织间液回吸收入毛细血管网,能够在一定程度上补充循环血量。此期又可称为休克早期或休克代偿期,在此期如能去除病因并采取积极措施,纠正休克常较容易。

2. 微循环淤血期 在微循环缺血期如果休克未纠正及时,则毛细血管的血流量将继续减少,组织因严重缺血、缺氧处于无氧代谢状态并产生大量的酸性代谢产物,同时释放舒张血管的组胺、缓激肽等介质。这些扩血管物质使得微血管前括约肌松弛,而后括约肌因敏感性低,处于相对收缩状态,使得"灌而少流,灌大于流"是此期微循环的特征,大量血液淤滞于毛细血管网内,使得毛细血管静水压升高、通透性增加,大量血浆外渗至第三间隙,血液浓缩并且循环血量进一步下降,心、脑等重要脏器灌注不足,休克进入休克抑制期。

3. 微循环衰竭期 在此期休克进入不可逆阶段。血液浓缩且黏稠度增加,以及在酸性环境中血液处于高凝状态,在血管内红细胞与血小板发生凝集而形成大量微血栓,甚至发生弥散性血管内凝血(disseminated intravascular coagulation, DIC)。由于各种凝血因子的大量消耗和纤维蛋白溶解系统的激活,机体出现全身严重的出血倾向。在组织缺少血液灌注、细胞缺氧严重，酸性代谢产物和内毒素的作用的情况下，细胞内溶酶体膜破裂并释放出多种水解酶，造成细胞自溶、死亡，最后引起组织广泛损害，甚至出现多器官功能受损。此期又可成为称为休克失代偿期。

(二)代谢改变

1. 能量代谢障碍　组织灌注不足和细胞缺氧使得体内的葡萄糖以无氧酵解为主，产生的能量较少，使得机体能量严重不足。同时，休克引起的应激状态使儿茶酚胺和肾上腺皮质激素明显升高，常引起的反应如下：①促进糖异生并抑制糖降解，致血糖水平升高；②抑制蛋白合成并促进蛋白分解，为机体提供能量和合成急性期反应蛋白的原料。当有特殊功能的酶类蛋白质被分解消耗后，则会影响机体的生理过程；③脂肪分解代谢增强，成为机体获取能量的重要来源。

2. 代谢性酸中毒　葡萄糖无氧酵解增强使得乳酸生成增多。同时由于肝功能受损，处理乳酸的能力减弱，导致高乳酸血症及代谢性酸中毒。

(三)炎症介质释放和细胞损伤

严重损伤、感染等可刺激机体释放大量炎性介质，如白介素、肿瘤坏死因子、集落刺激因子、干扰素和一氧化氮等，形成"瀑布样"级联放大反应。活性氧代谢产物可造成脂质过氧化和细胞膜破裂。

休克时因无氧代谢使 ATP 产生不足，影响细胞各种膜的屏障功能。另外，细胞膜、线粒体膜、溶酶体膜等质膜被破坏，溶酶体膜破裂后释放的水解酶引起细胞自溶和组织损伤，进一步加重休克。

(四)内脏器官继发性损害

休克过程中由于微循环功能障碍及全身炎症反应综合征(systemic inflammatory response syndrome，SIRS)，常引起内脏器官的不可逆损害。若同时或短时间内相继出现 2 个或 2 个以上的器官系统的功能障碍，称为多器官功能障碍综合征(multiple organ dysfunction syndrome，MODS)，MODS 是造成休克死亡的主要原因。

1. 肺　是休克引起 MODS 时最常累及的器官。低灌注和缺氧可损伤肺毛细血管内皮细胞和肺泡上皮细胞，使得血管壁通透性增加，导致肺间质水肿；当肺泡上皮细胞受损时可造成肺泡表面活性物质生成减少、肺泡表面张力升高，继发肺泡萎陷而引起局限性肺不张及氧弥散障碍，通气/血流比例失调。患者表现为进行性呼吸困难、动脉血氧分压进行性下降，称为急性呼吸窘迫综合征(acute respiratory distress syndrome，ARDS)。一旦发生 ARDS，后果极为严重，死亡率高达 40%。

2. 肾　休克时儿茶酚胺、血管升压素和醛固酮分泌增加，引起肾血管收缩、血流量减少，使肾小球滤过率降低，尿量减少。同时肾内血流重新分布并主要转向髓质，使肾皮质血流量明显减少，肾小管上皮细胞大量坏死，引起急性肾衰竭(acute renal failure，ARF)。

3. 心　除心源性休克外，其他类型的休克在早期一般无心功能异常。休克加重后，由于心率过快使得舒张期过短，舒张压下降。另外，由于冠状动脉灌流量的 80% 发生于舒张期，因此冠状动脉血流量明显减少，心肌因缺氧和酸中毒而受损。而且休克时心肌微循环内血栓形成，可引起局灶性心肌坏死和心力衰竭。另外，休克时的酸中毒及高钾血症也可加重心肌损害。

4. 脑　在休克早期，由于血液重新分布和脑循环的自身调节，基本能够保证脑的血液供应。但在休克晚期，脑灌注压下降和血流量减少，可出现脑缺氧。并且缺氧和酸中毒可继发脑水肿并引起颅内压增高，甚至形成脑疝。

5. 肝　由于休克时肝血流量减少，肝细胞缺血缺氧。肝窦和中央静脉内可形成微血栓，导致肝小叶中心坏死，肝脏的解毒和代谢能力下降，发生内毒素血症，严重时甚至可出现肝性脑病和肝衰竭。

6. 胃肠道　由于休克时有效循环血量不足、血压降低，机体因代偿而重新进行血液分布，使胃肠道最早发生缺血和酸中毒。由于缺氧，胃肠道黏膜可出现糜烂、出血或应激性溃疡(stress ulcer)。同时胃肠道黏膜的屏障结构和功能受到破坏，肠道内的毒素及细菌发生移位，可发生肠源性感染或毒血症。

三、临床表现

根据休克的发病进程及其临床表现可将休克分为休克代偿期和休克抑制期(表 10-1)。

1. 休克代偿期　又可称为休克早期。在此期由于中枢神经系统兴奋性增高、交感-肾上腺轴兴奋，患者常表现为精神紧张、烦躁不安、面色苍白、四肢湿冷、脉搏加快、呼吸急促。动脉血压变化一般不大，但脉压缩小，尿量正常或减少。在此期如果休克得到及时处理，则休克可很快纠正。反之，病情将继续发展，并且很快进入休克抑制期。

2. 休克抑制期　又可称为休克期。在此期患者常表现为表情淡漠、反应迟钝，甚至会出现意识模糊或昏迷。皮肤黏膜发绀、四肢冰冷、脉搏细速、呼吸浅促、血压进行性下降。休克严重患者可出现脉搏微弱、血压测不出、呼吸微弱或不规则、尿少或无尿。当患者并发 DIC 时，皮肤、黏膜常出现瘀点、瘀斑甚至鼻腔、牙龈、内脏出血等。当患者并发 ARDS 常出现进行性呼吸困难、烦躁、发绀并且给予吸氧仍不能改善。休克患者死亡原因常为继发 MODS。

四、辅助检查

1. 实验室检查

(1)血、尿、便常规：①血常规：失血时常有红细胞计数、血红蛋白降低；血浆丢失时血细胞比容增高；当机体存在感染时，白细胞计数和中性粒细胞比值常升高；②尿常规：血液浓缩或血容量不足时常有尿比重增高；③大便常规：当存在消化系统出血时大便隐血试验常为阳性或存在黑便。

(2)血生化：肝肾功能、血糖、血清电解质等血生化检查，可以了解患者是否合并 MODS 及该患者酸碱平衡失调的程度。

(3)凝血功能：通过进行凝血功能检查可以帮助了解患者是否存在 DIC。当患者出现 DIC 时，常有以下表现：①血小板计数<$80×10^9$/L；②血浆纤维蛋白原<1.5g/L 或呈进行性下降；③凝血酶原时间较正常延长 3 秒以上；④3P(血浆鱼精蛋白副凝固)试验阳性；⑤血涂片中破碎红细胞超过 2%时。

（4）动脉血气分析：动脉血氧分压（PaO_2）可反映血液携氧状态，其正常值为 80～100 mmHg。当患者出现 ARDS 时，可表现为 $PaO_2 < 60$ mmHg 且吸入纯氧后仍无改善。二氧化碳分压（$PaCO_2$）是反映通气和换气功能的指标，常为有无呼吸性酸中毒或碱中毒的判断指标，其正常值为 36～44 mmHg。当患者 $PaCO_2$ 值降低提示过度通气，但同时需要考虑到可能是代谢性酸中毒呼吸代偿的结果。

表 10-1　休克不同时期的临床表现特点

分期		休克代偿期	休克抑制期	
程度		轻度	中度	重度
神志		神志清楚，伴有痛苦表情，精神紧张	神志尚清楚，表情淡漠	意识模糊，神志模糊
外周循环	口渴	口渴	很口渴	非常口渴但可能无主诉
	皮肤黏膜颜色	开始苍白	苍白	显著苍白，肢端青紫
	体表温度	正常或发凉	发冷	厥冷（肢端更明显）
	体表血管	正常	表浅静脉塌陷，毛细血管充盈迟缓	表浅静脉塌陷，毛细血管充盈非常迟缓
生命体征	脉搏	100 次/分以下，尚有力	100～120 次/分	脉速而细弱，或摸不清
	血压	收缩压正常或增高，舒张压增高，脉压缩小	收缩压为 90～70 mmHg，脉压小	收缩压在 70 mmHg 以下或测不到
	尿量	正常或减少	尿少	尿少或无尿
	估计失血量	20% 以下（800 mL 以下）	20%～40%（800～1600 mL）	40% 以上（1600 mL 以上）

（5）动脉血乳酸盐：常反映细胞缺氧程度，其正常值为 1～1.5 mmol/L，动脉血乳酸盐值 >2 mmol/L 常是休克的早期诊断指标。同时动脉血乳酸盐也用于判断休克预后。当休克时间越长，细胞缺氧程度越严重，其数值也就越高，则提示预后越差。

（6）胃肠黏膜 pH（pHi）：由于胃肠道对缺血缺氧比较敏感，故胃肠黏膜内 pH，能够较早地反应组织缺血、缺氧的情况，可早期发现隐匿型代偿性休克。pHi 的正常值为 7.35～7.45。

2. 血流动力学监测

（1）中心静脉压（CVP）：是指右心房及上、下腔静脉胸腔段的压力。CVP 能反映全身血容量及右心功能，连续动态监测 CVP 在临床上用于准确反映右心前负荷。CVP 正常值为 5～12 cmH_2O，中心静脉压异常原因如表 10-2 所示。

表10-2　中心静脉压异常原因

中心静脉压值	原因
<5 cmH$_2$O	血容量不足
>15 cmH$_2$O	心功能不全
>20 cmH$_2$O	存在充血性心力衰竭

(2)肺毛细血管楔压(pulmonary capillary wedge pressure, PCWP):肺毛细血管楔压与CVP相比较更为敏感,其正常值为6~15 mmHg,低于正常值提示血容量不足,高于正常值则提示肺循环阻力增加。如果CVP正常但PCWP增高,也需要限制输液量,以防止肺水肿的发生。

(3)心排血量(cardiac output, CO)和心脏指数(cardiac index, CI):CO正常值为4~6 L/min。CI是指单位体表面积的心排血量,正常值为2.5~35L/(min·m^2)。一般来说,休克时心排血量和心脏指数常降低,但是某些感染性休克该指标可增高。

(4)脉搏指示连续心排量(PICCO):近来有研究表明合并心源性休克的急性心肌梗死老年患者通过脉搏指示连续心排量(PICCO)可实时、全面、有效、准确地监测血流动力学状态。

3.影像学检查　早期行X线、超声、CT、MRI等影像学检查可帮助了解脏器损伤、感染等情况,及时发现原发病。

4.诊断性穿刺　如怀疑腹腔内脏损伤,可根据需要进行诊断性腹腔穿刺;如怀疑异位妊娠破裂出血,可根据需要进行后穹窿穿刺。

五、处理原则

提倡尽快将病因去除,迅速恢复有效循环血量,纠正微循环障碍,使代谢恢复正常,防止MODS的发生。

1.急救

(1)现场急救:对患者伤口进行包扎、固定、制动并控制大出血等,必要时可以使用抗休克裤(图10-1)。

(2)保持呼吸道通畅:解除气道压迫(如松解患者领口),清除呼吸道分泌物及异物,将患者头部后仰,保持气道通畅。经鼻导管或面罩给氧,严重呼吸困难可在必要时进行行气管插管或气管切开,予呼吸机辅助呼吸。

2.补充血容量　及时、快速、足量、先快后慢,先晶后胶为补液原则。在连续监测动脉血压、尿量和CVP的基础上,并结合患者的神志、皮肤

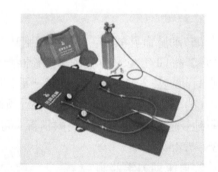

图10-1　抗休克裤

温度、末梢循环、脉率及毛细血管充盈时间等指标,大致估算补液量并及时判断补液效果。

3.处理原发病　在有效循环血量恢复后，及时处理原发疾病(如内脏大出血、急性梗阻性化脓性胆管炎等应进行手术处理)。必要时应在积极抗休克的同时实施手术。以防延误抢救时机。

4.纠正酸碱平衡失调　酸性环境有利于氧与血红蛋白解离，增加组织氧供，故轻症酸中毒不主张早期使用碱性药物，并且轻症酸中毒在积极扩容、微循环障碍改善后即可缓解。重度休克合并严重的酸中毒且经扩容治疗效果不满意时，需用碱性药物纠正，常用5%碳酸氢钠，一次应用碱性药物不宜过多。

5.血管活性药物　若经补液、纠正酸中毒等措施后休克仍然没有得到有效改善时，可使用血管活性药物(表10-3)。

表 10-3　血管活性药物分类

	药物	作用机制
血管收缩剂	去甲肾上腺素	兴奋 α 受体，兴奋心肌、收缩血管、升高血压、增加冠状动脉血流量。
	多巴胺*	兴奋 α、β₁ 和多巴胺受体
血管扩张剂	α 受体阻滞药（酚妥拉明、酚苄明）	解除去甲肾上腺素引起的小血管收缩和微循环淤滞并增强左心室收缩力
	抗胆碱能药（阿托品、山莨菪碱）	对抗乙酰胆碱所致的平滑肌痉挛，扩张血管，改善微循环
强心药	强心苷（毛花苷 C）	增强心肌收缩力、减慢心率

＊小剂量多巴胺可增加心肌收缩力和增加心排血量，并使胃肠道和肾等内脏器官的血管扩张；但是大剂量则使血管收缩，外周阻力升高。

6. DIC 的治疗　DIC 若诊断明确，早期可用肝素抗凝，用量为 1.0 mg/kg，每 6 小时 1 次。在 DIC 晚期，由于纤维蛋白溶解系统亢进，则使用抗纤溶药物(如氨甲苯酸、氨基己酸)和抗血小板黏附和聚集的药物(如阿司匹林、潘生丁和低分子右旋糖酐)。

7.皮质类固醇和其他药物的应用　皮质类固醇对休克治疗有较好的作用(图 10-2)。严重休克及感染性休克的患者可以使用皮质类固醇。目前

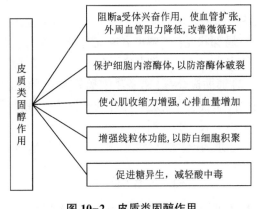

图 10-2　皮质类固醇作用

皮质类固醇一般主张短期内大剂量应用，以防过多应用引起其他不良反应。但对于休克严重的患者，可适当延长应用时间。

其他有助于休克的治疗药物：如钙通道阻滞药维拉帕米、吗啡类拮抗剂纳洛酮、氧

自由基清除剂超氧化物歧化酶（SOD）、前列环素（PGI$_2$）、三磷腺苷-氯化镁（ATP-MgCl$_2$）等。

六、护理评估

1. 健康史

（1）一般情况：了解患者的年龄、经济状况、文化程度等。

（2）既往史：了解患者既往健康状况，患者有无外伤、脏器破裂、烧伤等失血、失液史；有无感染或过敏史；发病以来的治疗措施。

2. 身体状况

（1）症状与体征

1）意识状态：意识使休克的敏感指标，可以反映出脑组织血液灌流情况。在休克早期患者可出现烦躁不安，休克加重时患者表情淡漠、意识模糊、反应迟钝甚至昏迷。

2）生命体征：①血压：由于在休克早期血压变化并不大，而休克晚期血压呈进行性下降。所以血压虽然是最常用的监测指标，但并不是反映休克程度最敏感的指标。当休克存在时，常出现收缩压<90 mmHg、脉压差<20 mmHg；②脉搏：是休克的早期诊断指标，在休克早期脉率增快，出现在血压变化之前。休克加重时脉搏细弱，甚至摸不到。休克指数是脉率/收缩压（mmHg）计算而成的，≥1.0提示休克，>2.0提示严重休克；③呼吸：患者病情严重时呼吸常表现为急促、变浅、不规则。病情危重时，呼吸可增至30次/分以上或降至8次/分以下；④体温：大多数休克患者体温偏低，但感染性休克患者可存在高热。病情危重时，体温可突升至40℃以上或骤降至36℃以下。

3）皮肤：体表灌流的情况可以通过皮肤的色泽和温度来反映。除少数感染性休克患者外，大多数休克患者表现为皮肤和口唇黏膜苍白、发绀或呈花斑状，四肢湿冷。休克好转时可表现为补充血容量后四肢转暖，皮肤温暖、干燥、红润。

4）尿量：反映肾灌流的情况，也是判断血容量是否补足简单而有效的指标。休克时尿量减少，当肾血管收缩或血容量不足时尿量<25 mL/h、尿比重增高；当患者出现急性肾衰竭时，可表现为血压正常而尿量仍少且尿比重低。

5）局部状况：了解患者有无骨骼、肌肉、皮肤及软组织的损伤；有无局部出血及出血量的多少；腹部损伤者应了解有无腹膜刺激征和移动性浊音。

（2）辅助检查：了解各项实验室检查的结果，动态监测血流动力学指标，以助判断病情的严重程度、制定护理计划和评价护理措施的效果。怀疑有腹腔内脏损伤或异位妊娠破裂出血者在必要时可行诊断性穿刺。

3. 心理-社会状况　　了解患者及家属的情绪反应；评估患者及认知情况及心理承受能力。

七、常见护理诊断/问题

1. 体液不足　　与大量失血、失液有关。

2. 组织灌注量改变　　与有效循环血量减少、微循障碍有关。

3. 气体交换受损　　与微循环障碍、缺氧和呼吸形态改变有关。

4. 有体温失调的危险　　与感染或组织灌注不良有关。

5.有感染的危险　与免疫力下降、接受侵入性治疗有关。

6.有受伤的危险　与烦躁不安、意识模糊有关。

八、护理目标

1.患者体液维持平衡,临床表现为生命体征平稳、面色红润、四肢温暖、尿量恢复正常。

2.患者恢复有效循环血量,组织灌流不足得到改善。

3.患者呼吸平稳,血气分析结果在正常范围内。

4.患者体温正常。

5.患者未发生感染或感染发生后被及时发现并处理。

6.患者未发生意外受伤。

九、护理措施

1.迅速补充血容量

(1)建立静脉通路:迅速建立 2 条以上静脉输液通道,快速大量补液(除心源性休克外)。当存在周围静脉萎陷或肥胖患者穿刺困难时,应立即进行中心静脉穿刺,并同时监测 CVP。

(2)合理补液

1)种类:一般先快速输入晶体溶液,因为其扩容作用迅速。首选平衡盐溶液;后输入胶体溶液,因其扩容作用持久。如低分子右旋糖酐、血浆、代血浆、全血、人血白蛋白等。低分子右旋糖酐既可扩容,又可降低血液黏稠度,改善微循环;全血是补充血容量的最佳胶体液,故急性失血量超过 30%应快速输注全血;浓缩红细胞给予的指征为血细胞比容低于 25%~30%。

2)速度和量:需根据患者的临床表现、心肺功能、动脉血压及 CVP 等进行综合分析,合理安排补液的速度和量(表 10-4)。血压和 CVP 均低时,提示全身血容量明显不足,需快速大量补液;血压低而 CVP 高时,提示血容量相对较多或可能心功能不全,此时应减慢输液速度,适当限制补液量,以防发生急性肺水肿或心功能衰竭。

表 10-4　中心静脉压、血压与补液的关系

中心静脉压	血压	原因	处理原则
低	低	血容量严重不足	充分补液
低	正常	血容量不足	适当补液
高	低	心功能不全或血容量相对过多	给强心药,纠正酸中毒,舒张血管
高	正常	容量血管过度收缩	舒张血管
正常	低	心功能不全或血容量不足	补液试验*

*补液试验:取等渗盐水 250 mL,于 5~10 分钟内经静脉滴入,若血压升高而 CVP 不变,提示血容量不足;若血压不变而 CVP 升高 3~5 cmH$_2$O(0.29~0.49kPa),提示心功能不全。

（3）病情观察：定时监测患者的生命体征、意识、面色、肢端温度及色泽、CVP、尿量及尿比重等指标的变化，以判断补液效果。血容量已基本补足，休克好转表现为患者从烦躁转为平静、淡漠迟钝转为对答如流、口唇红润、肢体温暖、血压升高、脉压变大、CVP 正常、尿量>30 mL/h。

（4）记录出入量：准确记录输入液体的种类、数量、时间、速度和 24 小时出入水量以作为后续治疗的依据。

2. 改善组织灌注

（1）体位：头和躯干抬高 20°~30°、下肢抬高 15°~20°，使膈肌下移，有利于呼吸的同时增加肢体回心血量，增加重要脏器血液供应（图 10-3）。

（2）使用抗休克裤：通过腹部和腿部加压，可以在控制腹部或下肢的出血的同时促进静脉血液回流，增加重要脏器供血。在休克纠正后，应从腹部开始缓慢放气，以免放气过快引起低血压，每 15 分钟测量血压 1 次。若发现血压下降超过 5 mmHg，应停止放气并重新注气。

（3）用药护理

1）用药种类：临床常将血管收缩剂和扩张剂联合应用，以兼顾各重要脏器的血液灌注水平。由于大剂量多巴胺可使血管收缩、外周阻力升高，故抗休克时可将多巴胺与其他血管收缩剂合用。在使用血管扩张剂时应保证血容量已基本补足。强心药的使用指征为在充分补液后，CVP>15 cmH$_2$O 但动脉压仍低。

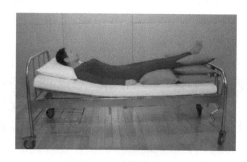

图 10-3　休克卧位

2）浓度和速度：使用输液泵来控制滴速，如若条件限制，应从低浓度、慢速度开始。应用心电监护仪每 5~10 分钟测血压 1 次，血压平稳后每 15~30 分钟测 1 次，为防止血压骤升或骤降，应根据血压及时调整药物的浓度和速度。

3）用药观察：强心药物用药过程中应注意观察心率、心律及药物的不良反应。

4）避免药物外渗：一旦发现药物外渗，应立即更换注射部位，并局部进行封闭。

5）停药护理：为防止突然停药引起血压较大波动，血管活性药物在停药时应逐渐降低药物浓度、减慢速度后撤除。

3. 维持有效气体交换

（1）保持呼吸道通畅：神志淡漠或昏迷的患者，为以防误吸和舌后坠，应将头偏向一侧或置入通气导管。在患者病情允许的情况下，鼓励其进行深呼吸训练，协助患者叩背并进行有效咳嗽、排痰。气管插管或气管切开者应及时吸痰。定时观察呼吸音变化，当患者存在肺部湿啰音或喉头痰鸣者，应及时清除呼吸道分泌物。为促进患者肺扩张，可协助患者进行双上肢和胸廓运动。

（2）改善缺氧：使氧浓度维持在 40%~50%，氧流量为 6~8 L/min 为宜。呼吸困难严重的患者，应协助医师进行气管插管或气管切开，尽早使用呼吸机辅助呼吸。

（3）监测呼吸功能：密切观察患者的呼吸频率、节律及深度，动态监测动脉血气分析，了解缺氧程度及呼吸功能。当患者出现呼吸衰竭或 ARDS 时，可表现为进行性呼吸困难、发绀、氧分压<60 mmHg 且吸氧后无改善，应立即报告医师并协助气管插管行机械通气。

4. 维持正常体温

（1）监测体温：每 4 小时 1 次，密切观察患者体温的变化。

（2）保暖：体温过低时应注意保暖，可采取加盖被子或调高室温等方法，但为了防止患者烫伤和局部皮肤血管扩张、组织耗氧量增加进而引起重要内脏器官血流量减少，故禁忌用热水袋或电热毯。

（3）降温：当休克患者高热时，可采取物理或药物方法进行降温。此时可以调节病室内适宜的温度及湿度并应定时通风，使床单位维持清洁、干燥，并及时将汗液浸湿的衣被进行更换，并做好皮肤护理。

（4）库存血复温：若休克患者所输血液为库存血，应将血液在常温下复温后再输入，防止患者体温降低。

5. 防治感染　休克时由于机体处于应激状态，免疫功能下降，易继发感染。可以采取以下预防措施：①进行各项护理操作应严格按照无菌原则；②为预防肺部感染，可在必要时遵医嘱给予患者超声雾化吸入，可以有效稀释患者痰液以便于咳出；③预防泌尿系统感染，加强留置导尿管的护理；④对于有创面或伤口的患者，伤口敷料应及时更换，使得创面或伤口干燥清洁；⑤根据医嘱合理有效应用抗生素；⑥提供营养支持，增强患者机体抵抗力。

6. 压疮和意外受伤的预防　当患者病情允许时，应每 2 小时协助患者翻身 1 次，可以通过按摩受压部位皮肤以达到预防压疮的目的。对于烦躁或神志不清的患者，应加床边护栏以防止其坠床，必要时可用约束带将四肢固定，以防患者自行拔除输液管道或其他引流管。

7. 监测血糖　由于部分患者出现胰岛素抵抗表现出高血糖，从而导致严重的感染、多发性神经损伤、MODS 甚至死亡。故应严密监测血糖变化，必要时根据医嘱使用胰岛素控制血糖。

8. 镇静镇痛　保持患者安静，避免不必要的搬动，在必要时给予患者镇静措施。疼痛剧烈者可遵医嘱使用镇痛药物。

9. 健康教育

（1）疾病预防：加强自我防护意识，避免各种损伤和意外伤害。

（2）疾病知识：向患者及其家属讲解治疗及护理措施的必要性、疾病的发生发展过程。向患者及家属讲解意外受伤后的初步处理、自我救护知识。

（3）疾病康复：指导患者出院后注意事项，一旦出现病情变化，应及时到医院就诊。

课程思政

　　《列子》中提及的"生不如死,死不知生"和庄子所讲的"方生方死,方死方生",均表达了正视死亡和追求生命内涵的生命哲学。死亡并不是生命的终结,而是生命的延续与传承,是作为生的一部分永存。老子在《道德经》中多次提及面对死亡的观点主要有两个方面,一是认同死亡,人们应该以顺应的态度来面对死亡,而不是一味地逃避,另一方面强调了长生、久视,不仅注意肉体的长生,更注重精神的永恒。人的生命有限,但是不应避讳死亡,人在生时所创造的价值是永恒存在的。

第二节　低血容量性休克

　　低血容量性休克主要因各种原因引起短时间内大量出血,体液丢失或体液积聚在第三间隙,使有效循环血量减少所致。可分为失血性休克(hemorrhagic shock)和创伤性休克(traumatic shock)。

一、失血性休克

(一)病因

　　常见于上消化道大出血、异位妊娠破裂、动脉瘤破裂、实质性脏器(如肝、脾)破裂以及大血管破裂出血等。

(二)处理原则

　　1.补充血容量　可先经静脉快速输注平衡盐溶液和人工胶体液。近年有研究表明,对未有效控制的活动性出血而引起的失血性休克,通过限制性液体复苏可早期生存率得到提高。

　　2.止血　当活动性出血时,应迅速止血。止血措施包括止血带止血、包扎止血、纤维内镜止血、三腔二囊管(图10-4)止血等,这些临时止血措施可以为手术争取时间。当大出血是由实质性脏器破裂或大血管破裂所导致时,需快速补充血容量的同时做好术前准备,尽早进行手术以达到止血的目的。

(二)护理措施

　　迅速建立2条以上静脉通路,补液的种类、量和速度应合理安排,严密观察患者的生命体征。当患者失血量较小且已不再继续出血时,

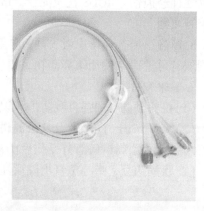

图10-4　三腔二囊管

可表现为患者血压恢复正常并能保持稳定；当患者血红蛋白浓度>100g/L且血细胞比容>30%时，则不需要输血；低于以上标准，可根据患者血压、脉率、中心静脉压及血细胞比容等指标考综合考虑输注血液制品。需要手术的患者应协助医生做好相应的术前准备。其他护理措施参见本章第一节相关内容。

二、创伤性休克

(一)病因

常由严重外伤引起，如大面积撕脱伤、严重烧伤、全身多发性骨折、挤压伤或大手术等。

(二)病理生理

创伤性休克患者由于不仅存在大量血液或血浆的丢失，而且创伤处又有炎性肿胀和体液渗出，受损组织释放的血管活性物质还能够导致微血管扩张和通透性增高，使有效循环血量进一步减少。另外创伤还可通过刺激神经系统，引起疼痛和神经-内分泌系统反应，进而影响心血管功能。某些特殊部位的损伤，如胸部损伤、颅脑外伤等还可直接影响心血管及呼吸功能。

(三)处理原则

补充血容量和对症处理。

1. 急救处理　优先紧急处理危及生命的情况，如胸部损伤所致的连枷胸、开放性或张力性气胸。骨折处应妥善固定并制动，防止加重损伤。

2. 补充血容量　创伤性休克的首要措施仍是积极快速补液，根据患者的临床表现、血流动力学指标、创伤情况等综合考虑补液量及种类。

3. 镇静镇痛　酌情使用镇静镇痛药，因为创伤后剧烈的疼痛可加重应激反应。

4. 手术治疗　手术一般在血压回升或稳定后进行。

5. 预防感染　尽早使用抗生素以预防感染。

(四)护理措施

1. 急救护理　优先处理危及生命的问题，保持呼吸道通畅，迅速控制明显的外出血，受伤肢体妥善固定，采取休克体位。对于需要急诊手术的患者，应积极做好相应的术前准备。

2. 心理护理　护士应做好安慰及解释工作，理解并鼓励患者表达情绪，使患者及家属情绪稳定，配合各项治疗护理措施。

3. 疼痛护理　对与疼痛剧烈者应及时予以镇痛措施。呼吸障碍的患者禁用吗啡，以防呼吸抑制。

4. 其他护理措施　参见本章第一节相关内容。

第三节　感染性休克

感染性休克是指由于病原体(如细菌、真菌或病毒等)侵入人体，向血液内释放内毒素，导致循环障碍、组织灌注不良而引起的休克。

一、病因

(1)腹腔内感染(如急性腹膜炎、急性化脓性阑尾炎、急性梗阻性化脓性胆管炎)。

(2)烧伤脓毒症、泌尿系统感染等

(3)污染的手术或输液等引起。

革兰氏阴性菌为主要致病菌,该类细菌可释放大量内毒素而导致休克,因此又可称为内毒素休克。内毒素与体内的补体、抗体或其他成分结合,造成血管痉挛,使内皮细胞损伤,同时使体内多种炎性介质释放,引起全身炎症反应综合征(SIRS)。SIRS的症状如下:①体温>38℃,或<36℃;②心率>90次/分;③呼吸急促>20次/分或过度通气,$PaCO_2$<32 mmHg;④白细胞计数>12×10^9/L或<4×10^9/L,或未成熟白细胞比值>10%。SIRS进步发展,可导致休克及MODS。

二、病理生理与分类

按血流动力学改变可分为低动力型休克(hypodynamic shock)和高动力型休克(hyperdynamic shock)。

1.低动力型休克　又可称为低排高阻型休克,临床较常见,常由革兰氏阴性菌引起的感染性休克或休克晚期。外周血管收缩,阻力增高,微循环淤滞,毛细血管通透性增高,渗出增加,造成血容量和心排血量减少。因该类休克常皮肤湿冷,故又可称冷休克。

2.高动力型休克　又可称为高排低阻型休克,见于革兰氏阳性菌引起的休克早期,临床较为少见。外周血管扩张,阻力降低,心排血量正常或增高,血流分布异常,动-静脉短路开放增多,存在细胞代谢障碍及能量合成不足是其病理生理特点。因为该类休克的患者皮肤常常比较温暖、干燥,故又称暖休克。当暖休克转为冷休克时,常为病情加重的表现。

三、临床表现

两种类型的感染性休克,其临床表现如表10-5所示。

表10-5　感染性休克的临床表现

临床表现	低动力型(冷休克)	高动力型(暖休克)
神志	烦躁不安或淡漠、嗜睡	清醒
皮肤色泽	苍白或发绀	淡红或潮红
皮肤温度	湿冷	温暖、干燥
毛细血管充盈时间	延长	1~2秒
脉搏	细速	慢而有力
脉压(mmHg)	<30	>30
尿量(mL/h)	<25	>30

四、处理原则

感染性休克是临床急症,应立即进行处理(图 10-5)。

1. 液体复苏　脓毒性休克患者,在早期液体复苏以及随后的血容量扩充时,推荐选择晶体液。对脓毒症所致的低灌注进行液体复苏,需要在起始 3 小时内输注至少 30 mL/kg 的晶体液。推荐进行补液试验,如果血流动力学指标持续改善,则可以继续输注液体。对于脓毒症或脓毒性休克患者,不建议使用羟乙基淀粉进行血容量扩充。

2. 控制感染　尽早处理原发病灶,凡有手术指征者,及时引流脓液或清除感染病灶和坏死组织,抗生素治疗绝不能替代手术治疗。对于脓毒症或脓毒性休克患者,使用一种或者更多的抗生素进行经验性的广谱治疗,以覆盖所有可能的病原体,包括细菌及可能的真菌或者病毒。一旦确认病原微生物并获得药敏结果和(或)临床情况已充分改善,需要缩小经验性抗生素治疗的范围。在识别脓毒性休克后,推荐在 1 小时内尽快静脉给予抗生素治疗。对于中性粒细胞减少的脓毒症/菌血症,反对常规进行联合治疗。对于脓毒性休克患者,抗生素的剂量优化策略应基于目前公认的药效学/药代动力学原则及药物的特性。

3. 纠正酸碱平衡失调　应予以纠正严重酸中毒,并复查动脉血气分析结果。

4. 应用血管活性药物　经补充血容量、纠正酸中毒后,如休克仍未见好转,应考虑使用血管扩张药物。对于需要使用血管活性药物的脓毒性休克患者,推荐初始的目标平均动脉压为 65 mmHg。心功能受损者,可给予强心药物。注意观察用药期间的血压变化。推荐去甲肾上腺素作为首选的血管加压药物。

5. 应用糖皮质激素　一般主张早期、大剂量、短程治疗,使用剂量可达正常剂量的 10~20 倍,但应注意连续使用时间不宜超过 48 小时。

6. 血制品的使用　输注红细胞常在血红蛋白降至<7g/dL 时进行,但要除外心肌缺血、严重低氧血症或者急性出血等情况。

7. 其他　如营养支持、重要脏器功能障碍的处理等。

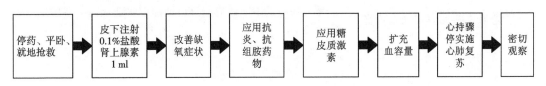

停药、平卧、就地抢救 → 皮下注射 0.1% 盐酸肾上腺素 1 ml → 改善缺氧症状 → 应用抗炎、抗组胺药物 → 应用糖皮质激素 → 扩充血容量 → 心脏骤停持续实施心肺复苏 → 密切观察

图 10-5　感染性休克处理原则

五、护理措施

1. 正确采集标本　采集标本在抗生素使用前进行,并及时送检。局部感染病灶者,进行细菌培养时可采集局部分泌物或穿刺抽取脓液。全身脓毒血症者,在寒战、高热发作时采集血标本检出率更高。

2. 给氧　氧疗可减轻酸中毒,改善组织缺氧。需注意监测血氧饱和度、末梢血液循环情况等，维持血氧饱和度≥92%。

3.营养　对于脓毒性休克患者，在能够接受肠内营养的情况下，应该早期启动肠内营养。危重症患者如果早期肠内营养不耐受，推荐在最初7天内静脉输注葡萄糖联合可耐受的肠内营养。

4.其他护理措施　参见本章第一节相关内容。

第四节　心源性休克

心源性休克是由于心脏泵血功能发生障碍，导致心输出量降低，引起组织灌注不足、缺血缺氧的临床综合征。

一、病因

引起心源性休克的病因如表10-6所示。

表10-6　心源性休克病因

病因	常见疾病
心肌收缩力极度降低	急性暴发性心肌炎、各种心脏病的终末期大面积心肌梗死、严重心律失常、药物作用
心室射血障碍	多发性大面积肺梗死、乳头肌或腱索断裂严重主动脉口或肺动脉口狭窄
心室充盈障碍	急性心包压塞，严重二、三尖瓣狭窄心室内占位性病变，限制型心肌病
混合型	同一患者同时存在两种或两种以上的原因
心脏直视手术后低排综合征	手术后心脏不能适应前负荷增加手术造成的某些解剖学改变

二、处理原则

1.一般治疗　绝对卧床休息、镇痛、高流量吸氧和迅速建立静脉通道，补充血容量，进行心电监护和建立血流动力学监测，留置尿管以观察尿量，积极对症治疗和加强支持治疗。注意保暖和保持病室安静。

2.补充血容量　右心室梗死导致低血压时应充分扩容。心源性休克患者无心衰症状和肺水肿表现时，可行小剂量液体负荷试验，快速给予生理盐水100~250 mL后观察反应。如患者出现肺水肿表现，应限制液体；如通过液体治疗低灌注未获明显改善或出现肺水肿，则考虑使用血管升压药或正性肌力药物。

3.血管活性药物　正性肌力药可在重建冠脉血流和恢复左心室功能前起到暂时的稳定作用，同时使用血管升压药与正性肌力药，效果更好。升压药首选去甲肾上腺，应慎用多巴胺，因其可增加心源性休克的病死率。正性肌力药物首选多巴酚丁胺，患者收缩压过低时应慎用，因其有扩血管的效应。米力农可增加心肌收缩力，同时有扩张血管作用，但严重低血压时也应慎用。有研究表明应用左西孟旦有助于早期改善血流动力学紊乱和心脏功能，对肝肾功能损伤及血压影响较轻，应用相对安全。当药物仍无法纠正休克时，应考虑采用主动脉内球囊反搏术（IABP）进行机械性支持。

4.主动脉内球囊反搏术　主动脉内球囊反搏术（IABP）主要用于急性心肌梗死、重症心肌炎合并心的源性休克的循环支持。

5.早期血管重建　急性心梗并发心源性休克的患者，经皮冠状动脉介入疗法（PCI）或冠脉旁路移植手术（搭桥术）是治疗的首选方法。

6.溶栓治疗　如果无条件进行冠脉介入或搭桥手术或患者需要较长时间的转运才能到达有条件的医院，可给予溶栓治疗。

7.经皮左心室辅助装置　经皮左心室辅助装置可作为心脏移植前的过渡支持手段。

8.其他治疗　心律失常引起的心源性休克应快速纠正心律失常。急性心脏压塞引起的心源性休克应穿刺抽液或手术解除心脏压塞。慢性充血性心力衰竭应积极治疗慢性充血性心力衰竭。

三、护理措施

1.休息与体位　绝对卧床，取休克体位。心源性休克伴心力衰竭患者可采用半卧位。

2.给氧　高浓度氧疗是心源性休克患者的重要措施。

3.镇痛　急性心肌梗死时的剧痛对休克不利，因剧痛本身可导致休克，应遵医嘱用吗啡、哌替啶等止痛，同时用镇静剂以减轻患者精神紧张和心脏负担。

4.手术护理　协助医生做好 PCI 或搭桥术的术前准备以及做好术后护理。

5.其他护理措施　参见本章第一节相关内容。

第五节　过敏性休克

过敏性休克（anaphylactic shock）是外界某些抗原性物质进入已致敏的机体后，通过免疫机制在短时间内发生的一种强烈的累及多脏器症状群。

一、病理生理

绝大多数的过敏性休克属 I 型变态反应。外界的抗原性物质进入体内能刺激免疫系统产生相应的 IgE 抗体，这些特异性 IgE 有较强的亲细胞特质，能与皮肤、支气管、血管壁等的"靶细胞"结合。此后当同一抗原物质再次与已致敏的机体接触时，就能激发广泛的 I 型变态反应。

二、临床表现

过敏性休克的表现与严重程度因机体反应性、抗原进入量及途径等不同而有很大差别。本病大都突然发生,约半数以上患者在接受病因抗原(如青霉素 G 注射等)5 分钟内发生症状,仅 10% 的患者症状起于半小时以后,极少数患者在连续用药的过程中出现。

(一)休克症状

出汗、面色苍白、脉速而弱,四肢湿冷、发绀,烦躁不安、意识不清或完全丧失,血压迅速下降乃至测不出,脉搏消失。

(二)过敏相关症状

(1)呼吸道症状:胸闷、气促、哮喘与呼吸困难,伴濒死感。

(2)循环衰竭症状:面色苍白,出冷汗、发绀,脉搏细弱,血压下降。

(3)中枢神经系统症状:面部及四肢麻木。意识丧失,抽搐或大小便失禁等。

(4)其他过敏反应表现:荨麻疹,恶心、呕吐、腹痛与腹泻等。

三、处理原则

去除过敏原,积极抗过敏,对症治疗。

(1)去除过敏原　立即停止使用或清除引起过敏反应的物质。

(2)保持呼吸道通畅　给予患者氧气吸入,改善缺氧症状。

(3)药物治疗　皮下注射 0.1% 盐酸肾上腺素 1 mL,小儿剂量酌减。应用糖皮质激素和抗组胺药物。

(4)维持有效循环血量　迅速建立静脉通道进行补液。

四、护理措施

过敏性休克应立即进行处理(图 10-6)。

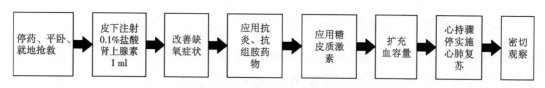

图 10-6　过敏性休克护理措施

(1)立即停药,协助患者平卧,报告医生,就地抢救。

(2)立即皮下注射 0.1% 盐酸肾上腺素 1 mL,小儿剂量酌减。如果症状不缓解,可皮下或静脉注射该药 0.5 mL 每隔半小时一次,直到患者脱离危险。

(3)改善缺氧症状,给予患者氧气吸入。当呼吸抑制时,应立即口对口人工呼吸,并肌内注射呼吸兴奋剂(如尼可刹米、洛贝林等)。必要时插入气管导管,借助人工呼吸机辅助或控制呼吸。喉头水肿者应尽快施行气管切开。

(4)根据医嘱静脉注射地塞米松 5~10 mg 或将氢化可的松琥珀酸钠 200~400 mg 加

入 5%~10% 葡萄糖溶液 500 mL 内静脉滴注；应用抗组胺药物(如肌内注射盐酸异丙嗪 25~50 mg 或苯海拉明 40 mg)。

(5)扩充血容量：静脉滴注 10% 的葡萄糖溶液或平衡盐溶液。如血压仍不回升，可遵医嘱加入多巴胺或去甲肾上腺素静脉滴注。

(6)若发生呼吸心搏骤停，立即实施体外心脏按压，气管内插管或人工呼吸等急救措施。

(7)密切观察病情，记录患者生命体征、神志和尿量等病情变化。

(8)其他护理措施见本章第一节相关内容。

第六节　神经源性休克

神经源性休克是动脉阻力调节功能严重障碍，血管张力丧失，引起血管扩张，导致周围血管阻力降低，有效血容量减少性休克。

一、病因

多见于严重创伤、剧烈疼痛(脑腔、腹腔或心包穿刺等)刺激，以及高位脊髓麻醉或损伤。

二、临床表现

1.头晕、面色苍白、出汗。
2.疼痛、恶心、呕吐。
3.胸闷、心悸、呼吸困难。
4.脉搏增快、血压下降。

三、处理原则

1.立即平卧，去除神经刺激因素，给予氧气吸入。
2.药物治疗：立即皮下或肌内注射肾上腺素，遵医嘱使用止痛药物。
3.迅速补充有效血容量，维持正常血压。

四、护理措施

1.吸氧　给予患者氧气吸入。
2.镇痛　剧痛者遵医嘱给予哌替啶 50~100 mg 或吗啡 5~10 mg 肌内注射。
3.其他　其他护理措施见本章第一节相关。

参考文献

[1] 李乐之，路潜.外科护理学[M].北京：人民卫生出版社，2017.

[2] 潘晓鸿，陈园园，方强.脉搏指示连续心排量监测左西孟旦在急性心肌梗死合并心源性休克老年患

　　者中的应用[J].中国老年学杂志，2018，38(03)：519-521.

[3] 朱文霞，薛素梅，姬晓艳.主动脉球囊反搏术治疗急性心肌梗死合并心源性休克循证护理应用[J].中国循证心血管医学杂志，2016，8(09)：1075-1076.

[4] 唐学杰.急诊医学[M].北京：中国协和医科大学出版社，2016.

苏彦超，许鹏，王丁.心血管内科疾病临床诊疗技术[M].北京：中国医药科技出版社，2016.

[5] 李小寒，尚少梅.基础护理学[M].6版.北京：人民卫生出版社，2017.

[6] 江利冰，李瑞杰，张斌，等.2016年脓毒症与脓毒性休克处理国际指南[J].中华急诊医学杂志，2017，26(3)：263-266.

[7] 陈孝平，汪建平，赵继宗.外科学[M].9版.北京：人民卫生出版社.2018.

本章小结

　　本章主要介绍了休克的相关知识，具体涵盖低血容量性休克、感染性休克、心源性休克、过敏性休克、神经源性休克的内容。本章围绕各类休克的病因与分类、病理生理、临床表现、辅助检查、处理原则、护理评估、护理诊断与护理措施展开，要求学生能够掌握休克的概念、临床表现、治疗原则和护理措施。

习题测验

第十一章

内分泌系统管理

内分泌系统管理PPT

学习目标

识记：
各类内分泌危象的定义和特点。
理解：
各类内分泌危象的病因、相关辅助检查和临床表现。
运用：
掌握各类内分泌危象的治疗及护理措施，并予以应用。

机体的各种细胞与分子功能都依赖于内分泌系统的调节。急危重症患者的内分泌功能紊乱可能会对患者造成灾难性的后果。急诊常见的内分泌危象包括高血压危象、高血糖危象和低血糖危象。

第一节　高血压危象

预习案例

患者王先生，男性 61 岁，头晕、胸闷 3 小时。既往有高血压病史，平时血压控制不理想。体格检查：T 36.8℃，P 106/分，R 22 次/分，BP 200/125 mmHg。

思考

1.该患者病情观察的要点有哪些？

2.在用药过程中，患者的护理要点有哪些？

　　高血压危象（hypertensive crisis）是高血压急症（hypertensive emergencies）及高血压亚急症（hypertensive urgencies）的总称，是由于血压急性升高而影响机体脏器功能，伴或不伴机体脏器损害的临床综合征。高血压危象具有发病急、病情发展快的特点，对患者进行静脉用药不仅可以对剂量进行准确的控制，而且起效快，降压效果好。在高血压危象患者发病之后的 0.5~1 小时之内及时进行降压处理非常关键，如未采取急救措施，则会发生较为严重的并发症。

一、概述

　　高血压急症指血压短时间内严重升高（收缩压>180 mmHg 和/或舒张压>120 mmHg）并伴发进行性靶器官损害。高血压急症的靶器官损害主要表现为高血压脑病、急性脑卒中（出血性、缺血性）、急性冠状动脉综合征、急性左心衰竭、主动脉夹层以及子痫前期和子痫等。围手术期高血压急症和嗜铬细胞危象也属于高血压急症范畴。高血压急症危害严重，通常需立即进行降压治疗以阻止靶器官进一步损害。高血压亚急症指血压显著升高但不伴靶器官损害，通常不需住院，但应立即进行口服联合抗高血压药治疗，评估、监测高血压导致的心、脑、肾等靶器官损害并确定导致血压升高的可能原因。

（一）病因与发病机制

　　1. 病因　原发性或继发性高血压，在病程中由于各种因素如情绪失控、过度劳累寒冷刺激、精神创伤、嗜铬细胞瘤阵发性高血压发作等影响下，全身小动脉发生强烈的痉挛，而使血压急剧上升，影响重要器官血液供应而产生的危急症状。

　　2. 发病机制　各种高血压急症的发病机制不尽相同，某些机制尚未完全阐明，但均与下列共同机制有关。各种诱因如应激因素（严重精神创伤、情绪过于激动等）、神经反射异常、内分泌激素水平异常等作用下，使交感神经张力亢进和缩血管活性物质（如肾素、血管紧张素Ⅱ等）激活释放增加，诱发短期内血压急剧升高。同时，全身小动脉痉挛导致压力性多尿和循环血容量减少，反射性引起缩血管活性物质激活导致进一步的血管收缩和炎症因子（如白细胞介素-6）的产生，形成病理性恶性循环。升高的血压导致内皮受损，小动脉纤维素样坏死，引发缺血、血管活性物质进一步释放，继而形成恶性循环，加重损

高血压急症患者靶器官
损害临床表现

伤。再加上肾素—血管紧张素系统、压力性利钠作用等因素的综合作用，导致了高血压急症时的终末器官灌注减少和功能损伤，最终诱发心、脑、肾等重要脏器缺血和高血压急症。高血压急症患者血栓形成，纤溶和炎症相关的标志物升高，提示血小板激活可能参与早期的病理生理过程。

（二）临床表现

　　高血压急症的临床表现因临床类型不同而异，但共同的临床特征是短时间内血压急剧升高，同时出现明显的头痛、眩晕、烦躁、恶心呕吐、心悸、气急和视力模糊等靶器官急性损害的临床表现。

高血压亚急症患者非靶器官
损害临床症状和体征

　　高血压急症靶器官损伤主要表现为急性冠状动脉综合征、急性脑卒中、高血压脑病、

急性心力衰竭、急性主动脉夹层、子痫前期和子痫等，部分非靶器官损害症状易被误判为靶器官损害，临床应注意区别，真正区分是否伴有靶器官损害需要结合相应的辅助检查，对脏器进行评估，才能明确诊断。

二、临床评估与判断

(一)病史询问

患者有无高血压病史、药物治疗情况及血压控制程度；有无使血压急剧升高的诱因，明确有无特殊用药史，如拟交感神经药物或违禁药物(如可卡因)等；通过特异性的症状评估判定有无潜在的重要靶器官损伤。血压异常升高常见诱因包括：停用降压治疗、急性感染、急性尿潴留、急慢性疼痛、服用拟交感毒性药品(可卡因、麦角酸二乙酰胺、安非他命)；惊恐发作；服用限制降压治疗效果的药物(非甾体类抗炎药、胃黏膜保护剂)。

(二)体格检查

1. 血压　血压突然升高，收缩压>200 mmHg，甚至>260 mmHg；舒张压>130 mmHg

2. 眼底视网膜病变　眼底视网膜出血、渗出和/或视神经乳头水肿。必要时可散瞳检查。新发的出血、渗出、视神经乳头水肿情况存在则提示高血压急症。

3. 神经系统　表现烦躁不安、口干、多汗、头痛、嗜睡、抽搐、昏迷。注意评估意识状态、有无脑膜刺激征、视野改变及局部病理性体征等。

4. 循环系统　心脏增大，可出现急性左心衰竭，甚至引起急性肺水肿，患者出现呼吸困难，肺部听诊可发现有无肺水肿。心脏检查可发现心脏扩大、颈静脉怒张、双肺底湿啰音、病理性第三心音或奔马律。

5. 肾脏　有少尿、氮质血症急性肾衰竭表现。腹部听诊可发现肾动脉狭窄导致的杂音。

(三)实验室检查

1. 血常规检查　红细胞压积和有无贫血。

2. 血清学检查　肾功能损害指标，如肌酐、尿素氮升高，注意有无血糖升高，有无血电解质改变(皮质醇增多症可有低钾血症)。心肌损伤标志物、脑钠肽(BNP 或 NTpro-BNP)

3. 尿常规检查　有无白细胞、蛋白尿和血尿。

(四)影像学检查

1. 心电图　寻找心肌缺血、心肌梗死、心室肥厚的证据，若存在 PR 间期延长或其他传导异常，应慎用 β 受体阻滞剂。

2. 胸部 X 线　观察有无充血性心衰、肺水肿征象，注意心脏、主动脉形态。

3. 头颅 CT　严重高血压伴意识改变(如颅内出血)严重头痛(蛛网膜下腔出血)患者，有行头颅 CT 检查指征。必要时需要行头颅磁共振(MRI)检查以资鉴别。

(五)诊断标准

多数患者有原发性或继发性高血压病史。血压显著升高，常以舒张压升高更明显，多>130 mmHg，眼底检查视网膜出血、渗出及视神经乳头水肿。伴或不伴有不同程度心、脑，肾功能障碍症状体征及实验室检查异常表现，可考虑诊断高血压危象。

三、急救与护理措施

(一)急救原则

1. 基本原则

在遇到血压显著升高的患者时，首先并不是盲目给予降压处理，而是要通过病史采集、体格检查以及必要的实验室检查对患者进行评估，查找引起患者血压急性升高的临床情况和诱因，评估患者是否有靶器官损害、损害的部位以及程度。初步诊断为高血压急症的患者应及时给予紧急有效的降压治疗，给予静脉降压药物，根据临床情况选择单药或联合使用，以预防或减轻靶器官的进一步损害，同时去除引起血压急性升高的可逆临床情况或诱因，在短时间内使病情缓解，预防进行性或不可逆性靶器官损害，降低患者病死率。降压应遵循迅速平稳降低血压、控制性降压、合理选择降压药物的原则。

2. 血压控制节奏和降压目标

高血压急症的血压控制并非越快越好，也并非越低越好，需要对患者充分评估的基础上，制定个体化的治疗方案，有节奏有目标地降低血压，以下是高血压急症总体的降压目标，针对不同合并症，需要细化并个体化治疗。

降压治疗第一目标：高血压急症降压治疗的第一目标是在30~60分钟将血压降低到一个安全水平。由于患者基础血压水平各异，合并的靶器官损害不一，这一安全水平应根据患者的具体情况决定。除特殊情况外，建议第1~2小时使平均动脉血压迅速下降但不超过25%。在紧急降压治疗时，应充分认识到血压自身调节的重要性。如果通过治疗血压急骤降低，缩小血管床的自身调节空间，有时可导致组织灌注不足和(或)梗死。

降压治疗第二目标：在达到第一目标后，应放慢降压速度，加用口服降压药，逐步减慢静脉给药的速度，逐渐将血压降低到第二目标。建议给予降压治疗后2~6小时将血压降至约160/100 mmHg，根据患者的具体病情适当调整。

降压治疗第三目标：若第二目标的血压水平可耐受且临床情况稳定，在以后24~48小时逐步降低血压达到正常水平。合并不同靶器官损害者降压目标。

3. 合理选择降压药

对于多数高血压急症，通常需要持续通过静脉使用降压药物，遵循个体化以及依据目标调整降压的原则，有计划、分步骤地快速、平稳地降低血压，以保护靶器官是选择静脉制剂的根本原则。

常用高血压急症静脉治疗药物

硝普钠

(二)护理措施

(1)绝对卧床休息,加强安全防护,对烦躁不安者用约束带束缚。清醒患者给予平卧位,头部垫上软枕头,稍后仰。昏迷患者头偏向一侧,有呕吐物应及时清除,以防窒息。

(2)保持呼吸道通畅,舌根后坠的患者应用舌钳将舌头拉出,并放入口咽通气管,必要时行气管插管。呼吸道分泌物增多者,给予吸痰,每次吸痰时间不宜超过 15 秒,给予低流量持续吸氧。

(3)快速建立多条脉输液通路。硝普钠适用于高血压危象,是强效血管扩张药,扩张周围血管使血压下降,起效快、易调节、作用时间快以保证及时输入抢救药物。滴注降压药物时,严格按给药剂量,调节滴速,防止血压骤降。

(4)头部置冰帽或冰枕,以降低头部温度,减少脑细胞的耗氧量,达到减轻脑水肿的目的。

(5)病情观察:①持续心电监护,严密监测生命体征;最初 48 小时内血压降低幅度,舒张压不低于 100 mmHg,收缩压不低于 160 mmHg,血压降到初步治疗目标后应维持数天,在以后 1~2 周内,再的酌情将血压逐步降到正常;②并发症观察:如发现血压急剧增高,伴有剧烈头痛、头晕、恶心、呕吐,气促、面色潮红、视力模糊、肺水肿等,立即通知医生,准备快速降压药物。③观察用药的不良反应:使用利尿剂应观察尿量变化,注意对电解质的监测;甘露醇应在 20 分钟内滴完,防止药液渗漏出血管外;β 受体阻滞剂可引起心动过缓、支气管痉挛及心肌收缩力减弱;钙通道阻滞剂可出现头晕、头痛及反射性心动过速;血管紧张素转换酶抑制剂可引起干咳、头晕乏力。

第二节 血糖管理

预习案例

患者,女性,17 岁,主诉恶心、发热 2 天,呕吐伴心悸 1 天。既往身体健康,近 5 年无任何医疗机构就诊史,无明确的心血管系统及消化道疾病史,最近两年患者喜欢多饮水,但无多尿病史,无特殊饮食史。其家族无遗传代谢性疾病病史,生活环境及日常生活条件优良。入院时患者神志清楚,体格检查显示:T 37.5℃,P 150 次/分,R 21 次/分,BP 133/68 mmHg。患者逐渐出现神志淡漠,气促,R 30 次/分,BP 138/91 mmHg,P127 次/分。尿常规:pH 5.0,GLU: 56 mmol/L,KET 15 mmol/L,SG 1.02;动脉血气:pH <6.8,PCO_2 29 mmHg,$PO_2$160 mmHg,BEecf 测不出。

思考

1. 该患者可能出现了什么问题?

2. 该患者在急救过程中的护理要点有哪些?

一、高血糖危象

高血糖危象包括糖尿病酮症酸中毒（DKA）和高血糖高渗性综合征（HHS），是糖尿病的两种重要的急性并发症，在1型和2型糖尿病中均可发生。DKA也是儿童和青少年糖尿病患者的主要死因之一，发展中国家的DKA和HHS的发生率及病死率更是居高不下。

（一）诱因

高血糖危象的主要诱因有胰岛素治疗不当和感染，其他诱因包括急性胰腺炎、心肌梗死、脑血管意外，诱发高血糖危象的药物包括糖皮质激素、噻嗪类利尿剂、拟交感神经药物及第二代抗精神病药。新发1型或2型糖尿病在胰岛素治疗中断后常可引起DKA。因一些疾病而限制水摄入及卧床，且渴感反应的减弱常会引起严重脱水和HHS。1型糖尿病由精神疾病或饮食紊乱导致的DKA占DKA发生率的20.0%。

糖尿病酮症酸中毒及高血糖高渗性综合征的主要诱因

（二）临床表现及体格检查

1型、甚至2型糖尿病的DKA常呈急性发病，HHS发病缓慢，历经数日到数周。1型糖尿病有自发DKA的倾向，2型糖尿病在一定诱因下也可发生DKA，其中20.0%~30.0%的患者既往无糖尿病史。在DKA发病前数天，糖尿病控制不良的症状就已存在，但酮症酸中毒的代谢改变常在短时间内形成（一般<24小时）。有时所有症状可骤然发生，无任何先兆。

DKA和HHS的临床表现可有：多尿、多饮、多食、体重减轻、呕吐、腹痛（仅DKA）、脱水、虚弱无力、意识模糊，最终陷入昏迷。体格检查可发现有皮肤弹性差、Kussmaul呼吸（DKA）、心动过速、低血压、精神改变，最终昏迷（更常见于HHS）。HHS还可表现为局灶神经症状（偏盲和偏瘫）及占位性表现（局灶性或广泛性）。DKA患者常见症状为恶心、呕吐和弥漫性腹痛，但HHS患者罕见。所以对腹痛患者需认真分析，因为腹痛既可是DKA的结果，也可是DKA的诱因（尤其在年轻患者）。若脱水和代谢性酸中毒纠正后，腹痛仍不缓解，则需进一步检查。

与DKA相比，HHS失水更为严重、神经精神症状更为突出。尽管感染是DKA和HHS的常见诱因，但由于早期外周血管舒张，患者体温可正常，甚至低体温。低体温是预后不良的标志。

（三）实验室检查

对于考虑DKA或HHS的患者，首要的实验室检查应包括：血糖、尿素氮/肌酐、血清酮体、电解质、渗透压、尿常规、尿酮体、血气分析、血常规、心电图。若怀疑合并感染还应进行血、尿和咽部的细菌培养。如有相关指征，还应做胸部X线片检查，同时给予适当抗生素治疗。糖化血红蛋白检测有助于判断近期病情控制情况。

（四）诊断与鉴别诊断

早期诊断是决定治疗成败的关键，临床上对原因不明的恶心、呕吐、酸中毒、失水、休克、昏迷的患者，尤其是呼吸有酮味（烂苹果味）、血压低而尿量多者，不论有无糖尿病病史，均应想到本病的可能。应立即检测末梢血糖、血酮、尿糖、尿酮，同时抽血查血糖、血酮(β-羟丁酸)、尿素氮、肌酐、电解质、血气分析等以确定或排除本病。

鉴别诊断包括：①糖尿病酮症：在 DKA 发展过程中当患者对酸碱平衡处于代偿阶段，可仅表现为酮症。诊断标准为：血酮≥3 mmol/L 或尿酮体阳性，血糖>13.9 mmol/L 或已知为糖尿病患者，血清 $HCO_3^->18$ mmol/L 和(或)动脉血 pH>7.3；②其他类型糖尿病昏迷：低血糖昏迷、高血糖高渗状态、乳酸性酸中毒；③其他疾病所致昏迷：脑膜炎、尿毒

糖尿病酮症酸中毒(DKA)和高血糖
高渗性综合征(HHS)的诊断标准

症、脑血管意外等。部分患者以 DKA 为糖尿病首发表现，某些病例因其他疾病或诱因为主诉，有患者 DKA 与尿毒症或脑卒中共存等使病情更为复杂，应注意辨别。

（五）急救与护理措施

DKA 和 HHS 的治疗原则：快速补液以恢复血容量、纠正失水状态，降低血糖，纠正电解质及酸碱平衡失调，同时积极寻找和消除诱因，防治并发症，降低病死率。主要治疗方法包括：补液、胰岛素、补钾、补碱及磷酸盐治疗。

高血糖危象糖尿病酮症酸中毒(DKA)和
高血糖高渗性综合征(HHS)的鉴别

1. 补液治疗

第 1 小时输入 0.9% 生理盐水，速度为 15~20 mL/(kg·h)，一般成人 1.0~1.5 L。随后补液速度取决于脱水程度、电解质水平、尿量等。若纠正后的血钠正常或升高，则最初以 250~500 mL/h 的速度补充 0.45% 的氯化钠溶液，同时输入生理盐水。若纠正后血钠低于正常，仅输入生理盐水。要在第 1 个 24 小时内补足预先估计的液体丢失量，补液治疗是否奏效，要看血流动力学(如血压)、出入量、实验室指标及临床表现。对有心、肾功能不全者，在补液过程中要监测血浆渗透压，并经常对患者心脏、肾脏、神经系统状况进行评估以防止补液过多。当 DKA 患者血糖≤11.1 mmol/L，HHS 患者血糖≤16.7 mmol/L 时，须补 5% 葡萄糖并继续胰岛素治疗，直至血酮、血糖均得到控制。

2. 胰岛素治疗

连续静脉输注胰岛素 0.1U/(kg·h)，若第 1 小时内血糖下降不足 10%，则以 0.14 U/kg 静脉输注后继续以先前速度输注。床旁监测患者血糖及血酮，当 DKA 患者血酮的降低速度<0.5 mmol/(L·h)，则需增加胰岛素的剂量 1U/h，同时检查静脉胰岛素注射泵装置(DKA 治疗期间不建议经皮下胰岛素泵注射)，确保装置正常运行。当 DKA 患者血糖达到 11.1 mmol/L 或 HHS 患者达到 16.7 mmol/L，可减少胰岛素输入量至 0.02~0.05 U/(kg·h)，此时静脉补液中应加入葡萄糖。此后需要调整胰岛素给药速度及葡萄糖浓度以维持血糖处于 8.3~11.1 mmol/L(DKA) 或 13.9~16.7 mmol/L(HHS)，DKA 患者血酮<0.3 mmol/L。

DKA 缓解标准包括血糖<11.1 mmol/L，血酮<0.3 mmol/L，血清 HCO_3^-≥15 mmol/L，静脉血 pH>7.3，阴离子间隙≤12 mmol/L。需持续进行胰岛素输注直至 DKA 缓解，不可完全依靠监测尿酮值来确定 DKA 的缓解，因尿酮在 DKA 缓解时仍可持续存在。HHS 缓解的标准还包括渗透压及精神神经状态恢复正常。DKA 及 HHS 缓解且患者可进食时，

可改为胰岛素皮下注射。已确诊糖尿病的患者可给予 DKA 和 HHS 起病前的胰岛素治疗剂量，未用过胰岛素者，起始可给予 0.5~0.8U/(kg·d) 胰岛素方案。

3. 补钾治疗

尽管机体的总钾量不足，但高血糖危象患者常发生轻至中度高钾血症。随着胰岛素的使用、酸中毒的纠正、补液扩容等治疗均使血钾浓度下降。为防止发生低钾血症，在血钾<5.2 mmol/L 时，并有足够尿量(> 40 mL/h)时，应开始补钾。一般在每升输入溶液中加氯化钾 1.5~3.0g，以保证血钾在正常水平。若发现血钾<3.3 mmol/L，应优先进行补钾治疗。

4. 护理措施

(1)即刻护理措施：保持呼吸道通畅，防止误吸，必要时建立人工气道。如有低氧血症伴呼吸困难，给予吸氧 3~4 L/min。立即查验血糖、血酮、留尿标本，建立静脉通路，立即开放 2 条以上静脉通道补液。采取动脉血标本行血气分析，及时送检血、尿等相关检查标本。

(2)补液：对抢救 DKA 患者十分关键，补液治疗不仅能纠正失水，快速恢复肾灌注，还利有于降低血糖、排出酮体。通常先补充生理盐水。补液量和速度的管理非常重要，DKA 失水量可超过体重的 10%，可根据患者体重和失水程度来估算。如患者无心衰，开始时补液速度较快，在 2 小时内输入 0.9%氯化钠 1000~2000 mL，以尽快补充血容量，改善周围循环和肾功能。之后根据血压、心率、每小时尿量、周围循环情况及有无发热、呕吐、腹泻等决定补液量和速度，老年患者及有心肾疾病患者，必要时监测中心静脉压，以便调节输液速度和量。第 2~6 小时输液 1000~2000 mL。第一个 24 小时输液量总量一般为 4000~6000 mL，严重失水者可达 6000~8000 mL。如治疗前已有低血压或休克，快速输液不能有效升高血压，应按医嘱输入胶体溶液并采取其他抗休克措施。补液途径以静脉为主，胃肠道补液为辅，励清醒患者多饮水，昏迷患者可通过胃管补液，但不宜用于有呕吐、胃肠胀气或上消化道出血者。

(3)胰岛素治疗：目前均采用小剂量(短效)胰岛素治疗方案，即每小时给予每公斤体重 0.1U 胰岛素，以便血糖快速平稳下降而又不发生低血糖，同时抑制脂肪分解和酮体生成，通常将短效胰岛素加入生理盐水中持续静脉滴注。血糖下降速度一般以每小时约下降 3.9~6.1 mmol/L(70~110 mg/dL)为宜，每 1~2 小时复查血糖，若 2 小时后血糖下降不理想或反而升高，且脱水已基本纠正，提示患者对胰岛素敏感性较低，胰岛素剂量可加倍。当血糖降至 13.9 mmol/L 时，可按医嘱开始输入 5%葡萄糖溶液，按比例加入短效胰岛素，此时仍需每 4~6 小时复查血糖，调节输液中胰岛素比例。患者尿酮体消失后，可根据其血糖、进食情况等调节胰岛素剂量或改为每 4~6 小时皮下注射一次胰岛素，使血糖水平稳定在较安全的范围内。病情稳定后过渡到胰岛素常规皮下注射。

(4)纠正电解质及酸碱平衡失调：轻、中度 DKA 经输液和胰岛素治疗后，酮体水平下降，酸中毒随代谢紊乱的纠正而恢复，一般不必补碱。血 pH≤7.1 的严重酸中毒影响心血管、呼吸和神经系统功能，应给予相应治疗，但补碱不宜过多、过快，以防诱发或加重脑水肿、血钾下降和反跳性碱中毒等。应采用小剂量等渗碳酸氢钠(1.25%~1.4%)溶液静脉输入，补碱的同时应监测动脉血气情况。

（5）严密观察病情：在抢救患者的过程中需注意各治疗措施之间的协调，重视病情观察，防治并发症，尤其是脑水肿和肾衰竭等，以维持重要脏器的功能。①生命体征的观察：严重酸中毒可使外周血管扩张，导致低体温和低血压，并降低机体对胰岛素的敏感性，故应严密监测患者体温、血压的变化，及时采取措施。②心律失常、心力衰竭的观察：血钾过低、过高均可引起严重的心律失常，应密切观察患者心电监护情况，尽早发现，及时治疗。年老或合并冠状动脉病（尤其是心肌梗死）、补液过多可导致心力衰竭和肺水肿，应注意预防，一旦出现患者咳嗽、呼吸困难、烦躁不安、脉搏加快，特别是在昏迷好转时出现上述表现，提示输液过量的可能，应立即减慢输液速度，并立即报告医生，遵医嘱给予及时处理。③脑水肿的观察：脑水肿是 DKA 最严重的并发症，病死率高，可能与补碱不当、长期脑缺氧和血糖下降过快、补液多等因素有关，需密切观察患者的意识状态、瞳孔大小和对光反射情况。如 DKA 患者经治疗后血糖下降、酸中毒改善，但昏迷反而加重，或患者虽然一度清醒，但出现烦躁、心率快等，要警惕脑水肿的可能。④尿量的观察：密切观察患者尿量的变化，准确记录 24 小时液体出入量。DKA 时失水、休克，或原来已有肾脏病变等，均可引起急性肾衰竭，肾衰竭是本症主要死亡原因之一，要注意预防。尿量是衡量患者失水状态和肾功能的简明指标，如尿量<30 mL/h时，应及时通知医生，给予积极处理。

（6）积极处理诱因，预防感染，遵医嘱应用抗生素。

（7）其他：及时采血、留取尿标本，检测尿糖、尿、电解质及血气分析等结果。加强基础护理，昏迷患者应勤翻身，做好口腔和会阴护理，防止压疮和继发性感染的发生。

（8）基础护理：患者绝对卧床休息，注意保暖。昏迷者应保持气道通畅，保持皮肤清洁，预防压疮和继发性感染的发生。

儿童与青少年高血糖危象的
诊断与治疗

课程思政

消渴之名，首见于《内经》。中医认为消渴症包括上、中、下三消，上消就是口渴欲饮，口渴，喜欢喝水；中消是指消谷善饥，吃的多，吃了还饿，饿了还吃；下消就是多尿。《素同·奇病论篇》说："此肥美之所发也，此人必数食甘美而多肥也，肥者令人内热，甘者令人中满，故其气上溢，转为消渴。"历代医家，在《内经》的基础上，对本病研究又有进展。《金匮要略》立消渴专篇，提出三消症状及治疗方药。《外台秘要·消中消渴肾消》篇引《古今录验》说："渴而饮水多，小便数有脂，似麸片甜者，皆是消渴病也。"《诸病源候论·消渴候》说："其病变多发痈疽。"《河间六书·宣明论方·消渴总论》篇说："消渴一证，故可变为雀目或内障。"这是古代医家对消渴的临床症状和并发症早已有比较深刻的认识。

二、低血糖症

低血糖症(hypoglycemia)是由多种原因引起的以静脉血浆葡萄糖(简称血糖)浓度低于正常值状态,临床上以交感神经兴奋和脑细胞缺糖为主要特点的综合征。一般以血糖浓度低于 2.8 mmol/L 作为低血糖症的标准。糖尿病患者在药物治疗过程中发生血糖过低现象,血糖水平≤3.9 mmol/L 就属于低血糖范畴。当血糖降低时,出现交感神经兴奋的症状,持续严重的低血糖将导致患者昏迷,可造成永久性的脑损伤,甚至导致死亡。

(一)病情分类

根据糖尿病低血糖的特殊性,美国糖尿病协会(American DiabetsAssociation,ADA)提出以下分类:

(1)严重低血糖症:发生低血糖症后,患者不能自救,常有意识障碍,需要旁人帮助才能恢复神志,低血糖纠正后神经系统症状明显改善或消失。

(2)症状性低血糖症:血糖≤3.9 mmol/L,低糖症状典型而明显。

(3)无症状性低血糖症:糖≤3.9 mmol/L,但无典型低血糖症状,也应该及时处理。

(4)可疑症状性低血糖症:有低血糖症状,但未检测血糖。

(5)相对性低血糖症:有低血糖症状,但血糖≥3.9 mmol/L。

(6)未察觉低血糖症:部分患者虽然低血糖但无明显症状,往往不被觉察,极易进展成严重低血糖症,陷于昏迷或惊厥,这一类被称为未察觉低血糖症。

(二)病因与发病机制

低血糖症是多种原因所致的临床综合征,按病因不同,可分为器质性及功能性低血糖;按照低血糖的发生与进食的关系分为空腹低血糖和餐后低血糖两种临床类型。空腹低血糖常见于使用胰岛素治疗、口服磺脲类药物、高胰岛素血症、胰岛素瘤、重症疾病(肝衰竭、心力衰竭、肾衰竭、升糖激素缺乏(皮质醇、生长激素、胰高糖素等)等;餐后低血糖常见于 2 型糖尿病患者初期餐后胰岛素分泌高峰延退、碳水化合物代谢酶的先天性缺乏、倾倒综合征、肠外营养治疗等。

人体内血糖的正常维持有赖于消化道、肝脏、肾脏及内分泌腺体等多器官功能的协调一致。人体通过神经—体液调节机制来维持血糖的稳定。其主要的生理意义在于保证对脑细胞的供能,脑细胞所需的能量几乎完全直接来自葡萄糖,而且本身没有糖原储备。当血糖降到 2.8~3.0 mmol/L 时,体内胰岛素分泌减少,而升糖激素如肾上腺素、胰升糖素、皮质醇分泌增加,肝糖原产生增加,糖利用减少,引起交感神经兴奋,大量儿茶酚胺释放。当血糖降到 2.5~2.8 mmol/L 时,由于能量供应不足使大脑皮质功能抑制,皮质下功能异常。

(三)病情评估与判断

1.病情评估

评估有无糖尿病病史及诱发低血糖的病因,如进食和应用降糖药物等因素。

(1)临床表现

低血糖症常呈发作性,发作时间及频率随病因不同而有所差异。其临床表现可归纳为中枢神经低血糖症状和交感神经兴奋两组症状。

中枢神经系统症状：主要为脑功能障碍症状，是大脑缺乏足量葡萄糖供应时功能失调的系列表现。表现为注意力不集中、思维和语言退钝、头晕、视物不清等。大脑皮层下受抑制时可出现骚动不安，甚而强直性惊厥、锥体束征阳性。波及延髓时进入昏迷状态，各种反射消失。如果低血糖持续得不到纠正，常不易逆转，甚至导致死亡。

交感神经过度兴奋症状：表现为心悸、面色苍白、出汗、颤抖、饥饿、焦虑、紧张、软弱无力、流涎、四肢冰凉、震颤、血压轻度升高等。糖尿病患者由于血糖快速下降，即使血糖高于2.8 mmol/L，也可出现明显的交感神经兴奋症状，称为"低血糖反应（reactive hypoglycemia）"。

（2）辅助检查　血糖测定多低于2.8 mmol/L，但长期高血糖的糖尿病患者血糖突然下降时，虽然血糖高于此水平仍会出现低血糖反应的症状。

2. 病情判断

依据 Whipple 三联征（Whipple triad）确定低血糖：①低血糖症状；②发作时血糖低于正常值；③供糖后低血糖症状迅速缓解。根据血糖水平，低血糖症可分为轻、中、重度低血糖：血糖<2.8 mmol/L 为轻度低血糖；血糖<2.2 mmol/L 为中度低血糖；血糖<1.1 mmol/L 为重度低血糖。

低血糖时临床表现的严重程度取决于：①低血糖的程度；②低血糖发生的速度及持续时间；③机体对低血糖的反应性；④患者年龄等。

3. 临床救治

（1）救治原则　救治原则为及时识别低血糖症、迅速升高血糖、去除病因和预防再发生低血糖。

（2）紧急复苏　遇到昏迷、心率加快者，应立即采取相应复苏措施。立即测定血糖，遵医嘱进行其他相关检查。

（3）升高血糖　根据病情口服含糖溶液或静脉注射50%葡萄糖，必要时遵医嘱采用抑制胰岛素分泌的药物治疗。

（4）去除病因　及早查明病因，积极治疗原发病。

4. 护理措施

（1）即刻护理措施　立即检测血糖水平。对意识模糊者，应注意开放气道，保持呼吸道通畅。必要时，给予氧气吸入。

（2）补充葡萄糖　意识清楚者，口服含15~20 g糖的糖水、含糖饮料，或进食糖果、饼干、面包、馒头等即可缓解。15分钟后再次监测，若血糖仍≤3.9 mmol/L，再给予15 g葡萄糖口服。重者和疑似低血糖昏迷的患者，应及时测定毛细血管血糖，甚至不需要等到血糖结果，及时给予50%葡萄糖液20 mL静脉注射。再过15分钟后若血糖仍≤3.9 mmol/L，继续以50%葡萄糖液60 mL静脉注射，也可给予5%或10%的葡萄糖液静脉滴注，必要时可遵医嘱加用氢化可的松和(或)胰高血糖素肌内或静脉注射。神志不清者，切忌喂食以避免呼吸道窒息。昏迷患者清醒后，或血糖≥3.9 mmol/L，但距离下次就餐时间在一个小时以上，应给予含淀粉或蛋白质食物，以防再次昏迷。

（3）严密观察病情　严密观察生命体征、神志变化、心电图、尿量等。定时监测血糖。意识恢复后，继续监测血糖至少24~48小时，同时注意低血糖症诱发的心、脑血管意外事件，要注意观察是否有出汗、嗜睡、意识模糊等再度低血糖状态，以便及时处理。

（4）加强护理　意识模糊患者按昏迷常规护理。抽搐者除补充葡萄糖外，按医嘱可酌情使用适量镇静剂，注意保护患者，防止外伤。

（5）健康教育　低血糖症纠正后，对患者及时实施糖尿病教育，指导糖尿病患者合理饮食、进餐，并让其掌握自我检测血糖的方法，让患者知晓在使用胰岛素和口服降糖药治疗过程中可能会发生低血糖，指导患者携带糖尿病急救卡，对于儿童或老年患者的家属也要进行相关的培训，教会患者及亲属识别低血糖的早期表现，掌握自救方法。

本章小结

> 高血压急症的临床病理生理学较复杂，治疗时需要个体化；通常需静脉给药，宜采用半衰期短的药物为主，口服或舌下含服药物适用于静脉液路建立困难等特殊情况，应注意可能引起不可控的低血压出现；加强一般治疗等。
>
> 糖尿病（diabetes mellitus，DM）是一组由多病因引起的以慢性高血糖为特征的代谢性疾病，是胰岛素分泌（或）作用缺陷所引起。典型的症状为"三多一少"，即多尿、多饮、多食及体重减轻。长期代谢紊乱可引起多系统及器官的功能减退及衰竭，成为致死或致残的主要原因；病情严重或应激时可发生急性严重代谢紊乱，如糖尿病酮症酸中毒、高血糖高渗状态、低血糖症等。

习题测验

第十二章
环境及理化因素损伤管理

环境及理化因素损伤管理PPT

学习目标

识记：
常见环境及理化因素损伤的发病机制及学术进展。
理解：
常见环境及理化因素损伤的症状和体征。
运用：
掌握常见环境及理化因素损伤的急救原则和主要救护措施，并予以运用。

第一节　中暑

预习案例

患者，陈某，男性，65 岁，2017 年 8 月 5 日，在烈日下劳动 4 小时后感觉头昏乏力，随后神志不清，昏倒在地，同伴紧急呼救 120，20 分钟后急救人员到达，查体：T 40℃，P 120 次/分，律齐，BP 90/60 mmHg，浅昏迷。

思考

1. 上述患者身体可能出现了什么问题？

2. 作为一名现场救护人员，该进行哪些紧急处理？

人类在自然环境、生活环境和生产环境中，可能接触到许多对人体有害的因素，包括物理、化学和生物的致损伤因素。环境及理化因素损伤涉及的疾病谱较广，所致疾病的病情危急，且可能为多因素、群体伤害。因此，急救人员应熟练掌握相关的急救知识，对病情做出快速反应、准确判断和有效救治。

一、概述

中暑(heat illness)是指人体在高温环境中,由于水和电解质丢失过多、散热功能障碍,引起以中枢神经系统和心血管功能障碍为主要表现的热损伤性疾病。中暑严重者可危及生命。

正常人体在体温调节中枢的控制下,产热与散热处于动态平衡,以保证体温在正常范围。对高温环境的适应能力不足是致病的主要原因,常见于在高温(气温高于32℃)、湿度较大(>60%)环境中,长时间从事重体力劳动、运动又无充分防晒、防暑措施;年老体弱、过度肥胖、穿透气性差衣服;先天性汗腺缺乏或广泛皮肤烧伤后瘢痕形成;服用阿托品等抑制汗腺分泌的药物等。因此,中暑发病原因可概括为三种因素,即机体产热过多、散热障碍和热适应能力下降。当体温过高(>42℃)时,对细胞有直接损伤作用,可引起多器官功能障碍或衰竭。

二、护理评估

(一)病史

重点评估患者有无引起机体产热增加、散热减少或热适应不良的原因存在,包括环境温度、湿度与通风情况,劳动强度和持续时间、身体状况等。

(二)症状和体征

1. 先兆中暑　常表现为出汗增多、口渴、头晕、注意力不集中、眼花、耳鸣、四肢乏力、心悸、胸闷、恶心等症状,体温正常或略升高。及时脱离高温环境,稍事休息,症状即可消失。体温正常或稍增高,不超过38℃。

2. 轻度中暑　开始出现循环功能紊乱的早期表现,包括逐渐出现面色潮红或苍白、恶心、呕吐、大汗淋漓、烦躁不安、皮肤湿冷、脉搏细速、心率增快、血压下降等。体温轻度升高,往往超过38℃。如进行及时有效的处理,4~5小时后可恢复正常。

3. 重度中暑　出现高热、惊厥、痉挛、休克和昏迷。根据表现不同,重症中暑可分为热痉挛(heat cramp)、热衰竭(heat exhaustion)和热射病(heat stroke)。

(1)热痉挛:与大量出汗后仅补充水分而未补足钠盐有关。由于缺钠、通气过度引起肌肉痉挛,表现为肠绞痛、腹壁痛和四肢痛,以小腿腓肠肌的痉挛性疼痛最常见,多呈对称性、阵发性发作,持续数分钟后缓解。意识清楚,无明显体温升高。此型多见于健康青壮年。热痉挛也可为热射病的早期表现。

(2)热衰竭:在严重热应激时,由于体液和钠盐丢失过多而补充不足、外周血管扩张,引起血容量不足所致。患者主要表现为疲乏、头痛、头晕、恶心、呕吐等。有明显的脱水症状,可出现胸闷、面色苍白、皮肤湿冷、脉搏细速、血压下降和晕厥,体温可轻度升高。此型最常见,多见于老年人、儿童、慢性病患者和孕妇。热衰竭可以是热痉挛和热射病的中间阶段,如治疗不及时,可发展为热射病。

(3)热射病:又称中暑高热。患者体温短时间内急剧升高,以"高热、无汗、意识障碍"为典型表现,体温可高达42℃以上,出现皮肤干燥、灼热而无汗,谵妄、昏迷、呼吸急促、心率增快、尿量减少，严重者还可出现心力衰竭、肺水肿、ARDS、肾衰竭、急性重型肝炎、DIC、多器官功能衰竭等。此型可发生于任何年龄的人，死亡率较高，是中暑最严重的类型。

(三)实验室及其他检查

可表现为血白细胞计数增多，中性粒细胞比值增大，凝血功能障碍，肌酸激酶、转氨酶、乳酸脱氢酶、肌酐及尿素氮等升高，电解质紊乱，心电图异常等。

三、急救与护理

(一)现场救护

1.脱离高温环境　迅速将患者转移至阴凉通风处或空调房间(室温20~25℃)休息。

2.降温　可反复用冷水擦拭患者全身，解除患者过多的衣物。用扇子、风扇、空调等方法增加散热，直至体温降至38℃。

3.改善循环衰竭　神志清醒者可服用含盐水的清凉饮料。重度中暑患者应尽快建立静脉通道，给予补充水分及电解质。

先兆中暑和轻度中暑经过及时有效的现场急救后常可恢复至正常，中度中暑患者经过现场急救稳定病情后应送往医院进一步救治。

(二)一般护理

保持病室阴凉通风，控制室温在20℃~25℃，有利于患者体温尽快降至正常。休克的患者采取中凹卧位，头部偏向一侧，保持呼吸道通畅，及时清理分泌物，给予氧气吸入，必要时给予呼吸机支持，进行人工机械通气。惊厥患者应将其放于保护床内，以防止坠床和碰伤。必要时口腔放置牙垫，舌钳和开口器备好待用。注意口腔护理，以防口腔感染发生。高热患者处于高代谢状态，应注意遵医嘱补充足够的热量。

(三)病情观察

1.密切观察患者的神志、瞳孔、体温、血压、脉搏、尿量等情况，有无烦躁不安、剧烈头痛、晕厥、昏迷、痉挛、四肢湿冷、面色苍白等。病情危重者，可予以多功能监护仪监测。

2.遵医嘱严密监测电解质、血气分析、凝血功能、血常规、肝肾功能等指标。积极预防并发症如水电解质平衡紊乱、急性肾衰竭、感染、脑水肿、DIC的发生。

(四)降温护理

1.皮肤降温　使用冰水或冷水毛巾进行按摩及反复的皮肤摩擦，使血管扩张，促进散热。置冰帽于患者头部，冰袋置于患者的颈动脉、腹股沟等处。使用冰枕冰帽需注意如下几点：①放置部位应准确；②用冷时间最长不超过30分钟，如需要，间隔60分钟后可再次使用；③每半小时测量生命体征一次；④注意观察降温部位的皮肤变化，尤其注意患者耳郭有无发绀、麻木及冻伤发生；⑤使用过程中，检查冰块融化情况，及时更换与添加，同时注意保持皮肤清洁干燥，定时翻身防止压疮。无循环虚脱者，可以用冰水反复擦拭全身甚至泡冰水浴，肛温降至38℃左右时停止冰水浴，并注意监测患者的脉搏、呼吸，必要时测量血压。

2.体内降温　适用于重度中暑的患者。一般做法是遵医嘱向患者胃内或直肠注入

4～10℃的冰盐水200～300 mL。或用4℃葡萄糖氯化钠溶液1000～2000 mL静脉滴注，速度开始不宜过快，应控制在30～40滴/分，持续5～10分钟后调节至正常滴速，以防止诱发心律失常。如有高热伴惊厥者，可遵医嘱将氯丙嗪稀释在葡萄糖氯化钠溶液中滴注。

（五）心理护理

中暑患者易出现焦虑甚至恐惧，应安慰患者，以配合治疗和护理。

（六）健康教育

向患者及其家属进行防暑降温的知识和方法的宣传教育，应避免高温下长时间工作，保持室内通风。大量出汗时，要饮用淡盐水，避免中暑。

第二节　溺水

一、概述

溺水又称为淹溺，是指人浸没于水中，呼吸道被水、泥沙、水草等杂物堵塞引起换气功能障碍（湿性淹溺），或因喉头、气管发生反射性痉挛而缺氧、窒息（干性淹溺）。其含义是肺通气和换气功能障碍，引起机体严重缺氧和二氧化碳潴留的过程。在这一过程之后，无论患者存活或死亡都属于溺水概念的范畴。

淹溺急救专家共识

当患者被水淹没后，起初因紧张、恐惧，会本能地屏气，在这一过程中，溺水者会反复吞水，但不久即出现缺氧和高碳酸血症，刺激呼吸中枢，引起深吸气，从而使大量水充满呼吸道和肺泡。部分溺水者因受强烈刺激（惊恐、骤然寒冷等）引起喉痉挛反射，可能会暂时地防止水进入到肺内，但随着缺氧的加重，最终这些反射都会逐渐减弱，水依然进入到肺内。

二、临床评估与判断

（一）病史

向溺水者的陪同人员或目击者详细了解溺水发生的过程、持续时间和水源情况。若已经脱离水源应了解离水过程及处理措施。

（二）症状和体征

溺水患者症状和体征的个体差异较大，其主要取决于溺水持续时间长短、吸入液体量多少、吸入液体的性质、器官损伤的范围和严重程度。溺水症状和体征多发生于溺水现场，缺氧是最重要的表现，可引起呼吸心搏骤停而死亡。

1.症状　神志清醒者表情恐惧，可有头痛、烦躁不安、剧烈咳嗽、咳粉红色泡沫痰、胸痛、视觉障碍；海水溺水者可有明显口渴感。严重者可出现抽搐、昏睡甚至昏迷。如淹没于污水池、化学物贮存池者，除上述症状外，还会有相应的皮肤、黏膜损伤和全身中毒症状。

2.体征 溺水者皮肤苍白或发绀、四肢冰冷、有不同程度的低体温；颜面肿胀，口腔和鼻腔内充满泡沫或泥污，球结膜充血；呼吸不规则或急促、剧烈呛咳，肺部可闻及干、湿啰音，严重者呼吸停止；心律失常、脉搏细速、心音微弱，严重者心搏停止；肌张力增加、牙关紧闭；尿液可呈红色，可出现无尿或少尿。部分患者可因喝入大量液体而致腹部膨隆，复苏时或复苏后出现呕吐。部分溺水者可伴有头部或颈椎损伤。

(三)实验室及其他检查

(1)白细胞总数和中性粒细胞增高，尿蛋白阳性，血气分析常提示混合性酸中毒和低氧血症。

(2)吸入淡水溺水者可出现低钠、低氧血症，溶血时可发生高钾血症、血红蛋白尿。

(3)吸入海水溺水者可出现短暂性血液浓缩，高钠血症、高氯血症，并可伴血钙、血镁增高。

(4)肺部 X 线片显示肺纹理增粗，肺野中有大小不等的绒毛结节状密度增高影，以内侧带和肺底为多，肺水肿和肺不张可同时存在。

(5)心电监护可表现为窦性心动过速、ST-T 改变和室性心律失常、心脏阻滞。

三、急救与护理措施

(一)现场救护

协助目击群众及救援人员设法迅速、安全地将溺水者从水中救出转移至安全区域。立即清除口鼻中的污泥、杂草，有义齿者取出义齿，必要时将舌体往外牵拉，避免舌后坠，对牙关紧闭者，可先捏住两侧颊肌然后再用力将口启开，亦可使用开口器协助。松解领口、内衣和腰带，保持呼吸道通畅，常规手法开放气道。

1.心肺复苏 现场应尽一切可能进行营救，一旦溺水者离开水面，除非有明显的不可逆死亡证据(尸僵、腐烂、断头、尸斑等)，均应立即复苏。由于大多数溺水者是在持续缺氧后导致心搏骤停，有效的人工通气迅速纠正缺氧是现场急救的关键，无论是现场第一目击者还是专业急救人员，初始复苏时都应该首先从开放气道和人工通气开始，基础生命支持按照 A-B-C-D 顺序进行，即开放气道、人工通气、胸外按压、早期除颤。由于肺的顺应性降低以及高的气道阻力，常需要更长时间的通气，初始通气 2~5 次人工呼吸，可同时实施环状软骨压迫(cricoid pressure)降低胃胀气提高通气效力。有条件者及时给予心脏电击除颤，并尽早行气管插管，吸入高浓度氧。遵医嘱静脉注射肾上腺素、尼可刹米、洛贝林等抢救药物。

2.在不影响心肺复苏的前提下，尽可能去除湿衣服，擦干身体，及时保暖，防止患者出现体温过低(低于32℃)。

3.迅速转送医院。患者如存在自主有效呼吸，应置于稳定的侧卧位，口部朝下，防止发生窒息。途中密切监测生命体征、心律、神志变化，随时给予救护。

(二)院内救护

1.生命体征监护 严密观察患者的神志、生命体征及尿量等情况。监测呼吸机各参数是否在正常范围。患者心跳恢复后，常有血压不稳定或低血压状态，应予多功能监护仪进行监护。有条件者行中心静脉压(CVP)监测，以指导临床用药及输液治疗。

2. 补充血容量　由于长时间浸泡在水里，水对人体的流体静水压中断，大多数患者会出现低血容量。需要快速开放静脉通道纠正低血容量状况。如果转运时间较长，则应在院外阶段就开始实施。可选择外周大静脉（如肘中正静脉、颈外静脉）。不管是海水淹溺还是淡水淹溺，如果低血压不能被纠正，均应给予快速的生理盐水补液。如因溶血出现高钾血症、低钙血症，需注意观察有无抽搐、心电图变化。

3. 氧疗　对尚有自主呼吸的溺水者给予高流量（10~15L/分）吸氧，同时加入20%~30%乙醇湿化氧气。如面罩给氧无效，可使用高级气道和正压机械通气来提高氧疗效果，使SpO_2维持在94%~99%之间。

4. 复温护理　由于低温亦是溺水者死亡的常见原因，故应迅速将患者安置于抢救室内，换下湿衣裤，以干爽的毛毯或棉被包裹全身，同时配合热水浴法、温热林格液灌肠法等。注意复温的速度不宜过快，应逐渐使体温恢复正常。

5. 遵医嘱使用甘露醇、地塞米松等，积极防治肺水肿、脑水肿的发生。动态监测血气分析，及时纠正电解质紊乱和酸碱失衡。对淡水溺水者遵医嘱补充高渗盐水或全血，注意输液的量和速度，避免淡水溺水者加重血液稀释程度，如有高钾、低钙血症，需注意观察有无抽搐、心电图变化并遵医嘱予补充葡萄糖酸钙等。海水溺水者应控制钠盐的输入，可遵医嘱给予5%葡萄糖注射液和血浆，缓解血液浓缩。

6. 心理护理　溺水者常伴有紧张、恐惧心理，应积极做好心理护理，稳定患者情绪，以积极配合治疗。对于自杀溺水患者，注意引导其树立正确的人生观，消除异常心理反应，同时应注意尊重保护患者的隐私权。对有自杀倾向的患者，做好家属的思想工作，使患者消除自杀念头，防止意外发生，保障安全。

如患者神志清楚，无缺氧且胸片正常者，遵医嘱留院观察，做一般处理。

第三节　电击伤

一、概述

电击伤（electrical injury）俗称触电（electrical shock），是指一定强度的电流或电能量（静电）通过人体时，造成组织不同程度的损伤和功能障碍，甚至死亡。电击伤大多数是由于缺乏安全用电知识，直接接触电源触电，违反安全用电规程操作而引起。意外事故中电线折断落到人体、湿钓鱼线搭上高压线、雷击等都可引起电损伤。绝大多数电击发生于男性青少年和电工。

电击伤对人体的伤害包括电流本身以及电流转换为电能后的热和光效应两个方面的作用。电击伤对人的致命作用：一是引起心室颤动，导致心脏停搏，此常为低电压触电死亡原因；二是对延髓呼吸中枢的损害，引起呼吸中枢抑制、麻痹，导致呼吸停止，此常为高电压触电死亡原因。电流转换为热和光效应则多见于高压电流对人的损害，造成人体的电烧伤，轻者仅烧伤局部皮肤和浅层肌肉，重者则可烧伤肌肉深层，甚至骨髓。

二、临床评估与判断

(一)触电史

了解电流强度、电流种类、电压高低、通电时间、人体电阻及电流途径等情况,以利于抢救。

(二)症状和体征

1.全身表现　轻者表现惊恐、面色苍白、心悸、头晕及肌肉收缩。重者多发生于电压高、电流强度大的情况下,触电后未能及时脱离电源,可导致意识丧失,甚至呼吸心跳呼吸骤停。幸存者可有定向力丧失和癫痫发作。电击后常出现心律失常、低血容量性休克、急性肾衰竭等。

2.局部表现　主要表现为电烧伤,触电部位局部皮肤组织损伤最严重。高压电击烧伤部位可出现组织炭化或坏死成洞,由于电离子的强大穿透力,表面伤口不明显,而深部肌肉、血管、神经和骨骼损伤较重。低电压引起的损伤伤口较小,皮肤表面呈灰白色或黄斑点、边缘规则整齐、无痛的干燥创面。因肌肉组织损伤、水肿和坏死,使肌肉筋膜下组织压力增加,出现神经和血管受压体征,称为骨筋膜室综合征。由于触电后大肌群强直性收缩,尚可发生脊椎压缩性骨折或肩关节脱位。

3.并发症和后遗症　电击后24~48小时常出现并发症和后遗症,如心肌损伤、严重心律失常和心功能障碍;短期精神障碍;消化道出血;大约半数电击者有单侧或双侧鼓膜破裂、听力丧失;烧伤处继发细菌感染;横断性脊髓炎、多发性神经炎或瘫痪等;单侧或双侧白内障和视力障碍等。孕妇电击后,常发生流产、死胎或宫内发育迟缓。

(三)辅助检查

早期可有肌酸磷酸激酶(CPK)、肌酸激酶同工酶(CK-MB)、乳酸脱氢酶(LDH)、谷草转氨酶(ALT)的活性增高。尿液可因血红蛋白尿或肌红蛋白尿而呈浓茶色、酱油色甚至黑色。

三、急救与护理措施

(一)现场救护

1.迅速脱离电源　在确保自身安全的前提下,协助目击者及救援人员第一时间切断电源,或用绝缘物使触电者与电源分离,并将其转移至安全区域进行施救。

2.评估并维持生命体征　评估触电者电击原因、部位、电压及局部烧伤情况。迅速评估意识、心跳及呼吸等体征。对心脏呼吸骤停者,立即进行心肺复苏。对于呼吸麻痹者,抢救时间要长,不要轻易放弃,因电击后存在"假死"状态,应延长心肺复苏时间以争取伤者获救的机会。轻型触电者神志清楚,感觉心慌、乏力和四肢发麻,应就地观察或转运至医院留观。

(二)院内护理

(1)定时监测意识、呼吸、脉搏、血压及体温。保证气道通畅,维持有效呼吸。重症患者转运到医院后应尽早气管插管,给予呼吸机正压给氧。

(2)对严重电烧伤和低血容量性休克患者,应立即建立静脉通道,遵医嘱予补液,注意患者末梢循环情况及中心静脉压监测。复苏后患者可能发生电击后迟发性心律失常，应连续进行 48 小时心电监测，如发现恶性心律失常，应及时报告医生，并遵医嘱使用抗心律失常药物或电复律。观察尿的颜色和量的变化，对严重肾功能损伤或脑水肿使用利尿剂和脱水剂者，应准确记录尿量。对清醒患者应检查其肢体活动情况，排除触电所致骨折和关节脱位。

（3）幸存者常出现恐惧或电击后精神兴奋症状，应给予安慰，必要时镇静护理。如伴有颅脑损伤和气胸、血胸、内脏破裂、四肢骨折等时，应及时配合医生做好抢救。对骨髓损伤患者应注意保持脊柱固定，防止脊髓再次损伤。如有开放性组织损伤，应遵医嘱注射破伤风抗毒素，注意观察局部伤口敷料是否清洁、干燥。病情严重者应注意口腔护理和皮肤护理，防止口腔感染和压疮的发生。同时，需监测患者的听力、视力，排除鼓膜破裂、视力障碍等其他并发症。

第四节　常见急性中毒

预习案例

> 　　患者张某，女性，21 岁，2018 年 11 月 5 日，因家庭纠纷后自服农药"乐果" 1 小时余，由 120 急送入院。查体 T 36.5℃，P 124 次/分，R 22 次/分，BP 117/60 mmHg，神志呈浅昏迷，双瞳孔等大等圆直径约 2 mm 大小，对光反射消失，全身大汗，有明显肌颤，双肺呼吸音弱。
>
> 思考
>
> 1. 上述患者身体可能出现了什么问题？
>
> 2. 患者为什么会有大汗的症状？
>
> 2. 作为一名现场救护人员，该进行哪些紧急处理？

一、有机磷杀虫药中毒

有机磷杀虫剂是全球使用最广泛、用量最大的农业杀虫剂之一，呈油状或结晶状，具挥发性，有大蒜臭味；遇碱性物质能迅速分解、破坏；难溶于水，易溶于有机溶剂中。对人、畜均有毒性。可经消化道、呼吸道、皮肤、黏膜吸收，所以在生产、包装、运输、销售，尤其在使用和生活中易致急性中毒。急性有机磷杀虫药中毒（acute organophosphorus pesticide poisoning，AOPP）是我国急诊常见的危重症，起病急，进展快。根据 WHO 估计每年全球有数百万人发生 AOPP，其中约 20 万人死亡，且大多数发生在发展中国家。我国目前发生的中毒病例中 AOPP 占 20%~50%。

（一）毒物分类

有机磷杀虫剂目前品种已达 100 多种，化学结构的差异使其理化性质不完全一致。毒性按大鼠急性经口进入体内的半数致死量（LD_{50}）分为四类，可供临床参（表12-1）。

表 12-1 常见有机磷杀虫剂毒物分类

类型	有机磷杀虫剂	半数致死量
剧毒类	甲拌磷（3911）、内吸磷（1059）、对硫磷（1605）、丙氟磷（DFP）等	< 10 mg/kg
高毒类	甲胺磷、氧乐果、甲基对硫磷（甲基1605）、敌敌畏（DDVP）等	< 10~100 mg/kg
中毒类	乐果、乙硫磷、美曲膦酯（敌百虫）、二嗪农、毒死蜱等	< 100~1000 mg/kg
低毒类	马拉硫磷、锌硫磷、氯硫磷等	< 1000~5000 mg/kg

（二）常见中毒原因

有机磷杀虫药常通过皮肤，胃肠道、呼吸道黏膜吸收引起中毒。

1.生产性中毒 有机磷杀虫药在生产、包装等过程中防护不到位、违反操作规程或设备密闭不严，化学物跑、冒、滴、漏，毒物污染衣服、口罩、皮肤或吸入呼吸道导致中毒。

2.使用性中毒 在使用过程中，施药人员因药液污染皮肤或湿透衣服由皮肤吸收，或吸入空气中的有机磷杀虫剂造成中毒。

3.生活性中毒 主要是自服、误服或误食被农药污染的蔬菜、水源或食物引起中毒；也可见于接触灭虫药液浸湿的衣服、被褥等引起中毒；也可因误用有机磷杀虫药治疗皮肤病或驱虫、杀蚊蝇而发生中毒。

（三）毒物代谢

有机磷杀虫药主要经胃肠道、呼吸道、皮肤、黏膜吸收，6~12小时血中浓度达到高峰。在肝脏内进行多种生物转化后，大多数毒性降低，但也有少数毒性增强。代谢产物主要通过肾脏排泄，少量经肺排出，多数有机磷杀虫药及代谢产物48小时后可完全排出体外，但少数品种在体内存留可达数周甚至更长时间。

（四）中毒机理

中毒主要是抑制了体内胆碱酯酶的活性。有机磷杀虫药进入人体后与体内胆碱酯酶迅速结合形成化学性质稳定的磷酰化胆碱酯酶，使胆碱酯酶失去水解乙酰胆碱的能力，导致组织中的乙酰胆碱过量蓄积，胆碱能神经持续冲动，出现一系列毒蕈碱样、烟碱样和中枢神经系统症状，严重者可致昏迷，以至呼吸衰竭而死亡。

（二）临床评估与判断

1.病史 生产性中毒，接触史比较明确。生活性中毒有时为接触灭虱、灭虫药液浸湿的衣服、被褥等引起，应注意了解患者有无使用农药灭虱、灭虫史。使用性中毒有的为误服，有的为间接接触或摄入，有的可能隐瞒服药史。应注意询问陪伴人员有机磷农药的种类，服毒时间、服毒的量，有无呕吐及呕吐物气味，患者近来情绪、生活、工作情况等。

2. 症状和体征　急性中毒发病时间与毒物品种、剂量和侵入途径密切相关。口服中毒者10分钟至2小时内发病；吸入中毒者30分钟内发病；皮肤吸收者在接触后2~6小时发病，呼出气体有大蒜味，典型症状为毒蕈碱样症状、烟碱样症状和中枢神经系统症状组成的胆碱能危象表现。

（1）毒蕈碱样症状（muscarinic symptoms）：又称为M样症状。出现最早，主要是副交感神经兴奋所致的平滑肌痉挛和腺体分泌增多，与毒蕈碱中毒相似而得名。腺体分泌亢进表现为：有多汗、流涎、流泪、口吐白沫、肺水肿等症状；平滑肌痉挛表现为：有瞳孔缩小、恶心、呕吐、腹痛，气管、支气管痉挛导致呼吸困难等症状；括约肌松弛表现为：大小便失禁

（2）烟碱样症状（nicotinic symptoms）：又称为N样症状。由乙酰胆碱在横纹肌神经肌肉接头处过度蓄积和刺激，交感神经节和横纹肌活动异常引起，与烟碱中毒相似而得名。主要表现为颜面、眼睑、舌、四肢和全身平滑肌发生肌束震颤、肌肉痉挛，伴全身紧缩和压迫感肌力减退；后期发生肌力减退和瘫痪，严重者可因呼吸肌麻痹而死亡。交感神经节后纤维释放儿茶酚胺，可表现为血压增高和心律失常等症状。

（3）中枢神经系统症状：颅内乙酰胆碱积聚，中枢神经系统受乙酰胆碱刺激后，表现为头痛、头晕、乏力、失眠或嗜睡、多梦、烦躁不安、言语不清，严重者可发生昏迷、抽搐，中枢性呼吸循环衰竭。

（4）其他表现

1）"反跳"现象：有机磷杀虫药（中、低毒类有机磷杀虫剂如乐果、马拉硫磷）中毒后，经抢救治疗症状明显好转后，在数天至1周后突然急剧恶化，甚至发生肺水肿、昏迷或突然死亡，此为中毒后"反跳"现象。这种现象可能与残存在胃肠道、皮肤、毛发、指甲的有机磷杀虫剂重新吸收或农药种类、阿托品与胆碱酯酶复能剂停用过早或减量过快等原因有关。

2）有机磷迟发性周围神经病（organophosphate in-duced delayed polyneuropathy，OPIDP）：少数患者在急性中毒症状消失后2~3周可发生感觉型和运动型多发性神经损害，主要累及四肢远端特别是下肢出现麻木、刺痛、腓肠肌疼痛，严重者出现下肢瘫痪、四肢肌肉萎缩等。目前认为这种病变与胆碱酯酶抑制无关，可能与有机磷杀虫剂抑制神经靶酯酶并使其老化所致。

3）中间型综合征（intermediate syndrome，IMS）：少数病例在急性中毒后1~4天或第7天发病，可出现以屈颈肌和四肢近端肌肉、脑神经运动所支配的肌肉肌力减弱，病变累及呼吸肌时常引起呼吸肌麻痹，并可进展为呼吸衰竭而死亡。目前机制尚不明确，可能与胆碱酯酶受到长期抑制，影响神经肌肉接头突触后功能有关。

急性有机磷农药中毒诊治临床专家共识

4）局部损害：有机磷杀虫药污染眼部，引起结膜充血、瞳孔缩小；敌敌畏、美曲膦酯（敌百虫）、对硫磷、内吸磷污染皮肤，可引起过敏性皮炎、水疱和脱皮。

3.实验室检查　血胆碱酯酶活性测定是 AOPP 诊断特异性指标，可作为 AOPP 诊断、分级机病情判断的重要指标，反映中毒严重程度、判断疗效、估计预后。正常人全血胆碱酯酶活力值为 80%～100%，有机磷杀虫药轻、中、重度中毒全

血胆碱酯酶活力分别为正常的 70%～50%、50%～30%、30%以下。对患者胃内容物或呼吸道分泌物进行有机磷化合物测定，或尿中有机磷分解产物测定，均有助于诊断。

(三)急救与护理措施

AOPP 患者早期可能因胆碱能危象而出现呼吸功能衰竭，部分患者出现心搏骤停，因此，首先处理危及生命的情况，维持呼吸，保持呼吸道通畅，维持血压。

1.现场救护

立即脱离中毒环境，初步评估患者生命体征，呼吸、心跳停止者立即行心肺复苏，保持气道通畅。接触中毒者立即脱去染毒衣物，用清水、肥皂水或 2%碳酸氢钠溶液彻底清洗染毒皮肤、毛发、指趾甲；毒物侵入眼内时，用 2%碳酸氢钠或生理盐水清洗，至少 10 分钟。禁用热水冲洗或酒精擦洗，以免皮肤血管扩张，加速毒物吸收。无催吐禁忌证时尽早进行现场催吐。有条件时给予足量解毒剂，并尽快将患者转运至有救治条件的医疗机构。

2.院内救护

(1)洗胃：洗胃应尽早进行，早期、彻底的洗胃是抢救成功的关键。口服中毒者，用温清水、生理盐水、2%碳酸氢钠溶液(敌百虫禁用)或 1∶5000 高锰酸钾溶液(对硫磷禁用)洗胃，以排除胃中毒物，阻止毒物吸收。首次洗胃应反复彻底，直至洗出液无农药味为止。对于意识障碍的患者，在洗胃前应做好气道保护，必要时可行气管插管后再行洗胃。

(2)导泻：在洗胃后，口服或经胃管中注入硫酸镁 20～30g 或硫酸钠 15～30g 导泻。胃管应保留一段时间，必要时再次洗胃，如患者有喉头水肿或痉挛，无法插管，必要时应行紧急手术切开洗胃。婴幼儿和心血管系统功能不稳定者慎用。

(3)血液净化治疗：重度 AOPP 患者可在解毒剂及综合治疗的同时尽早给予血液净化治疗，有效消除血液中有机磷农药。血液净化方式首选血液灌流，应在中毒后 24 小时内进行，一天一次，根据病情及毒物浓度监测结果来决定，一般 2～3 次即可。对于合并肾功能不全、MODS 等情况时，可考虑联合血液透析或持续性肾脏替代治疗。

(4)特效解毒剂：胆碱酯酶复能剂和抗胆碱能药物是目前主要的特效解毒剂。解毒剂应用原则为早期、足量、联合、重复，以复能剂为主，抗胆碱能药为辅。

1)胆碱酯酶复能剂：这类药物能使磷酰化胆碱酯酶在未发生老化前恢复水解乙酰胆碱的活性，并具有较弱的抗胆碱作用，对横纹肌神经肌肉接头阻断有直接对抗作用。而对已老化的胆碱酯酶无复能作用，故应尽早应用。临床常用的药物有氯磷定(PAM-CI)、碘解磷定(PAM)、双复磷(DMO4)、双解磷等(TMB4)等，对解除烟碱样症状作用明显。一般认为中毒后 72 小时后再给复能剂疗效较差或无明显的重新活化作用。

2)抗胆碱药物：可与乙酰胆碱竞争胆碱能受体。对缓解毒蕈碱样症状，对抗呼吸中枢抑制、肺水肿、循环衰竭等有效。对烟碱样症状和恢复胆碱酯酶活力无作用。使用原

则为早期、适量、反复、个体化。①阿托品，是最常使用的药物，静脉注射 1~4 分钟即可发挥作用，8 分钟效果达峰值，首次给药 10 分钟未见症状缓解可重复给药，严重患者每 5 分钟可重复给药，毒蕈碱样症状明显好转或达到"阿托品化"后维持。"阿托品"化的表现：口腔、皮肤黏膜干燥、颜面潮红、肺部啰音显著减少或消失、瞳孔较前扩大、心率 90~100 次/分。②盐酸戊乙喹醚，该药是具有选择性的抗胆碱能药，有较强的中枢和外周抗胆碱作用，有效量小，持续时间长，毒副作用小，不使心率增快，与胆碱酯酶复能剂合用，对重度中毒患者有显著疗效。

(5)对症处理：有机磷杀虫剂中毒主要死因为肺水肿、肺水肿、休克、脑水肿、心脏骤停等，因此，对症治疗重在维持心、肺、脑等重要脏器的维护。有机磷迟发性周围神经病和中间型综合征目前尚无特效治疗方法，以对症支持治疗为主，早期识别，正确、及时的高级生命支持(监测、机械通气等)是救治成功的关键。"反跳"发生后应积极寻找可能导致反跳的原因并去除，重新按胆碱能危象处理，同时予以对症支持治疗。

3.护理措施

(1)病情观察：①观察生命体征、瞳孔、意识的变化：密切观察病情，每 5~15 min 测一次血压、体温、呼吸脉搏、观察瞳孔及神志变化并做好记录。易发生中间型综合征的重度中毒患者，还应注意患者肌力的情况。③洗胃时注意观察洗胃液及腹部情况，有无消化道出血、穿孔症状。④观察有无"反跳"与猝死的发生："反跳"和猝死是有机磷杀虫剂中毒死亡的第二个高峰(第一个死亡高峰是中毒后 24 h 内，为胆碱能危象)。一旦出现"反跳"或"反跳"的先兆症状，如胸闷、流涎、出汗、言语不清、吞咽困难、神志模糊等，应立即报告医生。

(2)用药观察：注意观察阿托品化的表现，留意与阿托品中毒的区别。阿托品中毒剂量与阿托品化相近，治疗过程中应密切观察患者的神志、瞳孔大小以及体温和心率的变化，一旦出现神志恍惚、瞳孔极度散大、高热、心动过速等临床表现时，应考虑阿托品中毒的可能，需遵医嘱酌情减量。当血

"阿托品化"与阿托品中毒的鉴别

胆碱酯酶活力上升达 50% 以上后，停药观察，每 2~3 h 测一次血胆碱酯酶活力，连续 3 次血胆碱酯酶活力保持在 50% 以上方可。

(3)对症护理：①呼吸困难应及时清除呼吸道分泌物，保持呼吸道通畅，吸氧(根据呼吸困难程度调节氧流量)；②中、重度中毒昏迷伴抽搐时，按昏迷常规护理，头偏向一侧，防止呕吐时发生窒息，并加强口腔护理和皮肤护理，防止坠积性肺炎和褥疮的发生。③尿潴留者可行按摩、导尿等，留置导尿时应严格遵循无菌技术操作，保持尿道口清洁，保持引流管的通畅，定时更换贮尿袋，防止泌尿系统的逆行性感染。④惊厥者遵医嘱使用药物并注意安全防护，防止外伤和坠床。⑤中毒及用大量阿托品后易导致散热障碍，常出现高热，可采用头部冷敷或低压冰水灌肠，或遵医嘱使用解热药，但应注意避免过量，防止大量出汗引起失水、休克。⑥如出现脑水肿，除头部置冰袋或冰帽、吸氧、脱水治疗外，变动体位时动作应缓慢，防止发生脑病。

(4)并发症护理：常见并发症是肺水肿、呼吸衰竭、脑水肿，因此护理的重点是维持正常呼吸和循环功能，保持呼吸道通畅，合理用氧，必要时应用机械通气。

（5）休息与体位：轻、中度中毒者强调休息，重度中毒者应绝对卧床休息。根据患者的病情选择合理的体位，意识不清者置患者于平卧位，头偏向一侧，肩下垫高，使颈部伸展，防止舌后坠发生窒息。

（6）饮食护理：①吸入性或皮肤、黏膜侵入性中毒者，宜选择清淡、少渣的流质或半流质，逐渐恢复普通饮食。②口服中毒者，不宜过早进食，待病情稳定、神志清醒后可试验性进食，以米糊、米汤、面糊、藕粉、蛋清等温流质为主；禁食刺激性大的、油类及酒类，以免引起残存在胆道系统和胃黏膜皱襞的有机磷毒物再次进入血液。③昏迷者应鼻饲，注意维生素、水、电解质、优质蛋白质的补充；禁用牛奶及高糖类食物。

（7）心理护理：患者因中毒原因不同可出现精神紧张、恐惧或愤怒怨恨的心理；也可出现激动、愤怒或抑郁的情绪反应；或者产生矛盾、自卑、抑郁，不愿亲友、同事探访。护士应结合实际寻找急性中毒患者心理变化，以诚恳的态度与患者多交流，做好疾病的解释工作，消除精神紧张、恐惧感或愤怒怨恨的心理。对自杀患者应详细了解其心理社会状况，开导患者叙述心理问题，给予安慰、体贴及疏导，打消其自杀念头；同时与患者家属沟通，多陪伴患者，做好保密工作。

（8）健康指导：普及预防有机磷农药中毒的有关知识，向生产者、使用者特别是农民要广泛宣传使用时的注意事项。告知患者出院后需要在家休息2~3周，按时服药，不可单独外出，以防发生迟发性神经症。长期接触有机磷杀虫药者应定期体检，测定全血胆碱酯酶活力。若全血胆碱酯酶活力在60%以下，应尽早治疗，不宜工作。

二、急性酒精中毒

急性酒精中毒（acute alcohol intoxication）是指短时间摄入大量酒精或含酒精饮料后出现的中枢神经系统功能紊乱，多表现为行为和意识异常，严重者损伤脏器功能，导致呼吸循环衰竭，进而危及生命，也称为急性乙醇中毒。急性酒精中毒是急诊科最常见的急性中毒之一，无论国内还是国外，发病均呈上升趋势。虽然急性酒精中毒的直接死亡率不高，但

急性酒精中毒诊治共识

因其群体庞大，并成为多种急症的诱发因素，故应对其危害予以重视。

（一）毒物代谢

经口摄入的酒精80%以上由消化道迅速吸收，其中胃占吸收量的30%，其余70%被小肠吸收。吸收的酒精绝大部分在肝脏被氧化成二氧化碳和水，仅2%~10%由肺和肾脏排出。酒精在体内的代谢主要分为三步：首先经肝脏的乙醇脱氢酶氧化为乙醛，再经乙醛脱氢酶氧化生成乙酸，乙酸转化为乙酰辅酶A进入三羧酸循环，最后代谢分解为二氧化碳和水。

（二）中毒机理

乙醛可刺激肾上腺素、去甲肾上腺素等的分泌，促使血管扩张和渗出，导致患者出现面色潮红、心跳加快、血压升高，甚至小血管扩张引起有效循环血量及体温下降。乙醇为脂溶性，能通过血脑屏障，作用脑内苯二氮䓬-γ氨基丁酸受体（BZ-GABA受体），减弱GABA对中枢的抑制作用，出现兴奋表现；随着乙醇浓度的增加，皮层下中枢和小

脑活动受累，出现共济失调表现；逐步发展作用与网状结构，引起昏睡、昏迷，最后使延髓的血管运动中枢和呼吸中枢受到抑制，发生循环、呼吸衰竭。

（三）临床评估与判断

1. 症状与体征　临床上具备以下两点可以判断为急性酒精中毒。

（1）明确的过量酒精或含酒精饮料摄入史。

（2）呼吸气体或呕吐物有酒精气味并有以下之一者：①易激惹、多语或沉默、语无伦次，情绪不稳，行为粗鲁或攻击性行为，恶心、呕吐等；②感觉迟钝、肌肉运动不协调，躁动，明显共济失调，步态不稳，眼球震颤，复视；③出现较深的意识障碍如昏睡、浅昏迷、深昏迷，神经反射减弱、颜面潮红或苍白、皮肤湿冷、体温升高或降低、血压升高或降低，呼吸节律或频率异常，二便失禁等。

2. 实验室检查

在有摄入史的基础上血液或呼出气体检测乙醇浓度≥50 mg/dL。

3. 中毒程度临床分级

急性酒精中毒程度分级以临床表现为主，血中乙醇浓度可作为参考，不同种族、不同个体对血中乙醇浓度耐受性差异较大，有时与临床表现并不完全一致，但乙醇成人致死剂量均在250~500g。

（1）轻度中毒：仅有情绪、语言兴奋的神经系统表现，不具备攻击行为，能行走，但有轻度运动不协调，嗜睡能被唤醒，简单对答基本正确，神经反射正常。

（2）中度中毒：具备下列之一者：①昏睡、昏迷或 Glasgow 评分大于 5 分小于等于 8 分；②具有经语言或心理疏导不能缓解的躁狂或攻击行为；③意识不清伴神经反射减弱的严重共济失调状态；④具有错幻觉或惊厥发作；⑤血液生化检测有以下代谢紊乱的表现之一，如酸中毒、低血钾、低血糖；⑥在轻度中毒基础上并发脏器功能明显受损表现，如与酒精中毒有关的心律失常（频发早搏、心房纤颤或房扑等）、心肌损伤表现（ST-T 异常、心肌酶学 2 倍以上升高）或上消化道出血、胰腺炎等。

（3）重度中毒：具备下列之一者：①昏迷，Glasgow 评分小于 5 分；②出现微循环灌注不足表现，如脸色苍白、皮肤湿冷、口唇微紫，脉搏细弱或不能触及，血压代偿性升高或下降；③出现严重的代谢紊乱，如酸中毒（pH≤7.2）、低血钾（血 清钾 ≤2.5 mmol/L）、低血糖（血糖 ≤2.5 mmol/L）之一者。④出现重要脏器急性功能不全表现。

（三）急救与护理措施

1. 现场急救

置患者侧卧位，注意维持气道通畅，防止窒息；维持循环功能，注意血压脉搏；保暖，维持正常体温。对兴奋躁动者必要时加以约束，共济失调者应休息，避免活动以免外伤。由于酒精吸收迅速，单纯酒精中毒患者现场催吐意义不大。

2. 院内急救

（1）洗胃：酒精中毒患者是否洗胃应评估病情，一般仅限于一下情况之一者：①饮酒后 2 小时内无呕吐，评估病情可能恶化的昏迷患者；②同时存在或高度怀疑其他药物或毒物中毒；③已留置胃管，特别是昏迷伴休克患者，胃管可试用于洗胃。洗胃液一般用1%碳酸氢钠液或温水，每次入量不超过 200 mL，总量不超过 2000~4000 mL，洗胃时注意保护气道，防止呕吐误吸。

（2）药物治疗：①促酒精代谢药物，如美他多辛，能拮抗酒精中毒引起的乙醇脱氢酶活性下降和氧化应激反应的作用，能改善肝功能损害及因酒精中毒导致的心理行为异常，常用于中、重度中毒特别版有攻击行为、情绪异常的患者。②促醒药物，如纳洛酮，能解除酒精中毒的中枢抑制，缩短昏迷时间，必要时可加量重复用药。③镇静剂，慎重使用镇静剂，烦躁不安或过度兴奋，特别是伴有攻击行为可地西泮、氟哌啶醇等，避免用氯丙嗪、吗啡、苯巴比妥类镇静剂。④胃黏膜保护剂，胃黏膜 H2 受体拮抗剂或质子泵抑制剂可常规应用于重度中特别是消化道症状明显的患者，质子泵抑制剂可能有更好的胃黏膜保护效果。

（3）血液净化：酒精易溶于水，也具有亲脂性，血液透析可以直接将乙醇和乙醇代谢产物迅速从血中清除。

（4）对症支持处理：维持水电解质、酸碱平衡，纠正低血糖；脑水肿者给予脱水机。

3. 护理措施

（1）密切观察病情，注意生命体征变化。

（2）取侧卧位，对昏睡及昏迷患者应评估气道和通气功能，必要时行气管插管。

（3）做好患者的安全防护，躁动会激越行为者可给予适当的保护性约束。使用床栏，防止坠床。

（4）做好健康宣教，在患者清醒及情绪稳定后向其及家属宣传酒精中毒的危害，根据患者不同的心理情况及时与患者及陪护人员进行思想交流。

课程思政

中国有着源远流长的酒文化，文明儒雅、光辉灿烂是其主流，但也有很多误区，尤其老年群体会因长期不良的饮酒习惯对身体和心理、社会功能等方面产生诸多不良影响。随着老龄化社会的进展，护理人员应当向老年群体普及酒精使用障碍的相关知识，并对其进行专业性的评估和管理，从而促进培养健康的生活方式。

三、镇静催眠类药物中毒

镇静催眠药是指具有镇静、催眠作用的中枢神经系统药物。本类药物分为四大类，即：巴比妥类、苯二氮䓬类、非巴比妥非苯二氮䓬类和吩噻嗪类。镇静催眠药小剂量具有镇静作用，中等剂量具有催眠作用，大剂量则可产生深度抑制，导致全身麻醉，一次大剂量服用可引起急性镇静催眠药中毒（acute sedative hypnotic poisoning），长期滥用催眠药可引起耐药性和依赖性而致慢性中毒。

（一）毒物种类

1. 苯二氮䓬类　抑制呼吸作用弱，大剂量也不引起麻醉作用，耐受性和成瘾性轻。主要用于治疗焦虑、恐慌、抑郁、失眠、惊厥、肌肉及骨骼疼痛、酒精戒断及麻醉时的辅助用药。根据半衰期分为如下几类。

（1）长效类：氯氮卓、地西泮、氟西泮、甲氨二氮等。

（2）短效类：阿普唑仑、奥沙西泮、氟硝西泮、艾司唑仑等。

（3）超短效类：三唑仑、替马西泮、咪达唑仑、溴替唑仑等。

2.巴比妥类　20世纪初此类药为主要的镇静催眠药，近25年逐渐被苯二氮类替代。巴比妥类中毒发生率逐渐降低，主要用于静脉麻醉、抗惊厥、脑复苏的治疗。根据药物作用时间分为如下几类。

（1）长效类：巴比妥、苯巴比妥、扑痫酮。

（2）中效类：异丁戊巴比妥、异戊巴比妥。

（3）短效类：司可巴比妥、他布比妥、戊巴比妥。

（4）超短效类：硫喷妥钠、硫戊巴比妥。

3.非巴比妥、非苯二氮䓬类　过量、中毒后毒性反应大，逐渐被苯二氮䓬类取代。常用药为水合氯醛、格鲁米特（导眠能）、甲喹酮（安眠酮）、甲丙氨酯（眠尔通）。

4.吩噻嗪类：奋乃静、氯丙嗪等。

（二）发病机制

苯二氮䓬类的中枢神经抑制作用，认为与增强 γ-氨基丁酸（GABA）能神经的功能有关，主要选择性作用于边缘系统，影响情绪和记忆力。巴比妥类对GABA能神经有与苯二氮䓬类相似的作用，有广泛的中枢抑制作用，明显作用于脑干、小脑及脑皮质，可抑制延髓的呼吸中枢和血管运动中枢。巴比妥类对中枢神经系统的抑制有剂量效应关系，随着剂量的增加，由镇静、催眠到麻醉，以至延脑中枢麻痹。非巴比妥非苯二氮䓬类镇静催眠药物对中枢神经系统有与巴比妥类相似的作用。吩噻嗪类可抑制中枢神经系统多巴胺受体，减少邻苯二酚氨形成。

（三）临床评估与判断

1.病史　患者有无误服或故意大量服用安眠药病史，询问服用药物的名称、剂量、服用时间以及是否经常服用此种药物。服药前有无饮酒史。病前有无情绪波动等。

2.症状与体征

（1）苯二氮䓬类药物：轻、中度中毒者占大多数，表现为头晕、思睡、健忘、共济失调、反射减弱或深昏迷，对血压、呼吸、心率无显著影响。严重过量可伴血压下降、呼吸抑制。同服其他中枢抑制剂或饮酒者，存在基础心肺疾患者或老年人可发生长时间深昏迷、致死性呼吸抑制或循环衰竭。静脉注射速度过快，剂量过大，也可引起呼吸抑制。

（2）巴比妥类药物：主要特点是中枢神经系统、呼吸及心血管系统的抑制症状和体征。中毒表现与服药剂量有关。

1）中枢神经系统症状：轻、中度中毒时可有头晕、思维紊乱、共济失调、欣快或困倦；重症中毒患者可发生低血压、深昏迷伴深反射消失、肌张力迟缓、呼吸浅慢、不规则或停止。

2）心血管系统：大量巴比妥药物中毒，对心肌和毛细血管系统有直接抑制作用，可导致低血压，重者休克，出现组织低灌注表现，如皮肤湿冷发绀、少尿、无尿等，长时间休克也可并发心律失常和多器官功能衰竭。

3)胃肠系统：胃肠平滑肌麻痹可使药物吸收延迟，在胃肠功能恢复后药物重被吸收，可引起意识状态和血药浓度波动。

4)过低温：常见于深昏迷患者，可引起心律失常如心室颤动。

5)皮肤损害：4%~6%的患者在受压部位、指趾、踝部和膝内侧出现大小水泡，外周有红斑，较具特征性。

6)根据中毒表现可分为三度：

①轻度中毒：嗜睡，出现判断力和定向力障碍、步态不稳、言语不清、眼球震颤。但各种反射存在，生命体征正常。

②中度中毒：患者呈浅昏迷状态，强刺激可唤醒，很快又进入昏迷状态。腱反射消失，呼吸浅而慢，血压仍正常，角膜反射、吞咽反射存在。

③重度中毒：深昏迷，早期四肢肌张力增强，腱反射亢进，病理反射阳性。后期全身肌肉弛缓，各种反射消失。瞳孔对光反射存在，瞳孔时而散大，时而缩小。呼吸浅而慢、不规则或呈潮式呼吸。脉搏细速，血压下降。

(3)非巴比妥非苯二氮䓬类：中毒表现与巴比妥类相似的作用。

(4)吩噻嗪类：最常表现为锥体外系反应，震颤麻痹综合征，静坐不能，急性肌张力障碍反应(如牙关紧闭、吞咽困难等)。

3. 实验室检查　应检测动脉血气、血糖、肝肾功能、电解质。胃内容物、血、尿标本中药物浓度检测对诊断有一定帮助。

(四)急救与护理措施

1. 现场急救

(1)保持呼吸道通畅：防止呕吐物导致窒息，昏迷患者头偏向一侧。给予氧气吸入，防止脑水肿的发生。必要时进行气管插管.

(2)清醒患者进行催吐，减少药物吸收。

(3)建立静脉通道。

(4)注意对患者呕吐物、散落药片、空药瓶等的收集。

2. 院内急救

(1)迅速清除毒物：①洗胃：口服中毒者早期用清水洗胃，服药量大者即使服药超过6小时仍需洗胃。②导泻：常用吸附剂。

(2)使用特效解毒剂：遵医嘱使用特效解毒药或应用中枢神经系统兴奋药。苯二氮类中毒的特效解毒药是氟马西尼。巴比妥类中毒无特效解毒药。对镇静催眠药中毒首选纳洛酮。对深度中枢抑制者可适量应用贝美格(美解眠)。

(3)对症处理：保持水、电解质酸碱平衡，昏迷、抽搐时可应用脱水剂和利尿药，以减轻脑水肿。为预防继发性感染可应用抗生素，昏迷患者早期给予鼻饲，加强基础护理，预防并发症。

(三)护理措施

1. 体位　根据病情需要选择合适的体位，意识不清者取仰卧位，使头偏向一侧，或侧卧位，可防止舌根后坠阻塞气道。

2.饮食　患者意识不清超过 3~5 天，营养不易维持，应鼻饲给予高热量、高蛋白易消化的流质饮食，补充营养及水分。

3.病情观察　观察患者意识状态、瞳孔大小及对光反射，若瞳孔散大、血压下降、呼吸变浅或不规则，常提示病情恶化，应及时向医师报告，采取紧急处理措施。观察体温变化，注意脉搏速率、节律、血压及尿量的变化，及时发现循环衰竭和休克征兆，危重患者每 15~30 分钟观察一次，并做好记录。

4.并发症护理　对躁动患者加床旁护栏，防止坠床外伤的发生。必要时进行约束，并做好告知。意识障碍者应根据病情为患者定时翻身拍背，减少肺部感染或压疮的发生，定时作口腔护理。

5.用药护理　严格遵医嘱用药，细心观察药物的不良反应，如嗜睡、共济失调、语言不清、低血压、视物模糊、皮肤瘙痒等，若出现中毒反应必须立即告诉主管医师并迅速予以处理。

6.心理护理　针对患者情况，给予患者心理支持和鼓励。若是自杀患者，避免歧视，应关爱、尊重患者，要有护理人员陪伴，避免周围一切安全隐患，从根本上消除患者的自杀念头，重新树立生活的勇气。注意加强患者家属支持，同时做好家属的心理疏导

7.健康教育　严格控制镇静催眠药的处方、使用、保管，将药物放置在安全地点，老年人应在监护下服药，同时防止儿童误服、乱服药。对情绪不稳定和精神异常者应慎重用药。告知长期服用催眠药及服用苯巴比妥的癫痫患者，不可突然停药，应逐渐减量后停药。

参考文献

[1] 张波, 桂莉.急危重症护理学[M].4 版.北京：人民卫生出版社, 2017.

[2] 许健瑞, 雷芬芳, 李青.急诊护理学[M].2 版.北京：北京大学医学出版社, 2016.

[3] 中国医师协会急诊医师分会.急性有机磷农药中毒诊治临床专家共识(2016)[J].中国急救医学. 2016, 36, (12)：1057-1065.

[4] 急性酒精中毒诊治共识专家组.急性酒精中毒诊治共识[J].中华急诊医学杂志.2014, 23, (2)：135-138.

[5] 中国心胸血管麻醉学会急救与复苏分会等.淹溺急救专家共识[J]中华急诊医学杂志.2016, 25 (12)：1230-1237.

本章小结

　　本章主要介绍了外界环境中常见的一些能导致人体损伤的物理和化学因素，他们的共同特点是，这些致伤因子是在我们正常生活中长期存在的，甚至是我们生活、生产中不可或缺的部分。但是，但这些致伤因素以不正常的方式、不正常的量作用于人体时，即使健康人也会很快出现危及生命的状况。由于此类疾病是可预防的，与人们的认知、行为习惯有很大关系，因此，在掌握该 2016 类疾病的急救治疗的同时，加大相关知识的宣传教育，也是减少疾病发生非常重要的环节。

习题测验

第十三章

特殊人群管理

特殊人群管理PPT

学习目标

识记：

异位妊娠、产后出血、儿童高热惊厥、急性呼吸困难、急性腹泻的发病机制及诊断依据。

理解：

异位妊娠、产后出血的概述，儿童高热惊厥、急性呼吸困难、急性腹泻的病因。

运用：

掌握异位妊娠、产后出血、儿童高热惊厥、急性呼吸困难、急性腹泻的评估、诊断、治疗及护理要点，并予以运用。

第一节　妇产科人群

预习案例

患者，女性，37 岁，停经 2 个月。2 个半月前在门诊检查，子宫增大如孕 60 天大小，尿妊娠试验阳性，诊断早孕。3 天后患者自感下腹坠胀，在去卫生间途中突感下腹剧烈疼痛，继而出现面色苍白、大汗淋漓，故急诊入院。

思考

1. 该患者可能是什么诊断？
2. 如何对该患者进行救治和护理？

一、异位妊娠

(一)概述

正常妊娠时,受精卵着床于子宫体腔内膜。异位妊娠(ectopic pregnancy)习称宫外孕(extrauterine pregnancy)是妇产科常见的急腹症,是孕产妇死亡原因之一。异位妊娠和宫外孕的含义稍有不同。异位妊娠根据受精卵在子宫体腔内外种植部位不同而分为:输卵管妊娠、卵巢妊娠、腹腔妊娠、宫颈妊娠、阔韧带妊娠、剖宫产疤痕妊娠、宫角妊娠等;而宫外孕仅指子宫以外的妊娠。在异位妊娠中,输卵管妊娠最为常见,占异位妊娠的95%左右,其中壶腹部妊娠最多见,约占78%,其次峡部、伞部、间质部妊娠少见。本节主要阐述输卵管妊娠。

(2)病因与机制

任何妨碍受精卵正常进入宫腔的因素均可造成输卵管妊娠。输卵管炎症是输卵管妊娠的主要病因,可分为输卵管黏膜炎和输卵管周围炎。其他如输卵管发育不良或功能异常、内分泌失调、神经精神机能紊乱、输卵管妊娠史或手术史、受精卵游走、子宫内膜异位症、放置宫内节育器等都可导致受精卵着床于输卵管。

输卵管妊娠时,由于输卵管管腔狭窄,管壁薄,蜕膜变化不完全,受精卵植入后,不能适应孕卵的生长发育,因此当输卵管妊娠发展到一定程度,可出现输卵管妊娠流产、输卵管妊娠破裂、陈旧性异位妊娠、继发性腹腔妊娠、持续性异位妊娠等情况。

(三)临床评估与判断

1. 病情评估

(1)症状:典型症状为停经后的腹痛和阴道流血。

1)停经:多有6~8周停经史。20%~30%的患者可无停经史,把不规则阴道流血误认为月经,或由于月经过期仅数日而不认为是停经。

2)腹痛:是输卵管妊娠患者的主要症状。输卵管妊娠未发生流产或破裂前,常表现为一侧下腹隐痛或酸胀感。当发生流产或破裂时,患者突感一侧下腹部撕裂样疼痛,常伴有恶心、呕吐。若血液局限于病变区,主要表现为下腹部疼痛,当血液积聚于直肠子宫陷凹时,可出现肛门坠胀感;随着血液由下腹部流向全腹,疼痛亦可遍及全腹,可引起肩胛部放射性疼痛及胸部疼痛。

3)阴道流血:胚胎死亡后,常有不规则阴道流血,色暗红或深褐,量少呈点滴状,一般不超过月经量,少数患者阴道流血量较多,类似月经。阴道流血可伴有蜕膜管型或蜕膜碎片排出。阴道流血常在病灶除去后方能停止。

4)晕厥与休克:由于腹腔内急性出血及剧烈腹痛,轻者会出现晕厥,严重者出现失血性休克。出血量越多越快,症状出现越迅速越严重,但与阴道流血量不成正比。

5)腹部包块:当输卵管妊娠流产或破裂后形成的血肿时间过久,可因血液凝固,逐渐机化变硬并与周围器官发生粘连而形成包块。

(2)体征

1)腹部检查:下腹有明显的压痛及反跳痛,尤以患侧为著,腹肌轻微紧张。

2)盆腔检查:将患者宫颈轻轻上抬或左右摆动时引起剧烈疼痛,称为宫颈举痛或摇摆痛，此为输卵管妊娠的主要特征之一。

2. 辅助检查

（1）实验室检查：尿或血 HCG 测定对早期诊断异位妊娠至关重要。异位妊娠时，HCG 水平较宫内妊娠低。连续测定血 HCG，若倍增时间大于 7 日，异位妊娠可能性极大；倍增时间小于 1.4 日，异位妊娠可能性极小。输卵管妊娠时，血清孕酮水平偏低，如果其<5 ng/mL，应考虑宫内妊娠流产或异位妊娠。

（2）超声诊断：有助于异位妊娠的诊断，还能明确异位妊娠部位和大小。经阴道超声是诊断输卵管妊娠的首选方法。

（3）腹腔镜检查：适用于输卵管妊娠尚未流产或破裂的早期患者和诊断有困难的患者。此方法可以在明确诊断的同时行镜下手术治疗。但对腹腔内大量出血或伴有休克者，禁做此检查。

（4）其他：阴道后穹窿穿刺是一种简单可靠的诊断方法，适用于疑有腹腔内出血的患者。诊断性刮宫适用于阴道流血量较多的患者，目的在于排除宫内妊娠流产。

（四）急救与护理措施

1. 紧急处理

（1）通知手术室、血库和检验科做好准备。手术治疗适用于：①生命体征不稳定或有腹腔内出血征象者；②诊断不明确者；③导位妊娠有进展者；④药物治疗禁忌证或无效者。手术治疗分为保守手术和根治手术：a. 保守手术：适用于有生育要求的年轻患者，特别对输卵管已切除或有明显病变者。b. 根治手术：适用于无生育要求的输卵管妊娠、内出血并发休克的急症患者。

（2）建立静脉通道，积极补充血容量，纠正休克，必要时给予输血治疗；按急诊手术迅速完善术前准备。

（3）药物治疗：主要适用于早期输卵管妊娠、要求保存生育能力的年轻患者，全身用药常为甲氨蝶呤，生命体征不稳定、异位妊娠破裂等患者禁用。

2. 护理措施

（1）接受手术治疗的患者护理

1）严密监测生命体征的同时，配合医生积极纠正患者休克症状，做好术前准备。对于严重内出血并发休克的患者，立即开放静脉通路，交叉配血，做好输血输液的准备。

2）加强心理护理。于术前简洁明了地向患者及家属讲明手术的注意事项，减少患者的紧张、恐惧心理，协助其接受手术治疗方案。术后，应帮助患者以正常的心态接受此次妊娠失败的事实，向其提供异位妊娠的相关知识，增加和提高患者的自我保健意识。

（2）接受非手术治疗患者的护理

1）严密观察患者的一般情况、生命体征，重视患者主诉。

2）护士应告诉患者病情发展的一些指征，如出血量增多、腹痛加剧、肛门坠胀感明显等，以便患者病情发展时，能及时发现。

3）患者应卧床休息，避免腹部压力增大，从而减少异位妊娠破裂的机会。

4）护士应指导患者摄取足够的营养物质，尤其是含铁蛋白的食物，如动物肝脏、鱼类、豆类等，以促进血红蛋白的增加。

二、产后出血

（一）概述

异位妊娠的诊断与管理

产后出血（postpartum hemorrhage，PPH）是目前我国孕产妇死亡的首位原因，其发生率占分娩总数的 2%~3%，其中 80% 以上发生在产后 2 小时之内。绝大多数产后出血所导致的孕产妇死亡是可避免或创造条件可避免的，其关键在于早期诊断和正确处理。

产后出血是指胎儿娩出后 24 小时内，阴道分娩者出血量≥500 mL、剖宫产分娩者出血量≥1000 mL；严重产后出血是指胎儿娩出后 24 小时内出血量≥1000 mL；难治性产后出血是指经宫缩剂、持续性子宫按摩或按压等保守措施无法止血，需要外科手术、介入治疗甚至切除子宫的严重产后出血。重症产后出血是指出血速度>150 mL/min 或 3 小时内出血量超过总血容量的 50% 或 24 小时内出血量超过全身总血容量。由于临床中测量和收集分娩时失血量存在一定困难，估计的失血量往往较实际出血量偏少，而实际产后出血发病率比估计的要高，因此应特别重视产后出血的防治与护理工作，以降低产后出血的发生率及孕产妇的死亡率。

（二）病因与机制

产后出血的主要原因有子宫收缩乏力、胎盘因素、产道损伤及凝血功能障碍等，产后出血既可以由以上单一因素所致，也可以由以上因素互相影响并存，常见产后出血病因及机制如表 13-1 所示。

表 13-1　产后出血病因及机制

病因		对应的高危因素
子宫收缩乏力	全身因素	产妇体质虚弱、合并慢性全身性疾病或精神过度紧张等
	药物	过多使用镇静剂、麻醉剂或子宫收缩抑制剂等
	产程因素	急产、产程延长或滞产、试产失数等
	子宫因素	①子宫肌纤维过分伸展（如多胎妊娠、羊水过多、巨大胎儿等）②子宫肌壁损伤（剖宫产史、肌瘤剔除术后、产次过多等）③子宫病变（子宫肌瘤、子宫畸形、子宫肌纤维变性等）
胎盘因素	胎盘异常	多次人工流产或分娩史、子宫手术史、前置胎盘
	胎盘、胎膜残留	胎盘剥离、胎盘植入、多产、既往有胎盘粘连史
其他因素	软产道裂伤	阴道手术助产（如产钳助产、臀牵引术等）、巨大胎儿分娩、急产、软产道静脉曲张、外阴水肿、软产道组织弹性差而产力过强等
	血液系统疾病	遗传性凝血功能疾病、血小板减少症
	肝脏疾病	重症肝炎、妊娠期急性脂肪肝
	产科 DIC	羊水栓塞、胎盘早剥、重度子痫前期及休克晚期

（三）临床评估与判断

1. 病情评估

（1）阴道流血：胎儿娩出后立即发生阴道流血、色鲜红，应考虑软产道裂伤；胎儿娩出后数分钟出现阴道流血、色暗红，应考虑胎盘因素；胎儿娩出后阴道流血较多，应考虑子宫收缩乏力或胎盘、胎膜残留；胎儿娩出后阴道持续流血，且血液不凝，应考虑凝血功能障碍；失血表现明显，伴阴道疼痛而阴道流血不多，应考虑隐匿性软产道损伤，如阴道血肿。

（2）低血压症状：患者可出现精神紧张、兴奋或烦躁不安、皮肤苍白、四肢厥冷、脉搏细速、脉压缩小、尿量减少等休克早期表现。

（3）产后出血量评估：常用的估计出血量方法包括①称重法或容积法；②监测生命体征、尿量和精神状态；③血红蛋白测定，血红蛋白每下降 10g/L，出血量为 400～500 mL；④休克指数法（SI）：休克指数＝脉率/收缩压（mmHg），休克指数与估计出血量情况如表 13-2 所示。

表 13-2　休克指数与估计出血量

休克指数	估计出血量（mL）	占血容量的百分比（%）
<0.9	<500	<20
1.0	1000	20
1.5	1500	30
2.0	≥2500	≥50

2. 实验室检查　监测血常规、凝血时间、凝血酶原时间及纤维蛋白原测定等。

（四）急救与护理措施

1. 紧急处理

针对原因迅速止血、补充血容量纠正休克，及防治感染。

2. 病因处理

（1）子宫收缩乏力

产后出血预防与处理指南（2014）

1）子宫按摩或压迫法：可采用经腹按摩或经腹经阴道联合按压，按摩时间以子宫恢复收缩并能保持收缩状态为止，应配合应用宫缩剂。

2）应用宫缩剂：根据产妇情况，可采用缩宫素 10 U 加于 0.9%氯化钠注射液 500 mL 中静脉滴注，必要时缩宫素 10U 直接宫体注射。缩宫素无效时，尽早使用前列腺素类药物。以促进宫缩，减少出血。

3）手术治疗：①宫腔填塞术：适用于子宫全部松弛无力，虽经按摩及宫缩剂等治疗仍无效者。方法为不脱脂棉纱布条自宫底由内向外有序地填紧宫腔，24 小时后取出纱条，取出前肌注宫缩剂，并给予抗生素预防感染。②子宫压缩缝合术：适用于子宫乏力性产后出血，在剖宫产时使用更方便。③结扎盆腔血管：主要用于子宫收缩乏力、前置胎盘等所致的严重产后出血的产妇。可采用结扎子宫动脉或髂内动脉的方法。④子宫切除术：适用于各种保守治疗方法无效时，应行子宫次全切除或子宫全切除术。

（2）产道损伤：止血的有效措施是及时准确地修复缝合。若为软产道血肿应切开血肿、清除血块、彻底止血缝合，必要时可放置引流条，同时注意补充血容量。

（3）胎盘因素：胎儿娩出后，若胎盘已剥离则应立即取出胎盘；若胎盘粘连，可试行徒手剥离胎盘后取出。若剥离困难疑胎盘植入，停止剥离，根据患者出血情况及胎盘剥离面积行保守治疗或子宫切除术。

（4）凝血功能障碍：确诊为凝血功能障碍引起的产后出血应针对不同病因、疾病种类进行治疗，如血小板减少症、再生障碍性贫血等患者应输新鲜血或成分输血，若并发DIC应按DIC处理。

3. 护理措施

（1）妊娠期

1）加强孕期保健，定期接受产检，及时治疗高危妊娠或早孕时及时终止妊娠。

2）对高危妊娠者，应提前入院。

（2）分娩期

1）密切观察第一产程，防止产程过长，以保证产妇的休息。

2）第二产程严格执行无菌技术。指导产妇正确使用腹压，必要时做会阴侧切，胎肩娩出后立即肌注或静脉滴注催产素，以加强子宫收缩，减少出血。

3）第三产程正确处理胎盘娩出和测量出血量。

（3）产后期

1）产后2小时内，产妇仍需留在产房接受监护。此时要密切观察产妇的子宫收缩、阴道出血及会阴伤口等情况。定时测量产妇的生命体征。

2）督促产妇及时排空膀胱，以免影响宫缩。

3）早期哺乳，可刺激子宫收缩。

4）对可能发生产后出血的高危产妇，注意保持静脉通道，充分做好输血和急救的准备。

（4）心理护理与健康教育

做好出院指导是心理支持的一个很好途径。出院时，指导产妇继续观察子宫复旧及恶露情况，明确产后复查的时间、目的和意义。同时提供避孕指导，使产妇注意产褥期禁止盆浴和性生活。

■ 第二节　儿童人群

儿童不是缩小版的成人，儿童和成年最大的区别是，儿童尚在生长发育的过程中，生理和病理变化有别于成年人。即使儿童患了和成年人同一疾病，其症状和疾病进展过程会完全不一致。儿童容易患病是生长发育过程中的自然现象，尤其是婴幼儿，出生半年后从母亲身体中获得的抗体基本消失，易得感染性疾病。不同年龄的儿童患病种类也有差别，如新生儿疾病常与先天畸形、遗传和围生期因素有关，婴幼儿疾病以感染性疾病占多数，年长儿以免疫性疾病居多等。

儿科患者在临床表现方面具有明显的特殊性，主要表现在小年龄重症患儿对疾病的反应差，往往表现为体温不升、不哭、纳差、表情淡漠等一些非特异性表现，且无明显定位症状和体征。一旦患病容易出现全身性的症状，如婴儿患感冒，症状并不仅仅限于鼻、喉、气管等上呼吸道感染，还会引起腹泻等消化道症状，甚至还会引起脱水等全身症状。婴幼儿由于免疫功能不完善，感染容易扩散甚至发展成败血症、感染性休克，病情发展快，病程中变化多，易反复、易波动、易发生突然变化。因此医护人员和家长必须密切观察病情，随时注意病情的细微变化，不轻易放过任何可疑表现，早发现、早治疗是改善预后的重要保证。虽然小儿患病来势凶猛、变化多样，呈现危重症状，但如能及时加以恰当诊治，预后大多良好，恢复也较快，较少变为慢性或留下后遗症。本节重点讨论儿童常见的急症：高热惊厥、呼吸困难、婴幼儿腹泻。

一、儿童高热惊厥

(一)概述

高热惊厥又称热性惊厥，是小儿最常见的惊厥之一。一般发生在感染性疾病初期，体温大于38℃以上易出现惊厥，排除颅内感染和其他导致惊厥的器质性或代谢性异常，就可以诊断高热惊厥。发病年龄6月至3岁较多见，一般到6岁后由于大脑发育完善而惊厥缓解，绝大多数预后良好。反复发作可引起脑组织缺氧性损害。

(二)病因与机制

高热惊厥的发病原因尚不完全清楚，与发病密切相关主要系脑发育未成熟、发热、遗传易感性三方面因素交互作用所致。神经发育不成熟，髓鞘形成的过程尚未完成，突触间联系不完善，神经冲动传导容易泛化。发热是惊厥的条件，感染是引起发热的原因，引起发热的常见病因包括急性上呼吸道感染、鼻炎、中耳炎、肺炎、急性胃肠炎、幼儿急疹、尿路感染以个别非感染性的疾病等，病毒感染是主要原因。热性惊厥发病的遗传相关机制涉及个人与家族易感性、炎症与免疫调节反应、神经元兴奋与抑制以及机体与病毒等病原体的相互作用。已报道多个基因和/或染色体异常与热性惊厥相关。遗传因素是惊厥的倾向，本病具有明显的家族遗传倾向。

(三)临床评估与判断

1.病情评估　惊厥发作通常出现在感染的初期，典型表现为突然意识丧失，头向后仰，面部、四肢肌肉呈强直性或阵挛性抽搐，眼球固定、上翻或斜视，口吐白沫，牙关紧闭，面色青紫。部分患儿有大小便失禁，严重者出现颈项强直、角弓反张。发作大多在数秒钟或几分钟内自行停止，严重者可持续数十分钟或反复发作，抽搐停止后多入睡。热性惊厥根据发作特点和预后，一般分为单纯型和复杂型(表13-3)。

表 13-3 热性惊厥的分类

特点	单纯型(必须符合所有标准)	复杂型(符合以下一项或多项)
惊厥持续时间	短(<15 分钟), 自限性	长(>15 分钟)
惊厥类型	全面强直-阵挛发作	局灶性发作
惊厥频率	24 小时内仅 1 次	1 次发热性疾病中反复发作
起病前神经系统异常	无	有
惊厥发作后病理性异常	无	有(偏瘫或嗜睡)

2.实验室检查 根据病情需要做血常规、便常规、尿常规、血糖、血钙、血磷、尿素氮及脑脊液检查。必要时可做眼底检查、脑电图、心电图、B 超、CT、MRI 等。

热性惊厥诊断治疗与管理专家共识(2017实用版)

(四)急救与护理措施

1.急性发作期的急救

(1)保持气道通畅:就地抢救, 松解患儿衣扣, 去枕平卧, 头偏向一侧, 及时清除呼吸道分泌物及口腔呕吐物, 保持呼吸道通畅。

(2)病情观察:密切观察呼吸、循环、神经系统症状和生命体征, 监测体温。记录惊厥发作持续时间, 给予心电监护, 血氧饱和度监测。

(3)氧气治疗:根据患儿的临床情况选择合适的氧气治疗方式, 如鼻导管、面罩, 部分惊厥持续时间长, 保持气道通畅困难的患儿需进行无创辅助通气或气管插管机械通气。

(4)抗惊厥治疗:大多数单纯性热性惊厥短暂的单次发作, 持续时间一般 1~3 分钟, 不必急于止惊药物治疗。若惊厥发作持续>5 分钟, 则需要尽快使用药物止惊。静脉注射地西泮简单快速、安全有效, 是首选的止惊剂, 对各型发作都有效, 每次剂量为 0.1~0.3 mg/kg, 最大量每次 10 mg, 可重复;如难以立即建立静脉通路, 咪达唑仑肌肉注射剂量每次为 0.15~0.3 mg/kg, 或 10%水合氯醛每次剂量 0.5~1 mg/kg。

(5)降温处理:高热患儿应及时采取退热措施, 首选对乙酰氨基酚 10~15 mg/kg, 或布洛芬 5~15 mg/kg。

(6)对因治疗:尽快建立静脉通路, 保持患儿血糖、水、电解质稳定, 采集血标本, 尽早对因止惊。

2.护理措施

(1)病情评估:评估患儿气道、呼吸、循环、体温、意识状态, 尤其注意脉搏、血压、呼吸的频率、节律、形态和深浅度;评估惊厥持续时间、部位、发作次数;观察瞳孔变化及肢体运动, 有无神经系统阳性体征等。

(2)并发症观察:①若惊厥持续时间长、频繁发作, 出现头痛呕吐、瞳孔双侧不等大, 或忽大忽小, 呼吸节律不规则, 应警惕有无脑水肿、颅内压增高的表现;②如发现患儿收缩压升高、脉率减慢、呼吸慢而不规则、双侧瞳孔扩大, 则提示急性重症颅内压增高，应警惕脑疝的发生，及时遵医嘱采取利尿脱水降颅内压措施；③如有呼吸浅表不规则、抽泣样呼吸，提示中枢性呼吸衰竭，采取人工辅助通气。

（3）安全护理

1）保持气道通畅，预防窒息：保持气道通畅，必要时放置口咽通气管，防止舌咬伤。牙关紧闭时勿强行张开牙齿，避免损伤口腔黏膜。气道分泌物增多的患儿，应及时清理呼吸道，防止窒息。

2）防止意外伤害：床边设置防护床栏，必要时给予患儿适当约束，防止坠床。切勿用力强行牵拉或按压患儿肢体，以免骨折或脱臼。对有可能发生惊厥的患儿要有专人守护，以防发作时受伤。

3）防止皮肤损伤：对可能发生皮肤损伤的患儿应将纱布或棉球放在患儿的手心或腋下，防止皮肤摩擦受损。

4）体位：抽搐发作时，立即将患儿平卧，头偏向一侧。合并颅内高压时需抬高床头15°~30°，保持中线位。有脑疝发生时，宜选择平卧位。

（4）用药安全

1）止惊药物应用：静脉推注过快可出现呼吸循环抑制，小婴儿尤为明显，需稀释后缓慢静脉推注。

2）静脉通路安全：使用甘露醇、甘油果糖、钙剂时应避免药物外渗，确保静脉通畅。

3）维持体液平衡：准确记录24小时出入量情况，一般总液量控制在$60~80 \text{ mL}/(\text{kg} \cdot \text{d})$，匀速输液，避免脑水肿发生。

（5）心理护理：由于抢救时分秒必争，家长对疾病的认识不足会产生焦虑恐惧情绪，因此在抢救过程中医务人员需保持镇定，动作轻柔，操作敏捷，态度温和，向家长详细交待患儿病情，指导家长掌握预防惊厥的措施。因高热惊厥在今后发热时还可能发生惊厥，故应告诉家长及时控制体温是预防惊厥的关键，教会家长物理降温和药物降温的方法。同时指导家长掌握惊厥发作时的应对措施：如发作时要就地抢救，平卧头偏向一侧，保持周围环境安静、安全，不能摇晃或抱着患儿往医院跑，以免加重惊厥，造成机体损伤。在缓解后迅速将患儿送往医院查明原因，防止再发作。

二、儿童急性呼吸困难

（一）概述

呼吸困难是儿童常见的危重症，有多种原因引起，常危及生命，早期识别、恰当处置可降低病死率。

呼吸困难是指患者主观上感到空气不足，呼吸费力，客观上表现为呼吸用力、辅助呼吸肌做功，出现呼吸频率、节律、幅度改变等呼吸窘迫的表现。严重时出现低氧、高碳酸血症致急性呼吸衰竭。急性呼吸困难是指病程3周以内的呼吸困难。

（二）病因与机制

呼吸困难通常因气道、肺部、胸膜、纵隔、胸廓及呼吸肌等的各种疾病引起通气、换气功能障碍，肺通气/血流比例失常，导致缺氧和/或二氧化碳潴留，发生急性呼吸衰竭。根据病因和发病机制分为以下几类。

1.肺源性呼吸困难 主要是由气道阻塞、肺部疾病、胸壁疾病等引起。根据病变部位分为上呼吸道梗阻及下呼吸道梗阻。

2.心源性呼吸困难 由于各种原因的疾病发生心功能不全所致。常见的肺血液循环异常所致：风湿性心脏病、高血压性心脏病、冠状动脉粥样硬化性心脏病等，体血液循环异常所致：先天性心脏病、慢性肺源性心脏病等，心脏舒张受限所致：急性心包积液、慢性心包积液、缩窄性心包炎等。

3.中毒性呼吸困难 各种原因所致代谢性酸中毒时，可使血中二氧化碳升高、pH降低，刺激颈动脉窦、主动脉体等外周化学感受器或直接兴奋刺激呼吸中枢，增加呼吸通气量，表现为深而大的呼吸困难。

4.血源性呼吸困难 重症贫血、休克、高铁血红蛋白血症、硫化血红蛋白血症等患儿，由于红细胞携带氧减少，血氧含量降低刺激呼吸中枢，引起呼吸困难。

5.神经精神性与肌病性呼吸困难 重症脑部疾病包括脑炎、脑肿瘤、脑血管意外等均可以直接累及呼吸中枢，造成换气不足。也可因颅内压升高和供血减少而使呼吸中枢抑制。

(三)临床评估与判断

1.临床评估 儿童呼吸困难为常见儿科急危重症之一，病因复杂，表现形式多样。急性发作的呼吸困难见于气管异物、喉头水肿、气胸、急性呼吸窘迫综合征、急性喉炎、毛细支气管炎、肺炎、肺不张、积液量迅速增加的胸腔积液或心包积液等。

临床细致的病情评估和正确的判断，常常为患儿的抢救治疗赢得机会。可遵循ABC原则，注意评估患儿的气道(airway)、呼吸(breathing)、循环(circulation)。初步检查气道通畅情况，吸气性呼吸困难常由上呼吸道梗阻引起，呼气性呼吸困难常由下呼吸道梗阻引起，适当调整患儿的体位以观察患儿呼吸改善情况；观察患儿呼吸频率、节律、三凹征，明确呼吸困难程度。听诊双侧呼吸音，观察双侧胸廓运动是否对称，注意患儿是否存在呼吸窘迫和了解肺通气情况；注意观察心率、循环反应，注意鉴别中央性紫绀和外周性紫绀。此外，还应关注患儿监护数据，如呼吸频率与节律、体温、心率、血氧饱和度等的变化。

2.实验室检查

(1)血气分析：血气分析能反映机体的呼吸和代谢功能，对呼吸困难的评估与检测具有重要指导意义，适用于所有年龄的患儿。

(2)胸部影像学检查：胸部影像学检查对儿童呼吸困难的诊断和治疗有重大的价值。胸部X线检查在肺炎、肺结核、肺水肿、气胸、胸腔积液等疾病均有特征性表现，对心脏病的诊断亦有一定帮助。胸部CT检查则对胸部弥散性病变及纵隔病变具有重要诊断价值。

(3)纤维喉镜及纤维支气管镜术：纤维喉镜及纤维支气管镜术可直接观察气道及气道黏膜病变，探明肺部病变的原因，取出气道异物，亦可行组织病理学、细胞学及病原学检查等，对明确呼吸困难病因及治疗有重要意义。

(4)心电图、超声心动图检查有助于诊断心源性呼吸困难。

（四）急救与护理措施

1.急性呼吸困难的急救

（1）保持气道通畅：保持气道开放，及时清除气道可见异物。明确异物吸入1岁以下患儿进行拍背冲胸法排出异物，大于1岁患儿给予海姆立克急救法，尽早解除气道梗阻。

儿童常见呼吸道疾病雾化吸入
治疗专家共识

（2）监测患儿神志、生命体征变化，注意观察患儿面色及呼吸形态。

（3）氧气吸入：根据患儿病情及接受程度选用适当的方式给氧，如鼻导管、面罩、面托、头罩等。无自主呼吸或呼吸困难失代偿的患儿给予球囊加压给氧，必要时进行气管插管进行机械通气。

（4）药物扩张气道：局部雾化吸入激素、静脉使用激素可减轻喉部水肿。吸入或静脉使用支气管扩张剂，可缓解气道痉挛，改善呼吸困难。

（5）辅助通气：符合急性肺损伤或呼吸窘迫综合征的患儿应尽早气管插管人工呼吸机辅助通气。呼吸困难进展迅速者可进行体外膜肺治疗。

（6）迅速建立液体通道：在快速建立外周或中心静脉通路有困难时，可采用骨髓腔输液。

2.护理措施

（1）保持气道通畅

1）协助排痰：鼓励清醒患儿用力咳痰，对咳痰无力的患儿每2小时翻身一次，并经常轻拍胸背部，边拍背边鼓励患儿咳嗽，使痰易于排出。病情允许时，可使患儿取舒适体位，采取头高位，以利呼吸，减轻肺部瘀血，减少坠积性肺炎的发生。

2）吸痰：咳嗽无力、昏迷、气管插管或气管切开的患儿，及时给予吸痰，吸痰前应充分给氧，吸痰时动作轻柔，负压不宜过大，吸引时间不宜过长，以防损伤气道黏膜和继发感染。

3）湿化和雾化吸入：可用加湿器，也可用超声雾化器湿化呼吸道。一般每次15分钟，每日数次，湿化液中可同时加入解痉、化痰和抗炎药物，有利于通气和排痰。

（2）病情观察：评估呼吸困难的程度、症状和体征、诱因、伴随症状及用药反应。认真观察患儿的精神状态、面色、神志，定时测量体温、呼吸、脉搏。重症患儿应进行心肺监护和血氧饱和度监测，以便及时了解病情变化。呼吸脉搏持续增快，呼吸做功增加提示机体处于缺氧的代偿期；意识模糊、口唇紫绀、鼻翼扇动和三凹征明显，说明患儿缺氧严重。

（3）合理给氧：尽量避免患儿哭闹，减少氧的消耗。根据缺氧的程度或动脉血气分析决定氧流量及用氧的时间，进行合理给氧。常选用鼻导管、面罩和头罩等方法吸氧，小儿安全用氧需做到氧浓度可以调节并有监测，吸入氧气必须加温湿化，患儿氧合情况持续监测。给氧的目的是提高血氧分压和氧饱和度，解除严重缺氧对机体的威胁。给氧的原则为能缓解缺氧但不抑制颈动脉窦和主动脉体对低氧分压的敏感性为准，故应低流量持续吸氧，以维持 PaO_2 在 65～85 mmHg（8.67～11.33kPa）为宜。一般中度缺氧吸氧浓度为30%～40%；重度缺氧为50%～60%，在抢救急性呼吸衰竭时，如供给 60%氧仍不能改善发绀，可用 100%的纯氧，但应注意吸入的时间不宜超过 4~6 小时，以免氧中毒。

（4）机械通气

1）护士应明确使用机械通气的指征，对患儿及家长做好解释工作。

2）专人监护：使用呼吸机的过程中应经常检查各项参数是否符合要求，观察胸部起伏、患儿面色和周围循环状况，注意防止导管脱落、堵塞和可能发生的气胸等情况；若患儿有自主呼吸，应观察是否与呼吸机同步，否则应进行调整。

3）防止继发感染：做好病室空气和地面的消毒，有条件的可设置空气净化装置，以减少病原体污染开放的气道，限制探视人数。护士接触患儿前后应洗手。定期清洁、更换气管内套管、呼吸管道、湿化器等物品，每日更换加温湿化器滤纸，雾化液要新鲜配制。做好口腔护理、鼻腔护理及皮肤护理。

4）当出现以下指征时，可考虑撤离呼吸机：①患儿病情改善，呼吸循环系统功能稳定；②能够维持自主呼吸 2~3 小时以上无异常改变；③吸入 50%氧时，$PaO_2 > 50$ mmHg（6.7 Pa），$PaCO_2 < 50$ mmHg；④在间歇指令通气等辅助通气条件下，能以较低的通气条件维持血气正常。

对长期使用呼吸机的年长患儿，虽进入恢复期，但因已习惯呼吸机的辅助呼吸，对自己的自主呼吸产生怀疑，担心停机后会出现呼吸困难，会产生对呼吸机的依赖心理。因此应耐心做好解释工作，树立其自主呼吸的信心。应根据病情逐步撤离呼吸机，同时帮助患儿进行呼吸肌功能锻炼。

（5）环境和休息：保持环境安静，温湿度适宜，室温 18~20℃，相对湿度 55%~65%。操作尽量集中进行，减少不良刺激，以保证患儿的休息。

（6）镇静：患儿由于呼吸困难，往往会出现烦躁、哭闹等，可加重缺氧，可用少量的镇静药物，使患儿保持安静，减少氧气消耗，改善缺氧。但切勿用药过量，以免掩盖病情，耽误诊治。所有机械通气患儿均应给予充分镇静。

（7）积极做好原发疾病的护理：呼吸困难的患儿都有原发疾病，如喉炎、肺炎等感染性疾病，在抗感染同时要对这些原发疾病以及并发症作相应处理，如伴发热，可给物理降温，必要时可适当用退热药。

（8）支持治疗及饮食护理：小儿发生急性呼吸困难后，常常影响患儿食欲，出现拒食。呼吸困难患儿进食时应防止食物吸入气道。如果呼吸困难严重，可暂且禁食。危重患儿可通过鼻饲法供给营养，选择高热量、高蛋白、易消化和富含维生素的饮食，以免产生负氮平衡。

（9）健康宣教：向家长详细介绍患儿疾病的发展、诊断治疗的情况以及护理要点，以消除家长的焦虑情绪，恰当的配合治疗护理。指导家长密切关注患儿病情变化，若出现烦躁、面色口唇发绀、呼吸困难加重，应及时通知医护人员。

课程思政

免疫规划其内涵和外延比计划免疫更宽泛,一方面要不断将安全有效的疫苗纳入国家免疫规划,另一方面要扩大预防接种的受益人群。因此,免疫规划是对儿童计划免疫的完善与发展,有利于更好地控制我国疫苗可预防的传染病。家长们要重视儿童计划免疫。

三、小儿急性腹泻

(一)概述

小儿腹泻(infantile diarrhea)是指由多种病原、多种因素引起的,以大便次数增多和大便性状改变为特点的消化道综合征。发病年龄以 6 个月至 2 岁多见,其中 1 岁以内者约占半数。一年四季均可发病,但夏秋季发病率最高。是导致小儿常见营养不良、生长发育障碍的主要原因之一。

(二)病因与机制

1. 易感因素

1)消化系统发育不成熟:胃酸和消化酶分泌不足,消化酶活性低,对食物质和量变化的耐受性差。由于生长发育快,对营养物质的需求相对较多,消化道负担较重。因此,在受到不良因素影响时,易引起消化道功能紊乱。

2)机体防御功能差:婴儿血液中免疫球蛋白、胃肠道 SIgA 及胃内酸度均较低,对感染的防御能力差。新生儿出生后尚未建立正常肠道菌群,或因使用抗生素等导致肠道菌群失调,使正常菌群对入侵肠道致病微生物的拮抗作用丧失,而引起肠道感染。

3)人工喂养:由于不能从母乳中得到 SIgA、乳铁蛋白等体液因子、巨噬细胞和粒细胞、溶菌酶、溶酶体等有很强抗肠道感染作用的成分,加上人工喂养的食物和食具易受污染,故人工喂养儿肠道感染发生率明显高于母乳喂养儿。

2. 发病机制

导致腹泻发生的机制包括:肠腔内存在大量不能吸收的具有渗透活性的物质(渗透性腹泻)、肠腔内电解质分泌过多(分泌性腹泻)、炎症所致的液体大量渗出(渗出性腹泻)及肠道运动功能异常(肠道功能异常性腹泻)等。但临床上不少腹泻并非由某种单一机制引起,而是多种机制共同作用的结果。不同的病原体感染引起腹泻的发病机制也不完全相同。

下面以病毒性肠炎为例说明婴幼儿腹泻的发病机制:病毒主要侵犯小肠绒毛上皮细胞,使上皮细胞受损脱落而遗留不规则的裸露病变,导致小肠黏膜回收水、电解质能力下降,肠液在肠腔内大量聚集而引起腹泻。肠黏膜上原本存在的绒毛酶如麦芽糖酶、蔗糖酶、乳糖酶均减少,导致吸收功能障碍。由于乳糖及其他双糖不能被消化吸收而滞留在肠内,造成肠黏膜与肠腔渗透压的改变,使液体进入肠腔而造成渗透性腹泻,加重腹泻。

(三)临床评估与判断

1. 临床评估 轻型腹泻多由饮食或肠道外感染引起,起病可急可缓,以胃肠道症状为主,主要表现为食欲不振、腹泻、偶有恶心或呕吐,一般无全身症状。一天大便可达5~10次,每次大便量少,呈黄色或绿色,粪质不多,水分略多时大便呈"蛋花汤"样,多在数日内痊愈;重型腹泻多为肠道内感染所致,起病常比较急,也可由轻型逐渐加重而致,除有较重的胃肠道症状外,还有明显电解质紊乱及全身中毒症状,如发热、烦躁、精神萎靡、嗜睡甚至昏迷、休克。具体表现如下:

(1)胃肠道症状:食欲低下,常伴有呕吐,严重者可吐咖啡样液体。腹泻频繁,每天十次至数十次。大便呈黄绿色水样、量多,可有少量黏液,少数患儿也可有少量血便。

(2)水、电解质和酸碱平衡紊乱症状

1)脱水:由于吐泻丢失体液和摄入量的不足,导致不同程度脱水(表13-4),由于腹泻时水和电解质两者丧失的比例不同,从而引起体液渗透压的变化,即造成等渗、低渗或高渗性脱水。临床上以等渗性脱水最常见(表13-5)。

表13-4 急性腹泻患儿在不同脱水程度时的表现

	轻度	中度	中度
丢失体液占体重比例(%)	3~5	5~10	>10
精神状态	稍差	烦躁易激惹	萎靡、昏迷
皮肤弹性	尚可	差	极差,捏起皮肤回弹≥2 s
口唇	稍干口渴	干燥	明显干燥
眼窝和前囟	稍凹陷	凹陷	明显凹陷
肢端温度	正常	稍冷	四肢厥冷
尿量	稍少	明显减少	无尿
脉搏	正常	稍快	明显增快
血压	正常	正常或稍降	降低或休克

表13-5 不同性质脱水的临床表现

	低渗性	等渗性	高渗性
原因及诱因	失盐为主	水与电解质丢失大致相同	失水为主
血钠浓度	<130 mmol/L	130~150 mmol/L	>150 mmol/L
口渴	不明显	明显	极明显
皮肤弹性	极差	稍差	尚可
血压	很低	低	正常或稍低
神志	嗜睡或昏迷	精神萎靡	烦躁易激惹

2）代谢性酸中毒：表现精神萎靡、嗜睡、呼吸深快、口唇樱桃红色，严重者可意识不清，呼气有酮味。

3）低血钾：中、重度脱水患儿都有不同程度的低血钾。表现为：神经、肌肉兴奋性降低，如精神萎靡、反应低下、全身无力、反射减弱或消失；心脏损害，如心率增快、心肌收缩无力、心音低钝、血压降低、心脏扩大、心律失常、心衰、猝死等；肾脏损害，如浓缩功能减低，出现多尿、夜尿、口渴、多饮等。

4）低钙、低镁、低磷血症：低血钙（低血镁）时表现为手足抽搐、惊厥；重症低血磷时出现嗜睡、精神错乱或昏迷，肌肉、心肌收缩无力等，应注意补充。大多数小儿腹泻缺磷一般不严重，故不需要另外补充磷盐即可恢复。

2.实验室检查

（1）血常规：白细胞总数及中性粒细胞增多提示细菌感染，寄生虫感染或过敏性腹泻时嗜酸性粒细胞增多。

（2）大便检查：肉眼检查大便的性状如外观、颜色、是否有黏液脓血等；大便常规无或偶见白细胞者多为侵袭性细菌以外的病因引起，大便内有较多的白细胞常由于各种侵袭性细菌感染引起。大便培养可检出致病菌。大便涂片发现念珠菌孢子及假菌丝有助于真菌性肠炎诊断。疑为病毒感染者应作病毒学检查。

（3）血液生化检查：血钠测定可了解脱水的性质；血钾浓度可反应有无低钾血症；碳酸氢盐测定可了解体内酸碱平衡失调的性质和程度；重症患儿应同时测定尿素氮，必要时查血钙和血镁。

（四）急救和护理措施

1.临床急救　腹泻的治疗原则为调整饮食，纠正水、电解质紊乱和酸碱失衡，合理用药，控制感染，预防并发症的发生。

儿童腹泻治疗

对于重度脱水的患儿需迅速建立静脉通道，如外周静脉或中心静脉通路建立有困难的患儿，可选用骨髓腔输液，以保证液体按计划输入。补液时按先盐后糖、先浓后淡、先快后慢、见尿补钾的原则补液，严禁直接静脉推注含钾溶液。严格掌握重度脱水的补液原则：

（1）定量：第一天液体总量包括：①累积损失量，即治疗前患儿丢失的液体总量，重度脱水体液丢失为 100～120 mL/kg。②继续损失量，即开始治疗后，因吐泻等原因而继续丢失量。在禁食情况下，为 30 mL/（kg·d）。③生理需要量，即维持基础代谢所需要的量，为 60～80 mL/（kg·d）。

（2）定性：脱水性质决定补液种类。等渗性脱水补 1/2 张含钠液；低渗性脱水补 2/3 张含钠液；高渗性脱水补 1/3～1/5 张含钠液。重度脱水可先用 1/2 张含钠液。

（3）定速：重度脱水患儿半小时内静脉输入生理盐水或 1/2 张含钠液 20 mL/kg，总量小于或等于 300 mL，累积损失量应在 8～12 小时补足，以 8～10 mL/（kg·h）速度输注。继续损失量和生理需要量以 5 mL/（kg·h）速度在 12～24 小时内匀速输入。

2.护理措施

（1）调整饮食：限制饮食过严或禁食过久常造成营养不良，并发酸中毒，造成病情迁延不愈而影响生长发育，故腹泻脱水患儿除严重呕吐者暂禁食 4~6 小时(不禁水)外，均应继续进食，以缓解病情，缩短病程，促进恢复。母乳喂养者继续哺乳，暂停辅食；人工喂养者，可喂以等量米汤或稀释的牛奶或其他代乳品，腹泻次数减少后，给予半流质如粥、面条等，少量多餐，随着病情稳定和好转，逐步过渡到正常饮食。

(2)补充体液，纠正脱水：口服补液适用于轻、中度脱水及无呕吐、能口服的患儿。脱水纠正后，可将口服补液盐用等量水稀释按病情需要随时口服。重度脱水、呕吐较重或腹胀的患儿需静脉补液。根据不同的脱水程度和性质，结合年龄、营养状况、自身调节功能，决定补液的成分、容量和滴注持续时间，补液时应密切观察输液速度，准确记录输液量，根据病情调整输液速度，并了解补液后第一次排尿的时间。

(3)病情观察

1)监测生命体征：如神志、体温、脉搏、呼吸、血压等。体温过高时应给患儿多饮水、擦干汗液、及时更换汗湿的衣服，并予头部冰敷等物理降温。

2)判断脱水程度：通过观察患儿的神志、精神、皮肤弹性、前囟及眼眶有无凹陷、尿量等临床表现，估计患儿脱水程度。同时观察经过补液后脱水症状是否得到改善。

3)观察代谢性酸中毒：当患儿呼吸深快，精神萎靡、口唇樱红、血 pH 下降时积极准备碱性液体，配合医生抢救。

4)观察低钾血症表现：低血钾常发生在输液脱水纠正时，当患儿出现精神萎靡、吃奶乏力、腹胀、肌张力低、呼吸频率不规则等临床表现，及时报告医生。

5)注意大便的变化：观察记录大便的次数、颜色、性状，若出现脓血便，伴有里急后重的症状，考虑是否有细菌性痢疾的可能，立即送检大便化验，为输液和治疗方案提供可靠的依据。

(4)控制感染：按医嘱选用针对病原菌的抗生素以控制感染，一般不用止泻药，急性感染性腹泻主要是在毒素作用下，小肠分泌水和电解质增多，与肠道动力学关系不大，止泻药不但无治疗作用，而且延缓肠内容物的排出，可增加毒性产物的吸收，加重病情。严格执行消毒隔离制度，包括患儿排泄物、用物及标本的处置。护理患儿前后认真洗手，感染性腹泻与非感染性腹泻患儿应分室居住，以防交叉感染。

(5)维持皮肤完整性：保持床单位清洁、干燥、平整，及时更换衣裤。婴幼儿选用柔软布类尿布，勤更换，每次便后及时更换尿布，用温水清洗臀部并擦干，保持肛周皮肤清洁、干燥，局部皮肤发红处涂以 5%鞣酸软膏或 40%氧化锌油并按摩片刻，促进局部血液循环。皮肤溃疡局部可增加暴露或给予红外线照射臀部，以促进愈合；因为女婴尿道口接近肛门，应注意会阴部的清洁，预防上行性尿路感染。

(6)健康教育

1)护理指导：向家长解释腹泻的病因、潜在并发症及相关的治疗措施；指导家长正确洗手并做好污染尿布及衣物的处理、出入量的监测及脱水表现的观察；说明调整饮食的重要性，指导合理喂养，宣传母乳喂养的优点，避免在夏季断奶。按时逐步添加辅食，切忌几种辅食同时添加，防止过食、偏食及饮食结构突然变动；指导家长配制和使用口服补液盐溶液，强调应少量多次饮用，呕吐不是禁忌证。

2)做好预防措施：注意饮食、饮水卫生，食物新鲜、清洁和食具消毒；教育小儿饭前便后洗手，勤剪指甲，培养良好的卫生习惯；加强体格锻炼，适当户外活动；注意气候变化，防止受凉或过热；避免长期滥用广谱抗生素。

参考文献

[1] 郑修霞. 妇产科护理学[M]. 4版. 北京：人民卫生出版社，2006.

[2] 陈主初，苟文丽[M]. 妇产科学. 8版. 北京：人民卫生出版社，2014.

[3] 崔焱. 儿科护理学[M]. 5版. 北京：人民卫生出版社，2012.

[4] 金静芬，刘颖青. 急诊专科护理[M]. 北京：人民卫生出版社，2018.

第三节 精神异常人群

预习案例

> 患者，女，23岁，6岁时因煤气爆炸导致面部、颈部、胸部严重烧伤，烧伤部位疤痕挛缩。现在经营网店赚取生活费，满足基本生活需要。性格孤僻，不爱说话，除了家人外，与其他人交往少。6月前，交往一名男朋友，后分手。被家人发现试图割腕自杀，送入医院治疗。入院时，患者神志淡漠，沉默不语。
>
> **思考**
>
> 1. 在这种情况下，应该如何与患者进行交流？
> 2. 我们应立即采取哪些护理措施防范患者再次自杀？

精神异常人群常常由于精神症状、药物反应或严重的精神刺激等原因而出现各种危及患者或他人的生命或物体安全的行为，常见的危机状态表现方式有：自杀行为、暴力行为等。

一、自杀

自杀是指有意识的伤害自己的身体，以达到结束生命的目的。自杀是精神科较为常见的急危事件之一，也是精神异常人群最常见的死亡原因。WHO 数据显示，每年约有80万人自杀死亡，许多人自杀未遂。2015年，全球15至29岁年龄组中自杀成为第二大死亡原因。

目前主要采用国际标准分类法对自杀进行的分类：①自杀死亡（Completed Suicide）指有自杀的意念或想法，并采取行动，所导致死亡的行为；②自杀企图（Suicide Attempt）又称为自杀未遂，指个体实施自杀，却没有导致死亡的行为；③自杀意念（Suicide Ideation）指个体思索或者打算实施自杀，但未采取任何行动。

（一）自杀的原因及危险因素

1.精神障碍与精神症状

（1）抑郁症：抑郁症是一种以情绪持久低落、兴趣减退、精力疲乏、思维迟钝为主要特征的神经情感类疾病，严重者常伴有自杀意念和行为。抑郁是自杀者最常见的原因。有研究显示，超过70%的抑郁症住院患者存在自杀意念，其中25%自杀未遂，15%自杀死亡，比例远比正常人群高。

（2）精神分裂症：精神分裂症患者可在听幻觉的命令下出现自杀行为，有迫害内容的幻觉或妄想的患者也可能采取自杀行动，以免受到残酷的"迫害"。精神分裂症患者属于自杀的高危人群，并最终有10%~15%的患者死于自杀行为。

（3）精神活性物质所致的精神障碍：精神活性物质是指能够影响人类心境、情绪、行为、改变意识状态，并有致依赖作用的一类化学物质，人们使用这些物质的目的在于取得或保持某些特殊的心理、生理状态。长期使用精神活性物质容易使人产生依赖性，不但会引起躯体损害及一系列的社会问题，甚至会引起严重的精神障碍。精神活性物质依赖的患者会出现中毒性幻觉、妄想或戒断症状而引起患者自杀。

2.既往史与家族史　家系调查、双生子研究和寄养子研究均表明自杀与遗传因素有关，且这种因素独立于精神疾病的遗传。既往行为是将来行为的最佳预测因子。以前有自杀行为的再次发生自杀的行为的可能性大大提高。

3.心理社会因素或生活事件　不良的心理素质和人格特征在精神应激状态下自杀的可能性较大。比如，对社会或者是周围人群抱有较大的敌意，喜欢从阴暗面看问题的人。具有内向性格、容易受支配、缺乏判断力、喜欢依赖他人、不成熟的人格特征。在面临负性生活事件和困难时，不能正确客观的看待问题，采用消极的办法应对，从而逃避问题或者解脱负性事件对自己造成的痛苦等。

（二）自杀行为的征兆

1.自杀意向或动机　有自杀意念但尚未采取行动，企图自杀者将随时可能采取自杀行动。个人内心动机者的危险性大于人际动机。如出现绝望，期望通过自杀而达到解脱者的危险性大于企图通过自杀去影响、报复他人。

2.自杀前的心理特点　情绪低落、无助和绝望、孤独、冲动、易激惹或者是在抑郁了很长段时间后，突然表现得对亲朋好友的关心或疏远等。

3.正在进行的自杀计划　准备自杀用物、选择自杀方式、时间和场所等。

4.准备遗嘱　悄悄对后事进行安排。

5.独处　离开人群，选择隐蔽的场所独处。

6.自杀时间　晚、夜间工作人员较少，选择交接班的时候，或趁着家属外出的时候。

（三）自杀的护理

1.自杀的预防

（1）构建自杀限制性环境：严格实施刀具的管制、落实基础设施改善，避免安全隐患。严密监控患者，避免监控死角，必要时将患者安置在重病室。

（2）建立管理机制：

①建立自杀预防管理机制，制定自杀预防流程，高度重视，积极有效的防患于未然。

②严格执行巡视制度，重点患者重点时间重点巡视，在护理人员少或交接班时应特别注意防范。

③严格落实发药制度，确保患者按医嘱服药，无藏药行为。

（3）提供社会支持：鼓励患者多与亲朋好友交流，同时将患者病情告知家属，使家属能接纳和理解患者，减少家庭不和睦的关系，并指导患者家属共同参与治疗。

（4）持续心理护理：

①和患者建立良好护患关系，了解患者的负面情绪，分析和纠正患者的错误认知使其建立合理的认知模式，从而减少患者的不良情绪和行为。

②放松干预：引导患者参与有趣欢乐的娱乐活动，放松紧张、消极情绪，控制自杀的冲动念头。

2. 自杀的紧急处理

（1）自缢：是精神患者常用的自杀方法。一旦发现应立即处理。处理方法：

①立即从背部将患者向上托起，剪断或者割断绳索。注意保护患者，避免摔伤。

②就地放平，松开衣领及腰带，清理呼吸道及口鼻分泌物，保持呼吸道通畅。

③心跳呼吸停止患者应立即行心肺复苏，配合医生抢救。

④复苏后严密监测生命体征，预防并发症，患者清醒后，进行心理疏导。

（2）服毒自杀：

①评估患者的意识、瞳孔、肤色、分泌物、呕吐物，判断毒物种类；向清醒患者和家属了解服毒种类，毒物不明确时，胃内容物送检。

②根据情况选择催吐、洗胃、导泻、血液灌注等方法。

③保持呼吸道通畅，意识不清、休克的患者，备好抢救用物，配合医生立即抢救。

（3）自伤：由锐器引起的切割伤应立即在近心端包扎止血，观察患者的生命体征、精神状态、面色、口唇，评估失血量，失血性休克患者应立即抢救。

（4）坠楼：

①判断有无意识丧失、头痛、呕吐、外耳道有无液体流出。

②检查有无肢体骨折及开放性伤口。若有骨折，观察有无内脏出血，减少搬动，硬板搬运。若有开放性伤口应立即用布带在肢体近心端结扎止血。

③休克患者立即就地抢救。

（5）吞食异物：

①了解异物性质：询问患者及家属了解吞食异物的种类、大小、数量和不适症状。

②对症处理：咬碎体温表吞服水银，应立即吞食牛奶或蛋清。若吞食锐利物品并有异物感，应报告医生，进行进一步检查，取出异物。

③观察病情：观察患者的生命体征、口腔黏膜的情况，有无其他不适症状。观察患者的大便情况，有无异物排出及出血。

④防范处理并发症：并发症主要有穿孔、出血、呼吸困难、肠梗阻等。

3. 自杀急救后的处理

(1)心理护理：改变原有的思维模式，纠正其错误认知，建立合理的认知模式，为下次出现相同情景时提供正确的处理应对方式。

(2)药物治疗：根据患者病情调整药物剂量或治疗方案。对自杀意念强烈者可采用电抽搐治疗。

二、暴力

暴力行为是指一种伤害自己或他人或物体的严重破坏性攻击行为，可以是身体的、语言的、或象征性的攻击行为，它给患者、家庭、社会造成危害性影响。它具有爆发性和破坏性，是一种强烈的攻击行为。

(一)暴力的原因及危险因素

1. 精神障碍与精神症状

(1)精神分裂症：精神分裂症是以认知功能损害为核心的神经发育障碍，其外在表现为幻觉、妄想、情感平淡等一系列临床症状。精神分裂症患者最常见的行为是冲动和暴力，主要由幻觉和妄想导致。与杀人冲动有关的精神症状以妄想为主。

(2)情感性精神障碍：躁狂患者发作时在急性躁狂状态下将导致严重的暴力行为发生。抑郁患者发生暴力的行为可能性较小，但部分患者抑郁发作时，由于担心自己的罪恶连累亲人或担心自己死后亲人无人照顾而出现的以杀人再自杀的扩大自杀行为。

(3)脑器质性障碍：由于各种脑器质性障碍导致的判断力下降、意识障碍、病理性的激情情绪导致冲动和暴力行为。

(4)精神活性物质所致的精神障碍：很多精神活性物质的使用会导致患者过度兴奋、激动和多疑，易诱发暴力行为。

2. 心理学因素 有研究证明，早期的心理发育或生活经历与暴力行为密切相关，它对个体是否会选择非暴力应对方式的能力有一定的影响。个体的性格和心理应对方式、行为反应在个体受到挫折或者精神症状控制时是采取暴力行为还是退缩压抑等方式应对有一定影响。习惯以暴力来应对挫折的个体易发生暴力行为。

3. 社会与人口学因素 特殊的环境如：过分拥挤、封闭、嘈杂、炎热、缺乏隐私等易引发暴力行为。年轻、单身、男性、失业、有暴力行为史的患者更容易发生暴力行为。

4. 其他因素 家庭结构不完整、家庭亲密度及情感表达也是暴力发生的主要危险因素。工作人员和患者的沟通不恰当、服务意识薄弱、缺乏相关知识、管理经验不足等都会引起患者的消极情绪。患者的需求得不到满足也可诱发暴力行为。

(二)暴力行为的征兆

1. 行为 表现坐立不安、握拳或用拳击物、动作增多、肌肉紧张等。

2. 语言 带敌意性的辱骂性语言、语调高、语速快，挑剔、抗议、质问、提出无理性的要求等。

3. 情感 情绪波动、表情愤怒、异常焦虑、易激惹、异常欣快、情感不稳定等。

4. 精神状态 思维混乱、定向力缺乏、记忆力损害、无力改变自身现状等。

(三)暴力的护理

1. 暴力的预防

(1)控制精神症状:确保患者按医嘱服药,保证治疗有效,减少因精神障碍诱发的暴力行为。

(2)严密观察病情:全面准确的评估患者的情况,掌握暴力行为的征兆,做到提前预防,重点观察,重点交班。

(3)加强安全管理

①环境管理:做好病房的安全工作,建立危险品保管制度,以避免患者冲动时用来作为攻击的工具。保持良好的病区环境,避免嘈杂、拥挤等刺激因素,建立安全、开放、有序、宽松的环境。

②制度管理:进一步完善暴力危机干预的相关规章制度,掌握安全管理相关的法律、法规。

③人员管理:开展非暴力危机干预技巧的培训课程,通过系统的学习提高医护人员对危机的评估能力和化解危机的技巧。

(4)提高患者自控能力:指导患者宣泄情绪和沟通的方式,如:捶沙袋、听音乐、做运动等,告知无法自控时如何寻求帮助,以及暴力行为的后果。

(5)提高沟通技巧:保持适当的交往距离,语气温柔、态度和蔼,尊重患者,满足患者的合理需求,建立良好的护患关系。

2. 暴力的紧急处理

(1)寻求帮助,有效控制局面:当有暴力行为出现时,首先要呼叫他人协助,疏散围观人员,保持与患者1米左右的安全距离,呈45°角,切勿与患者正面接触。用直接、简单、清楚的语言提醒患者暴力行为的后果。注意语气坚定、平静。尽量满足患者的需求,必要时由患者信任的家属或医护人员进行劝解安慰。

(2)制服与约束隔离:当言语劝诱无效时,采用适当的方式制服患者。行动要积极配合,果断迅速,协调准确,同时应当注意保护患者和自身的安全。采用保护性约束方式,并与患者沟通,告知其约束的原因。将患者置于隔离病房,减少外界干扰并预防遭到其他患者的报复伤害。使用约束带的患者应定时观察患者的肢体末梢情况,并提供生活护理。

(3)药物治疗:遵医嘱用药,常用的药物有氟哌啶醇、氯丙嗪、地西泮等,注意观察用药后的生命体征及反应。

3. 暴力行为后的护理干预

(1)心理护理:对暴力发生后的患者要积极进行心理护理,让患者讲述冲动的原因和经过,以便进一步制定防范措施。尊重患者,告知患者约束的原因和重要性,并及时进行评估,及时解除约束,建立良好的护患关系。

(2)重建新的行为反应方式:指导患者进行行为治疗和生活技能训练(如:如何控制情绪、应对挫折,提高人际交往的技巧等),为患者在下次遇到类似的情景时能采用新的行为方式应对。

(3)药物治疗:根据患者的病情调整药物的剂量或治疗方案。

第四节　安宁疗护

预习案例

　　患者，男性，51 岁，因"咳嗽、咳痰"入院，胸部 CT 示：右侧肺门旁占位性病变，考虑为中央型肺癌并右肺中叶阻塞性肺炎。行左侧锁骨上窝淋巴结穿刺活检术，病理提示："符合肺微乳头型肺癌转移"，头颅 MRI 及全身骨扫描示"脑转移、骨转移及双侧锁骨上窝淋巴结转移可能性大"，考虑诊断为"肺腺癌伴多发转移"，行化疗及胸部放疗。两年后，患者因"反复吞咽困难"再次入院，胸部 CT 提示肺部肿瘤灶较前增多、增大，评价为疾病进展，入院后评估处于临终阶段，给予消炎、护胃、营养支持、等对症治疗和护理。

　　思考

患者进入安宁疗护病房后的护理要点？

一、安宁疗护的相关概述

(一)安宁疗护的概念

　　安宁疗护是为疾病终末期患者在临终前通过控制痛苦和不适症状，提供身体、心理、精神等方面的照护和人文关怀等服务，以提高生命质量，帮助患者舒适、安详、有尊严离世。

(二)安宁疗护的起源与发展

　　1.国外　1967 年 Cieely Saunders 在英国伦敦郊外创办了全世界第一所临终关怀院，圣克利斯朵弗宁养院，为癌症晚期的患者提供了临终关怀。它标志着现代临终关怀的正式建立。

　　2.国内　1983 年赵可式加入天主教康泰医疗教育基金，推广癌症晚期患者的居家疗护方案，它被认为是台湾安宁疗护的开端。1988 年天津医科大学成立了我国第一家临终关怀中心，为中国的安宁疗护书写了新的篇章。

(三)安宁疗护的内涵

　　安宁疗护在以"全人、全家、全程、全队、全社区"的基础上为临终患者提供全方位的照顾，照顾的场所可以是安宁疗护机构、安宁疗护病房、社区居家安宁疗护等。安宁疗护的主要任务就是减轻疼痛、控制其他症状，为患者和家属提供辅导和支持。

二、安宁疗护的症状控制

　　临终患者都需要对一系列的症状进行控制，主要有疼痛、呼吸困难和乏力。除此之外其他的常见症状有厌食、恶心/呕吐、便秘等。可用"EEMMA"法科学的处理患者的症状，E：评估(Evaluation)，E：解释(Explanation)，M：处理(Management)，M：动态监测(Monitoring)，A：注意细节(Evaluation to detail)。

（一）疼痛

1.评估和观察

（1）评估疼痛部位、性质、程度、开始及持续时间。

（2）评估疼痛的病因、伴随症状，是否出现精神性症状（如抑郁、焦虑、人格障碍等）。

（3）既往的疼痛评估，用药情况及治疗效果。

（4）对疼痛进行全面、持续动态的评估，并记录疼痛缓解情况。

2.药物镇痛的护理

（1）药物止痛的五项原则：

1）口服给药：口服给药是应用镇痛药物的标准途径。长期给药时，首选口服给药。对于不宜口服给药的患者，指征明确时可选用透皮吸收途径给药，也可临时皮下注射给药，必要时可根据患者疼痛情况选用自控镇痛泵，疼痛时，患者可自行按压仪器按钮，一次注入一定量的镇痛药物。

2）按阶梯用药：根据世界卫生组织提倡的三阶梯止痛治疗指南用药。①第一阶梯：轻度疼痛时给予非阿片类加减辅助止痛药。②第二阶梯：中度疼痛时在原来基础上加用弱阿片类的止痛药。③第三阶梯：重度疼痛时使用强阿片类止痛药。对于重度癌痛、长期治疗的中度癌痛患者首选阿片受体激动药。

3）按时用药：对于持续性的疼痛应预防性的按时给药。仅仅只按需给药时不合理、不人道的。

4）个体化给药：根据患者的情况制定个体化用药方案，必要时上调药物剂量直至疼痛缓解，并预防上调剂量所致的不良反应。

5）注意细节。

（2）观察药物的治疗效果：选择适合的疼痛评分量表，教会患者正确的评分。观察并记录用药后的疼痛情况，镇痛效果不理想时，根据医嘱，适当调整用药剂量与方案。切不可自行调整。

（3）观察药物的不良反应：使用非甾体类抗炎药，注意观察有无消化道出血并随时监测肝肾功能。阿片类药物最常见的副作用便秘、恶心、呕吐等，严重的会出现呼吸抑制、过度镇静。同时要避免突然中断阿片类药物引发戒断综合征。出现药物不良反应，应立即报告医生并及时处理。

（4）健康宣教：对患者及其家属进行健康教育，告知药物的作用。多吃水果和蔬菜，指导训练患者进行提肛运动，缓解便秘。

3.非药物镇痛的护理　配合非药物镇痛的方法能减少镇痛药物的使用剂量，减少并发症。

（1）环境和体位：保持环境整洁舒适，创造一个像家一样的安宁疗护病房。根据疼痛部位选择舒适的体位。

(2)认知功能/身心干预疗法：当患者疼痛时，引导唤回忆美好的事物，分散注意力。或者通过听音乐、自我暗示、放松法、治疗性触摸等缓解疼痛。

(3)物理性康复技术：制动、区间运动练习、水疗、按摩、针灸、热或冷敷、经皮电刺激神经(TENS)等这些干预措施通过手法或刺激骨骼肌、神经和外皮系统或通过全身松弛间接产生的作用而达到治疗疼痛的效果。

(二)呼吸系统的护理

呼吸系统常见症状体征：呼吸困难、咳嗽、咳痰、咯血等。

1.评估和观察

(1)评估患者的呼吸频率、节律和深度，是否有咳嗽、咳痰、咯血，痰液的颜色、量、性状、气味和有无异物。咯血的颜色、量、性状及心理反应。

(2)评估患者的神志、面部、口唇、指(趾)端皮肤颜色、四肢末梢情况，是否有发绀。

(3)观察患者的生命体征：血压、心率、心律、血氧饱和度等。

(4)观察实验室理化结果：血常规、出凝血时间、胸部拍片等。

无力排出呼吸道分泌物有关。

2.护理要点

(1)寻找诱因，积极治疗原发疾病。

(2)非药物治疗

1)吸氧：呼吸困难的患者，遵医嘱吸氧，保证机体氧气供应，减轻呼吸困难症状。

2)环境：保持病房环境温湿度适宜，安静，整洁。

3)体位：根据病情取坐位或半卧位，有利于膈肌下移，利于呼吸。大咯血时，患者绝对卧床，取患侧卧位，头偏向一侧，及时清理呼吸道分泌物，避免窒息，床旁备好吸引器。

4)饮食：对于慢性咳嗽者，给予高蛋白、高维生素、足够热量的饮食，多次少量饮水。少量咯血者进少量温凉流质饮食，咯血量大者暂禁食。

5)观察：正确观察记录痰液的颜色、性质、量，及时留取痰标本送检。

6)痰液黏稠不易咳出者，若无禁忌证辅助体位引流、机械排痰等，必要时机械吸痰。

(3)用药护理

1)呼吸困难的患者在纠正诱因和非药物治疗都不能缓解情况下，药物治疗是缓解呼吸困难的主要治疗方式。常用的药物包括阿片类药物、支气管舒张药、皮质类固醇、抗焦虑药物等。

2)痰液黏稠不易咳出者，可给予湿化和氧气雾化吸入。

3)咳嗽、咳痰患者应根据患者病情决定祛痰还是适度镇咳为主，避免因为剧咳引起体力过度消耗影响休息或气胸、咯血等并发症。

4)患者有呛咳时，尽量避免口服给药，避免误吸。

(4)心理护理：咯血、呼吸困难时患者易出现焦虑、烦躁、恐惧等情绪，安慰、鼓励患者，缓解不安情绪。对有咯血风险的患者应加强预防性宣教及沟通，使其有一定的思想准备。

(5)加强患者的健康宣教：正确指导患者进行呼吸功能锻炼，注意劳逸结合。咯血、气胸、心脏病风险较高的患者应谨慎拍背、吸痰。

(三)消化系统的护理

消化系统常见的症状体征：恶心、呕吐、呕血、便血、腹胀等。

1. 评估和观察

(1)评估患者恶心与呕吐的发生时间、原因、特点、频度，呕吐物的量、色、性质、气味，呕吐是否与精神因素有关，呕吐伴随的症状，患者的营养状况，有无脱水表现，腹部体征。

(2)评估患者呕血、便血的原因、持续时间，出血量、色、性状及伴随症状。

(3)评估患者腹胀的程度、持续时间，伴随症状，腹胀的原因，排便、排气情况。

(4)观察实验室结果：血常规、凝血功能、大便隐血试验，有无电解质紊乱及酸碱失衡，必要时做呕吐物潜血试验、细菌培养等。

(5)评估患者的生命体征、意识状态、面容与表情。患者的体重、皮下脂肪厚度、皮肤色泽和弹性等营养状况的体征。

(6)评估患者治疗情况，既往史及个人史。

(7)心理与社会评估：评估患者的精神状态，有无疲乏无力、焦虑、抑郁及其程度。家庭成员对患者的支持与否。

2. 护理要点

(1)寻找引发症状的诱因及病因：如消化、代谢、中枢神经系统疾病、药物不良反应等，应尽可能地消除或避免诱因。

(2)非药物治疗

1)体位：出现恶心、呕吐前驱症状时，立即协助患者取坐位或侧卧位，预防误吸。呕血患者床头抬高 10°~15°或头偏向一侧。

2)及时清理呕吐物，做好口腔护理。

3)环境：及时更换清洁床单，开窗通风，保持病房空气清新。工作人员及家属避免使用气味强烈的香水。

4)饮食：剧烈呕吐、呕血时暂时禁食禁水。腹胀患者荤素搭配合理饮食，适当活动。

5)腹胀患者可通过按摩腹部、热敷、针灸疗法、肛管排气、放松疗法或转移患者注意力等方法减轻腹胀。必要时下胃管予以胃肠减压、通便及灌肠等处理。

6)呕吐患者可鼓励练习深呼吸和自主吞咽动作抑制呕吐反射。

(3)药物治疗

1)患者呕吐时应遵医嘱定时或按需给予止吐药物，同时静脉补充水、电解质等。

2)低钾血症引起的腹部不适，可补充电解质。

(4)观察：监测患者神志及生命体征变化，判断有无再次出血的症状与体征。记录出入量、尿比重、体重及电解质平衡情况等。

(5)呕血、便血时避免胃镜、血管造影等有创性检查。避免大量出血时输血及有创抢救措施，可遵医嘱给予适度镇静。

(6)心理护理：向患者和家属进行宣教与解释，使其有一定的思想准备和心理预期，并运用适度的语言与非语言技巧安慰患者及其家属。

（四）厌食/恶病质护理

癌性厌食症：即癌性厌食恶病质综合征，是恶性肿瘤患者食欲减退和进行性消瘦综合征，主要表现为厌食、早饱、体重减轻、体脂减少、肌力软弱等。

1. 评估与观察

（1）评估患者进食情况、有无假牙及牙齿松动、口腔黏膜情况。

（2）评估患者有无贫血、低蛋白血症等营养不良症状以及消化、内分泌系统等疾病表现。

（3）评估患者皮肤完整性情况。

（4）评估有无药物影响患者的进食以及进餐的环境。

2. 护理要点

（1）去除诱因：患口腔疾病且可干预的患者可考虑治疗口腔疾病。

（2）营养支持：能自主进食的患者，食物的选择尽量保持多样性、色彩搭配，增加患者的食欲。食物尽量小块易消化，每日少量多餐，食物放在患者易拿到的位置。饮食亦可由营养师计算固定能量和蛋白质，并统一由医院营养餐厅制作、配送。不能自主进食的患者，根据病情及患者需求选择合适的营养方式，喂养或营养支持方式，如经口、鼻饲、胃空肠造瘘管饲或静脉营养治疗。

（3）遵医嘱予药物治疗，改善患者食欲，或辅助针灸治疗。针灸可以调理经络气血运行，调畅气机，提高机体免疫力，改善患者症状。一般选双侧足三里、双侧阴陵泉、中脘、双侧上巨虚、双侧天枢等穴位。

课程思政

古代中国传统文化经典中特别注重对老年人进行心灵照顾、精神赡养和临终关怀。《论语·学而》里曾记载："曾子曰：慎终追远，民德归厚矣。"大致的意思是说，应该谨慎地对待先人的去世，追念久远的先辈，则可以培养出具有忠厚朴实道德的百姓。《孟子·离娄下》中提到："养生者不足以当大事，惟送死可以当大事。"也就是说，赡养父母不足以算大事，只有能为他们送终，才算做大事。我国自古以来把人的生死当做大事，重视老人善终，也就是现代所说的临终关怀，这样的思想文化影响了中国几千年的文明发展史。百姓常常会提到"五福临门"，五福源至《书经·洪范》，其中提及的最后一福便是"考终命"，即临命终时，没有遭到横祸，身体没有病痛，心里没有挂碍和烦恼，安详而且自在地离开人间，也就是所说的寿终正寝。

三、心理支持和人文关怀

心理支持的目的是应用恰当的沟通技巧与患者建立信任关系，引导患者面对和接受疾病现状，并能有效的控制不良情绪，鼓励患者和家属共同参与治疗过程，并尊重患者所做的决定，让其保持乐观平和的心情度过生命终期，从而舒适、安详、有尊严离世。

1.社会支持系统　鼓励家属陪伴照顾患者，给予关心和爱护。帮助患者制定可实施的目标，并协助完成。

2.医护人员

(1)五全照顾原则：全人：身、心、灵的整体照顾。全家：除了照顾患者还需要照顾患者家属。全程：在患者接受安宁疗护至死亡期间，全程照顾。全队：由医生、护士、康复师、营养师等组成的团队为患者提供安宁疗护。全社区：结合社区资源，为患者提供更完善的照顾。

(2)掌握良好的沟通技巧：采用通俗易懂的语言进行有效沟通。交谈前明确目标，以便快速获取有利信息。交谈时尽量采用开放式提问鼓励患者自我叙述，并注意认真倾听适度的眼神交流，并给予及时回应，与患者建立信任关系。

(3)保护患者的隐私，尊重患者权利，在护理过程中平等对待患者。

(4)帮助患者应对情绪反应：注意观察患者有无抑郁、焦虑、自杀倾向，鼓励患者表达不良情绪，帮助找到原因，给予个体化辅导，必要时请心理师进行专业干预。做到及早发现，提前干预。

(5)关爱患者家属：家属在面对患者长期治疗、预后效果不佳以及患者住院期间带来的经济、家庭、工作压力下产生的焦虑、无助等情绪，我们应该及早提供支持，疏解情绪。

(6)死亡教育：尊重患者的知情权，告知相关的知识，正确认识死亡。鼓励患者与家属相互表达爱与被爱，肯定生命的意义。

(7)尊严疗法：尊严疗法由受过专业尊严疗法培训的医务人员实施，通过访谈录音的形式为疾病终末期患者提供一个讲述重要人生经历，分享内心感受、情感和智慧的机会，从而减轻患者心理和灵性上的痛苦，提高个人价值感和意义感，使其有尊严地度过人生的最后时光。尊严疗法最终把访谈录音转换为文本文档，让患者分享给所爱之人，从而使得患者的个人价值能够超越自身的死亡持续存在。

(8)哀伤辅导：尊重逝者和家属的习俗，陪伴倾听，鼓励表达悲伤情绪，满足家属的需求。

参考文献

[1] 刘哲宁.精神科护理学.[M].北京：人民卫生出版社，2012.

[2] WHO. Suicide[EB/OL].(2018-01-31).http：//www.who.int/mediacentre/factsheets/fs398/en/.

[3] 何兆雄.自杀病学[M].北京：中国中医药出版社，1997：31，131-135.

[4] 谭蓉，胡德英，等.基于系统论的综合医院住院患者自杀影响因素的研究进展[J].护理学杂志，2017，32(7)：103-106.

[5] 丁晓晴，潘红.认知行为治疗对抑郁症住院患者自杀意念的影响[J].齐鲁护理杂志，2018，24(21)：1-4.

[6] 钱丹玲.自杀风险量化评估策略下动态干预对住院精神分裂症患者自杀行为的影响[J].医学临床研究，2018，35(4)：718-720.

［7］余雨枫.精神科护理学.［M］.北京：人民卫生出版社，2016.

［8］Voracek M, Loibl L M. Genetics of suicide：a systematic review of twin studies［J］. The Middle European Journal of Medicine, 2007, 119(15-16)：463-475.

［9］冯怡.精障碍护理学.［M］.浙江：浙江大学出版社，2013.

［10］陈红.综合护理干预在抑郁症伴自杀行为患者中的应用［J］.护理实践与研究，2019, 16(6)：142 -143

［11］孙博，耿捷，等.住院患者自杀干预机制研究与应用［J］. 中国卫生质量管理，2019, 26(1)：53 -56.

［12］庄海英.住院精神病患者暴力行为的原因分析及护理进展［J］.护理学报，2016, 23(3)：39-42.

［13］穆殿萍. 精神疾病患者暴力攻击行为原因分析及护理防范措施［J］，继续医学教育，2016, 30 (1)：120-121.

［14］张帮峰，朱要国，等.精神科暴力行为风险管理的研究进展.［J］.护理研究，2018, 32(10)1516 -1520

［15］王亚华. 新加坡精神科暴力危机的干预与应对［J］.中国实用护理杂志，2013, 29(10)：75-77.

［16］李呈，梦爱凤，智晓旭，等.晚期癌症患者安宁疗护的研究进展［J］护理研究，2019, 33(5)：791 -794.

［17］周宁，姜姗，等.安宁疗护患者临终前镇痛镇静药物的应用及风险防范［J］医学与哲学，2018, 39 (4B)：18-20.

［18］张波，桂莉.急危重症护理学.［M］.北京：人民卫生出版社，2017.

［19］沈翠珍，高静.内科护理学.［M］.北京：人民卫生出版社，2016.

［20］李秋萍.内科护理学.［M］.北京：人民卫生出版社，2012.

［21］侯丽，吴洁雅，等.中医药在安宁疗护中的应用［J］.医学与哲学，2018, 39(4B)：26-29.

［22］陆宇晗.我国安宁疗护的现状及发展方向［J］.中华护理杂志，2017, 52(6)：659-663.

［23］郭巧红.尊严疗法在安宁疗护实践中的应用［J］.中国护理管理，2018, 18(3)：316-319.

［24］Robert Twycross, Andrew Wilcock. Introducing Palliative Care.［M］.北京：人民卫生出版社，2017.

［25］Barry M. Kinzbrunner, Joel S. Policzer. End-of-Life Care A Practical Guide.［M］. 北京：人民卫生出版社，2017.

本章小结

本章主要介绍了特殊人群管理的相关知识，具体涵盖妇产科人群、儿童人群、精神异常人群、安宁疗护。本章具体介绍了这些特殊人群的常见疾病的病因与发病机制、临床表现、护理评估与诊断、治疗原则、护理措施、健康宣教，以及需要面对的特殊情况。本章要求学生能够掌握休克的概念、临床表现、治疗原则和护理异位妊娠、产后出血、儿童高热惊厥、急性呼吸困难、急性腹泻的评估、诊断、治疗及护理要点。

习题测验

主观题测验

第十四章

气道及呼吸系统管理相关操作

气道及呼吸系统管理相关操作PPT

学习目标

识记:

气道及呼吸系统管理相关操作的并发症。

理解:

1. 气道呼吸系统常用抢救器械的适用范围、操作流程和护理措施。

2. 气道呼吸系统常用抢救技术和监测技术的操作流程和护理措施。

运用:

运用气道呼吸系统常用抢救器械、监测技术和抢救技术对患者进行护理。

呼吸系统的生理功能主要是负责人体与外界进行气体交换。一旦呼吸道受阻,人体无法正常进行气体交换时,机体就会因缺氧而发生一系列的生理变化,影响机体的正常生理功能。临床上常借助各种呼吸道辅助器材及设备以维持机体的有效通气。熟练掌握各种辅助器材及设备的使用及气道建立后机体内环境的监测,将有助于快速缓解呼吸道梗阻,减少缺氧造成的机体损害,保证人工气道的安全使用。

第一节　气道异物清除

预习案例

　　刘星今天 25 岁生日，和朋友在火锅店庆生，就当刘星吃串串，高谈阔论，哈哈大笑后，突然呼吸困难，面色紫绀，抓住脖子剧烈咳嗽起来……

思考

如果你作为刘星的朋友，此刻该怎么帮助他？

　　气道异物是指异物进入喉、气管及支气管，引起清醒患者突然不能说话，咳嗽并伴有呼吸窘迫症状，开放气道后仍不能进行有效正压通气。

一、适用范围

　　适用于呼吸道异物的排出。

　　呼吸道异物分为不完全性梗阻和完全性梗阻。不完全性梗阻表现为患者出现咳嗽、呼吸急促，吸气时可出现高调的哮鸣音，婴儿可见"三凹征"，成人可见手呈"V"字形紧贴喉部；完全性梗阻表现为患者难以说话，呼吸极度困难，全身紫绀，很快发生意识障碍，甚至昏迷死亡。

二、操作流程

（一）拍背法

　　意识清楚的患者取立位，保持头低背高位，急救者站在患者的侧后位，一手围扶患者胸部，另一手掌根在患者肩胛区给予 6~8 次急促拍击（图 14-1）；意识不清的患者取俯侧卧位，急救者以膝和大腿抵住患者胸部，用手掌用力拍背 6~8 次。

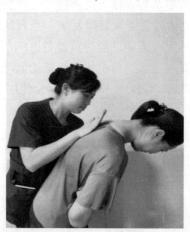

图 14-1　拍背法

（二）腹部冲击法

又称 Heimlich 手法（海姆立克手法），是利用急救者徒手突然用力冲击腹部、膈肌软组织，造成胸腔压力骤升，产生一股向上的气流，气流的力量进入气管将堵塞气管、喉部的异物冲出（图 14-2）。

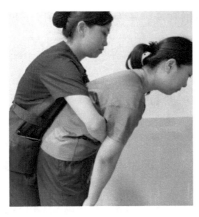 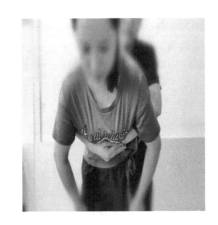

图 14-2　Heimlich 法

1. 成人互救法——立位

（1）急救者站于患者背后，以双臂环绕患者腰部。

（2）急救者一手握空心拳，使拇指朝下置于患者上腹部中线于脐上两横指处，远离剑突。

（3）另一手紧握该拳，快速用力向后向上冲击腹部，直至冲出异物。

2. 成人互救法——卧位

（1）将患者置于平整地面，仰卧位，保证气道通畅。

（2）急救者跪于一侧或骑跨在患者髋部，将一手掌根部平放在脐上两横指处，远离剑突。

（3）另一手置其上，两手重叠，用身体的重量压迫患者腹部，快速按压直至异物排出。

3. 成人自救法

（1）腹部手拳冲击：一手握拳放于自己的上腹部中线于脐上两横指处，远离剑突。另一手紧握该拳，用力向上、向内做快速连续冲击，促使异物排出。

（2）上腹部倾压椅背：上腹部垂直倾压于椅背、桌角、铁杆等其他硬物上，然后迅速向前倾压，驱出气道异物。

4. 婴幼儿急救法

（1）将婴儿俯卧于急救者前臂或大腿上，一手握住其下颌固定头部，另一手的掌根部拍击婴儿肩胛骨之间 5 次。

（2）将婴儿翻转抱持于急救者手臂弯中，头略低于躯干，急救者用两手指快速按压乳头连线以下一横指处 5 次。

(3)如此反复操作,直至异物排出。

三、护理措施

(1)清醒患者:异物取出前,做好安慰、解释工作,让患者缓解紧张情绪,配合操作;异物排出后,嘱患者休息,观察呼吸情况。

(2)昏迷患者:严密监测呼吸、心率和血氧饱和度;异物排出后,予以上氧,必要时予以呼吸机通气。

第二节 口、鼻咽通气管

预习案例

患者李某,男性,35 岁,因酗酒后从高空坠落致多发伤,眼眶周围青紫,意识模糊,有自主呼吸,BP 110/79 mmHg,HR 90 次/分,R 16 次/分,SpO$_2$ 88%。立即予以心电监护,4 L/min 氧气吸入。5 分钟后患者 SpO$_2$ 仍无改善。

思考

上述案例中首选采取何种措施来保证患者的通气?

一、口咽通气管

口咽通气管又称口咽通气道(oropharyngeal airway),通常由橡胶或塑料制成,亦可用金属或其他弹性材料制成,临床常用的口咽通气管为一椭圆形空心塑料管制成,呈 S形,由翼缘、牙垫部分和咽弯曲部分组成。将口咽通气管经口腔放置,插入到口咽部,用于维持气道通畅(图 14-3)。

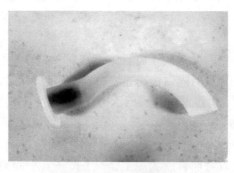

图 14-3 口咽通气管

（一）适用范围

（1）由于舌头或者呼吸道肌肉松弛引起的有气道梗阻危险的患者。

（2）用于气管插管患者，代替牙垫固定气管导管、防止舌咬伤等。

（3）有自主呼吸的昏迷患者。

（4）舌后坠造成的呼吸道梗阻、咽喉反射不活跃分泌物多的患者。

（5）以下情况要慎用：清醒者、频繁呕吐者、门齿损伤或脱落危险的患者、喉头水肿、咽部气道占位性病变、气管内异物、口腔内及上下颌骨创伤。

（二）操作流程

（1）患者取平卧位或侧卧位，昏迷患者取平卧位，头后仰。

（2）清除患者口腔和咽部中的分泌物、血液以及呕吐物，保持呼吸道通畅。

（3）根据患者的情况选用合适型号的口咽通气管，长度以口角至下颌角的距离为宜。选择的原则是宁长勿短、宁大勿小，因为口咽通气管太短不能经过舌根而达不到开放气道的目的。

（4）插入口咽通气管时尖端朝向硬腭。

（5）具体置管方法。

1）横向插入法：将口咽通气管弯曲凹面部分朝向一侧脸颊内部插入，插入过程中朝着咽后壁旋转90°向下翻转口咽通气管，使口咽通气管弯曲部分凹面向下压住舌根进入，将舌根与口咽后壁分离（图14-4）。

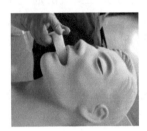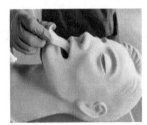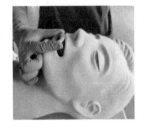

图14-4 横向插入法

2）反向插入法：通气管弯头向上向腭部放入口腔，当其内口接近口咽后壁时，即将其旋转180°，借患者吸气时顺势向下推送，弯曲部分下面压住舌根，弯曲部分上面抵住口咽后壁，放置于口腔中央位置（图14-5）。

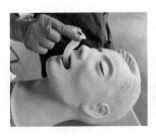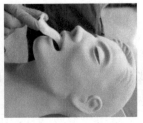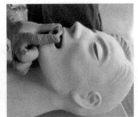

图14-5 反向插入法

（6）检查人工气道是否通畅。可用手掌放于口咽通气管外口，感觉有无气流，观察患者胸壁运动幅度及听诊呼吸音，检查口腔，防止舌或唇受伤。

（7）放置成功后，妥善固定。密切观察患者自主呼吸情况，如自主呼吸消失或呼吸不充分，应立即选择合适的方式给予正压通气。

（三）护理措施

（1）注意密切观察有无导管脱出而致阻塞气道的现象，保持管道通畅。

（2）保持口腔清洁，当口腔分泌物、呕吐物、血液多时，可用吸痰管由口咽通气管两侧插入，轻轻将口咽部分泌物吸净，防止误吸。

（3）加强呼吸道湿化，口咽通气管外口可盖两层湿盐水纱布，以湿化空气和防止异物落入。操作时一定要坚持无菌操作原则。

（4）管道妥善固定，防止脱落，出汗多或胶布被分泌物污染时，应及时更换胶布，重新妥善固定。

（5）注意观察导管在口腔中的位置，避免不正确的操作将其推至下咽部而引起呼吸道梗阻。

（6）监测生命体征，随时记录，严密观察患者病情变化，并备好各种抢救物品和器械，必要时配合医生行气管内插管术。

二、鼻咽通气管

鼻咽通气管又称鼻咽通气道（nasopharyngeal airway），是经鼻腔安置的通气道，将鼻咽通气管插入鼻咽部，使其维持气道通畅的技术。鼻咽通气管是一个类似于气管插管的软管道，适用范围同口咽通气道，但刺激小，恶心反应轻，可用于清醒患者。且其容易固定，气路段加粗，操作简单、实用、有效（图14-6）。

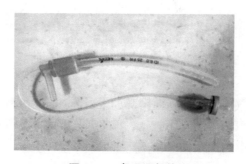

图14-6 鼻咽通气管

（一）适用范围

（1）各种原因引起的不完全呼吸道梗阻，经口咽插入通气管的频频出现恶心反射的清醒患者，或使用口咽通气管效果不佳者，面颊部损伤的患者。

（2）牙关紧闭，不能经口吸痰清除口腔分泌物者。

（3）疑有颅底骨折的患者绝对禁用鼻咽通气管，有可能插入颅腔或引起颅腔感染。有各种鼻腔疾患者禁用，如鼻息肉、鼻中隔偏曲、鼻外伤、鼻腔炎症等；严重面部创伤的患者慎用；凝血功能异常、鼻腔出血或有出血倾向者慎用。

（二）操作流程

（1）患者取仰卧位，观察其神志、呼吸、血氧饱和度情况。

（2）插入前认真检查患者的鼻腔，确定是否有鼻息肉或明显的鼻中隔偏曲等。

（3）选择合适型号的鼻咽通气管，长度估计方法为：从鼻尖至耳垂的距离；尺寸大小的选择可将患者的小指作为参照。

（4）插入前可在鼻腔内滴入适量血管收缩药物，如麻黄碱等，通气管表面涂以含局部麻醉药的医用润滑剂。

（5）将鼻咽通气管弯度向下、弧度朝上、内缘口向下，沿垂直鼻面部方向缓缓插入鼻腔，随腭骨平面向下推送至硬腭部，直至鼻咽部后壁遇到阻力，在鼻咽部，鼻咽通气管必须弯曲 60°~90° 才能向下到达口咽部，插入深度为 13~15 cm。插入动作应轻柔、缓慢，遇到阻力不应强行插入，可稍稍旋转导管直至无阻力感再沿鼻道和鼻咽的角度继续插入，或者更换另一鼻孔插入。

（6）将鼻咽通气管插入至足够深度后，如患者咳嗽或抗拒，应将其后退 1~2 cm。

（7）鼻咽通气管置入成功后，评估气道是否通畅，以解除舌后坠、鼾声消失、呼吸通畅为标准。

（8）妥善固定鼻咽通气管，以免脱出。

（9）鼻咽通气管置入成功后，应密切观察患者自主呼吸情况，如自主呼吸消失或呼吸不充分，应立即选择合适的方式给予正压通气。

（三）护理措施

（1）妥善固定导管位置，防止导管滑进气道，损伤鼻腔黏膜，也可造成胃胀气及换气不足。

（2）及时清除鼻腔分泌物，鼻孔与鼻咽通气管间涂油，保持鼻咽通气管通畅。

（3）做好气道湿化，防止鼻黏膜干燥出血。

（4）密切观察患者的病情变化，及时做好记录。

（5）预防并发症的发生。

第三节　环甲膜穿刺

预习案例

患者刘某，因咽痛、咽喉梗阻感 3 小时入抢救室。抽血后患者突然出现躁动不安，血氧饱和度下降，继而出现呼吸暂停。立即予以插管，因喉头水肿插管困难。

思考

患者是否需要立即行环甲膜穿刺术？

环甲膜穿刺是临床上对于有呼吸道梗阻、严重呼吸困难的患者采用的急救方法之一，它可为气管切开术赢得时间，作为一种应急措施，穿刺留置时间不宜过长，一般不超过 24 小时。

一、适应范围

(1)急性上呼吸道梗阻。
(2)喉源性呼吸困难(如白喉、喉头严重水肿等)。
(3)严重头面部外伤。
(4)气管插管有禁忌或病情紧急需快速开放气道时。
(5)气管切开器材用物暂缺时。
(6)临时性气管内给药。

二、操作流程

(一)穿刺部位

环甲膜位于甲状软骨和环状软骨之间，前无坚硬遮挡组织，后通气管，它仅为一层薄膜，此处无重要的血管、神经及特殊的组织结构，是穿刺或切开最方便、最安全的部位。

(二)操作流程

(1)患者取仰卧位，头后仰，快速消毒、铺无菌巾，2%利多卡因 1~2 mL 局部注射麻醉。紧急情况下，亦可不需麻醉和铺无菌巾，不能平卧者可取半卧位或坐位。

(2)以一粗注射针垂直刺入环甲膜。由于环甲膜后为中空的气管，因此刺穿后有落空感，术者会觉得阻力突然消失。

(3)回抽注射器，如有空气抽出，则穿刺成功。患者可有咳嗽等刺激症状，随即呼吸道梗阻的症状缓解。若上呼吸道完全阻塞难以呼吸时，需另刺入气管导管针为呼吸建立通路。

(4)环甲膜穿刺或切开的切口形状可以为横切口或纵切口，但大多主张采用横切口，以减少并发症的发生。

三、护理措施

(一)环甲膜穿刺术的护理配合

(1)迅速备好无菌手套、无菌包、环甲膜穿刺器、治疗盘和急救设备、药物等。
(2)协助患者取仰卧位，垫肩，头后仰。
(3)配合医生使用环甲膜穿刺器，选择环状软骨和甲状软骨之间穿刺入声门下区，迅速解除喉阻塞，针头进入前防止喉部上下运动，否则容易损伤喉部黏膜；穿刺时应避免损伤环状软骨，避免术后引起喉狭窄。
(4)呼吸困难缓解后，协助医生行气管切开术治疗，备好气切用物。

(二)术后护理

1.心理护理　对于清醒患者护士应该做好解释工作，消除患者的顾虑，获得其配合。

2. 饮食护理　术后患者应给与高蛋白高维生素易消化的食物。

3. 局部严格消毒，以免感染，加强导管管理，防止滑脱，选择有效抗生素及正确给药方法。

(三)并发症的观察

(1)出血　如穿刺点皮肤出血，延长压迫时间。

(2)假道形成。

(3)食管穿孔。

(4)皮下或纵隔气肿。

第四节　简易呼吸气囊

预习案例

何某因哮喘发作加重 1 天入院，接诊护士发现患者呼之不应，能触及大动脉搏动，胸口无起伏，面色发绀，立即呼叫医护人员，实施抢救措施。

思考

如果你是接诊护士，你该如何做？

简易呼吸气囊又称加压给氧气囊(AMBU)，是人工通气的简易工具，也是急诊最常用的人工呼吸装置(图14-7)。相较于口对口呼吸，供氧浓度高且操作简便，利用加压面罩直接给氧，改善患者组织缺氧状态。

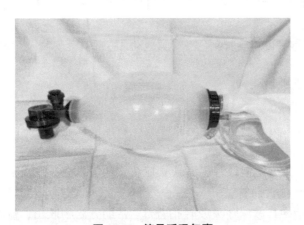

图 14-7　简易呼吸气囊

一、适用范围

各种原因所致的呼吸停止或呼吸衰竭的抢救及麻醉期间的呼吸管理、运送患者、临时替代呼吸机等。

二、操作流程

(一)用物准备

简易呼吸气囊装置一套、氧气吸痰装置、纱布、弯盘、手套。

(二)呼吸气囊安全性能检查

(1)呼出活瓣功能：瓣膜完整性、弹性、密合性好，以保证气体无重复吸入和瓣膜无闭塞。

(2)球囊功能：弹性好，进气阀完好，无漏气。

(3)面罩：充盈度适当(约2/3)。

(4)压力限制阀功能：打开压力限制阀的盖子，闭塞患者接口端和压力监测端，挤压气囊，当压力接近45 cm水柱时，气体从压力限制阀泄漏。

(三)操作流程

(1)备齐用物，携至床旁，连接面罩、呼吸囊及氧气，调节氧流量8~10 L。

(2)抢救者位于患者的头顶方。

(3)面罩罩住患者口鼻，抢救者用一手的中指、无名指、小指置于患者的下颌部保持患者张口，食指、拇指置于面罩上(呈EC手法)，按紧不漏气，并保持气道通畅，必要时插入口咽通气管，另一手挤压气囊。

(4)若有二人操作，一人双手固定面罩，并同时保持气道开放，另一人用双手挤压气囊。

(5)无自主呼吸的患者频率10~12次/分钟，有自主呼吸应在患者吸气时挤压气囊。潮气量为400~600mL，吸气时超过1秒，1升球囊挤压1/2~2/3，2升球囊挤压1/3。

(四)再次评估

观察患者血氧饱和度、皮肤颜色、胸廓运动，腹部有无膨隆及生命体征。

三、护理措施

(一)保持呼吸道通畅

(1)操作者注意充分开放气道，防止呼吸气囊漏气，避免挤压气囊产生的潮气量过小和送气频率过快。

(2)如简易呼吸气囊不能改善患者缺氧症状，应立即检查并调整头部及气道位置是否合适，必要时给予气管插管。

(3)清醒患者指导其做深呼吸或轻拍背部，帮助分泌物咳出；昏迷的患者应使患者头部偏向一侧，及时吸出呼吸道分泌物，保持呼吸道的通畅。

(二)防止误吸的发生

(1)挤压气囊1秒以上，给予能使胸廓抬起的潮气量即可，观察患者的胸廓运动、腹部有无膨隆。

（2）如出现腹部膨隆应行胃肠减压，引流胃内积气，注意观察有无胃内容物返流，及时吸引处理。

（三）加强病情监测

密切观察患者生命体征、血氧饱和度、末梢皮肤颜色、呼吸运动、频率、节律、呼吸音、潮气量、呼吸压力测定、血气分析结果等。

第五节　气管内插管

预习案例

张某，男，59岁，因胸闷、胸痛1小时入院。入院时测BP 125/62mmHg，P 74次/分，R 20次/分。立即完善心电图、肌钙蛋白等检查，5分钟后患者突发心跳呼吸骤停，立即予胸外心脏按压，气管内插管连接呼吸机辅助呼吸。半小时后，患者恢复自主心律，送入导管室行急诊PCI手术。

思考

1. 护士应如何配合医生行气管内插管术操作？
2. 气管内插管的患者应如何护理？

气管插管术是指将导管插入患者气管内以建立人工气道的方法，目的是为了保持上呼吸道通畅、便于气道的管理或进行机械通气、同时便于及时清除气道内的分泌物，防止呕吐或返流所致的误吸、窒息的危险。临床上根据插管的路径常分为经口气管插管术和经鼻腔气管插管术。

一、经口气管插管术

（一）适应范围

（1）实施机械通气：需要接受有创通气的患者如心跳呼吸骤停、呼吸衰竭、呼吸肌麻痹或呼吸抑制者等。

（2）上呼吸道梗阻：口鼻咽部及喉部软组织损伤、喉头水肿、异物阻塞等引起的上呼吸道梗阻。

（3）气道保护机制受损：生理性的吞咽、咳嗽反射可以保护呼吸道，当意识改变或支配这些反射的脑神经受损时，易发生返流、误吸乃至窒息。

（4）气道分泌物潴留：建立人工气道，及时清除气道分泌物，能有效控制肺部感染。

（二）操作流程

（1）评估患者：观察患者的口腔内黏膜有无破损，清除患者口腔内分泌物，如有活动性义齿取出活动性义齿。

（2）选择合适的导管：成人男性选择导管内径为 7.5~8.5 mm，成人女性选择导管内径为 6.5~7.5 mm，儿童根据其年龄和发育的大小而定。气囊充气后观察气囊有无破损漏气。

（3）置入管芯：将管芯插入气管导管腔内，确保管芯位于离气管导管前端开口 1 cm 处。

（4）开放气道：可将患者肩背部垫高 10 cm，头部向后仰，保持颈部过伸，充分开放气道，使上呼吸道尽量保持在同一直线上。

（5）置入喉镜：操作者站在患者头部正上方，右手打开患者口唇及上下门齿，左手持喉镜柄，从患者口腔左侧臼齿处插入，向右推开舌体后居中。

（6）暴露声门：缓慢沿中线向前推进喉镜，尽可能依次看清口腔内解剖标志，即悬雍垂、会厌、双侧构状软骨的间隙（暴露声门的第三标志），然后上提喉镜即可看到声门（注意以左手腕为支撑点，而不能以上门齿为支撑点以免造成牙龈的损伤和牙齿的脱落）。

（7）置入气管导管：操作者右手以握毛笔状持气管导管从口腔右侧进入，将气管导管前端沿喉镜气管槽插入口腔，对准声门，旋转导管进入气管内，迅速拨出管芯，继续送导管直至气囊完全进入声门，调整导管深度，一般情况男性患者插入深度以距离门齿 22~24 cm 为宜，女性以 21~23 cm 为宜，避免插入过深，确定导管是否在气管内。

（8）固定气管导管：插管成功后，予气囊充气，连接简易呼吸气囊人工通气，或连接呼吸机实施机械通气。放置牙垫，取出喉镜，用蝶形胶布妥善固定气管导管及牙垫于患者面部及下颌部。

（9）确认导管位置位于气管内的方法：

1）听诊两肺呼吸音对称。

2）监测患者呼气末二氧化碳浓度，如导管位于气管内，则可见呼气时呈现二氧化碳的方波，呼气末二氧化碳分压（$PETCO_2$）合理目标为 30~40 mmHg，插管即刻与插管后 20 min 监测 $PETCO_2$ 数值均小于 10 mmHg，预示患者预后不良。

3）监测呼吸机流速-时间波形，如有自主呼吸，可监测到典型的呼气波形。

4）必要时拍摄 X 胸片，气管导管远端应在隆突上 3~4 cm 位置，可根据 X 胸片显示调整导管深度。

二、经鼻气管插管术

（一）适用范围

（1）适用范围同经口气管插管的患者。

（2）无法经口或经口气管插管困难的患者。

（3）经鼻气管插管术的绝对禁忌证为：呼吸暂停或无自主呼吸的患者。凝血功能障碍、鼻损伤、鼻出血、颅底骨折、颅内高压等为其相对禁忌证。

（二）操作流程

（1）评估患者：检查患者鼻腔、鼻黏膜有无出血、肿胀、炎症，有无鼻中隔偏曲及鼻息肉，选择通畅的一侧。滴 1% 麻黄碱溶液，予收缩鼻腔黏膜血管。

（2）选择气管导管：根据患者情况选择合适的气管导管，成人男性选择内径 ID 7~8 mm，成人女性选择 6~7 mm，儿童根据其年龄和发育的大小而定。气囊充气后观察气囊有无破损漏气。

（3）置入管芯：将管芯插入气管导管腔内，确保管芯位于离气管导管前端开口 1 cm 处。

（4）置入气管导管：气管导管从鼻腔进入 1 cm 后将气管导管与面部垂直缓慢送入，过鼻孔后继续送入 4~5 cm，此时应用喉镜窥喉，暴露声门，将气管导管送入气管，确认深度，导管进入气道的合适深度为导管尖距鼻孔距离，成人男性为 23~26 cm，成人女性为 22~24 cm，予以气囊充气。

（5）固定气管导管：插管成功后，予气囊充气，连接简易呼吸气囊人工通气，或连接呼吸机实施机械通气。用蝶形胶布妥善固定气管导管于患者鼻面部。

（三）气管内插管的护理

（1）保持气管插管位置固定：正确、牢靠的固定气管导管，防止脱落移位，给予患者充分镇静镇痛，并适当约束双上肢，可以防止患者气管导管的意外脱出。

（2）保持人工气道的通畅：加强气道湿化、及时吸引气管导管内及口鼻腔内的分泌物，每次吸痰应执行无菌操作，每次吸痰时间 <15 秒，间隔时间视分泌物的多少而定，两次间隔时间至少 3 分钟。

（3）定期监测气囊压力：气囊压力建议维持在 25~30 cmH_2O，一般注气 5~10 mL 左右，定期监测气囊压力改变，如气囊漏气则需考虑更换气管导管。

（4）并发症的预防及护理

1）误入食管：误入食管时的临床表现为听诊呼吸音消失，血氧饱和度骤降，全身发绀，正压通气时胃区可听到气泡声。如果误入食管，需立即拔管，吸净口腔分泌物后，根据需要重新插管。

2）误入一侧支气管：插管前评估患者支气管开口的位置，选择大小、粗细合适的导管，插管后立即固定并记录好插管距门齿的距离。密切观察呼吸活动频率、幅度、方式，观察皮肤的颜色等，严格交接班。

3）声门创伤及声带损伤：使用敏感的抗生素抗感染，拔管后声带注意休息，保护局部黏膜组织恢复正常。

4）气管食管瘘：长时间的插管及气囊压力过高时会使局部组织供血不足，形成缺血性坏死。应每天加强气管的护理，定期检查气囊压力，避免压力过高。

课程思政

　　不良的坐、卧、立、行、蹲、搬抬重物等行为习惯是导致腰椎间盘突出症的重要危险因素。护士作为健康的守护者，无论是在工作中还是生活中，始终保持高度的责任心，向公众传达健康行为的理念，促进全民健康行为。

第六节　喉罩

　　患者,男性,75 岁,在医院门诊大厅突然倒地,患者面色发绀,呼吸停止,心跳微弱。分诊台备有喉罩,门诊护士立即做相应处理,并通知院内急救人员到现场救治。

思考

首诊护士该首选什么方法给患者通气?

　　喉罩由 1 根通气导管和远端 1 个可充气罩组成(图 14-8)。将其置于咽部,远端开口于下咽部,同时密封咽喉,即可通气。是介于面罩和气管插管之间的新型通气工具。

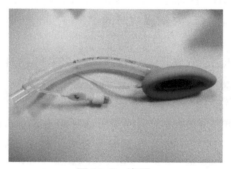

图 14-8　喉罩

一、适用范围

(1)困难气道者。

(2)目击者不具备气管插管技术时。

(3)择期全身麻醉者。

(4)急救与复苏的患者。

二、操作流程

(一)插管前的准备

(1)用物准备:喉罩、负压吸引装置、简易呼吸器、10 mL 注射器、吸痰管、胶布、手套、标识等。

(2)患者准备:评估患者的意识、呼吸状态及牙齿的情况。

(3)选择合适的喉罩并检查喉罩前端是否漏气。成人喉罩分为 3、4、5 号三种,一般正常成年人女性选用 4 号或 5 号,男性选用 5 号,体重大于 70 kg 均选用 5 号。

(4)石蜡油润滑气囊。

（二）插入方法选择

（1）常规法：头轻度后仰，操作者左手牵引下颌以展宽口腔间隙，右手持喉罩，罩口朝向下颌，沿舌正中线贴咽后壁向下置入，直至不能再推进为止。

（2）逆转法：先将喉罩口朝向硬腭置入口腔至咽喉底部后，轻巧旋转180°后，再继续往下推置喉罩，直至不能再推进为止。

（三）确认喉罩的位置

患者通气时，确认两侧呼吸音对称，上腹部没有呼吸音。

（四）套囊充气并妥善固定

套囊的充气量应给最小有效气量，以减少黏膜缺血。套囊开始充气以10~15 mL，如果气道压<15 cmH$_2$O，喉罩周围有漏气，再增加5~10 mL空气。

三、护理措施

（一）误吸和返流

喉罩难以完全密闭咽喉腔，长时间使用可使喉罩口的漏气进入胃内，随着时间延长，胃内气体增多，增加了胃液返流的危险。一旦出现误吸返流应及时拔出喉罩，并清除返流物及误吸物，配合医生进行气管插管。

（二）呼吸道梗阻

（1）及时清除通气导管的异物。

（2）检查梗阻原因，防止喉罩折叠和通气导管扭折。如为喉罩位置不当造成呼吸道梗阻，应立即拔出喉罩重新插入或改用其他通气方法。

（三）呼吸道损伤与操作熟练程度和喉罩大小有关

选用大小合适的喉罩以恰能防止漏气的最小气量为宜。

（四）喉罩漏气和意外性脱出

（1）不宜移动喉罩，妥善固定。

（2）若患者需要改变体位，喉罩的位置也可能发生变动，此时随时听诊呼吸音，严密观察血氧饱和度，并适当调整喉罩的位置。

▌第七节　机械通气

预习案例

患者，女性，60岁，因神志昏迷半小时被送入抢救室，查患者呈浅昏迷状，测BP 104/71 mmHg，P 93次/分，SPO$_2$ 80%，呈叹息样呼吸，既往有COPD病史，近一周有受凉，急查血气：pH 7.15，PaCO$_2$ 89 mmHg，PaO$_2$ 40 mmHg，HCO$_3$ 13 mmol/L。

思考

1. 该患者需不需要行机械通气？

2. 如需进行机械通气，采取哪种通气模式？

机械通气主要是通过机械装置来代替和控制自主呼吸，从而维持患者的气道通畅，改善通气和氧合，防止机体出现缺氧和二氧化碳蓄积。机械通气的目的是使机体顺利度过基础疾病所导致的呼吸功能衰竭阶段，为患者机体基础病变的治疗赢得时间。

一、适用范围

(1)有创机械通气的适用范围如下：
①窒息或即将发生的呼吸骤停。
②血流动力学不稳定的 AECOPD，无意识或无气道保护能力。
③神经肌肉疾病导致的急性呼吸衰竭。
④急性低氧性呼吸衰竭对治疗没有反应。
⑤高分钟通气量患者需要气管插管。
(2)无创机械通气(NIPPV)的适用范围如下：
①轻-中度呼吸衰竭，无紧急插管指征、生命体征相对稳定。
②临床应用指征主要取决于患者状况和血气分析。
③呼吸衰竭早期干预和后期撤机。
④严格把握禁忌证，NIPPV 存在一定的禁忌证，使用不当会增加 NIPPV 治疗失败或可能导致患者损伤的风险。

二、操作流程

(1)确定是否有机械通气的指征。
(2)判断是否有禁忌证，并进行必要处理。
(3)根据病情况选择无创或者有创通气。
(4)使用前进行呼吸机检查和管路连接。
(5)根据医嘱及患者病情，确定初始通气模式和参数，设置各个报警参数。
(6)根据口腔黏膜及痰液情况调节合适的温、湿化器档位。
(7)设置后备通气和参数。
(8)上机过程中根据病情和血气生化指标，及时调整呼吸机模式和参数。
(9)动态监测，尽早开始对撤机可能性进行评估。

三、护理措施

(一)管道护理

(1)妥善固定气管插管：使用牙垫或者口咽通气管，防止导管移动损伤气管黏膜，或与呼吸机回路脱开，或滑入支气管。
(2)对插管刻度进行标记和记录，每班检查气管插管的深度，听诊双肺呼吸音。
(3)气管切开患者，固定带松紧合适以防止套管脱落、颈部压疮。
(4)机械通气患者需做好呼吸机相关性肺炎的集束化管理，如床头抬高(无禁忌证者)、口腔护理、冷凝水清理等，防止呼吸机相关性肺炎的发生。

(二)呼吸机参数管理

根据患者的病情、血气等指标遵医嘱调整参数。能识别和处理简单呼吸机的报警，当呼吸机故障不通气时，使用球囊过渡。

(三)导管气囊护理

每日监测气囊压，维持气囊压力在 25～30 cm H_2O。

(四)呼吸机报警处理流程(图 14-9)

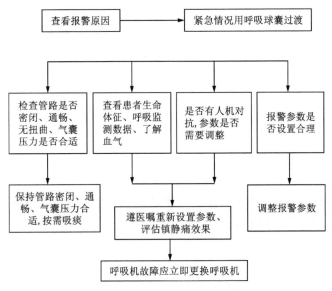

图 14-9　呼吸机报警处理流程

(五)人工气道湿化的护理

(1)主动湿化时，Y 型接头处气体温度在 34～41℃，防止温度过高发生气道灼伤。

(2)加强巡视，及时向湿化器内加无菌蒸馏水。

(3)观察湿化效果：当患者出现呼吸困难、发绀、分泌物黏稠时，考虑湿化不足；如患者出现烦躁、发绀加重、频繁咳嗽、分泌物过度稀薄时，考虑湿化过度。

(六)吸痰护理

(1)根据气管导管型号选择合适的吸痰管，吸痰管管径不超过导管内径的 1/2。

(2)吸痰时调节合适的负压(成人为 0.04～0.053 MPa，小儿为 0.02～0.04 MPa)，负压过大时，可引起肺内负压，肺泡塌陷；负压不足时则无法有效吸痰。

(3)吸痰时应严格无菌操作，根据需要进行声门下吸引。

(4)每次吸痰不应超过 15 秒，两次吸痰间隔时间应大于 3 分钟，吸痰前、中、后给予高浓度氧气吸入。

(七)鼻饲护理

机械通气患者接受肠内营养时，肠内营养液要加温、控速，加强巡视，床头抬高(无禁忌者)，防止返流。

（八）每日做好疼痛、镇静评估及唤醒试验，进行谵妄的监测，提供舒适环境、减少噪音、光线刺激，尽早撤机。

第八节　动脉血气分析

预习案例

　　患者，男性，70 岁，因慢性支气管炎急性加重 1 天急诊就诊，分诊护士发现患者呼吸急促，口唇发绀，大汗淋漓，测量血氧饱和度为 65%，立即送入抢救室。

　　思考

　　如果你是抢救室的护士，你如何去判断患者的呼吸衰竭及酸碱失衡类型？

　　动脉血气分析是通过对人体动脉血液中的 pH、氧分压（PO_2）和二氧化碳分压（PCO_2）等指标进行测量，从而对人体的呼吸功能和血液酸碱平衡状态作出评估的一种方法。是临床上诊断呼吸衰竭和酸碱平衡紊乱最可靠的指标和依据。

一、适用范围

（一）在急诊及 ICU 抢救中的应用

（1）危重患者均有不同程度代谢失衡，如昏迷、休克、高热、中毒、急性腹泻、浮肿、心肺脑复苏等。

（2）危重患者抢救前后，用升压药前后、使用呼吸机前后等。

（3）调整呼吸机参数的依据。

（二）心血管外科的应用

围手术期，动脉血气分析可准确、综合地反映机体心肺功能和组织代谢状况，对手术方案的制定实施和修正有重要意义。

（三）呼吸科的应用

哮喘动态观察，Ⅰ型、Ⅱ型呼吸衰竭动态观察、氧疗前后、ARDS 动态观察。

（四）肾功能不全、肾衰、血液透析患者的应用

血气分析异常指标及其强弱程度与肾脏的受损程度密切相关，尿毒症患者显示出明显的失代偿性代谢性酸中毒，PaO_2 轻度降低，部分患者出现 CO_2 潴留。血气分析有助于早期发现及诊断尿毒症患者。

（五）麻醉恢复期患者的应用

麻醉恢复期间发生心跳呼吸骤停的原因 60% 与低氧血症和高碳酸血症有关。及时检测血气可保证患者安全，降低风险。

二、操作流程

(一)采血部位选择及选择标准

(1)动脉血气分析采集部位选择具备足够的侧支循环,以降低穿刺部位远侧因血流缺乏造成缺血性并发症。

(2)血气分析常取部位为桡动脉、股动脉、肱动脉、足背动脉,通常选用桡动脉和股动脉。

(二)操作前准备

1. 评估患者

(1)患者病情、治疗情况、意识状态及肢体活动能力。

(2)对动脉血标本采集的认识和合作程度。

(3)穿刺部位的皮肤及血管状况。

(4)用氧或呼吸机使用情况。

2. 患者准备

(1)身份识别:查对腕带信息,如床号、姓名、年龄、住院号、检验申请单;

(2)患者评估:①评估并记录体温、吸氧浓度,如果吸氧浓度发生变化,应在采样前等待 20~30 min,以达到稳定状态;②评估血压,如患者血压过低或采血处血管条件限制,动脉血无法自动充盈动脉采血器,应将针栓推至 0 刻度,抽拉采血。

(3)信息记录:记录患者姓名、年龄、采血时间、呼吸支持方式、吸氧浓度、体温、采样者姓名。

(三)动脉穿刺采血

1. 桡动脉穿刺采血流程

(1)采血器准备:采集动脉标本之前,先把动脉采血器的针栓推到最底部,再拉到预设位置,采血量根据血气分析仪样本需要量决定;

(2)侧支循环检测:使用改良的 Allen 试验,判断侧支循环;

改良 Allen 试验方法

① 同时按压受试者尺动脉、桡动脉,让受试者配合反复握拳 5~7 次至手掌变白;

② 放开尺动脉,继续保持压迫桡动脉,观察手掌颜色变化。

手掌、手指及拇指颜色可在 15 s 内恢复,表明尺动脉和桡动脉间存在良好的侧支循环,Allen 实验阳性,可用于动脉穿刺。相反,如果尺动脉无法为整个手掌提供充分的血供时,则解除尺动脉压力 15 s 后手掌颜色仍为苍白,这表明手掌侧支循环不良,Allen 试验阴性,该侧动脉不适宜穿刺。

---

(3)采血准备:根据患者病情取平卧位或半卧位,手掌向上伸展手臂,腕部外展30°绷紧,手自然放松。必要时可使用腕枕以帮助腕部保持过伸和定位。

（4）穿刺点确定：距腕横纹一横指（1~2 cm）、距手臂外侧 0.5~1 cm 处，定位桡动脉搏动最明显部位为穿刺点（图 14-10）。

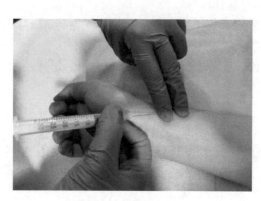

图 14-10　动脉采血

（5）消毒：常规消毒穿刺区域皮肤和操作者的食指，患者皮肤消毒区域以穿刺点为中心直径应在 5 cm 以上，自然待干。

（6）穿刺采血：用已消毒食指再次确认穿刺点，使穿刺点固定于手指下方，另一只手，单手以持笔姿势持动脉采血器，针头斜面向上逆血流方向，微移定位食指（不离开）皮肤，暴露定位点，与皮肤呈 30~45°角缓慢刺入，见血后停止进针，待动脉血自动充盈采血器至预设位置后拔针。

（7）按压止血：拔针后立即用干燥无菌纱布或棉签按压 5~10 分钟止血，如果患者正在接受抗凝药物治疗或凝血时间较长，应在初次部位保持更长时间按压，确认止血。

（8）排气：动脉血标本如存在气泡，应翻转采血器，以纱布或棉签遮挡采血器上端，缓慢排除气泡。

（9）标本处理：拔针后第一时间单手完成动脉采血器安全防护操作，将封闭后的利器部分单手弃至锐器盒中，封闭样本，第一时间送检。

2.肱动脉穿刺采血操作流程

（1）采血器准备：同桡动脉。

（2）采血准备：患者手臂完全伸展，转动手腕使手心向上必要时可使用小枕帮助肘部保持过伸和定位。

（3）穿刺点位置：以肘横纹为横轴，肱动脉搏动为纵轴，交叉点周围 0.5 cm 范围搏动最明显处为穿刺点。

（4）消毒：同桡动脉穿刺采血。

（5）穿刺采血：进针角度为 45°，余同桡动脉采血。

（6）止血、排气、标本处理同桡动脉采血。

3.足背动脉穿刺采血操作流程

（1）采血器准备：同桡动脉穿刺采血。

（2）采血准备：患者足背过伸绷紧。

（3）穿刺点位置：以足背内、外踝连线中点至第一跖骨间隙的中点处，动脉搏动最明显处为穿刺点。

（4）消毒：同桡动脉穿刺采血。

（5）穿刺采血：进针角度建议为15°，余同桡动脉穿刺采血。

（6）止血、排气、标本处理同桡动脉采血。

4. 股动脉穿刺采血流程

（1）采血准备：同桡动脉穿刺采血。

（2）采血准备：采取适当措施（如屏风）遮挡，协助患者脱去内裤，患者取平卧位，下肢略外展。

（3）穿刺点位置：腹股沟韧带中点下方1~2 cm，或耻骨结节与髂前上棘连线中点，以股动脉搏动最明显处为穿刺点。

（4）消毒：同桡动脉穿刺，必要时剃除穿刺部位的阴毛。

（5）穿刺采血：在食指和中指之间，与皮肤垂直进针，余同桡动脉穿刺采血。

（6）止血、排气、标本处理同桡动脉采血。

三、护理措施

（一）心理护理

患者对动脉采血了解少，易产生恐惧、紧张心理，操作者向患者介绍血气分析对诊断治疗的临床意义、穿刺方法及应对疼痛的方法，避免因疼痛而过度紧张、过度呼吸或屏气都会影响血气结果的准确性。患者取自然安静状态，如活动后，需休息约30分钟。

（二）操作后护理

穿刺完毕后，用无菌纱布或棉签按压穿刺点5~10分钟，对凝血机制障碍的患者，适当延长按压时间，防止出血及局部血肿。

（三）并发症的预防及护理

1. 血管迷走神经反应

患者失去意识时可能出现迷走神经反应，如患者发生晕厥或意外无反应的处理时，处理程序如下：

（1）立即通知医生。

（2）协助患者取平卧位，松开紧扣的衣物。

（3）为预防出现血管迷走神经反应，采血前可协助患者取平卧位并抬高下肢。儿童可坐在成人膝上，由家长抱住，缓解患儿的紧张、抗拒情绪。

2. 动脉痉挛

焦虑、疼痛或其他刺激下动脉会产生反射性收缩导致一过性动脉痉挛，此时尽管采血针已经正确地位于血管腔中，也可能无法成功采血。患者可能出现循环障碍、患肢供血不足、皮肤温度下降等情况，需积极采取相应的措施。

处理措施：如果穿刺针头确定在血管内，可暂停抽血，待血流量渐进增加后，再行抽血，避免反复穿刺。若穿刺未成功，则拔针暂停穿刺，热敷局部血管，待痉挛结束后再行动脉穿刺；向患者耐心解释操作方法，协助其采取舒适体位，帮助其放松心情，可降低动脉痉挛发生率。

3. 血肿

由于动脉血压比静脉血压高，穿刺部位容易出现渗血或血肿；随着年龄增大和某些疾病状态下，弹性组织减少，因此老年人出现血肿的概率更大；直径越大的针头，穿刺孔的直径也就越大，血液渗出的概率越高；接受抗凝药物治疗的患者或严重凝血障碍的患者出现严重或外部出血的风险较高（如肝病末期、肿瘤）。若出血较多或血肿范围较大、可影响肢体血液循环和功能、甚至出现生命体征变化。

处理措施：穿刺前，应评估患者的血小板计数，凝血功能有障碍者，尽量避免穿刺股动脉。拔针后立即用干燥无菌纱布或棉签压 5～10 分钟，并检查出血是否停止；患者有高血压、凝血时间延长或应用抗凝药物时，应延长按压时间。

4. 血栓或血塞

动脉血栓或血塞的发生率与导管直径和插管时间呈正相关，与动脉直径和动脉动脉血流速度呈负相关。

处理方法：选择动脉穿刺部位时，应优先考虑穿刺部位侧支循环是否良好，减少同一穿刺点的穿刺次数。拔针后，压迫穿刺点的力度应适中，做到伤口既不渗血，动脉血流又保持通畅，压迫时指腹仍有动脉搏动感为宜。若血栓形成，可遵医嘱用尿激酶溶栓治疗。

5. 感染

由于未严格执行无菌操作所致。

处理措施：避开皮肤感染部位穿刺；穿刺时严格遵守无菌操作规范；病情稳定后尽快拔管并送检；拔出导管时，穿刺部位需严格消毒。

参考文献

[1] Tseng WC, Chen YW, Cheng CD, et al. Airway protection using a modified nasopharyngeal tube after orthognathic surgery. J Clin Anesth 2016；31：189-190.

[2] 李小寒，尚少梅. 基础护理学[M]. 北京：人民卫生出版社，2013.

[3] 湖南省卫生和计划生育委员会. 湖南省常用护理操作技术规范[M]. 长沙：湖南科学技术出版社，2017.

[4] 胥小芳，孙红，李春燕，等.《动脉血气分析临床操作实践标准》要点解读[J]. 中国护理管理，2017, 17(9)：1158-1161.

本章小结

　　呼吸道是人体重要的器官，当呼吸道受损后会引起机体内环境一系列的改变，严重者可在数分钟内致死。

　　护理人员需要熟练掌握各种呼吸道急救器械设备的使用，在临床工作中能正确、快捷地使用各种急救设备保障患者的气道畅通，挽救生命。

　　在保证患者气道通畅的同时，护理人员也要具备监测患者内环境的急救素质，正确留取血气分析标本，为临床医生判断病情提供可靠的数据。

习题测验

第十五章
心血管系统管理相关操作

心血管系统管理相关操作PPT

学习目标

识记：
体外膜肺的概念、相关操作的并发症。
理解：
1. 体外膜肺的工作原理、工作模式。
2. 心肺复苏技术的适用范围、操作流程和护理措施。
3. 除颤仪的使用、操作流程和护理措施。
运用：
能够正确进行心肺复苏术的操作，能熟练使用除颤仪。

　　心血管系统又称"循环系统"。由心脏、动脉、毛细血管和静脉等组成。它是一个密闭的循环管道，血液在其中流动，将氧、各种营养物质、激素等供给器官和组织，又将组织代谢的废物运送到排泄器官，以保持机体内环境的稳态、新陈代谢的进行和维持正常的生命活动。而心脏能自动并在神经系统控制下发生节律性的收缩和舒张，保证血液沿一定方向循环流动。心脏是人的命脉所在，一旦心脏功能发生意外，将危及生命，这就要求护士不仅要具备敏捷的判断力、扎实的基础理论和熟练的操作技能，更需要熟练掌握和配合医生实施各种急救技术，如心肺复苏术、除颤术和近几年来迅速开展起来的体外膜肺技术。

第一节　心肺复苏术

预习案例

　　患者，黄某，男，诊断：慢性阻塞性肺疾病急性加重期，晨起剧烈咳嗽，呼吸困难，突发心搏骤停，请立即为该患者行心肺复苏措施。

　　思考

　　1. 胸外心脏按压位置、频率以及力度？

　　2. 心肺复苏注意事项？

　　心肺复苏（cardiopulmonary resuscitation，CPR）是针对心搏骤停所采取的抢救措施，即应用胸外按压形成暂时的人工循环并恢复心脏自主搏动和血液循环，用人工通气代替自主呼吸并恢复自主呼吸，达到促进苏醒和挽救生命的目的。

一、适应证

　　因各种原因造成的心搏骤停、心室纤颤及心搏极弱。

二、禁忌证

　　胸壁开放性损伤、肋骨骨折、胸廓畸形、心包填塞、胸主动脉瘤破裂需立即行体外循环者；凡已明确心、肺、脑等重要器官功能衰竭无法逆转者，可不必进行复苏术，如晚期癌症等。

三、操作流程

（一）启动应急反应系统

　　1. 评估现场环境：确认现场及周边环境是否安全，如现场环境存在可能对施救者和患者导致伤害的因素，应迅速将患者转移至安全地带。

　　2. 意识的判断：用双手轻拍或摇动患者双肩，并大声呼叫，判断患者有无反应，同时快速检查有无呼吸。如果发现对方无反应，没有呼吸或呼吸异常，立即启动应急反应系统。

心肺复苏视频

　　3. 循环的判断：判断是否有颈动脉搏动，成人和儿童检查其颈动脉，示指和中指平齐并拢，用两指指尖从患者气管正中环状软骨向旁滑移 2~3 cm，在胸锁乳突肌内侧轻触近侧颈动脉搏动处，婴儿可检查其肱动脉，以上判断时间应在 5 秒以上 10 秒以下完成（图 15-1）。

　　如果是在院外，患者无反应，应立即呼叫帮助，请他人或通过手机拨打 120，有条件

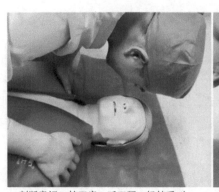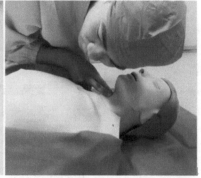

判断意识，拍双肩，呼双耳，轻拍重叫　　　　　检查颈动脉博动,查看胸廓起伏

图 15-1　识别和判断心脏骤停

同时获取自动体外除颤仪(AED)。在院内，判断患者无反应、无呼吸、无大动脉搏动时，应立即呼叫医护团队或紧急快速反应小组，获取除颤器等急救设备与物品。并迅速置患者于复苏体位，将双上肢放置身体两侧并解开衣服，放松裤腰，暴露胸廓。

二、胸外心脏按压

一旦判断患者发生心搏骤停，均应立即开始胸外按压，尽快提供循环支持。胸外按压是对胸骨下段有节律地按压，通过增加胸内压或直接挤压心脏产生血液流动，可为心脏和脑等重要器官提供一定含氧的血流。对倒地至第一次电击的时间超过 4 分钟的患者，胸外按压更为重要。有效的胸外按压可产生 60~80 mmHg 的收缩期动脉峰压。

1. 胸外按压的部位　成人胸外按压的部位是在胸骨的下半部，相当于男性两乳头连线之间的胸骨处(图 15-2)。小儿按压部位在两乳头连线之间稍下方的胸骨处。

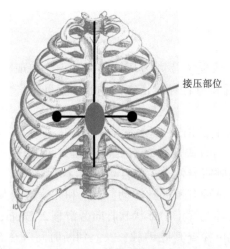

接压部位

图 15-2　胸外按压部位

2.胸外按压的方法　按压时,应让患者仰卧于坚实的平面上,头部位置尽量低于心脏,使血液容易流向头部。如果患者躺卧在软床上,应将木板放置在患者身下,以保证按压的有效性。为保证按压时力量垂直作用于胸骨,施救者可根据患者所处位置的高低,采取跪式或站式(必要时,用脚凳垫高)等不同体位进行按压。

施救者一只手的掌根部放在胸骨按压部位,另外一只手平行叠加在其上,两手手指交叉紧紧相扣,手指尽量向上,保证手掌根部用力在胸骨上,避免发生肋骨骨折。按压时,身体稍前倾,双肩在患者胸骨正上方,双臂绷紧伸直,以髋关节为支点,依靠肩部和背部的力量垂直向下用力按压(图15-3),按压和放松的时间大致相等。按压与通气之比为30:2(适用于所有年龄患者的单人心肺复苏)。双人心肺复苏时,成人依旧为30:2,儿童和婴儿的按压/通气比例为15:2;按压时应高声匀速计数。

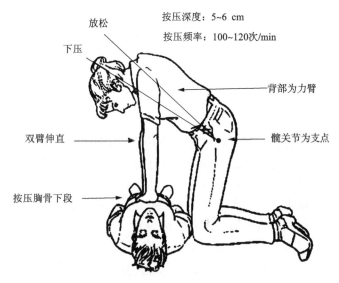

图15-3　胸外按压手法出处

3.按压频率为100~120次/分(15~18秒钟完成30次按压),按压深度至少为5 cm,但不超过6m,应避免过度按压和按压深度不够。8岁以下儿童患者按压深度至少达到胸廓前后径的1/3,婴儿大约为4 cm,儿童大约为5 cm。当按压频率大于120次/分时,按压深度会随着频率增加而减少。

4.按压期间,保证胸廓完全回弹:按压放松时,手掌根部既不要离开胸壁,也不要停靠在患者胸壁上施加任何压力。在心肺复苏的按压过程中,胸廓完全回弹产生胸内负压,静脉血回流到心脏,增加心脏的血流。按压间期倚靠在胸壁上会导致胸壁无法完全回弹,不完全的胸壁回弹可使胸内压增加,导致回心血量和心肌血流减少,冠脉灌注压降低,影响复苏效果。

(三)开放气道

常用开放气道方法包括:①仰头抬颏/颌法:适用于没有头和颈部创伤者。方法是:患者取仰卧位,施救者站(跪)于患者一侧,将一只手置于患者前额部用力使头后仰。另一只手食指和中指置于下颏部向上抬颏/颌,使下颌角、耳垂连线与地面垂直。②托下颌法：此法开放气道适用于疑似有头、颈部创伤者。方法是：患者平卧，施救者位于患者头侧，两手拇指置于患者口角旁，其余四指托住患者下颌部位，在保证头部和颈部固定的前提下，用力将患者下颌向上抬起，使下齿高于上齿(图15-4)。

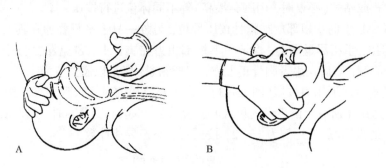

开放气道的手法(A：仰头抬颌法；B：托下颌法)。

图15-4　开放气道的手法

(四)人工通气

如果患者没有呼吸或不能正常呼吸(或仅是叹息)应立即给予口对口、口对面罩、简易呼吸器等人工通气。

1.口对口人工通气　保持气道通畅，施救者用置于患者前额的手拇指与示指捏住患者鼻孔，用口唇把患者的口完全罩住(婴幼儿可连同鼻一块包住，不能漏气)。吹气持续超过1秒，确保患者胸廓起伏。施救者实施人工通气前正常吸气即可，不要深吸气。通气完毕。施救者应立即脱离患者口部。同时放松捏住患者鼻部的手指，使患者能从鼻孔呼出气体。观察胸廓回落后，给予第二次通气。

2.口对面罩通气　其方法是单人施救者在心搏骤停患者的一侧，完成30次胸外按压之后，将面罩置于患者口鼻部，使用靠近患者头顶的手，将食指和拇指放在面罩的两侧边缘，将另只手的拇指放在面罩的下缘固定，封闭好面罩，其余手指置于下颌骨边缘提起下颌/颏以开放气道。施救者经面罩吹气至患者胸廓抬起，然后将口离开面罩，使患者呼出气体。观察胸廓回落后，给予第二次通气。

3.简易呼吸器通气　施救者站于患者头侧，一手持球体，另一手持面罩，将面罩贴紧罩住患者口鼻，尖端朝向患者头部，宽端朝向下颌部，拇指、示指将面罩固定于患者的口鼻部，其余手指紧拉住患者下颌部，保持仰头提颏(即"E-C"手法)，另一手挤压简易呼吸器呼吸囊送气，挤压时间不小于1秒，送气后及时松开呼吸囊。

无论采取何种人工呼吸方法，都需在每30次按压后，通气2次，每次通气应持续1秒钟，使胸廓明显起伏，保证有足够的气体进入肺部，但应注意避免过度通气。如果患者有自主循环存在，但需要呼吸支持，人工通气的频率为每分钟10~12次，即每5~6秒钟给予人工通气1次。婴儿和儿童的通气频率为12~20次/分。

四、心肺复苏有效的判断

(1)瞳孔由散大开始回缩。如瞳孔由小变大、固定，则说明复苏无效。

(2)面色由发绀转为红润。如若变为灰白，则说明复苏无效。

（3）胸外按压有效时，每一次按压可以摸到一次搏动，如若停止按压，搏动亦消失，应继续进行心脏按压。如若停止按压后，脉搏仍然跳动，则说明患者心跳已恢复。

（4）自主呼吸的出现。但不意味可以停止人工呼吸，如果自主呼吸微弱，仍应坚持人工辅助呼吸。

（5）心电监护可见室颤波消除，心电图呈现有效波形。

五、注意事项

1. 按压者的更换　有两个复苏者时，每2分钟改变一下按压和通气的角色，避免按压者疲劳和胸部按压质量降低。多个复苏者时，可每2分钟改变一下按压者，换人操作时间应在5秒钟内完成，以减少胸部按压间断的时间。

2. 预防胃胀气　正常情况下，少量气体进入食管和胃是无害的，但如果进入胃的气体量过大，则可引起胃胀气，应及时处理。

3. 心肺复苏的终止　院前心肺复苏的终止：①恢复有效的自主循环。②高级心血管生命支持抢救小组接手。③发现提示不可逆性死亡的可靠和有效的标准、确认为明显死亡的标准或符合复苏终止的规则。

参考文献

美国心脏协会（AHA）. 美国心肺复苏指南（2015版）［S］.

第二节　电除颤技术

预习案例

患者，李某，50岁，内科患者，突发心率160次/分，潮式呼吸，心电监护示室颤。

思考

1. 如果你在场，你会如何做？

2. 是否需要除颤，用什么模式？

心脏电除颤是利用外源性电流治疗心律失常的一种方法。通过电击心脏来终止心房纤颤、心房扑动、室上性心动过速、室性心动过速和心室纤颤等快速型心律失常恢复正常心律的一种有效方法。包括电复律和电除颤。

除颤仪由电源、可调式高压变电器、蓄电池和放电装置、有同步和非同步触发器、电极和心电显示器等几部分组成（图15-5）。

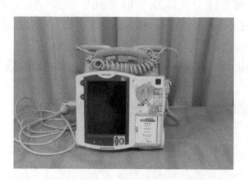

图15-5　除颤仪整体外观

一、适应证

（1）室颤、室扑是绝对指征。

（2）房颤、房扑伴有血流动力学障碍。

（3）药物及其他方法治疗无效或伴有严重血流动力学障碍者的阵发性室上速、室速、预激综合征伴快速心律失常者。

二、禁忌证

（1）病史已经多年，心脏已经明显增大及心房内有新鲜血栓形成或近三个月内有栓塞史。

（2）伴有高度或完全性房室传导阻滞、房颤或房扑。

（3）伴有病态窦房结综合征的异位性快速心律失常。

（4）有洋地黄中毒、低血钾时暂不宜电除颤。

三、操作方法：

（一）除颤操作控制器

（1）能量选择/电源控制键：该键用于接通或断开电源并选择能量级别。

（2）充电按钮：该键能将除颤器充电到"能量选择"控制上设定的能量级别。

（3）电击按钮：该键的作用为释放电击。

（4）同步按钮：该键使操作在同步与非同步复律两种模式之间转换。

（二）胸外电复律分为三步骤

（1）能量选择：成人：第1次为200J，第2次为300J，第3次为360J。儿童：第1次为2J/kg，以后按4J/kg。

（2）充电。

（3）放电（电击）。

（三）具体电复律步骤

1.用物准备：除颤仪、抢救药品、导电糊或盐水纱布、电极片、棉签等。

2.实施

（1）心室纤颤、室性心动过速的患者，只要无电复律禁忌证应分秒必争（30 秒至 60 秒），立即电复律，无须特殊准备，将患者平卧木板床上，暴露胸前区即可。对于清醒患者，应做好心理护理，必要时可使用镇静剂，缓解患者疼痛、恐惧及不安情绪。

（2）将能量选择控制器转到所需能量级别上。目前普遍推荐首次电击能量 200J，如第一次未成功，立即再用 200~300J 重复电击，间隔时间尽可能缩短，对顽固性室颤，第三次电击能量可增至 360J。

（3）电极板金属面均匀涂以导电糊或包以四层盐水纱布，操作者握住电极绝缘手柄，APEX 电极板放置于左侧腋中线，中心在左侧第五肋间，另一电极板放置于患者右侧锁骨下区。两电极板间距大于 10 cm。除颤时应确保电极与皮肤充分接触，紧贴皮肤，并有一定压力。观察心电波形，适合除颤（图 15-6）。

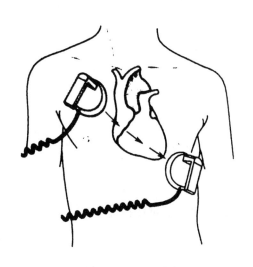

图 15-6　电极放置位置

注意：

1）不要让导电糊涂到操作者手上或把手柄上，以免触电。

2）不要将电极板表面互相摩擦来匀开所涂上的导电糊，以免发生电极间偶然放电的危险。

3）要保持患者两电极板间皮肤干燥，不使导电糊或盐水外溢而相互沟通，以免放电时短路灼伤皮肤，而致穿越心脏的电流减少而引起复律失败。

4）按充电按钮，并叫"请大家离开"来提醒旁人离开病床。

5）放电：在确定没有其他人员接触床或患者，没有监护电线或导线、床档等其他可能使电流通过的路径接触后，同时按压电击按钮，此时可见患者胸肌及上肢抽动。

6）电击后立即观察显示器上心电图是否转为窦律，一般选择 P 波明显导联，随时连续心电监护，测血压、脉搏、呼吸，以便早期发现和处理各种电复律后的并发症。

四、注意事项

(1)患者卧于硬板床上。

(2)建立静脉通路,并将针头固定牢固,以免电击时因患者抽搐而脱落。

(3)松开患者的衣领及腰带,电击前给予氧气吸入。

(4)择期电复律的患者电击前给安定15~30 mg静脉注射,使患者处于朦胧嗜睡状态。麻醉过程中观察患者的呼吸,注意给氧。

(5)术后注意观察生命体征,随时做好记录。

(6)做好健康指导,注意休息1~2天,给予高热量、高维生素,易消化饮食,保持大便通畅。

(7)房颤复律后,继续服用药物维持,并观察药效及不良反应。

(8)保健指导,向患者说明诱发因素,如过度劳累、情绪激动等,防止复发。

参考文献

白泽虹,张小龙.依托咪酯联合丙泊酚在心肺电复律中的应用[J].中国医药指南,2017,15(19):171-172.

第三节 体外膜肺氧合技术

相关内容详见本套丛书中的《急危重症护理学》。

第四节 血管通路管理

一、概述

静脉输液治疗是将液体、药物、血液制品以及营养制剂注入血液循环的一种治疗方式,包括静脉注射、静脉输液和静脉输血,是临床最常用、最重要的治疗手段之一。目前,临床上多种血管通路可供输液治疗时选择使用,而尽早地选择合适的血管通路,加强对血管通路及相关装置的管理与维护,可以减少相关并发症的发生,从而增加患者的医疗安全性与有效性。

(一)输液装置及附加装置的管理和维护

输液装置(Transfusion device)是一种连接静脉与药物之间的通道,用于静脉输液。包括一次性普通输液器、一次性精密过滤输液器、一次性避光输液器、一次性输血器。输液附加装置包括三通、延长管、肝素帽、无针接头及过滤器等。

1.输液(血)器及输液附加装置的使用

(1)输注药品说明书所规定的避光药物时,应使用避光输液器。为避免光照对药物的影响如降解、氧化，导致药效降低或失效，输注避光药物时，药物及管路均应避光。

（2）输注脂肪乳剂、化疗药物及中药制剂等存在较大颗粒的药物时，宜使用精密过滤输液器。

（3）输注的两种不同药物间有配伍禁忌时，在前一种药物输注结束后，应冲洗或更换输液器，并冲洗导管，再接下一种药物继续输注。

（4）使用输血器时，输血前后应用无菌生理盐水冲洗输血管道，连续输入不同供血者的血液时，在前一袋血输尽后，用无菌生理盐水冲洗输血管道及导管，再接下一袋血液制品继续输注。

（5）为降低感染风险、减少额外的操作步骤、避免意外脱落或错误连接等事件的发生，应尽量减少输液附加装置的使用。

（6）所有输液附加装置都宜选用螺旋接口，常规排气后与输液装置紧密连接。螺旋接口可防止连接处在使用过程中脱开，发生药物外溢、药物浪费等不安全事件的发生。

（7）经输液接头（或接口）进行输液及推注药液前，应使用消毒剂多方位擦拭各种接头（或接口）的横切面及外围，将附着在接头（或接口）表面的微生物去除，使感染的风险最小化。

2.输液（血）器及输液附加装置的更换

（1）输液器应每24小时更换1次，如怀疑被污染或完整性受到破坏时，应立即更换。

（2）用于输注全血、成分血或生物制剂的输血器宜4小时更换一次。

（3）输液附加装置应和输液装置同时更换，在不使用时应保持密闭状态，其中任何一部分的完整性受损时都应及时更换。

（4）当发现输血装置滤网上有明显血凝块、聚集物、或纤维蛋白时，下一袋血液制品前应更换输血装置。

（5）外周静脉留置针附加的肝素帽或无针接头宜随外周静脉留置针一起更换。

（6）PICC、CVC、PORT附加的肝素帽或无针接头应至少每7天更换1次。

（7）肝素帽或无针接头内有血液残留、完整性受损或取下后，应立即更换。

（二）静脉导管的维护

1.冲管及封管

（1）为保证药物安全顺利输注，在输液前应评估导管功能包括有无脱出、堵塞、异位等。外周静脉导管建议应用3~5 mL生理盐水冲管，观察注射部位有无肿胀、疼痛等；PICC、CVC、PORT应用带有生理盐水的10~20 mL注射器回抽血液，见到回血后进行脉冲式冲管，再输注药物。

（2）PICC、CVC、PORT的冲管和封管应使用10 mL及以上注射器或一次性专用冲洗装置。小于10 mL的注射器可产生较大的压力，如果用于PICC、CVC、PORT的冲管和封管可损伤导管，压力过大甚至导致导管破裂。

（3）为检查导管是否通畅及避免药物配伍禁忌，建议给药前后使用生理盐水脉冲式冲洗导管，如果输注药物与生理盐水有配伍禁忌时，应先用5%葡萄糖冲管，再用生理盐水冲管。如冲管遇到阻力或者抽吸无回血，应查看导管有无打折或扭曲，确认导管尖端位置等。强行冲管可导致导管破裂等不良反应的发生。

(4)输液完毕应用导管容积加延长管容积2倍的生理盐水或肝素盐水正压封管。肝素盐水的浓度：PORT可用100 U/mL，PICC及CVC可用0~10 U/mL。

(5)连接PORT时应使用专用的无损伤针穿刺，持续输液时无损伤针应每7d更换一次。专用无损伤针可避免反复穿刺所致注射座隔膜损伤而导致漏液。无损伤针必须垂直刺入注射座，以避免针尖刺人注射座侧壁；穿刺动作轻柔，感觉有阻力不可强行进针，以免损伤注射座底部或针尖形成倒钩。

(6)PORT在治疗间歇期应至少每4周维护一次，维护的内容包括局部皮肤评估、冲洗导管和封管等。

(7)PICC导管在治疗间歇期间应至少每周维护一次，维护的内容包括检查局部皮肤、更换敷料、更换接头、冲洗导管和正压封管等。

2.敷料的更换

(1)应每日对穿刺部位进行评估，观察有无渗血、渗液，有无红、肿、热、痛，有无脓性分泌物等异常情况。

(2)应根据导管种类、穿刺部位、患者情况、环境温度湿度等选择合适敷料，无菌透明敷料应至少每7天更换一次；无菌纱布敷料应至少每2天更换一次；若穿刺部位发生渗液、渗血时应及时更换敷料；穿刺部的敷料发生松动、污染等完整性受损时应立即更换。

3.血管通路的拔除

(1)在充分评估穿刺部位及血管无并发症的前提下，原则上外周静脉留置针在使用72~96小时后应进行更换。输注对血管有刺激性的药物如注射造影剂后、术中使用麻醉药物后宜进行更换；出现静脉炎等并发症时应立即拔管，更换新的部位重新置管。

静脉炎分级及临床标准

(2)所有静脉导管均应密切监测其穿刺部位有无红肿、渗出、疼痛等表现，出现异常表现，外周静脉导管应立即拔除导管；若为PICC、CVC、PORT时，则应报告医生，进行相应处理；治疗结束后，应尽早拔除。

(3)PICC的最佳保留时间尚未确定，为减少并发症的发生，建议留置时间不宜超过1年或者遵照产品使用说明书。

(4)导管拔除后，应按压穿刺点直至止血，并检查静脉导管的长度与置入长度是否相符，以判断有无导管残留在体内。PICC、CVC、PORT拔除后，为预防空气栓塞及穿刺点感染，还应使用无菌敷料覆盖穿刺点，保持穿刺点24小时密闭。

(三)静脉治疗相关并发症及处理原则

1.静脉炎

(1)当出现红、肿、热、痛等静脉炎症状时，应拔除外周静脉导管。

(2)暂时保留PICC，通知医生对症处理，包括：抬高患肢，减少活动，应用物理疗法局部照射，湿、热敷或涂抹膏剂等，如有脓性分泌物，应进行细菌培养。

(3)观察患者局部及全身情况，并记录处理措施及结果。

2.药物渗出与药物外渗

(1)当发生药物外渗时，应立即停止在原部位输液，抬高患肢，及时通知医师，给予对症处理。

(2)观察渗出或外渗区域的皮肤颜色、温度、感觉等变化及关节活动和患肢远端血运情况并记录。

3.导管相关性静脉血栓形成

(1)可疑导管相关性静脉血栓形成时，应抬高患肢并制动，禁止热敷、按摩、压迫，避免症状加重及血栓脱落，同时报告医生。

(2)应观察置管侧肢体、肩部、颈部及胸部肿胀、疼痛、皮肤温度及颜色、出血倾向及功能活动情况。

(3)密切监测并及时发现静脉血栓进展情况，警惕肺栓塞发生的可能，如果患者出现突发的咳嗽、咯血、剧烈胸痛、呼吸困难甚至发绀等症状，立即通知医生并配合做好抢救工作。

4.导管堵塞

(1)静脉导管堵塞时，应检查导管是否有受压、位置不当及输液装置故障等情况，分析堵塞原因是药物还是血液堵塞等，不应强行推注生理盐水，以免血凝块或药物结晶进入血液循环造成栓塞。

(2)确认导管堵塞时，外周静脉导管应立即拔除，PICC、CVC、PORT堵塞时，可遵医嘱给予药物导管内溶栓，若导管再通失败后给予拔除，并记录导管堵塞的处理措施及结果等。

5.导管相关性血流感染

(1)可疑导管相关性血流感染时，应立即停止输液，拔除外周静脉导管。

(2)暂时保留PICC、CVC、PORT，遵医嘱给予抽取血培养等处理并记录。

6.输液反应

(1)常见的输液反应包括发热反应、循环负荷过重、过敏反应、空气栓塞。发生输液反应时，应立即停止输液，更换输液装置，保留静脉通路，通知医生，遵医嘱给予相应的对症处理。必要时保留输液装置和溶液送检。填写输液反应上报单，上报相关科室。

(2)处理输液反应过程中，应密切观察患者的病情变化，监测生命体征并记录发生输液反应时患者的临床表现、处理措施、病情变化结果。

二、急诊血管通路选择

急诊患者组织、器官功能和机体代谢常处于失代偿状态，疾病严重程度高，病情复杂，需要通过静脉通路补液、维持水电解质平衡及给药治疗，快速建立安全可靠的静脉输液通路是治疗和抢救急诊患者的重要方法，对急诊患者的治疗和抢救十分关键，静脉输液通路的建立直接影响治疗及抢救效果，随着输液工具的发展，可供选择的输液通道较多。

(一)急诊血管通路的种类

血管通路的建立主要包括静脉置管和动脉置管，而动脉置管主要用于血流动力学监测、血气分析和某些特殊的检查，不能经动脉导管给予输液。而急诊血管通路的选择应符合建立快捷、简单、安全、且靠近心脏的特点，故本章只介绍几种急诊最常用的血管通路。

1. 外周静脉导管（peripheral venous catheter，PVC） PVC 具有其操作简单，使用方便以及可短期留置的特点，已经在临床输液治疗中广泛应用。外周静脉留置针操作简单，减轻患者因反复穿刺而造成的痛苦，保护血管，减少液体外渗，同时保证合理用药时间，为输血和输液提供方便。外周静脉留置针的留置时间一般不能超过 96 小时，另外导管尖端位于外周小静脉，对药物的 pH、渗透压、刺激性药物有限制，故不宜用于腐蚀性药物等持续性静脉治疗。

2. 中心静脉置管（central venous catheter，CVC） CVC 自颈内静脉、锁骨下静脉或股静脉穿刺置入，导管末端停留于上腔静脉，导管有单腔或多腔。适用于所有类型的静脉治疗和中心静脉压的监测。但置管操作较为复杂，且置管易引起的血气胸、出血以及导管相关性感染等并发症，威胁患者生命安全。

3. 骨髓腔静脉输液（intraosseous infusion，IO） 是一种可以快速建立骨髓腔内血管通路的技术。它是通过骨注射枪或电（手）动驱动器，将带有针芯的穿刺针钻入长骨骨髓腔内或胸骨髓腔内，将针芯取出，接上连通器，再接上输液装置，将液体输入体内。骨髓腔内穿刺输注是一种安全、快速、有效的循环重建的方法。

（二）急诊血管通路的选择原则

根据患者的血管通道条件、治疗方案、治疗时间、输注药物的类型和速度及持续时间选择合适的血管通路，在满足治疗的前提下，选择管径最细、长度最短、管腔数量最少的血管通路，尽可能地减少对患者的创伤。

急诊血管通路的选择应符合以下特点：建立快捷、简单、安全、且靠近心脏。常选用的血管有：大隐静脉、贵要静脉、锁骨下静脉、颈静脉及股静脉。基于以上原则，急诊最常用的通路主要包括外周静脉导管、中心静脉置管及骨髓腔静脉输液。三种血管通路的比较详见下表（表 15-1）。

表 15-1 三种急诊血管通路的比较

内容	外周静脉导管	中心静脉置管	骨髓腔静脉输液
适应证	外周血管条件好的患者	周围静脉无法建立，需快速静脉输液的患者	无法在短时间内建立静脉通路的患者
禁忌证	无绝对禁忌，外伤、感染处不能留置	上腔静脉压迫综合征及凝血功能异常、血小板减少者	骨折、感染、成骨不全、严重骨质疏松及骨质硬化症的患者
并发症	无危及生命并发症	血气胸、栓塞、感染等	药物外渗、骨髓炎
穿刺部位	四肢静脉，小儿头皮静脉	颈静脉、锁骨下静脉、股静脉	所有具有骨髓腔的骨部位
穿刺体位	舒适体位	仰卧位	仰卧位

续表15-1

内容	外周静脉导管	中心静脉置管	骨髓腔静脉输液
穿刺所需时间	短	相对较长	短
穿刺难度	成功率高	成功率相对较低	成功率高
留置时间	72~96小时	7~14天	<24小时
费用高低	费用较低	相对较高	相对较高
输注容量	小	大	大
输注速度	较慢	快	快
血流动力学监测	不能	能	不能
置管创伤	小	较大	较大
感染率	低	高	低
药物渗透压	240~340 mmol/L	>600 mmol/L	>600 mmol/L
药物浓度	低	高	高
穿刺人员资质	护士	医生	医生

三、急诊静脉液体治疗

随着医疗手段的提高，给药形式越来越多样化，但对于急诊患者，静脉给药仍然是最常用，最有效的给药途径。合理的液体治疗能维持机体血流动力学稳定，改善微循环状态，维持组织细胞供氧，促进组织愈合和器官功能的恢复。但由于急诊患者病情复杂多样性及特殊性，不同患者的液体治疗是临床工作中需要重视和关注的内容，从而帮助医护人员做到合理、安全、有效的静脉液体治疗。

(一)急诊静脉液体治疗的特点

1. 优点

(1)适用于危重患者的抢救，可迅速补充机体所丧失的液体。

(2)可以迅速纠正水、电解质和酸碱平衡的紊乱，以恢复机体的正常生理功能。

(3)静脉给药可经血液循环迅速到达全身，使药物作用发生得更快更强，在抢救患者时为患者争取宝贵的时间。

(4)输注各种血液成分，提高机体的携氧能力或改善机体的凝血功能。

(5)可控制给药速度，使血液药物浓度保持相对平衡。

2. 缺点

(1)静脉治疗属于侵入性操作，可给患者造成一定的创伤及并发症，增加感染机会。

(2)由于药物进入血液循环快，故易引起呼吸和循环系统的不良反应。

(3)药物过量或速度过快较其他给药途径易产生不良影响。

(4)穿刺时或治疗中易引起患者的疼痛不适。

(二)补液的基本原则

1. 先盐后糖　先盐有利于稳定细胞外液渗透压和恢复细胞外液容量。

2. 先晶后胶　晶体溶液可以有效地纠正体液及电解质平衡,而胶体溶液可以增加血容量,改善微循环。

3. 先快后慢　利于改善缺水缺钠状态,休克患者可同时两路补液,必要时加压注射。

4. 液体交换　避免在较长时间内单纯输注某一种液体而人为地造成体液平衡失调。

5. 补钾原则

(1) 不宜过早,见尿补钾,每小时尿量大于 40 mL 才可以补钾。

(2) 不宜过浓,浓度不超过 0.3%。

(3) 不宜过快,成人每分钟 30~40 滴(小儿酌减)。

(4) 不宜过多,成人每日不超过 5g,小儿每日 0.1~0.3g/kg,浓度稀释为 0.1%~0.3%。

(三) 体液失衡的液体疗法

体液平衡主要包括水平衡、渗透压平衡、电解质平衡和酸碱平衡。维持体液平衡时机体赖以生存的必要条件,而液体治疗在维持体液平衡的过程中起到关键作用。体液失衡的液体治疗要遵循定量、定性、定时的补液原则。定时监测患者生理状态和各项实验室指标,加强对病情的动态观察。

1. 定量　包括生理需要量、已丧失量和继续丧失量

(1) 生理需要量　指机体正常代谢所需要的液体量。一般成人每日需 200~2500 mL,儿童平均每日 80~100 mL/kg。

(2) 已丧失量　又称累计损失量,指在补液计划前已丢失的液体量。可按脱水程度补充,轻度脱水补充的液体量为体重的 2%~4%,中度为 4%~6%,重度为 6% 以上。机体有自我调节机制,为避免一次性补液过多,在第一个 24 小时内只补给已丧失量的一半,剩下的一半在次日酌情补给。

(3) 继续丧失量　又称额外丧失量,是指在治疗过程中丧失的液体量。例如高热、出汗、呕吐、腹泻、胃肠减压、体液引流等丢失的液体量。额外损失量应等量补给,因此需密切观察病情变化估计补液量。体温每升高 1℃,将自皮肤丧失低渗液 3~5 mL/kg;成人体温达 40℃,需多补充 600~1000 mL 液体;气管切开患者每日经呼吸道蒸发的水分为 800~1200 mL。

2. 定性　补液性质取决于水、电解质及酸碱度失衡的类型。

高渗性脱水以补充水分为主;低渗性脱水以补充钠盐为主,严重者可补充高渗盐注射液;等渗盐注射液补充 0.9% 氯化钠注射液。严重的代谢性酸碱平衡,需用碱性或酸性注射液纠正。电解质失衡,应根据其丧失程度适量补充。

3. 定时　每日及单位时间内的补液量取决于体液丧失的量、速度及各脏器,尤其是心、肺、肝、肾的功能状态。若脏器代偿功能良好,应按先快后慢的原则进行分配,即第一个 8 小时补充总量的 1/2,剩余的 1/2 总量在后 16 小时内均匀摄入。

(四) 急诊静脉液体治疗的特点

急诊患者具有起病较急、病情变化较快、病情相对复杂的特点,一般急诊抢救工作经常是抢救与诊断同时进行,大部分情况下要求护士在最短时间内建立静脉通路提供液

体治疗，因此，迅速地建立静脉通路和选择合适的液体静脉治疗是急诊患者抢救中的关键。同时，应根据患者的病情及相关检查结果遵医嘱随时更改合适的液体。

1. 建立静脉通路的液体选择

（1）急诊抢救工作中最常用开放静脉通路的液体是 0.9% 氯化钠溶液，可以用于急诊大部分患者，如休克患者、外伤患者、中毒患者等。但氯化钠溶液中氯离子含量比血液高，大量输注会致使血氯含量增高，导致高氯血症，因此不适用高氯血症及高渗状态的患者。

（2）糖尿病及酮症酸中毒的患者不能用葡萄糖溶液开放静脉通路。

（3）发生严重酸中毒的患者，应选用 5% 碳酸氢钠溶液开放静脉通路。

（4）其他溶液如葡萄糖氯化钠溶液、复方氯化钠溶液等可以根据患者病情遵医嘱选用。

2. 急诊特殊患者输液量及输液速度

（1）休克患者：休克治疗的关键是液体复苏，维持循环容量、保证脏器灌注、维持生命体征平稳。早期失血性休克的治疗是早期、快速给予大量平衡液、胶体液及血液制品，大量补充血量，往往会产生凝血功能障碍或脑水肿、颅内出血进展，引发心功能、肾功能衰竭，甚至导致患者死亡。目前达成一种新的抗失血性休克治疗概念，即限制性液体复苏

限制性液体复苏的原理

治疗，限制性液体复苏通过控制液体输入速度和输入量，维持保障重要脏器有效血供的较低血压范围，以充分发挥液体复苏和机体失血性代偿机制的作用，提高复苏治疗效果。

（2）脓毒症患者：脓毒症休克患者的液体复苏应尽早开始，对脓毒症所致的低灌注，中国脓毒症/脓毒症休克急诊治疗指南中推荐：在拟诊为脓毒症休克起 3 小时内输注至少 30 mL/kg 的晶体溶液进行初始复苏；完成初始复苏后，评估血流动力学状态以指导下一步液体使用；且在液体复苏中不推荐使用羟乙基淀粉进行容量替代治疗。

（3）心血管疾病患者：心血管疾病患者大多合并肺功能不全，且老年人居多，静脉输液时应严格控制输液量和输液速度，根据患者的心肺功能，血流动力学和药物使用需达到的目的合理调节输液速度，一般不超过 30 滴/min。

四、中心静脉置管与维护

中心静脉置管术（central venous catheter, CVC）中心静脉置管是指经锁骨下静脉、颈内静脉、股静脉穿刺置管，导管尖端位于上腔静脉和下腔静脉，利用其测定各种生理学参数并进行相关诊断及建立输液途径的一种方法。中心静脉因管径较粗、血流量大，一方面可降低刺激性药物对血管内皮的损伤而保护血管；另一方面也能保障快速补液时的流量需求，适用于所有类型的静脉治疗和中心静脉压的监测，因此在临床上常被使用。经外周静脉穿刺置入的中心静脉导管（peripherally inserted central catheter, PICC）和完全植入式静脉输液港（implantable venous access port, PORT）导管尖端同样位于腔静脉，也被视为中心静脉导管，但 PICC 和 CVC 必须由经过培训合格的护士或医师在手术室完成

置管，且置管过程较复杂，不常用于急诊，故本章不作介绍。

（一）使用范围

1. 适应证

（1）外周静脉不易建立或无法满足治疗需要的患者，如需大量、快速补液或输血等。

（2）危重患者抢救和严重创伤及大手术需行中心静脉压监测的患者。

（3）血流动力学不稳定，需输注血管活性药物的患者，如多巴胺、去甲肾上腺素等。

（4）需长时间输注高浓度及刺激性药物的患者，如化疗药物、50%葡萄糖等。

（5）需长时间输液及需行胃肠外营养治疗的患者。

（6）需行血液透析及血浆置换的患者。

2. 禁忌证

（1）凝血功能异常或血小板减少的患者需谨慎置管，避免操作中误伤动脉引起出血。

（2）上腔静脉压迫综合征的患者。

（3）穿刺区域感染、蜂窝组织炎的患者需另选穿刺部位。

（4）同侧动静脉造瘘或穿刺部位静脉血栓的患者需另选穿刺部位。

（5）同侧颈内置管或起搏导线置管的患者需另选穿刺部位。

3. 潜在并发症

（1）导管栓塞：每次输液结束时使用 10 mL 以上注射器或专门冲洗装置进行正压封管；输注高浓度营养液和血液制品前后均使用生理盐水冲管；冲管时如阻力大，回抽无回血时，不可强行推注。

（2）空气栓塞：是颈内静脉置管和锁骨下静脉置管最严重的并发症，由于上腔静脉压为 0.49~1.18 kPa，深呼吸时接近零甚至负压。当输液装置脱离、肝素帽脱落、液体滴空时，空气将随患者的呼吸快速进入血液，造成肺动脉栓塞等严重并发症。因此，输液时应加强巡视，及时更换液体，妥善固定输液装置各连接点。

（3）导管相关性感染：使用导管时应严格执行无菌操作，密切观察穿刺点及周围皮肤，无菌透明敷贴 7 天更换一次，出现潮湿及污染时及时更换，连续输液应 24 小时更换静脉输液导管，更换时应严格消毒导管口，同时加强健康教育，保持穿刺部位干燥、清洁，若患者出现原因不明的发热，可能为导管感染，应立即抽血培养。

（4）导管脱出：置管术前即应进行健康教育，加强与患者及家属的沟通，让患者了解保护导管的重要性，翻身、变换体位时避免牵拉，更换衣服时要妥善固定导管。对昏迷或不配合的患者适当约束四肢或使用镇静药。

（二）操作流程与步骤

1. 用物准备

皮肤消毒剂、无菌手套、2%利多卡因、5 mL 注射器、合适型号的 CVC 置管包、肝素盐水（肝素浓度为 0~10 U/mL）、3M 透明敷贴等。

2. 患者准备

（1）核对患者身份，评估生命体征及穿刺部位。

（2）向患者及家属解释目的和过程，以及穿刺时需要注意的事项和配合要点，签署知情同意书。

（3）清洁穿刺部位皮肤，必要时剃除毛发。

3. 操作流程

（1）穿刺部位的选择及穿刺点：临床上我们常选锁骨下静脉、颈内静脉、股静脉进行穿刺置管，锁骨下静脉为首选，右侧优于左侧；股静脉置管部位邻近会阴部，易受排泄物污染；颈内静脉置管部位易被毛发覆盖，且患者如行气管切开或经口插管机械通气，气管切开处及口腔分泌物可能污染置管部位，敷粘贴固定也不如锁骨下置管妥善。

1）锁骨下静脉：位于锁骨中、内 1/3 交界处，锁骨下方 1 cm 进行穿刺。

2）颈内静脉：胸锁乳突肌三角的顶端，距锁骨上缘 2~3 横指处穿刺。

3）股静脉：先扪及腹股沟韧带和股动脉搏动处，在腹股沟韧带中、内 1/3 交界的外下方二横指（约 3 cm）、股动脉搏动点内侧 1 cm 处。

（2）体位：锁骨下静脉、颈内静脉穿刺取头低 15~30°的仰卧位，也可去枕平卧、肩下垫软枕，头转向穿刺对侧；股静脉穿刺取仰卧位，穿刺侧大腿放平，稍外旋外展。

（3）消毒：以穿刺点为中心消毒皮肤，直径≥20 cm，建立最大化无菌屏障，戴无菌手套，铺无菌巾。

（4）检查导管：用肝素盐水冲洗导管，检查导管完整性。

（5）局部麻醉：穿刺点局部应用 2%利多卡因进行局部浸润麻醉，以减轻患者疼痛及紧张感。

（6）穿刺置管

1）确定合适穿刺点穿刺进针，见回血后再进针少许，注意鉴别动、静脉。

2）置入导丝，缓慢拔出穿刺针。

3）沿导丝插入扩皮器扩皮，退出扩皮器，保留导丝。

4）沿导丝置入导管，锁骨下静脉置管长度为 12~15 cm；颈内静脉置管长度为 14~18 cm。股静脉置管长度为 20~25 cm。

5）缓慢拔出导丝。

6）抽回血以确认导管是否位于腔静脉内。

7）以穿刺点为中心，无张力固定敷贴。

（7）详细记录导管名称、置入长度、穿刺者、穿刺日期等。

（三）注意事项与护理

1. 注意事项

（1）每班评估导管使用情况，保持导管通畅，固定妥善，观察输液速度，避免管路弯曲打折及脱落。

（2）输入刺激性及黏稠性较强的药物时，应及时冲管，使用后采用正压封管。

（3）使用 CVC 过程中密切巡视，及时更换液体或封管，严防空气进入造成严重并发症。

（4）正确使用端口　主腔（咖啡色）：内径相对较大，常用于持续给药、持续 CVP 监测、肠外营养输注等黏稠液体；侧腔（白色）：内径相对较小，常用于普通给药。

2. 护理

（1）拔管前患者取仰卧位或垂头仰卧位。

(2)导管拔除时嘱患者屏住呼吸。

(3)拔除导管后立即用按压法压迫穿刺点,直至止血后用无菌敷料覆盖穿刺点,预防空气栓塞。并检查导管长度与置入长度是否相符,判断有无导管残留在体内。

(4)拔管后不要过度按压或用力摩擦颈动脉。

(5)拔管后患者静卧30分钟。

五、骨髓腔置管与维护

骨髓腔穿刺术(intraosseous infusion,IO)是利用骨髓腔与静脉系统相通的原理,对骨髓腔穿刺,从而建立一种迅速、有效、便捷的输液途径的技术。骨髓腔是由网状的海绵静脉窦状隙组成,经中央管、滋养静脉和导静脉与血液循环相通,因此,输入骨髓腔内的药物和液体可迅速、有效地进入血液循环。且骨髓腔输液操作简单,易于掌握,成功率高,在短时间内即可完成。美国心脏协会(American Heart Association,AHA)早在《2005年心肺复苏指南》中明确提出:病情危重需紧急抢救者,反复静脉穿刺3次失败者或90 s内未能成功穿刺者,推荐使用骨髓腔输液。

(一)适用范围

1.适应证

骨髓腔被认为是"永不塌陷的血管",当急需经血管通路补液治疗或药物治疗,但短时间内又无法建立常规静脉通路的患者,如心脏骤停、休克、创伤、大面积烧伤、严重脱水、持续性癫痫、灾害急救等。在静脉通路无法开展的情况下,骨髓内输液往往可以成功地应用于治疗。

2.禁忌证

(1)发生骨折的部位。

(2)发生蜂窝组织炎的部位。

(3)发生感染的部位。

(4)发生严重外伤的部位。

(5)发生严重烧伤的部位。

(6)进行过一次骨髓腔穿刺失败的部位。

(7)成骨不全、严重骨质疏松及骨质硬化症的患者。

3.潜在并发症

(1)液体和药物外渗:是最常见的并发症,与穿刺者技术、装置的设计及稳定性等导致的在同一部位反复穿刺及穿刺置管的固定有关。

(2)感染:严密观察患者基础生命体征及体外循环情况,并有效评估外周静脉的条件,以利于最短时间内建立有效外周静脉通路。骨髓内输液持续时间应小于24小时,减少感染的可能。

(3)骨髓炎:骨髓炎是IO最严重的并发症,多由于长时间输液引起,但以往研究数据显示,骨髓炎的发生率从未超过1%。

(二)操作流程与步骤

1.用物准备

皮肤消毒剂、无菌手套、2%利多卡因、骨髓穿刺针、5 mL 注射器、无菌纱布及绷带、呈备用状态的液体及输液管路等。

2. 患者准备

骨髓腔穿刺置管术一般是在紧急抢救的情况下实施的操作，接诊患者时，应对患者进行快速评估，如无穿刺禁忌证应立即进行穿刺置管，同时向患者及家属解释操作的目的及过程。

3. 操作步骤

（1）部位的选择：所有具有骨髓腔的骨部位都可以作为输液部位，包括胫骨、胸骨、肱骨、跟骨等。但在实际操作过程中，应充分考虑患者的整体情况，包括患者的病情、年龄、穿刺部位条件等。一个理想的穿刺位点应该具有较薄的骨皮质、明显的骨性标志、较少的皮下肌肉和脂肪组织的特点，与肱骨及胸骨等其他部位相比较，胫骨近端因满足这些条件而受到广泛的认可，能够更快实现药物管理通道的建立且不影响心肺复苏。

（2）穿刺装置选择：现成人骨髓腔输液的工具主要有电动骨髓腔穿刺和手动骨髓腔穿刺，如 FAST（ first access for shock and trauma ）输液器、骨输液枪（bone injection gun, BIG）及 EZIO 等。

（3）穿刺步骤

1）穿刺点：胫骨粗隆内侧下方 2 cm 平坦处为穿刺点。

2）穿刺体位：患者取仰卧位，腿稍微弯曲，暴露穿刺部位。

3）消毒：以穿刺点为中心常规消毒皮肤，遵循最大无菌屏障原则；戴无菌手套，铺无菌巾。若患者神志清楚，必要时可给予 2%利多卡因 20~30 mg 行局部麻醉。

4）穿刺置管：

①根据年龄大小及体型选用不同型号骨髓穿刺针。

②操作者左手固定患者穿刺侧的小腿，左手拇指及食指用无菌纱布固定住针头，右手握穿刺针，如果使用电动穿刺仪器手握穿刺枪。

③让穿刺针与穿刺部位呈 90°角进入患者的骨髓腔，若使用手动穿刺针穿刺，则通过扭曲或旋转运动穿透皮骨质，若使用电动穿刺针穿刺，按住触发器后轻轻将穿刺针穿过组织。

④当感到落空感时停止继续进针，用注射器抽出骨髓确定进入骨髓腔，同时向腔内注入生理盐水 5~10 mL 冲洗导管，连接输液装置。

5）固定：骨髓腔穿刺成功后，使用无菌敷贴固定连接器，用无菌纱布包裹穿刺针，透明胶布缠绕，妥善固定，防止穿刺针的意外脱落。

6）输液速度：晶体、胶体及各种药物均可通过骨髓穿刺置管输注，目前不推荐输入化疗药物，输注高渗药物时亦应注意。在采取加压输液时，输液速度最快可达 50~125 mL/min，能够满足危重症患者急救情况下对输液速度的要求。

7）拔管：拔除置管时，使患者腿保持稳定，在顺时针旋转骨髓穿刺针的同时轻轻按住往外撤，拔除后至少加压止血 5 分钟，然后用无菌敷料加压包扎。

（三）注意事项与护理

1. 注意事项

（1）穿刺成功后，使用胶布及无菌纱布固定穿刺针，以免在患者躁动或转运患者时脱出。

（2）如针不稳定或有晃动，极有可能是进针深度不够，此时应将针拔出，在另一部位找到正确的穿刺部位，使用新的骨髓输液器，与腿保持90°进行操作。

（3）如通道堵塞，表现为针位置准确，但药物无法进入，应用生理盐水疏通外针通道。

2. 护理

（1）穿刺前护理：正确判断建立骨髓腔输液通道的时机，以保证患者得到及时、准确的救治。此外，须严格掌握骨髓腔穿刺的适应证及禁忌证。

（2）穿刺时护理：严格无菌操作，穿刺时准确迅速，用力适宜，避免气体进入；预防感染、损伤、肌筋膜间隙综合征、脂肪栓塞等并发症的发生；穿刺针达骨髓腔固定后方可接输液器，以防液体漏出，导致局部肿胀。

（3）穿刺后护理：穿刺成功后，穿刺针周围用无菌纱布包扎，并由专人协助固定，防止穿刺针污染及脱落。

（4）输液中护理：合理掌握输液速度，保持管道通畅。同时严密观察病情变化，注意生命体征的改变，做好基础护理。

（5）拔针后护理：待病情好转，浅表静脉穿刺成功，第2输液通道建立良好后，应拔除骨髓穿刺置管；拔针时应缓慢剥除敷料，拔针后局部稍作加压5分钟以预防出血，消毒后用无菌纱布予以包扎，24小时后去除敷料并观察局部有无出血、肿胀、感染征象及下肢活动情况等。

六、动脉导管置管与维护

动脉穿刺置管术（arterial puncture tube insertion）是指经皮穿刺动脉并留置导管在动脉腔内，经此通路行监测或治疗的方法。

（一）适用范围

1. 适应证

（1）休克、严重创伤和多脏器功能衰竭等及血流动力学不稳定需行持续有创动脉血压监测或需行PICCO（经肺热稀释技术连续心排血量监测）的患者。

（2）需要反复抽取动脉血标本作血气分析及电解质测定等的患者。

（3）用于某些特殊检查，如选择性动脉造影、心血管疾病的介入治疗及经动脉行区域性化疗的患者。

（4）无法测量无创血压者。

（5）需指导心血管活性药物使用及持续血药浓度监测的患者。

2. 禁忌证

（1）穿刺部位或附近存在感染、外伤者。

（2）有明确血栓形成的肢体或溶栓治疗期间的患者。

（3）凝血功能障碍或机体高凝状态者。

（4）动脉近端梗阻，Allen 试验阳性的患者。

（5）合并血管疾患如脉管炎等的患者。

3. 潜在并发症

Allen试验

（1）远端肢体缺血：由于治疗或监测过程中血栓的形成、血管痉挛及局部包扎过紧等原因。

（2）局部出血和血肿形成：由于反复穿刺导致动脉周围小动脉分支或毛细血管丛损伤，引起局部渗血；在穿刺过程中争取一次成功，避免反复、多次穿刺；严格掌握肝素用量及正确的压迫止血方法。

（3）感染：置管过程中应严格无菌技术；严密观察患者穿刺点皮肤及全身情况，一旦出现局部红、肿、热、痛或患者寒战、发热等炎症表现应尽早拔除动脉置管。

（二）操作流程与步骤

1. 用物准备

（1）穿刺留置针，成人选用 18 G ~ 20 G（小儿 22 G，婴儿 24 G）、3M 透明敷贴。

（2）皮肤消毒剂、无菌手套、无菌巾、棉签、无菌肝素冲洗液（肝素浓度 0 ~ 10 U/mL）。

（3）测压装置及测量工具，包括压力传感器、有创测压套件、带有有创测压功能的监护仪、加压袋等。

2. 患者准备

（1）核对患者身份，评估生命体征。

（2）向患者及家属解释目的和过程，以及穿刺时需要注意的事项和配合要点，签署知情同意书。

（3）评估患者局部皮肤及动脉搏动情况，并行 Allen 试验。

（4）确定合适的穿刺部位，常用桡动脉、足背动脉、股动脉，其次是尺动脉、肱动脉。

（5）躁动不配合的患者需助手协助固定患者肢体或适当使用镇静药。

（6）协助患者取合适的体位，暴露穿刺部位皮肤。

3. 操作流程

（1）穿刺部位的选择：临床上我们常选桡动脉、足背动脉、股动脉进行穿刺置管，桡动脉因其位置浅表，容易触摸搏动点，相对固定，并且侧支循环易于检验，很少发生手部的缺血性损害，故常作为周围动脉置管的首选，通常选用左侧桡动脉。

1）桡动脉穿刺：患者采用仰卧位，左上肢外展，手臂平伸外展 20° ~ 30° 角，手掌朝上，将纱布卷放置患者腕部下方，使腕关节抬高 5 cm ~ 8 cm，并且保持腕关节处于轻度过伸状态。桡动脉穿刺点位于桡侧屈腕肌腱和桡骨下端之间纵沟中，桡骨茎突上下均可摸到桡动脉搏动。

2）足背动脉穿刺：食指指腹触摸第一跖骨间隙内足背动脉搏动最强点为穿刺部位。足背动脉是股前动脉的延续，比较表浅易摸到，成功率也较高。

3）股动脉穿刺：股动脉在腹股沟韧带中点的深面入股三角或髂前上棘与耻骨结节体表连线中点下方 1 ~ 2 cm 搏动明显处。股动脉较粗大，成功率较高，但进针点必须在腹股沟韧带以下，以免误伤髂动脉引起腹膜后血肿。股动脉穿刺一般 PICCO 监测、介入治疗及经动脉行区域性化疗的患者。

（2）穿刺步骤

1）消毒：以穿刺点为中心常规消毒皮肤，遵循最大无菌屏障原则；戴无菌手套。

2）穿刺置管：桡动脉穿刺置管有直接穿刺法和穿透法

①直接穿刺法：确定动脉的搏动部位和走向，选好进针点后用穿刺针进行桡动脉穿刺。与皮肤一般呈 30~45°角，缓慢进针，当发现针芯有回血时，压低穿刺针并再向前推进 2 mm~3 mm，针芯仍有回血，略退针芯，仍见持续回血，可向前推送外套管，随后撤出针芯，此时套管尾部应向外搏动性喷血，说明穿刺置管成功。

②穿透法穿刺：进针点、进针方向和角度同上。当见有回血时再向前推进 1~2 mm 左右（撤出针芯无回血即可），然后撤出针芯，将套管缓慢后退，当出现喷血时停止退针，并立即将套管向前推进，送入时无阻力感且持续喷血，说明穿刺成功。

足背动脉穿刺置管：穿刺时穿刺针与皮肤一般呈 40~45°角进针，见回血后，将穿刺针压平至与皮肤呈 15°以下的角度，再进针 1~2 mm，回血通畅则固定针芯，将外套管送入血管，拔除针芯，置管成功。

股动脉穿刺置管：患者平卧，下肢外展位，选股动脉搏动最强点用左手中指和食指固定，右手持注射器垂直进针或者与动脉走向呈 40°角刺入，当出现回血时置管成功。

3）穿刺成功后立即连接用肝素生理盐水冲洗过管腔的压力传感器，并连接至监测仪上。

4）用 3M 透明敷贴妥善固定套管针，用胶布固定与之相连的连接管，放松手臂校对零后测压。

（三）注意事项与护理

1. 注意事项

（1）穿刺前应评估近端动脉搏动以证实没有血栓形成。

（2）确定穿刺部位是操作成功的关键，末梢循环不良时，应更换穿刺部位。

（3）注意无菌操作，避免在同一部位反复多次试穿，以免形成血肿或损伤血管，为保证管道通畅，可持续用肝素液冲洗，发现血凝块应抽出，不可注入。

（4）测量取血时应避免空气进入连接管路，若有少许空气进入，要立即排尽。

（5）注意观察，及时发现血管痉挛、血栓、巨大血肿等并发症，一旦发现血栓形成和远端肢体缺血时，必须立即拔除测压导管，必要时可手术探查取出血凝块，挽救肢体。

2. 护理

（1）保持管道通畅，正确连接各管道、衔接紧密，防止漏液。

（2）妥善固定，防止脱落引起的出血及血肿形成。

（3）每 1~2 小时冲管 1 次，每次冲管前均应先回抽，检查是否通畅、有无血块。

（4）保持穿刺点周围皮肤清洁、干燥，注意有无红肿、渗液、出血等情况，若出现周围皮肤潮红或有脓性渗出时，应及时更换穿刺部位；若出现不明原因的寒战、发热时，应及时从导管内抽血进行血培养检查。

（5）保持敷料清洁、干燥，穿刺部位无菌敷料污染或潮湿时，立即更换。

（6）操作过程中严防气泡进入动脉内；写明标识，做好交班，切不可经动脉输液。

（7）留置时间一般留置 3~5 天为宜，最长不超过 7 天，留置时间越长，感染概率越大。

本章小结

　　静脉治疗是临床医疗服务和临床护理实践中不可或缺的重要组成部分，护士对于血管通路的认知直接影响了护理质量和护理安全。

　　维持患者血管通路使用的有效性是各项临床治疗得以实施的基本保障，也是急危重患者得以维系的"生命线"，血管通路不仅用于静脉输液，进行血流动力学监测、血标本采样、输注治疗，还包括动脉测压通路及维持重症心、肺、肾衰竭患者器官功能的血管通路媒介。

　　急危重患者血管通路的合理选择是基于满足该类患者的治疗需求、选择合适的血管通路，并给以合理的护理措施，可规避或降低风险。

习题测验

第十六章

胃肠消化系统管理相关操作

胃肠消化系统管理相关操作PPT

第一节 留置胃管术

一、适用范围

（1）各种原因造成的无法经口进食而需鼻饲者（如昏迷患者、口腔疾病、口腔和咽部手术后的患者）。

（2）清除胃内毒物，进行胃液检查。

（3）胃肠减压（如急腹症有明显腹胀者、胃肠道梗阻者等）。

（4）上消化道出血患者出血情况的观察和治疗。

（5）肠道手术术前准备。

二、操作流程

（一）操作前准备

1.患者准备

（1）核对患者：核对医嘱，核对患者腕带、床位卡。

(2)患者评估：体格检查，询问病史，查看有无操作禁忌证。了解患者的意识状态，评估患者鼻腔是否通畅，有无炎症及鼻中隔偏曲、息肉等。

(3)解释说明：向患者解释置入胃管的目的、操作过程、可能的风险。告知需要配合的事项(操作过程中如出现恶心，可做深呼吸或吞咽动作，如有不适及时报告)。

(4)签署知情同意书。

2.用物准备

(1)治疗车上层载有以下物品：

1)鼻饲包：内含胃管 1 条、治疗碗 1 个、弯盘 1 个、20 mL 或 50 mL 注射器 1 个、治疗巾 1 块、镊子 1 把、压舌板 1 个、纱布 2 块、止血钳 1 把、液状石蜡润滑油。

2)其他：棉签 1 包、胶布 1 卷、听诊器 1 个、无菌手套 1 副、听诊器、手电筒、橡皮圈、速干手消毒剂。

(2)治疗车下层载有以下物品：医疗垃圾桶、生活垃圾桶、呕吐袋、锐器盒。

(3)洗胃时准备洗胃管、量杯、盛水桶、电动吸引器，胃肠减压及消化道出血准备负压引流袋。

(4)鼻胃管的选择：一般胃肠道手术需置管时间短者，可选用橡胶胃管；患者病情危重、昏迷等需置管时间较长者，可选用硅胶胃管。

3.操作者准备

(1)操作者洗手，戴帽子、口罩。

(2)了解患者的病情、置管目的，观察鼻腔通气是否顺畅。

(3)掌握胃管置入操作相关知识、护理措施。

(二)操作步骤

(1)核对：携用物至患者床旁，核对患者床号、姓名，查看手腕带。

(2)体位：通常取坐位或半卧位；无法坐起者取右侧卧位；昏迷患者取去枕平卧位，头向后仰；中毒患者可取左侧卧位或仰卧位，注意避免误吸。

(3)插管部位选择

1)检查左、右侧鼻腔通畅状况，如存在鼻部疾病，应选择健侧鼻孔插管。

2)经口插管洗胃时，有活动义齿应取下。

(4)估计留置胃管长度：胃管插入胃内的长度，相当于从鼻尖至耳垂再到胸骨剑突的距离，或前额发际到胸骨剑突的距离，成人为 55~60 cm，测量后注意胃管上的相应刻度标记。

(5)胃管置入

1)颌下铺治疗巾，弯盘放于患者的口角处，洗胃时将盛水桶放于患者头部床下。用棉签清洁鼻腔，戴手套，测量胃管长度，封闭胃管远端，将胃管前端以液状石蜡润滑，左手持纱布托住胃管，右手持止血钳或镊子夹持胃管前端，经选定侧鼻孔缓缓插入。当胃管达咽喉部时(14~16 cm)，告知患者做吞咽动作，伴随吞咽活动逐步插入胃管。

2)经口胃管插入法与经鼻插入法类似，自患者口腔缓缓插入。

3)对于昏迷患者，因吞咽和咳嗽反射消失，不能合作，为提高插管的成功率，在插管前应将患者头后仰，当插入达咽喉部时(14~16m)，以左手将患者头部托起向前屈，使下颌靠近胸骨柄，以增大咽喉部通道的弧度，使胃管可顺利进入食管。

4)继续使胃管前进至胃内，达到预定的长度。

5)插入胃管过程中，如果患者出现呛咳、呼吸困难、发绀等，表明胃管误入气管，应立即拔出胃管，待患者休息片刻后重插。

(6)判断胃管是否位于胃内的方法

1)将胃管插入预定长度后，可用无菌注射器接于胃管末端回抽，若能抽出胃液，表明胃管已置入胃内。

2)将导管末端放入盛有生理盐水的治疗碗中，观察有无气泡逸出，如无气泡逸出，表示胃管未误入气管内。

3)用无菌注射器快速注入 10~20 mL 空气于胃管内，将听诊器置于患者上腹部，听到气过水音时，表明胃管已置入胃内。

4)回抽胃液测试，pH<5，提示为胃液，说明末端位于胃内。

(7)固定：置管完毕后，首先在鼻孔处的胃管上用一长度约 3 cm 的胶布环绕两周作标记，也可采用"工"字形固定法，固定于鼻翼两侧及颊部。需长期鼻饲时，可将胃管末端反折，用纱布包好夹紧，固定于患者枕旁。

(8)拔除胃管：不需留置胃管时，应在操作结束后及时拔出，以减轻患者的不适。患者停止鼻饲或长期鼻饲需要换胃管时，应拔出胃管。将弯盘置于患者颌下，轻轻揭去固定的胶布，用纱布包裹近鼻孔处的胃管，夹紧胃管末端，边拔边将胃管盘绕在纱布中。全部拔出后，将胃管放入弯盘内，清洁患者口鼻面部。

课程思政

医工论中提到：凡大医治病，先发大慈恻隐之心，誓愿普救含灵之苦，若有疾厄来求救者，不得问其贵贱贫富，长幼妍媸，普同一等。医务工作者一定要知道，患者其实很脆弱，他们需要的是医务工作者时刻站在患者的角度考虑问题的态度和精湛的医疗技术，尽可能减少患者不必要的痛苦，决不能为了临床研究而摒弃伦理道德。钟南山曾经说过，"选择医学可能是偶然，但你一旦选择了，就必须以一生的忠诚和热情去对待它。"医务工作是求真，更是求善的工作。

三、护理措施

(1)妥善固定。工字形胶布固定于鼻翼，抬举法固定于脸颊，每班交接和观察胃管留置深度。胶布松动应及时更换，防止胃管脱落。

(2)注意保持胃管通畅，记录每日引流胃液的量和性质。

(3)用于鼻饲营养时，每次鼻饲前均需验证胃管是否在胃内，可用 20 mL 或 50 mL 注射器连接胃管，先抽吸见有胃液抽出，并检查患者有无胃潴留，当胃残余量 150 mL 时通知医生减量鼻饲或暂停。再注入少量温开水，再缓慢注入营养液或药物，每次鼻饲量不超过 200 mL，间隔时间大于 2 小时，鼻饲后用温开水冲洗胃管。鼻饲后 30 分钟内不能翻身。

（4）长期鼻饲时，每日 2 次口腔护理，并定期更换胃管，普通胃管每周更换，硅胶胃管每月更换一次。

（5）用于胃肠减压时，将胃管远端接负压吸引装置。观察引流胃液的颜色、性质及量。

（6）用于洗胃时，可接洗胃管或电动吸引器，洗胃时应反复灌洗，直至洗出液澄清无味为止。在洗胃过程中，如患者出现腹痛，流出血性灌洗液或出现休克症状时，应停止灌洗，及时进行止血及抗休克处理。

第二节　鼻肠管置入术

一、适用范围

（1）需短期营养但有高吸入风险者（如昏迷患者、老年人、婴幼儿等）。

（2）胃动力障碍者。

（3）急性胰腺炎的 EN 支持治疗。

（4）对能量需求增加的患者：腹部手术、口咽部手术、神经外科手术、烧伤等。

二、操作流程

（一）操作前准备

1. 患者准备

（1）核对患者　核对患者腕带、床位卡。

（2）体格检查，询问病史，了解患者的意识状态，评估患者鼻腔是否通畅，有无炎症及鼻中隔偏曲、息肉等。

（3）向患者解释置入鼻肠管的目的、操作过程、可能的风险。

（4）告知需要配合的事项（操作过程中如出现恶心，可做深呼吸或吞咽动作，如有不适及时报告）。

（5）签署知情同意书。

2. 材料准备

（1）治疗车上层载有以下物品：

1）鼻肠管包：内含鼻肠管 1 根、治疗碗 1 个、弯盘 1 个、20 mL 和 50 mL 注射器各 1 个、治疗巾 1 块、压舌板 1 个、纱布 2 块、止血钳 1 把、液状石蜡润滑油。

2）其他：棉签 1 包、胶布 1 卷、听诊器 1 个、无菌手套 1 副、听诊器、手电筒、橡皮圈、pH 试纸、速干手消毒剂。

（2）治疗车下层载有以下物品：医疗垃圾桶、生活垃圾桶、呕吐袋、锐器盒。

3. 操作者准备

1) 操作者洗手, 戴帽子、口罩。

2) 了解患者病情、置管目的, 观察鼻腔通气是否顺畅。

3) 掌握鼻肠管置入操作相关知识、护理措施。

(二) 操作步骤

(1) 核对: 携用物至患者床旁, 核对患者床号、姓名, 查看手腕带。

(2) 体位: 通常取坐位或半卧位; 无法坐起者取右侧卧位; 昏迷患者取去枕平卧位, 头向后仰。

(3) 插管部位的选择: 检查左、右侧鼻腔通畅状况, 如存在鼻部疾病, 应选择健侧鼻孔插管。

(4) 估计留置管路长度 相当于从鼻尖至耳垂再到胸骨剑突的距离, 或前额发际到胸骨剑突的距离再加 10~15 cm, 成人为 55~70 cm, 测量后注意在鼻肠管上标记胃内长度及置入长度的相应刻度标记。

(5) 留置鼻肠管至胃内

1) 颌下铺治疗巾, 弯盘放于患者的口角处。用棉签清洁鼻腔, 戴手套, 测量置入胃内长度, 封闭鼻肠管远端, 将鼻肠管前端以液状石蜡润滑, 左手持纱布托住鼻肠管, 右手持止血钳夹持鼻肠管前端, 经选定侧鼻孔缓缓插入。当胃管达咽喉部时 (14~16 cm), 告知患者做吞咽动作, 伴随吞咽活动逐步插入胃管。

2) 对于昏迷患者, 因吞咽和咳嗽反射消失, 不能合作, 为提高插管的成功率, 在插管前应将患者头后仰, 当插入达咽喉部时 (14~16 cm), 以左手将患者头部托起向前屈, 使下颌靠近胸骨柄, 以增大咽喉部通道的弧度, 使胃管可顺利进入食管。

3) 继续使胃管前进至胃内, 达到胃内长度的标记。

4) 插入胃管过程中, 如果患者出现呛咳、呼吸困难、发绀等, 表明胃管误入气管, 应立即拔出胃管, 待患者休息片刻后重插。

(6) 判断鼻肠管是否位于胃内

1) 将胃管插入预定长度后, 可用无菌注射器接于胃管末端回抽, 若能抽出胃液, 表明胃管已置入胃内。

2) 将导管末端放入盛有生理盐水的治疗碗中, 观察有无气泡逸出, 如无气泡逸出, 表示胃管未误入气管内。

3) 用无菌注射器注入 10~20 mL 空气于胃管内, 将听诊器置于患者上腹部, 听到气过水声时, 表明胃管已置入胃内。

(7) 变换体位 协助患者右侧卧位, 抬高床头 45° 使鼻肠管靠重力下垂。

(8) 胃内注气 用 50 mL 注射器通过鼻肠管向胃内注入气体 (10 mL/kg, 最多不超过 500 mL), 胃充盈使幽门打开。

(9) 继续置入鼻肠管至测量长度 缓慢置入鼻肠管, 如遇阻力回撤至胃内长度, 休息片刻再次缓慢置入。

(10) 鼻肠管末端位置判断

1) 回抽液测试: 回抽液 pH>7, 提示为肠液, 说明末端位于十二指肠; 回抽液 pH<5,

提示为胃液，说明末端位于胃内。

2）听诊气过水声位置：一人用 20 mL 注射器通过鼻肠管开口注入气体，一人用听诊器在腹部听诊，通过气过水声的部位判断鼻肠管末端的位置。气过水声在左上腹，提示鼻肠管末端在胃内；气过水声在右上腹，提示鼻肠管末端在十二指肠降段；气过水声在左肋部，提示鼻肠管末端在十二指肠远端或空肠上段。

3）X 线定位：通过 X 线定位是判断鼻肠管位置的金标准。

（11）固定：置管完毕后，首先在鼻孔处的胃管上用一长约 3 cm 的胶布环绕两周作标记，或"工"字形固定，固定于鼻翼两侧及颊部。需长期鼻饲时，可将胃管末端反折，用纱布包好夹紧，固定于患者枕旁。

（12）拔管：不需留置鼻肠管时，应在操作结束后及时拔出，以减轻患者的不适。将弯盘置于患者颌下，轻轻揭去固定的胶布，用纱布包裹近鼻孔处的胃管，夹紧胃管末端，边拔边将鼻肠管盘绕在手中。全部拔出后，将鼻肠管放入弯盘内，清洁患者口鼻面部。

三、护理措施

（1）选择适合患者及鼻肠管孔径的营养液配方；选择浓度适宜营养液匀速泵入；营养液浓度过高时，对等稀释后匀速泵入；在输注完营养液之后用 30~50 mL 温开水冲洗管道，避免残留堵管。进行肠内营养时注意浓度、容量与速度。浓度应从低到高，容量由少到多，滴速逐渐加快，开始 30~60 mL/h，以后每 12~24 小时增加 25 mL，最大速度为 100~120 mL/h。

（2）保证营养液及输注用具清洁无菌，营养液要在无菌环境下配制，放置于 4℃ 以下的冰箱内暂存，并于 24 小时内用完。

（3）需药物注入时，鼻肠管管径小时，尽量避免粉末药物注入；如需注入粉末药物，应充分溶解。输注前后用 20 mL 温开水冲管，各类药物应分别输注，输注前后均需冲管，注意药物配伍禁忌。

（4）选择营养泵持续泵入，避免反复回抽，缩短冲管间隔时间，可每 1~2 小时冲管 1次，可大大降低堵管率发生。

（5）选择标准的输注装置，避免二次污染，如发生堵管，根据腹部 X 片定位情况，调节鼻肠管位置后再次行拍片，确认鼻肠管位置后方可再次输注，切忌强行冲管。确定非反折引起的堵管，可用碳酸氢钠溶液、可口可乐等注满管腔，对管内凝固的物质和纤维缓解。

三腔二囊管置管术

（6）妥善固定，防止打折，避免脱出：随时注意观察肠内营养管有无扭曲、受压、堵塞，脱落等情况；根据患者情况每日更换肠内营养输液器一次。

（7）定期检查肝、肾功能及白蛋白的变化。准确留 24 小时尿测定氮平衡以评价肠内营养效果，观察患者的血糖、血脂的变化。

第三节　洗胃术

洗胃术（gastrolavage）是将洗胃导管由口腔或鼻腔插入胃内，利用重力、虹吸或负压吸引作用的原理，将大量溶液灌入胃腔反复冲洗的技术。本章节重点介绍自动洗胃机洗胃术。

一、适用范围

1.解毒　清除胃内毒物或刺激物，避免毒物吸收，可利用不同灌洗液进行中和解毒，从而减少毒物吸收入血。洗胃应尽早进行，一般口服毒物后 6 小时内洗胃最佳。但对超过胃排空时间的患者，应根据毒物性质、临床症状严重程度、胃腔内是否有毒物滞留、毒物是否从胃黏膜重新析出引起反复中毒等因素决定是否有必要洗胃。

2.减轻胃黏膜水肿　幽门梗阻患者，通过洗胃能将胃内潴留食物洗出，从而减轻潴留物对胃黏膜的刺激，减轻胃黏膜水肿与炎症。

3.某些手术或检查前的准备　主要是胃部手术或检查，通过洗胃，既可利于检查，便于手术，又可防止或减少术后感染。

二、操作流程

（一）操作前准备

1.患者准备

（1）核对患者　核对医嘱，核对患者腕带、床位卡。

（2）患者评估　体格检查，询问病史，查看有无操作禁忌证。评估患者病情、心理状态、所服毒物性质、既往有无插胃管等，评估患者配合程度。

（3）解释说明　向患者解释插胃管及洗胃目的和方法，可能的风险。指导患者应如何合作，告知需要配合的事项（操作过程中如出现恶心，可做深呼吸或吞咽动作，如有不适及时报告）。

（4）签署知情同意书。

2.用物准备

（1）治疗车上层载有以下物品：

1）一次性使用胃管 1 根、硅胶连接管 3 根、治疗碗 1 个、弯盘 1 个、20 mL 或 50 mL 注射器 1 个、治疗巾 1 块、压舌板 1 个、牙垫 1 个、纱布 2 块、止血钳 1 把、液状石蜡润滑油。

2）其他：棉签 1 包、胶布 1 卷、听诊器 1 个、无菌手套 1 副、手电筒、橡皮圈、速干手消毒剂、水温计、量杯、25~38℃洗胃液。

（2）治疗车下层载有以下物品：医疗垃圾桶、生活垃圾桶、呕吐袋、锐器盒。

（3）自动洗胃机 1 台、盛水桶 2 个、胃肠减压及消化道出血准备负压引流袋。

3. 操作者准备

(1)操作者洗手,戴帽子、口罩。

(2)了解患者病情、洗胃目的,观察口鼻腔通气是否顺畅。

(3)掌握洗胃术操作相关知识、护理措施。

(二)操作步骤

1. 核对　携用物至患者床旁,核对患者床号、姓名,查看手腕带。

2. 体位　协助患者平卧,头偏一侧,或取左侧卧位,昏迷患者注意保护气道,避免误吸,必要时行气管插管。

3. 有活动义齿者应取下,放入牙垫。

4. 估计留置胃管长度　胃管插入胃内的长度,相当于从鼻尖至耳垂再到胸骨剑突的距离,或前额发际到胸骨剑突的距离,成人为55~60 cm,测量后注意胃管上的相应刻度标记。

5. 胃管置入

(1)颌下铺治疗巾,弯盘放于患者的口角处,将盛水桶放于患者头部床下。用棉签清洁鼻腔,戴手套,测量胃管,封闭胃管远端,将胃管前端以液状石蜡润滑,左手持纱布托住胃管,右手持止血钳或镊子夹持胃管前端,经口腔缓缓插入。当胃管达咽喉部时(14~16 cm),告知患者做吞咽动作,伴随吞咽活动逐步插入胃管。

(2)对于昏迷患者,因吞咽和咳嗽反射消失,不能合作,为提高插管的成功率,在插管前应将患者头后仰,当插入达咽喉部时(14~16 cm),以左手将患者头部托起向前屈,使下颌靠近胸骨柄,以增大咽喉部通道的弧度,使胃管可顺利进入食管。

(3)继续使胃管前进至胃内,达到预定的长度。

(4)插入胃管过程中,如果患者出现呛咳、呼吸困难、发绀等,表明胃管误入气管,应立即拔出胃管,待患者休息片刻后重插。

6. 判断胃管是否位于胃内的方法

(1)将胃管插入预定长度后,可用无菌注射器接于胃管末端回抽,若能抽出胃液,表明胃管已置入胃内。

(2)将导管末端放入盛有生理盐水的治疗碗中,观察有无气泡逸出,如无气泡逸出,表示胃管未误入气管内。

(3)用无菌注射器快速注入10~20 mL空气于胃管内,将听诊器置于患者上腹部,听到气过水音时,表明胃管已置入胃内。

(4)回抽胃液测试,pH<5,提示为胃液,说明末端位于胃内。

7. 固定:置管完毕后,先在胃管上用一长度约3 cm的胶布环绕两周作标记,然后固定于颊部。

8. 将配好的灌洗液放入塑料桶内,将3根硅胶管分别和机器的药管、胃管和污水管口连接;将药管的另一端放入灌洗液桶中,污水管另一端放入污物桶中。

9. 接通电源,按"开始"键,机器即开始对胃进行自动冲洗,每次灌洗300 mL~500 mL,反复冲洗至洗出液澄清为止。

10. 洗胃完毕,关闭开始键,断开胃管与洗胃机连接管,查看腹部情况,反折胃管后拔出。

11. 整理用物及床单位，协助患者漱口，清洁脸部，取舒适卧位；记录洗胃液总量、名称，洗出液颜色、总量、气味、患者目前情况等；消毒洗胃机及管道，处于备用状态。

三、护理措施

洗胃

1. 常规洗胃机不适宜对婴幼儿使用。

2. 洗胃机尽量保证患者与洗胃机处于同一高度，且距离地面上进水桶为 70~80 cm，以减小液位压力差对压力检测的干扰。

3. 洗胃前检查患者生命体征，如患者呼吸心脏骤停，先行 CPR；如缺氧或气道分泌物过多，先吸痰保持呼吸道通畅，再行洗胃术。

4. 洗胃中观察患者的意识、洗出液的颜色、性状、气味、出入胃的液量是否平衡，如出现血性液体立即停止；如液量不平衡或患者腹部膨隆，则停机分离胃管，轻揉腹部排出胃内容物；如发现有食物堵塞管道，可交替按"手冲""手吸"键，重复数次，直到管路通畅，必要时更换胃管。随后按"手吸"键将胃内残留液体吸出后按"自动"键，洗胃机继续自动洗胃，直至洗出液无味澄清为止。

5. 幽门梗阻者，洗胃宜在饭后 4~6 小时或空腹进行，并记录胃内潴留量供补液参考。

6. 洗胃液的选择，视毒物的理化性质、类别、量、浓度、作用时间等而定。

参考文献

［1］姜安丽. 新编护理学基础［M］. 2 版. 北京：人民卫生出版社，2012.

［2］陈红. 中国医学生临床技能操作指南［M］. 2 版. 北京：人民卫生出版社，2014.

［3］湖南省卫生和计划生育委员会. 湖南省常用护理操作技术规范［M］. 长沙：湖南科学技术出版社，2017.

本章小结

本章胃肠消化系统相关操作：胃管留置术，鼻肠管置入术，洗胃术，此三项为护理人员的操作技术。知识拓展补充了三腔二囊管置入术，此操作虽为医生操作，但需要护理人员紧密切合，需了解其操作步骤。洗胃术是一项急救技术，是急诊急救护士必须掌握的急救技能，是本章节的重点内容。

习题测验

第十七章
严重创伤管理相关操作

严重创伤管理相关操作PPT

学习目标

识记：
止血、包扎、固定和搬运术的适应范围。

理解：
止血、包扎、固定和搬运术的注意事项。

运用：
能正确应用常见止血、包扎、固定技术,掌握脊柱损伤患者搬运技术。

第一节　止血

正常成人全身血量占体重的 7% ~ 8%。体重 60 kg 的人, 全身血量为 4200 ~ 4800 mL。若失血量≤10%(约 400 mL), 可有头昏、交感神经兴奋症状或无任何反应;失血量达 20%左右(约 800 mL), 出现失血性休克的症状, 如血压下降、脉搏细速、肢端厥冷、意识模糊等;失血量≥30%, 患者将发生严重失血性休克, 不及时抢救, 短时间可危及伤员的生命或发生严重的并发症。因此, 在保证呼吸道通畅的同时, 应及时准确地进行止血。

一、适用范围

凡有外出血的伤口均需止血(hemostasis), 对严重出血的伤员若不能迅速有效地止血, 可能在短时间内危及生命。伤口出血可分为动脉出血、静脉出血和毛细血管出血。动脉出血速度快、呈喷涌状, 颜色鲜红, 血液不易凝固, 须尽快控制出血。静脉出血常缓缓流出、颜色暗红, 大部分静脉损伤破裂后即塌陷, 故比动脉出血易控制, 但深静脉出血也有可能出血量大，难以控制。毛细血管出血时血色鲜红，呈渗出性，可自行凝固止血。但若伤口或创面较大，出血不及时处理，也可以引起出血性休克。

二、物品准备

无菌敷料、绷带、干净的毛巾或衣料、止血带（充气式或橡皮的）等。

三、止血方法

1. 指压止血法　用手指、手掌或拳头压迫伤口近心端动脉经过骨骼表面的部位，阻断血液流通，达到临时止血的目的。适用于中等或较大动脉的出血，以及较大范围的静脉和毛细血管出血。指压法止血属于应急止血措施，因动脉有侧支循环，故效果有限，应及时根据现场情况改用其他止血方法。实施指压法止血时，应正确掌握按压的部位，即指压点。常用指压点及按压方法如下：

（1）头顶部出血：压迫同侧耳屏前方颧弓根部的搏动点（颞浅动脉），将动脉压向颞骨（图17-1）。

（2）颜面部出血：压迫同侧下颌骨下缘、咬肌前缘的搏动点（面动脉），将动脉压向下颌骨（图17-1）。

（3）头颈部出血：用拇指或其他四指压迫同侧气管外侧与胸锁乳突肌前缘中点之间的强搏动点（颈总动脉），用力压向第五颈椎横突处。压迫颈总动脉止血应慎重，绝对禁止同时压迫双侧颈总动脉，以免引起脑缺氧（图17-1）。

（4）头后部出血：压迫同侧耳后乳突下稍后方的搏动点（枕动脉），将动脉压向乳突（图17-2）。

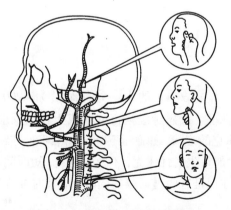

图 17-1　头颈部出血常用指压部位

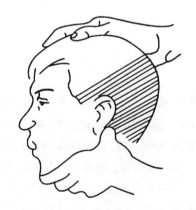

图 17-2　枕动脉指压法

（5）肩部、腋部出血：压迫同侧锁骨上窝中部的搏动点（锁骨下动脉），将动脉压向第1肋骨（图17-3）。

（6）上臂出血：外展上肢90°，在腋窝中点用拇指将腋动脉压向肱骨头（图17-3）。

（7）前臂出血：压迫肱二头肌内侧沟中部的搏动点（肱动脉），将动脉压向肱骨干

（图 18-7）。

（8）手部出血：压迫手掌腕横纹稍上方的内、外侧搏动点（尺、桡动脉），将动脉分别压向尺骨和桡骨（图 17-3）。

（9）大腿出血：压迫腹股沟中点稍下部的强搏动点（股动脉），可用拳头或双手拇指交叠用力将动脉压向耻骨上支（图 17-4）。

（10）小腿出血：在腘窝中部压迫腘动脉（图 17-4）。

（11）足部出血：压迫足背中部近脚腕处的搏动点（胫前动脉）和足跟内侧与内踝之间的搏动点（胫后动脉）（图 17-4）。

2. 加压包扎止血法　适用于体表及四肢伤出血，大多数可用加压包扎和抬高肢体达到暂时止血的目的。将无菌敷料或衬垫覆盖在伤口上，用手或其他物体在包扎伤口的敷料上施以压力，一般需要持续 5~15 分钟才可奏效。同时将受伤部位抬高也有利于止血。此法适用于小动脉，中、小静脉或毛细血管出血。

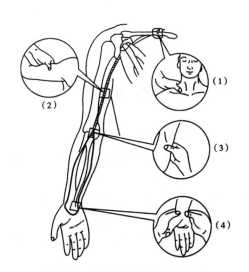

图 17-3　上肢出血常用指压部位

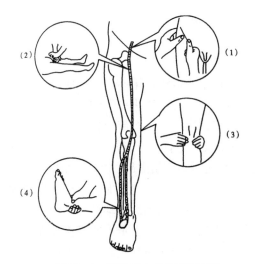

图 17-4　下肢出血常用指压部位

3. 止血带止血法　适用于四肢较大动脉的出血，用加压包扎或其他方法不能有效止血而有生命危险时，可采用此方法。特制式止血带有橡皮止血带、卡式止血带、充气止血带等，以充气止血带效果较好。在紧急情况下，也可用绷带、三角巾、布条等代替止血带。使用止血带前，应先在止血带下放好衬垫物。常用的止血带止血法有如下几种。

（1）橡皮止血带止血法：在肢体伤口的近心端，用棉垫、纱布、毛巾或衣物等作为衬垫缠绕肢体，以左手的拇指、示指和中指持止血带的头端，将长的尾端绕肢体一圈后压住头端，再绕肢体一圈，然后用左手食指和中指夹住尾端后将尾端从两圈止血带下拉出，形成一个活结。如需放松止血带，只需将尾端拉出即可（图 17-5）。

（2）卡式止血带止血法：将松紧带绕肢体一圈，然后把插入式自动锁卡插进活动锁紧开关内，一只手按住活动锁紧开关，另一手紧拉松紧带，直到不出血为止。放松时用手向后扳放松板，解开时按压开关即可。

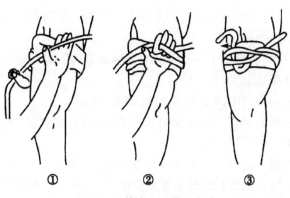

① ② ③

图 17-5　橡皮止血带止血法

（3）充气止血带止血法：此法是根据血压计原理设计，有压力表指示压力的大小，压力均匀，止血效果较好。将袖带绑在伤口的近心端，充气后起到止血作用。

四、止血带止血注意事项

止血带止血法使用不当可造成神经或软组织损伤、肌肉坏死，甚至危及生命，特别应注意使用止血带的注意事项：

1.部位准确　止血带应扎在伤口的近心端，并尽量靠近伤口。不强调"标准位置"限制（以往认为上肢出血应扎在上臂的上 1/3 处，下肢应扎在大腿根部），也不受前臂和小腿的"成对骨骼"的限制。禁止使用电线、铁丝捆扎。

2.压力适当　充气止血带的标准压力为上肢 250~300 mmHg，下肢 300~500 mmHg，无压力表时以刚达到远端动脉搏动消失、出血停止，止血带最松状态为宜。

3.下加衬垫　止血带不能直接扎在皮肤上，应先用衬垫整好再扎止血带，以防勒伤皮肤。切忌用绳索或铁丝直接扎在皮肤上。

4.控制时间　上止血带的总时间不应超过 5 小时（冬天可适当延长），因止血带远端组织缺血、缺氧，产生大量组胺类毒素，突然松解止血带时，毒素吸收可引起"止血带休克"甚至急性肾衰竭。若使用止血带总时间已超过 5 小时，而肢体确有挽救希望，应先作深筋膜切开引流，观察肌肉血液循环。时间过长且远端肢体已有坏死征象者，应立即行截肢术。

5.定时放松　应每隔0.5~1 小时放松一次，放松时可用指压法临时止血，每次松开 2~3 分钟，再在稍高的平面上扎止血带，不可在同一平面上反复缚扎。

6.标记明显　上止血带的伤员要在手腕或胸前衣服上做明显标记，注明上止血带时间，以便后续救护人员继续处理。

7.做好松解准备　松解前要先补充血容量，做好纠正休克和止血用器材的准备。

🔲 第二节　包扎

包扎在创伤伤员的急救中应用广泛，其目的是保护伤口，减少污染，固定敷料、药品和骨折位置，压迫止血及减轻疼痛等。包扎之前要覆盖创面，包扎松紧要适度，包扎部位要准确，使肢体保持功能位，打结时要避开伤口和骨隆突处。

一、适用范围

1.适应证

体表各部位的伤口除采用暴露疗法者，一般均需包扎。

2.禁忌证

厌氧菌感染、犬咬伤需暴露的伤口。

三、物品准备

无菌敷料，绷带、三角巾、四头带或多头带，胶带、别针或夹子等。

四、包扎方法

(一)三角巾包扎

适用于现场急救。三角巾的用途较多，可折叠成带状包扎较小伤口或作为悬吊带，可展开或折成燕尾巾包扎躯干或四肢较大的伤口，也可将两块三角巾连接在一起包扎更大范围的创面。三角巾的常用规格及使用方法见图 17-6。进行三角巾包扎前，应先在伤口上垫敷料，再行包扎。常用部位的三角巾包扎法有如下几种。

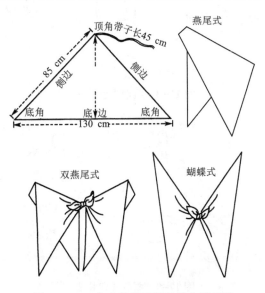

图 17-6　三角巾的常用规格及各种用法

1. 头面部伤的包扎

(1)头顶部包扎法：三角巾底边反折，正中放于伤员前额处，顶角经头顶垂于枕后，然后将两底角经耳上向后扎紧，在枕部交叉再经耳上绕到前额打结。最后将顶角向上反折嵌入底边内(图17-7)。

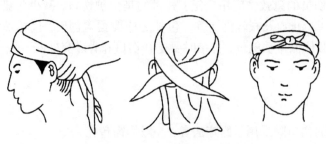

图 17-7　三角巾头顶部包扎法

(2)风帽式包扎法：在顶角、底边中点各打一结，将顶角结放在额前，底边结置于枕后，然后将两底边拉紧并向外反折数道折后，交叉包绕下颌部后绕至枕后，在预先做成的底边结上打结(图17-8)。

(3)面具式包扎法：三角巾顶角打结套在颌下，罩住面部及头部，将底边两端拉紧至枕后交叉，再绕回前额打结。在眼、鼻、口部各剪一小口(图17-9)。

(4)额部包扎法：将三角巾折成约4指宽的带状，将中段放在覆盖伤口的敷料上，然后环绕头部，打结位置以不影响睡眠和不压住伤口为宜。

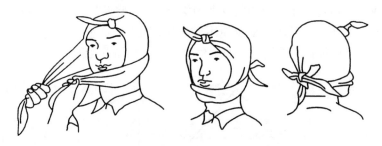

图 17-8　风帽式包扎法

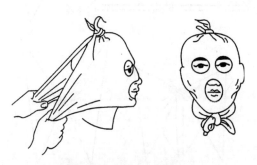

图 17-9　面具式包扎法

（5）眼部包扎法：包扎单眼时，将三角巾折成约4指宽的带状，将2/3向下斜放覆盖伤眼，下侧较长的一端从耳下绕至枕后，经健侧耳上至前额，压住上端，绕头一周至健侧颞部，与上端打结（图17-10）。包扎双眼时，可将上端反折向下，盖住另一伤眼，再经耳下至对侧耳上打结。

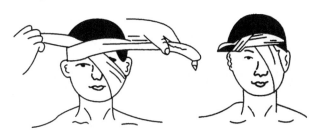

图 17-10　单眼包扎法

（6）耳部包扎法：将三角巾折成约5指宽的带状，包扎单耳时，从枕后斜向前上绕行，将伤耳包住，另一端经前额至健侧耳上，两端交叉于头的一侧打结。包扎双耳时，将带子的中部放于枕后，两端均斜向前上绕行，将两耳包住，在前额交叉，以相反方向环绕头部并打结。

（7）下颌部包扎法：将三角巾折成约4指宽的带状，留出顶角上的带子，置于枕后，两端分别经耳下绕向前，一端托住下颌，至对侧耳前与另一端交叉后在耳前向上绕过头顶，另一端交叉后向下绕过下颌经耳后拉向头顶，然后两端和顶角的带子一起打结（图17-11）。此方法亦可用于下颌骨骨折的临时固定。

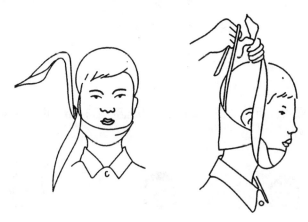

图 17-11　下颌部包扎法

2. 肩部包扎法

（1）单肩燕尾巾包扎法：将三角巾折成燕尾巾，将夹角朝上放于伤侧肩上，燕尾底边包绕上臂上部打结，两角（向后的一角大于向前的角并压住前角）分别经胸部和背部拉向对侧腋下打结（图17-12）。

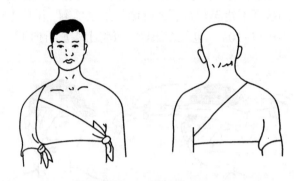

图 17-12　单肩燕尾巾包扎法

(2)双肩燕尾巾包扎法：将三角巾叠成两燕尾角等大的燕尾巾，夹角朝上对准颈部，燕尾披在双肩上，两燕尾角分别经左、右肩拉到腋下与燕尾底角打结(图 17-13)。

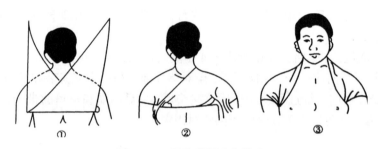

图 17-13　双肩燕尾巾包扎法

3.胸(背)部伤的包扎

(1)胸部三角巾包扎法：将三角巾顶角越过伤侧肩部，垂于背后，使三角巾底边中央位于伤部下方，底边反折约2横指，两底角拉至背后打结，再将顶角上的带子与底角结打至一起(图 17-14)。

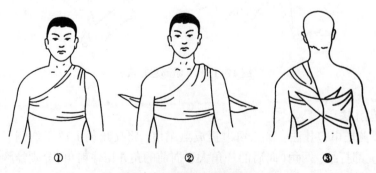

图 17-14　胸部三角巾包扎法

（2）胸部燕尾巾包扎法：将三角巾折成燕尾巾，并在底边反折一道，横放于胸部，两角向上，分别放于两肩上并拉到颈后打结，再用顶角带子绕至对侧腋下打结（图 17-15）。

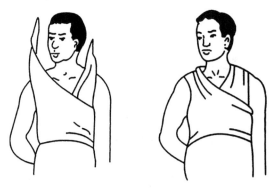

图 17-15　胸部燕尾巾包扎法

包扎背部的方法与胸部相同，只是位置相反，结打在胸前。

4. 腹部及臀部伤的包扎

（1）腹部三角巾包扎法：将三角巾顶角朝下，底边横放于上腹部，两底角拉紧于腰部打结，顶角带子经会阴拉至后面，同两底角的余头打结。此法也可用于双臀包扎。

（2）双臀蝴蝶巾包扎法：用两块三角巾连接成蝴蝶巾，将打结部放在腰骶部，底边的上端在腹部打结后，下端由大腿后方绕向前，与各自的底边打结（图 17-16）。

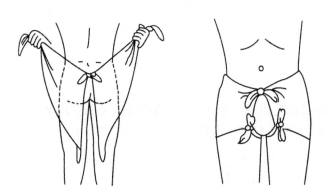

图 17-16　双臀蝴蝶巾包扎法

5. 四肢伤的包扎

（1）上肢三角巾包扎法：将三角巾一底角打结后套在伤侧手上，结的余头稍留长备用，另一底角沿手臂后方拉至对侧肩上，顶角包裹伤肢后，顶角带子与自身打结，将包好的前臂屈到胸前，拉紧两底角打结（图 17-17）。

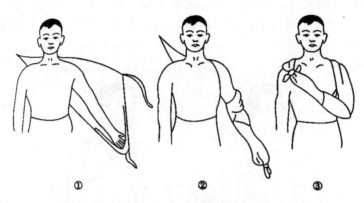

图 17-17　上肢三角巾包扎法

（2）手（足）三角巾包扎法：将手（足）放在三角巾上，手指（或脚趾）对准顶角，将顶角折回盖在手背（或足背）上，折叠手（足）两侧的三角巾使之符合手（足）的外形，然后将两底角绕腕（踝）部打结（图 17-18）。

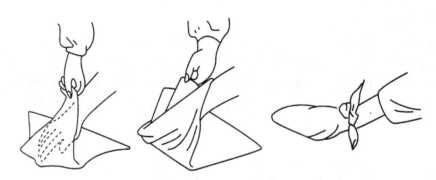

图 17-18　手（足）三角巾包扎法

（3）足与小腿三角巾包扎法：将足放在三角巾的一端，足趾朝向底边，提起顶角和较长的一底角包绕小腿后于膝下打结，再用短的底角包绕足部，于足踝处打结（图 17-19）。

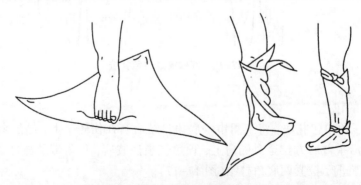

图 17-19　足与小腿三角巾包扎法

（4）上肢悬吊包扎法：将三角巾底边的一端置于健侧肩部，屈曲伤侧肘80°左右，将前臂放在三角巾上，然后将三角巾向上反折，使底边另一端到伤侧肩部，在颈后与另一端打结，将三角巾顶角折平打结或用安全别针固定，此为大悬臂带。也可将三角巾叠成带状，悬吊伤肢，两端于颈后打结，即为小悬臂带（图17-20）。

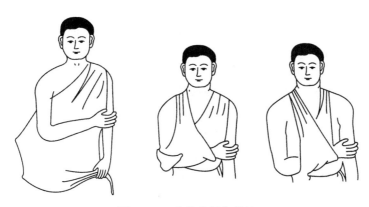

图17-20　上肢悬吊包扎法

（5）膝（肘）部三角巾包扎法：将三角巾折成适当宽度（以能覆盖伤口大小为宜）的带状，将带的中段放于膝（肘）部，取带两端环绕肢体一周并分别压住上下两边，避免伤口处打结。

（二）绷带包扎

绷带是传统实用的包扎用物，绷带包扎是包扎技术的基础，用于制动、固定敷料和夹板、加压止血、促进组织液吸收或防止组织液流失、支撑下肢以促进静脉回流。常用绷带有棉布、纱布、弹力及石膏绷带等类型，宽度和长度有多种规格。缠绕绷带时，应一手拿绷带的头端并将其展平，另一手握住绷带卷，由伤员肢体远端向近端包扎，用力均匀。为防止绷带在肢体活动时逐渐松动滑脱，开始包扎时应先环绕2圈，并将绷带头折回一角在绕第二圈时将其压住（图17-21），包扎完毕后应再在同一平面环绕2~3圈，然后将绷带末端剪开或撕成两股打结，或用胶布固定。绷带包扎的基本方法及适用范围如下。

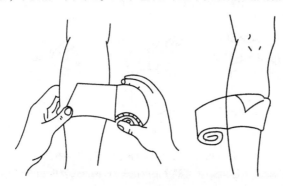

图17-21　绷带包扎起始法

1. 环形包扎法 将绷带做环形缠绕,适用于包扎的开始与结束时和包扎粗细均匀部位如颈、腕、胸、腹等处的伤口(图 17-22A)。

2. 蛇形包扎法 先用绷带以环形法缠绕数周,然后以绷带宽度为间隔,斜行上缠,各周互不遮盖。适用于夹板固定,或需由一处迅速延伸至另一处时,或作简单固定时(图 17-22B)。

3. 螺旋形包扎法 先用环形缠绕数周,然后稍微倾斜螺旋向上缠绕,每周遮盖上一周的 1/3~1/2。适用于包扎直径基本相同的部位如上臂、手指、躯干、大腿等(图 17-22C)。

4. 螺旋反折包扎法 每圈缠绕时均将绷带向下反折,并遮盖上一周的 1/3~1/2,反折部位应位于相同部位,使之成一直线。适用于直径大小不等的部位,如前臂、小腿等。注意不可在伤口上或骨隆突处反折(图 17-22D)。

5. "8"字形包扎法 在伤处上下,将绷带自下而上,再自上而下,重复做"8"字形旋转缠绕,每周遮盖上一周的 1/3~1/2。适用于直径不一致的部位或屈曲的关节部位,如肩、髋、膝等(图 17-22E)。

6. 回返式包扎法 先将绷带以环形法缠绕数周,由助手在后面将绷带固定住,反折后绷带由后部经肢体顶端或截肢残端向前,也由助手在前面将绷带固定住,再反折向后,如此反复包扎,每一来回均覆盖前一次的 1/3~1/2,直至包住整个伤处顶端,最后将绷带再环绕数周把反折处压住固定。适用于头顶部、指端、截肢残端(图 17-22F)。

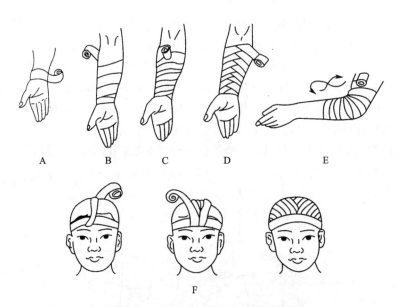

A   B   C   D   E

F

A.环形包扎法;B.蛇形包扎法;C.螺旋形包扎法;
D.螺旋反折包扎法;E."8"字形包扎法;F.回返式包扎法(头部)。

图 17-22 绷带包扎的基本方法

三、注意事项

（1）包扎伤口前，先简单清创并盖上消毒敷料，然后再行包扎。不可用手或脏物触及伤口，不可用水冲洗伤口（化学伤除外），不轻易取出伤口内异物，不将脱出体腔的内脏还纳。操作时小心谨慎，以免加重疼痛或导致伤口出血及污染。

（2）包扎要牢固，松紧适宜，过紧会影响局部血液循环，过松易致敷料脱落或移动。

（3）包扎时伤员取舒适体位，伤肢保持功能位。皮肤皱褶处与骨隆突处要用棉垫或纱布做衬垫。需要抬高肢体时，应给予适当的扶托物。

（4）包扎方向应从远心端向近心端，以帮助静脉血液回流。包扎四肢时，应将指（趾）端外露，以便观察血液循环。

（5）绷带固定时的结应放在肢体外侧面，严禁在伤口上、骨隆突处或易于受压的部位打结。

（6）解除绷带时，先解开固定结或取下胶布，然后以两手互相传递松解。紧急时或绷带已被伤口分泌物浸透干涸时，可用剪刀剪开。

课程思政

护士不仅仅是医嘱的执行者、医患沟通的桥梁、更应该担起病情观察哨兵的职责。在工作中培养预见性思维能力，该思维的核心是在质疑和探究的基础上进行的一种深化的认知过程，才能使护理质量得以保证，体现护理专业价值。护理人员在实施护理前及实施护理过程中，预测患者可能出现的问题，确定护理重点，及早采取有效防治措施，最大限度地减少患者的痛苦，减少并发症的发生，减轻后遗症，实现由被动救治向主动抢救转变。

第三节　固定

固定技术在创伤伤员的急救中具有重要意义。及时、正确的固定，有助于减少受伤部位活动，减轻疼痛，预防休克，避免神经、血管、骨骼及软组织的再损伤，以及便于伤员的搬运。

一、适应范围

所有四肢骨折均应进行固定，脊柱骨折、骨盆骨折在急救中也应相对固定。

二、物品准备

固定器材最理想的是夹板，类型有木质、金属、充气性塑料夹板或树脂做的可塑性夹板。紧急情况下应注意因地制宜，就地取材，选用竹板、树枝、木棒等代替。还可直接用伤员的健侧肢体或躯干进行临时固定。固定时还需另备纱布、绷带、三角巾或毛巾、衣物等。

三、固定方法

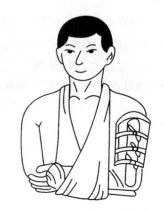

1.上臂骨折固定　如用一块夹板时，夹板置于上臂外侧；若用两块夹板，则分别置于上臂的后外侧和前内侧。然后用两条带子在骨折的上、下端固定。使肘关节屈曲90°，用上肢悬吊包扎法将上肢悬吊于胸前（图17-23）。若无夹板，可用两条三角巾，一条将上臂呈90°悬吊于胸前，另一条将伤肢上臂与胸部固定在一起。

2.前臂骨折固定　协助伤员将伤肢屈曲90°，拇指在上。取两块夹板，其长度分别为肘关节内、外侧至指尖的长度，分别置于前臂内、外侧，用三条带子固定骨折的上、下端和手掌部，再用大悬臂带将上肢悬吊于胸前。

图 17-23　上臂骨折夹板固定

仅有一块夹板时可置于前臂外侧。无夹板时，也可用上臂无夹板固定的方法。

3.大腿骨折固定　用长、短两块夹板分别置于大腿的外侧和内侧，长夹板的长度自腋下至足跟，短夹板的长度自大腿根部至足跟。在骨隆突处、关节处和空隙处加衬垫，然后用带子分别在骨折上下端、腋下、腰部和关节上下打结固定，足部用"8"字形固定，使脚与小腿呈直角功能位（图17-24）。若无夹板，也可将伤员两下肢并拢，中间加衬垫，将健侧肢体与伤肢分段固定在一起（图17-25）。

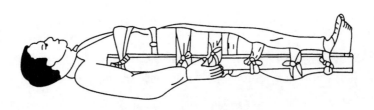

图 17-24　大腿骨折夹板固定

4.小腿骨折固定　取两块相当于大腿根部至足跟长度的夹板，分别置于小腿的内、外侧，在骨隆突处、关节处和空隙处加衬垫，然后用带子分别在骨折上下端和关节上下打结固定，足部用"8"字形固定，使脚与小腿呈直角功能位（图17-26）。无夹板时，也可用大腿无夹板固定的方法（图17-25）。

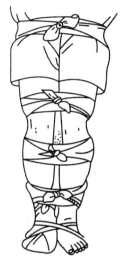
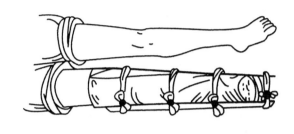

图 17-25　下肢骨折健肢固定

图 17-26　小腿骨折夹板固定

四、注意事项

（1）如有伤口和出血，应先止血和包扎，再行骨折固定。若伤员休克，应先行抗休克处理。

（2）在处理开放性骨折时，刺出的骨折断端在未经清创时不可将其纳回伤口内，以防感染。

（3）夹板固定时，其长度与宽度要与骨折的肢体相适应。下肢骨折夹板长度必须超过骨折上、下两个关节，即"超关节固定"原则；固定时除骨折部位上、下两端外，还要固定上、下两个关节。

（4）夹板不可直接与皮肤接触，其间要加衬垫，尤其在夹板两端、骨隆突处和悬空部位应加厚垫，以防局部组织受压或固定不稳。

（5）固定应松紧适度，牢固可靠，但不影响血液循环。肢体骨折固定时，一定要将指（趾）端露出，以便随时观察末梢血液循环情况，如发现指（趾）端苍白、发冷、麻木、疼痛、水肿或青紫，说明血液循环不良，应松开重新固定。

（6）固定后避免不必要的搬动，不可强制伤员进行各种活动。

第四节　搬运

创伤急救术中的搬运是指将伤员从事发现场移动到担架、救护车、飞机等的过程，是创伤急救的重要技术之一。将其目的是使伤员迅速脱离危险地带，防止再次损伤。搬运伤员的方法应根据伤情、当时的器材和人力而选定，搬运过程中要求救护人员掌握正确的救护搬运知识和技能。

一、适用范围

适用于转移活动受限的伤病员。

二、物品准备

担架是搬运伤病员的专用工具，紧急情况下多为徒手搬运，或用临时制作的替代工具，但不可因寻找搬运工具而贻误搬运时机。

三、搬运方法

（一）常用搬运方法

1. 担架搬运法　这是最常用的搬运方法，适用于病情较重、转移路途较长的伤病员。常用的担架有帆布担架、板式担架、铲式担架、四轮担架，以及自制的临时担架（如绳索担架、被服相架）等类型。担架搬运的动作要领为：由 3~4 人组成一组，将患者移上担架；患者头部向后，足部向前，以便后面的担架员随时观察病情变化；担架员脚步行动要一致，平稳前进；向高处抬时，前面的担架员要放低，后面的担架员要抬高，使患者保持水平状态；向低处拍时，则相反。

2. 徒手搬运法　适用于现场无担架、转运路途较近、伤员病情较轻的情况。

（1）单人搬运法：①侧身匍匐法：根据伤员的受伤部位，采用左侧或右侧匍匐法。搬运时，使伤员的伤部向上，将伤员腰部置于搬运者的大腿上，并使伤员的躯干紧靠于搬运者胸前，使伤员的头部和上肢不与地面接触，搬运者携伤员匍匐前进。②牵托法：将伤员放在油布或雨衣上，指导两个对角或双袖扎在一起固定伤员的身体，用绳子牵拉油布或雨衣前行。③扶持法：搬运者站在伤员一侧，使伤员靠近并用手臂揽住搬运者的头颈，搬运者用外侧的手牵伤员的手腕，另一手扶持伤员的腰背部，扶其行走。适用于伤情较轻、能够行走的伤员。④抱持法：搬运者站于伤员一侧，一手托其背部，一手托其大腿，将伤员抱起。有知觉的伤员可配合抱住搬运者的颈部。⑤背负法：搬运者站在伤员一侧，一手抓紧伤员的双臂，另一手抱其腿，用力翻身，使其负于搬运者的背上，然后慢慢站起（图 17-27）。

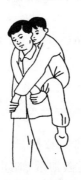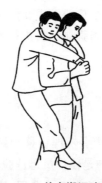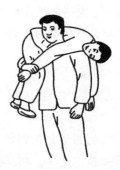

图 17-27　单人搬运法（背负法）

(2)双人搬运法：①椅托式搬运法：一人以左膝、另一人以右膝跪地，各用一手伸入伤员的大腿下，另一手彼此交叉支持伤员的背部，慢慢将伤员抬起(图17-28)。②拉车式搬运法：一人站在伤员的头侧，以两手插至伤员的腋下，将伤员抱在怀里，另一人跨在伤员两腿之间，抬起伤员的双腿，两人同方向步调一致抬伤员前行(图17-29)。③平抬或平抱搬运法：两人并排将伤员平抱，或者一左一右、一前一后将伤员平抬起。注意此法不适用于脊柱损伤者。

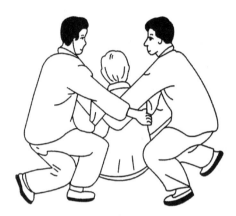

图17-28　椅托式搬运法

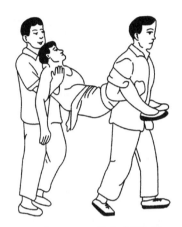

图17-29　拉车式搬运法

(3)多人搬运法：三人搬运时可并排将伤员抱起，齐步一致向前(图17-30)。第四人可负责固定头部。多于四人时，搬运者可面对面，将伤员平抱，进行搬运。

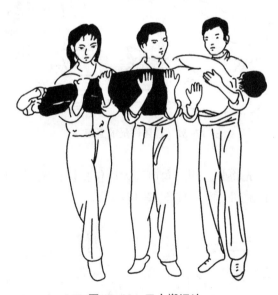

图17-30　三人搬运法

(二)特殊伤员搬运方法

1.腹部内脏脱出的伤员　将伤员双腿屈曲，腹肌放松，防止内脏继续脱出。已脱出的内脏严禁回纳腹腔，以免加重污染。先用大小合适的碗或其他合适的替代物扣住内脏或取腰带做成略大于脱出物的环，围住脱出的内脏，然后用腹部三角巾包扎法包扎。包扎后伤员取仰卧位，下肢屈曲，并注意腹部保暖，以防肠管过度胀气（图 17-31）。然后再行担架或徒手搬运。

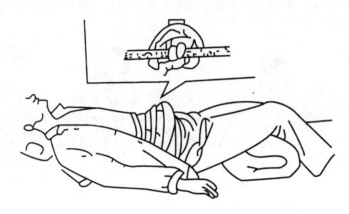

图 17-31　腹部内脏脱出伤员的搬运法

2. 昏迷伤员　使伤员侧卧或俯卧于担架上，头偏向一侧，以利于呼吸道分泌物的引流（图 17-32）。

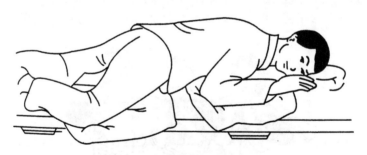

图 17-32　昏迷伤员的搬运法

3. 骨盆损伤的伤员　先将骨盆用三角巾或大块包扎材料做环形包扎后，让伤员仰卧于硬质担架或门板上，膝微屈，膝下加垫（图 17-33）。

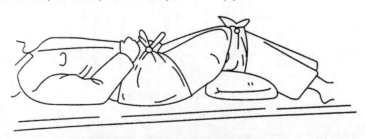

图 17-33　骨盆损伤伤员的搬运法

4.脊柱、脊髓损伤的伤员　搬运此类伤员时，应使脊柱保持伸直，严禁颈部与躯干前屈或扭转。对于颈椎伤的伤员，一般应由4人一起搬运，1人专管头部的牵引固定，保持头部与躯干成一直线，其余3人蹲于伤员的同一侧，2人托躯干，1人托下肢，4人一起将伤员抬起放在硬质担架上，伤员头部两侧须用沙袋固定住，并用带子分别将伤员胸部、腰部、下肢与担架固定在一起(图17-34)。对于胸椎、腰椎损伤的伤员，可由3人于伤员身体一侧搬运，方法与颈椎损伤伤员的搬运法相同。

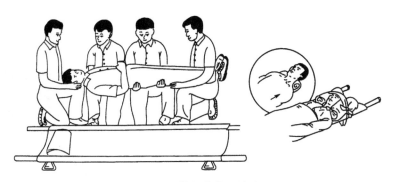

图17-34　颈椎损伤伤员的搬运法

5.身体带有刺入物的伤员　应先包扎伤口，妥善固定好刺入物后，方可搬运。搬运途中避免震动、挤压、碰撞，防止刺入物脱出或继续深入。刺入物外露部分较长时，应有专人负责保护。

四、注意事项

(1)搬运动作应轻巧、敏捷、步调一致，避免震动，避免增加伤病员的痛苦。

(2)根据不同的伤情和环境采取不同的搬运方法，避免二次损伤或因搬运不当造成的意外伤害。

(3)搬运途中应注意观察伤员的伤势与病情变化。

参考文献

张波,桂莉.急危重症护理学[M].4版.北京:人民卫生出版社,2017.

本章小结

止血、包扎、固定、搬运是外伤救护的四项基本技术。正确、及时、有效地应用这些技术，往往能挽救患者的生命、避免病情恶化、减少患者痛苦，以及预防并发症等。实施现场救护时，其原则是：先止血后包扎，先固定后搬运。在创伤患者搬运时，应注意对颈椎的保护，采用正确的搬运方法，防止二次损伤，避免造成严重后果。

习题测验

图书在版编目(CIP)数据

急救护理学／李亚敏，周宏珍主编. —长沙：中南大学出版社，2023.9

百校千课共享联盟护理学专业融媒体教材

ISBN 978-7-5487-1258-9

Ⅰ. ①急… Ⅱ. ①李… ②周… Ⅲ. ①急救－护理－医学院校－教材 Ⅳ. ①R472.2

中国版本图书馆 CIP 数据核字(2020)第 109110 号

急救护理学
JIJIU HULIXUE

李亚敏　周宏珍　主编

□责任编辑	孙娟娟
□责任印制	唐　曦
□出版发行	中南大学出版社
	社址：长沙市麓山南路　　邮编：410083
	发行科电话：0731-88876770　　传真：0731-88710482
□印　　装	广东虎彩云印刷有限公司

□开　　本　787 mm×1092 mm　1/16　□印张 25.25　□字数 627 千字

□互联网+图书　二维码内容　字数 85 千字　视频 2 分钟　图片 17 张　　PPT 1180 张　PDF 279 面

□版　　次　2023 年 9 月第 1 版　　□印次 2023 年 9 月第 1 次印刷

□书　　号　ISBN 978-7-5487-1258-9

□定　　价　89.00 元